GESCHMINKTE WAHRHEIT

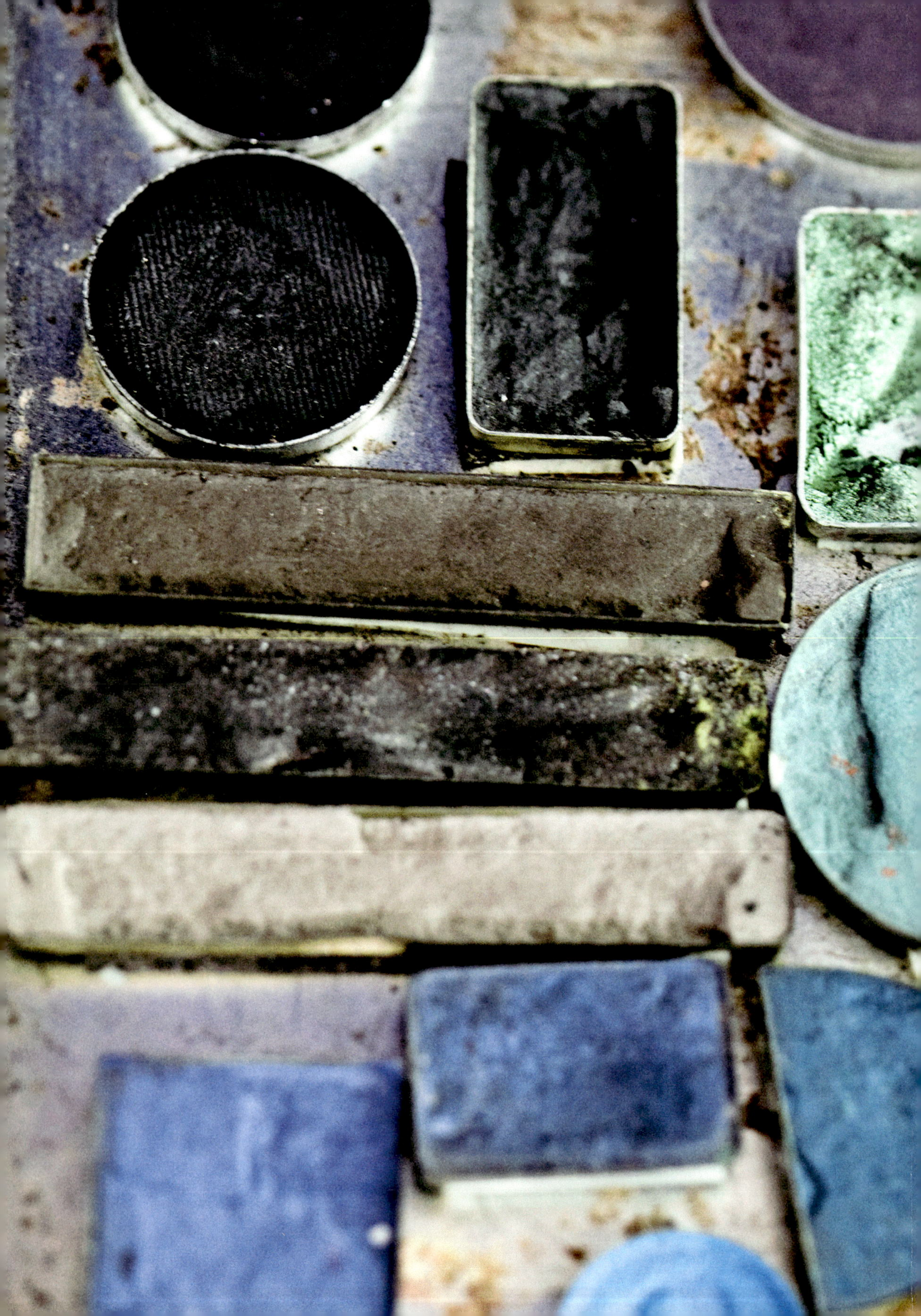

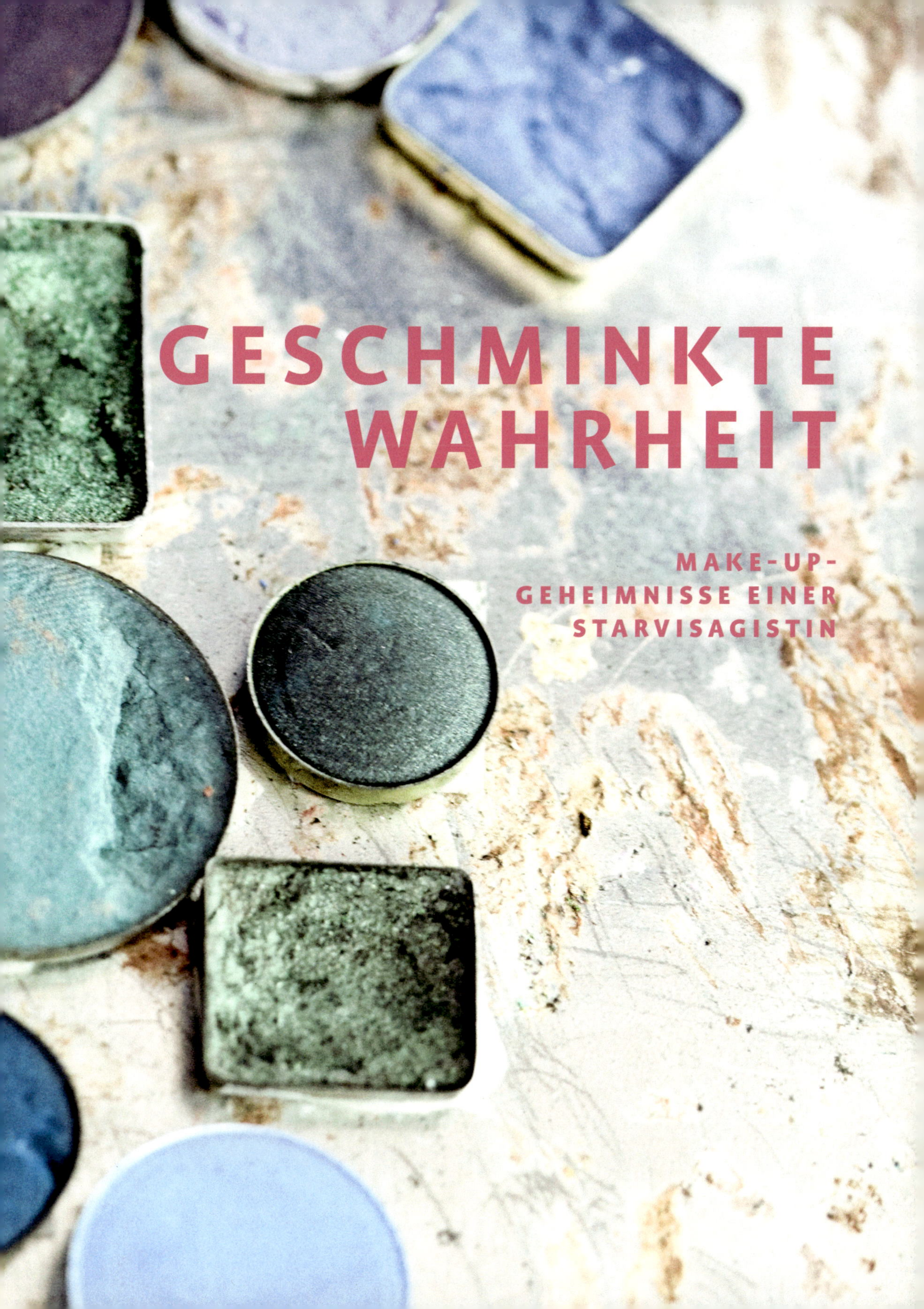

GESCHMINKTE WAHRHEIT

MAKE-UP-GEHEIMNISSE EINER STARVISAGISTIN

CONTENT

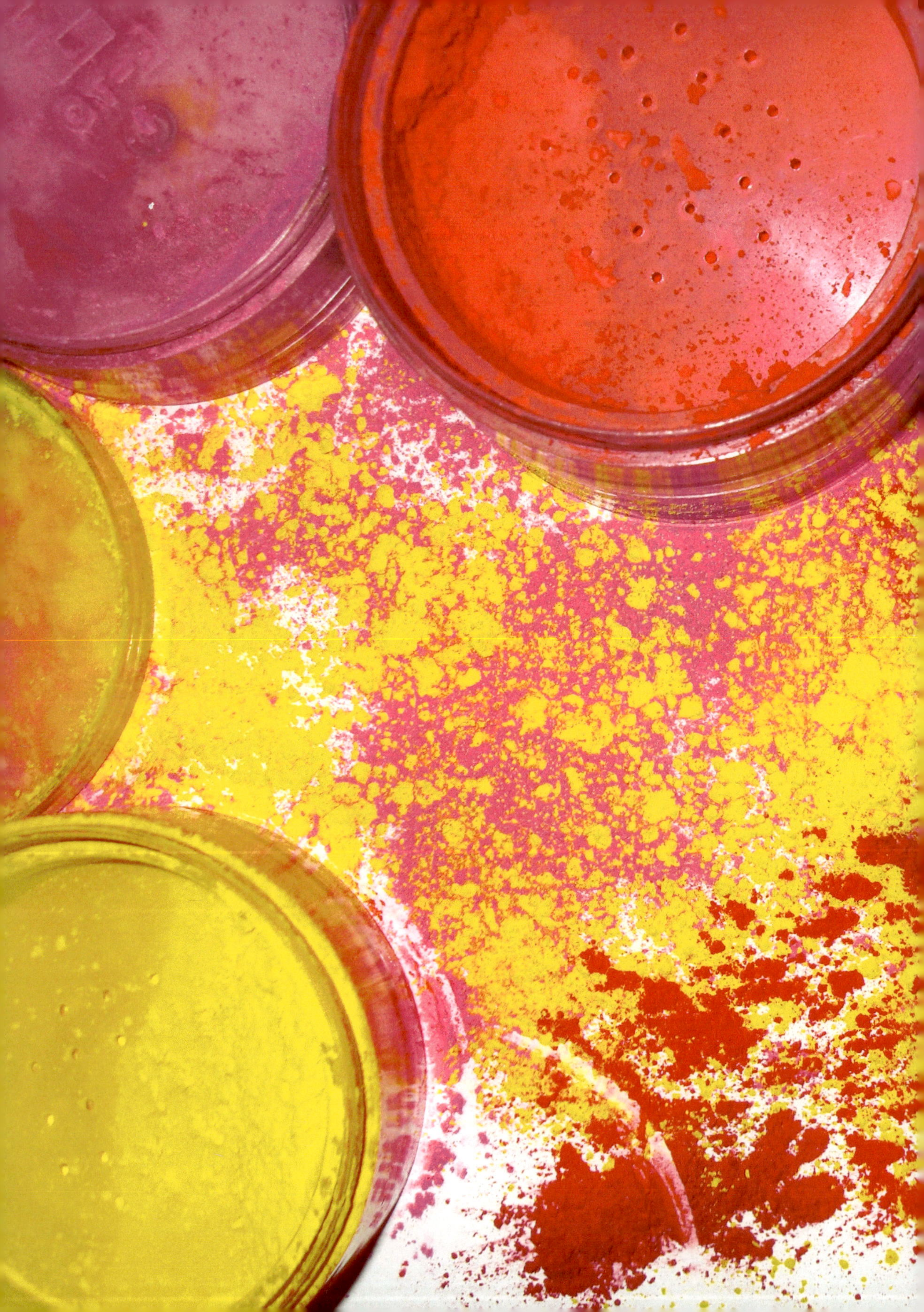

MY FAVORITE COLORS

» Yasmin Heinz hat ein unglaubliches Talent dafür, Menschen mit ihrem einzigartigen Stil und ihrer ungewöhnlichen, kreativen Verwendung von Farbe wunderschön aussehen zu lassen.

In diesem Buch teilt sie mit uns die erstaunlichen Bilder, die sie im Laufe ihrer schillernden Karriere geschaffen hat. Dabei enthüllt Yasmin Heinz gleichzeitig eine Vielzahl an professionellen Geheimnissen, die eine wahrlich wunderbare Quelle der Inspiration für all die sind, die Make-up lieben. «

JO SCICLUNA, MANAGER,
ARTIST RELATIONS | M·A·C COSMETICS

INTROVIEW

Von **Marko Matysik**, London
Freier Beauty-Redakteur *Vogue* (Japan/China)

Es ist ein weitverbreitetes Missverständnis, dass ein Make-up-Artist bei einem Model oder Celebrity nur leichte Hautmakel mit Concealer abdecken muss und das ohnehin perfekte Gesicht nur noch abpudert. Es geht bei diesem Job um viel mehr – das weiß Yasmin Heinz wie kaum eine andere. Mit ihrer künstlerischen Begabung und Begeisterung für das, was sie tut, kann sie einem Team Wege in neue Welten ebnen. Yasmin sieht nicht nur das Gesicht, sondern auch den Körper als Leinwand und als Möglichkeit, sich kreativ auszudrücken. Wie keine andere Visagistin die ich kenne benutzt sie furchtlos und risikofreudig ihre Farbpalette. »Auf zu neuen Ufern!« ist ihr Motto, das wahrscheinlich schon in ihrer Kindheit durch ein künstlerisches Elternhaus, das ihr den kreativen Rückhalt gab, den sie brauchte, begründet wurde.

Über die Grenze der konventionellen Schönheit hinausgehend, schuf sie einige der beeindruckendsten Make-up-Looks unserer Zeit. Dieses Buch hat Yasmin mit der Liebe und Leidenschaft für ihre Arbeit geschrieben. Nicht nur, um andere zu inspirieren, sondern auch, um Make-up-Geheimnisse preiszugeben, die man so noch nirgendwo anders nachlesen kann.

WARUM ARBEITEST DU ALS MAKE-UP-ARTIST?

Yasmin Heinz: Seit meiner Kindheit liebe ich das Malen. Nachdem ich meine Zimmerwände und den Rest des Hauses mit Farbe verziert hatte, verbannten mich meine Eltern in unsere Garage. Aber auch vor der machte ich nicht halt und lebte mich auf dem Garagenboden aus, bis die Autoreifen meines Vaters durch frische Farbe ruiniert waren. Mein nächstes Opfer war unser weißer Pudel, dessen Fell ich mit einer Regenbogenmalerei verzierte. Danach kam meine Mutter dran, deren Gesicht von mir für einen Faschingsumzug in unserem Dorf mit einer Tigerbemalung ziemlich verunstaltet wurde. Sie blieb dann doch lieber zu Hause. Meine Mutter war es auch, die mich mit ihrer Liebe zu Make-up und allen Arten von Kosmetik stark beeinflusste. Als Balletttänzerin schminkte sie sich meistens selbst, und dies sehr kunstvoll und genau.

WAS WAR DEIN GRÖSSTES ERLEBNIS, WENN DU AN DEINE KARRIERE ZURÜCKDENKST?

Ganz sicher New York, wo alles anfing. Wann immer ich dort anderen Visagisten assistierte, fühlte ich mich einerseits in der Menge all der berühmten Menschen total verloren, andererseits war ich aber auch von der bunten Szene unglaublich überwältigt. Glücklicherweise war eine bekannte Agentur bereit, mich als »Youngster« aufzunehmen. Ich hatte zu der Zeit nur acht Testseiten in meiner Mappe. Meine Agentin empfahl mich dem Fotografen Lance Staedler, der durch seine Schwarz-Weiß-Fotografien berühmt geworden war und für alle Topmagazine der Welt arbeitete. Ich wurde für sein Shooting über amerikanische Ureinwohner für die italienische *Vanity Fair* gebucht und arbeitete dort mit vier der besten Make-up-Artisten aus New York zusammen. Am ersten Tag redete niemand mit mir – einer Deutschen, die vorher noch nie jemand gesehen hatte, und das am Set eines Topstars wie Lance ... Am zweiten Tag begrüßte man mich dann schon, wenn auch nur kurz. Ich war sehr gut vorbereitet auf diesen besonderen und so wichtigen Termin: Meine Tante besaß viele Bücher über amerikanische Ureinwohner und ich hatte mehrere Seiten daraus kopiert. Auf dem Shooting blieben sie in meiner Tasche unter dem Tisch versteckt, ich warf aber immer wieder heimlich einen Blick darauf, wenn ich nervös wurde. Dieses Shooting wurde mein internationaler Durchbruch und Lance Staedler und ich arbeiteten danach noch viele Male zusammen. Er fand meine Arbeitsweise eigen, schätzte mich aber gerade deswegen.

Nie vergessen werde ich auch meinen ersten Job in Paris: ein Auftrag für die deutsche *Vogue* mit der Fotografin Isabel Snyder und dem Model Carla Bruni. Wir haben an diesem eiskalten Tag außerhalb von Paris in den Hallen eines Flugzeugmuseums gearbeitet. Carla ist für ihren Lidstrich berühmt, niemand zieht ihn besser als sie selbst. Sie war sehr geduldig mit mir bei

meinem verzweifelten Versuch, ihren Stil zu kopieren. Zum Schluss half sie mir noch dabei und perfektionierte ihn selbst. Dies sollte nicht unser einziger gemeinsamer Fotoshoot bleiben.
Und natürlich beeindruckte mich die erste Zusammenarbeit mit dem »späten« Helmut Newton, bei einem Cover-Shooting für das Magazin *Stern* in Berlin. Bevor wir begannen, schickte er alle außer dem Model, dem Friseur und mich vom Set, um sich vollständig auf die Aufnahme konzentrieren zu können.

WAS IST DER GRÖSSTE UNTERSCHIED ZWISCHEN DEM MALEN AUF EINER LEINWAND UND DEM SCHMINKEN EINES GESICHTS?

Eine Leinwand ist weiß und leer, einem ungeschminkten, nackten Gesicht hingegen verleiht man durch Make-up Persönlichkeit und Stil, indem man die Voraussetzungen, die ein Gesicht bietet, neu interpretiert.

WIE SOLL MAN SICH SPÄTER AN DICH ERINNERN?

An eine warmherzige, schillernde Person.

WELCHES PRODUKT MÖCHTEST DU IN EINER ZEITKAPSEL IN DIE ZUKUNFT SENDEN?

Tom Fords Parfüm »Black Orchid« und einen knallroten Lippenstift!

HÄTTEST DU IRGENDETWAS ANDERS GEMACHT, WENN DU ZURÜCKDENKST?

Nein, es gibt nichts, was ich anders gemacht hätte. Ich bin sehr glücklich, dass ich bis heute die Leidenschaft für meinen Beruf leben kann. Diese Einstellung hat mir geholfen, alle Visionen, die sich in meinem Buch finden, verwirklichen zu können.

WAS MACHT DICH GLÜCKLICH?

Mit Menschen zusammen zu sein, die ich liebe. Reisen, mein erstes Beauty-Buch, Inspiration pur, Malen und Menschen, die an mich glauben.

WAS INSPIRIERT DICH AM MEISTEN?

Menschen auf der Straße und ihr Stil, Filme, Musik, Natur und Kunst in jeder Form sind das, was mir hilft, Ideen zu entwickeln und zu verwirklichen.
Ich war schon immer von der Geschichte der Schminkkunst und ihren Ikonen fasziniert, von Königin Nofretete, Marie Antoinette und Marlene Dietrich bis hin zu den heutigen Ikonen wie Frida Kahlo, Tilda Swinton, Angelina Jolie und Lady Gaga. Faszinierend finde ich auch alle Arten von Stammeskunst wie die Felsmalerei »Die weiße Dame von Auahouret« oder die Gesichtsbemalung von Naturvölkern wie den Indianern und den Massai.
Das Werk des Künstlers Keith Haring beeindruckt mich mit seinen vibrierenden Farben und seinen unverwechselbaren Linien. Und nie werde ich den Film »Apocalypto« von Mel Gibson vergessen. Das Make-up ist sensationell, vor allem durch die Farbe Türkis. Es beflügelte mich dazu, ein Shooting über die Mayas zu produzieren.
Graffiti-Kunst fasziniert mich besonders in London immer wieder. Es gibt hier an der Themse unterhalb der Brücken, nahe des Kunstzentrums »Southbank Centre«, einen Skateboarder-Treffpunkt, wo ich sehr oft hingehe. Dort können sich alle Arten von Künstlern fantasievoll an den Wänden ausleben. Es ist eine Freude für mich, sie dabei zu beobachten und von ihnen zu lernen. Man findet dort auch einen eher verzweifelten Versuch von mir – Graffiti ist eben eine Kunst für sich.
Reine Inspirationsquellen sind für mich Londoner Galerien wie »Maureen Paley« oder Bücherläden wie »Magma« und »The Artworks«. Dort entdeckte ich unter anderem Cindy Shermans Buch *Clowns*, das mich zu einer weiteren Produktion inspirierte.
Es ist für jeden Künstler eine große Herausforderung, eigene Ideen zu entwickeln, mit Farben zu experimentieren und zu versuchen, etwas anderes und Neues zu kreieren. Dabei geht es für mich immer wieder um eine perfekte Mischung aus Kunst und Make-up.

WARUM BESCHREIBST DU IN DEINEM BUCH DAS MAKE-UP DIREKT AUF DEN BILDERN?

Ich möchte allen dadurch verständlich machen, warum ich etwas tue, und vor allem wie. Es ist mir wichtig, ein persönliches Verhältnis zum Leser herzustellen, und ich wünsche mir, dass ich mit diesem Buch junge, angehende Make-up-Artisten ebenso inspirieren kann wie alle anderen Make-up-Liebhaber.

Yasmin Heinz

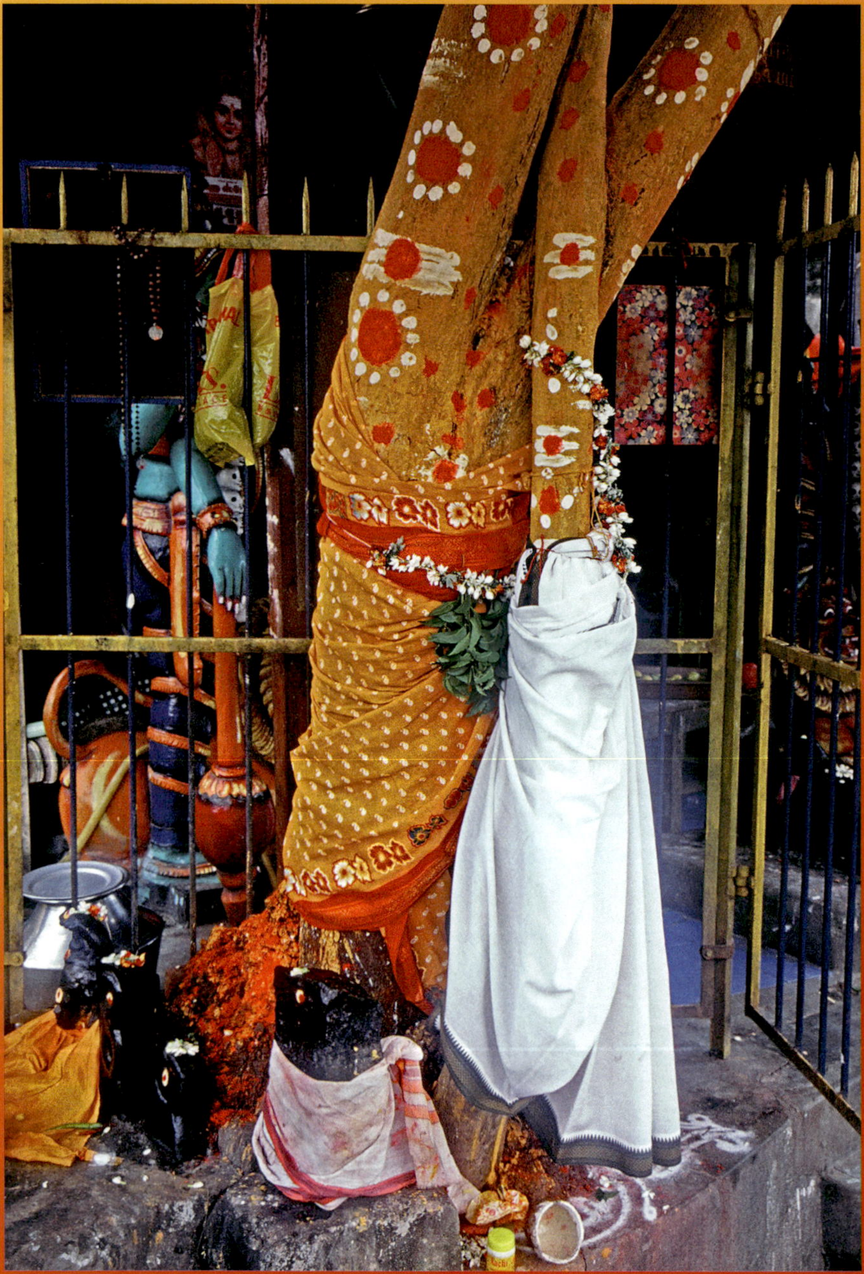

» Diese künstlerische Fotografie stammt aus meiner Serie ›Geheiligte Bäume Indiens‹, die ich im Jahr 2005 in Pondicherry aufgenommen habe. Dieser heilige Baum steht vor einem kleinen Tempel und ist der Göttin Kali gewidmet. Er wird von Gläubigen geschmückt und bewacht.«

Dadi von Schaewen

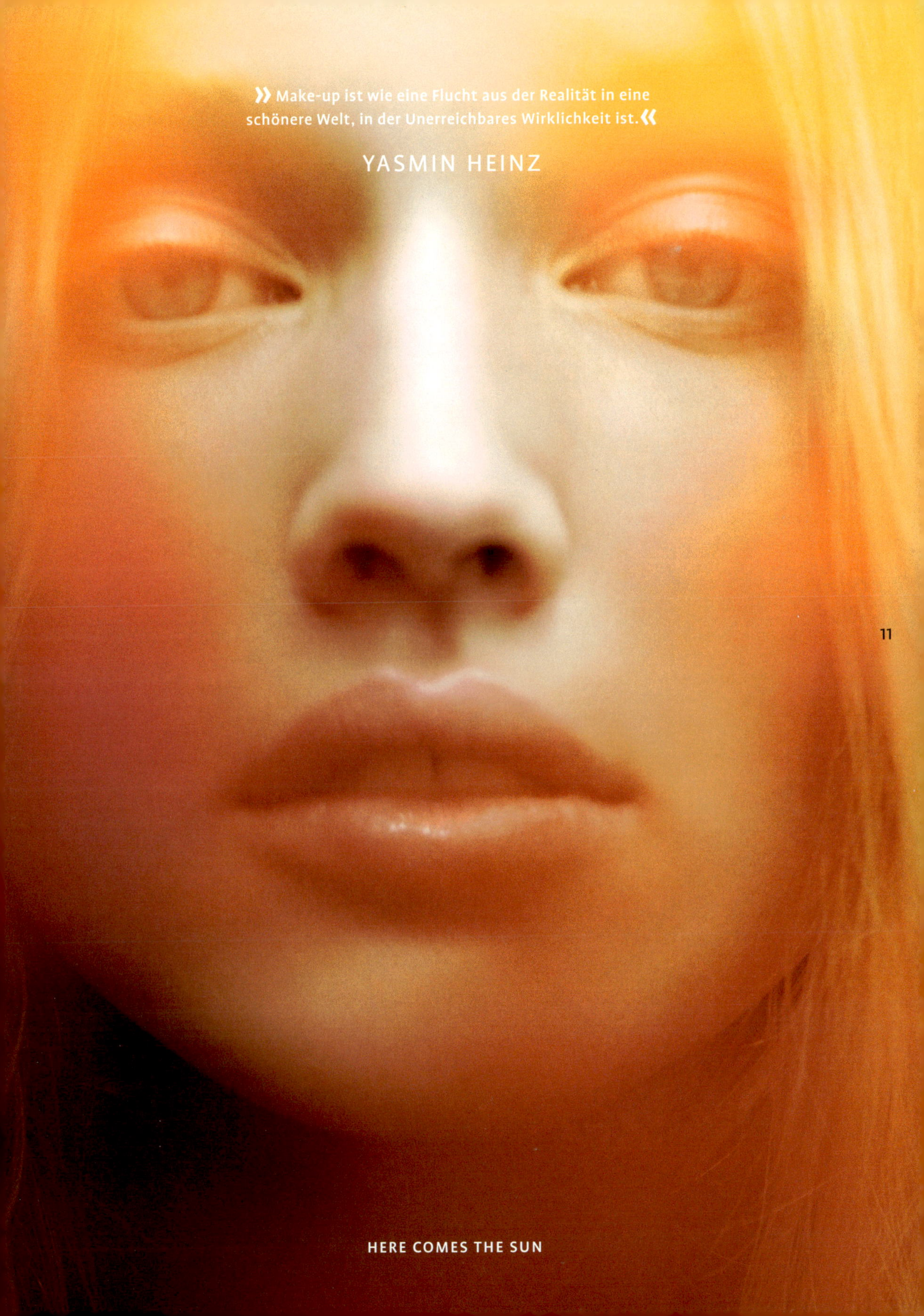

» Make-up ist wie eine Flucht aus der Realität in eine schönere Welt, in der Unerreichbares Wirklichkeit ist. «

YASMIN HEINZ

HERE COMES THE SUN

INTIMATE SESSION

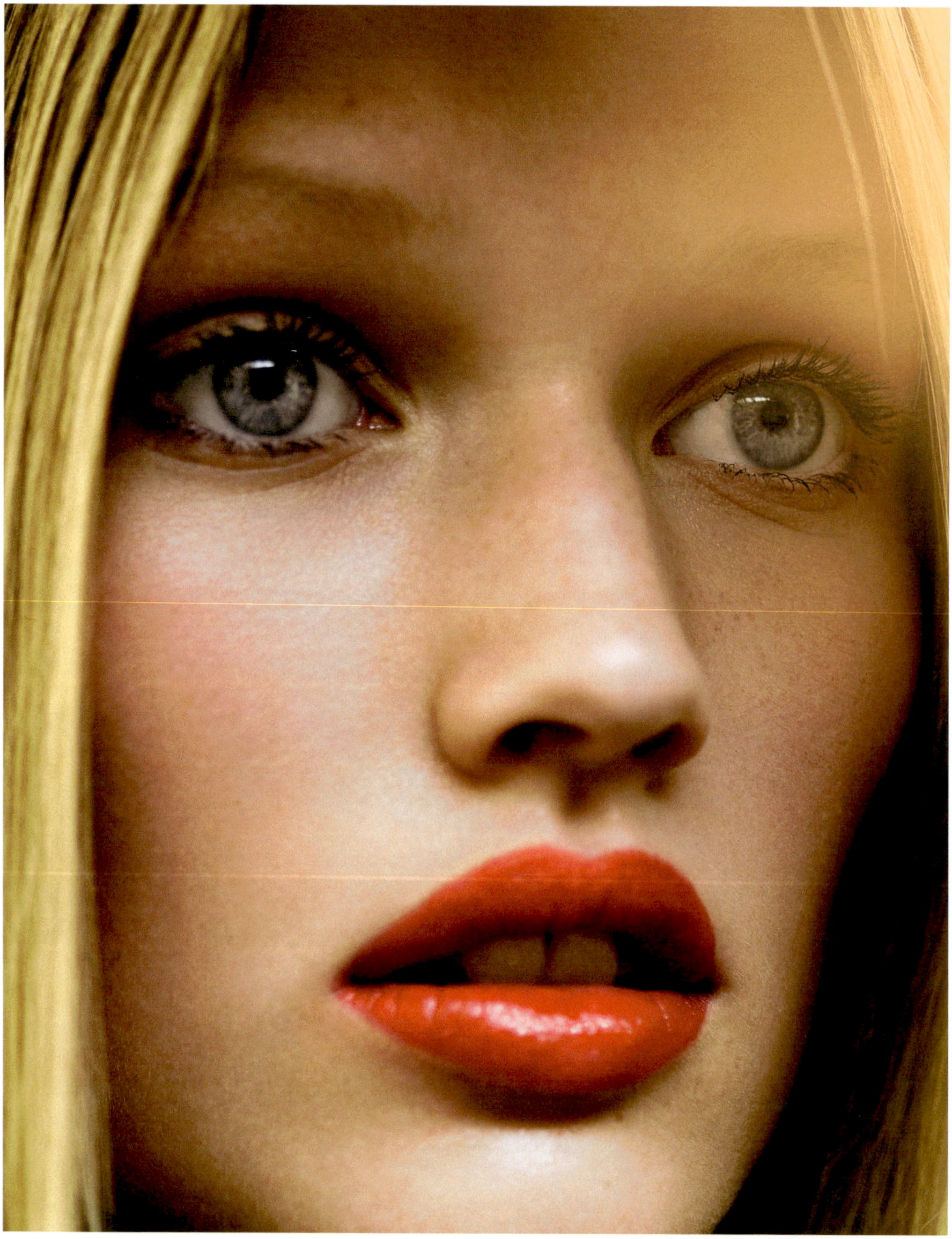

TONI GARRN

by Felix Lammers for *Tush*, Paris, 2008

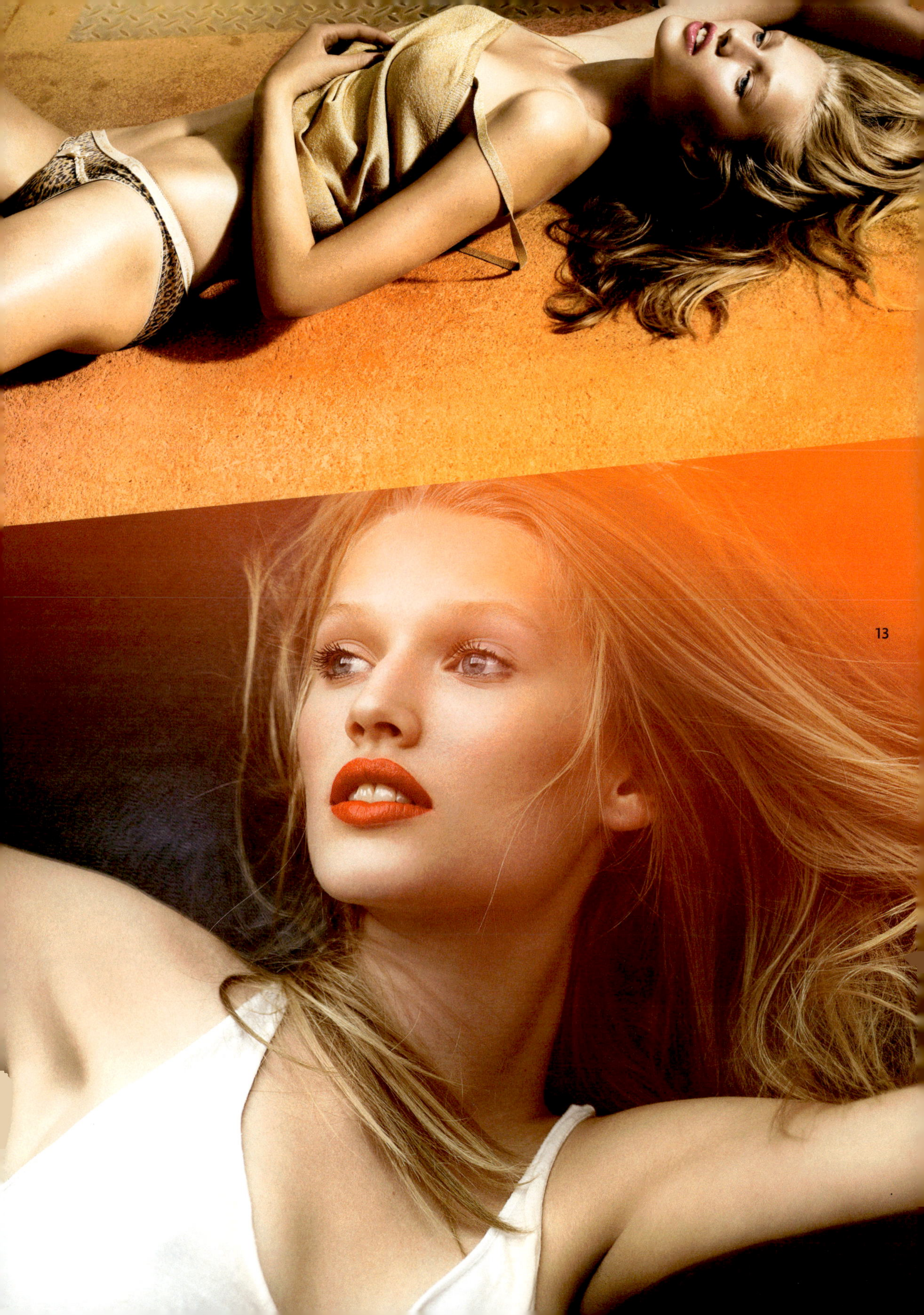

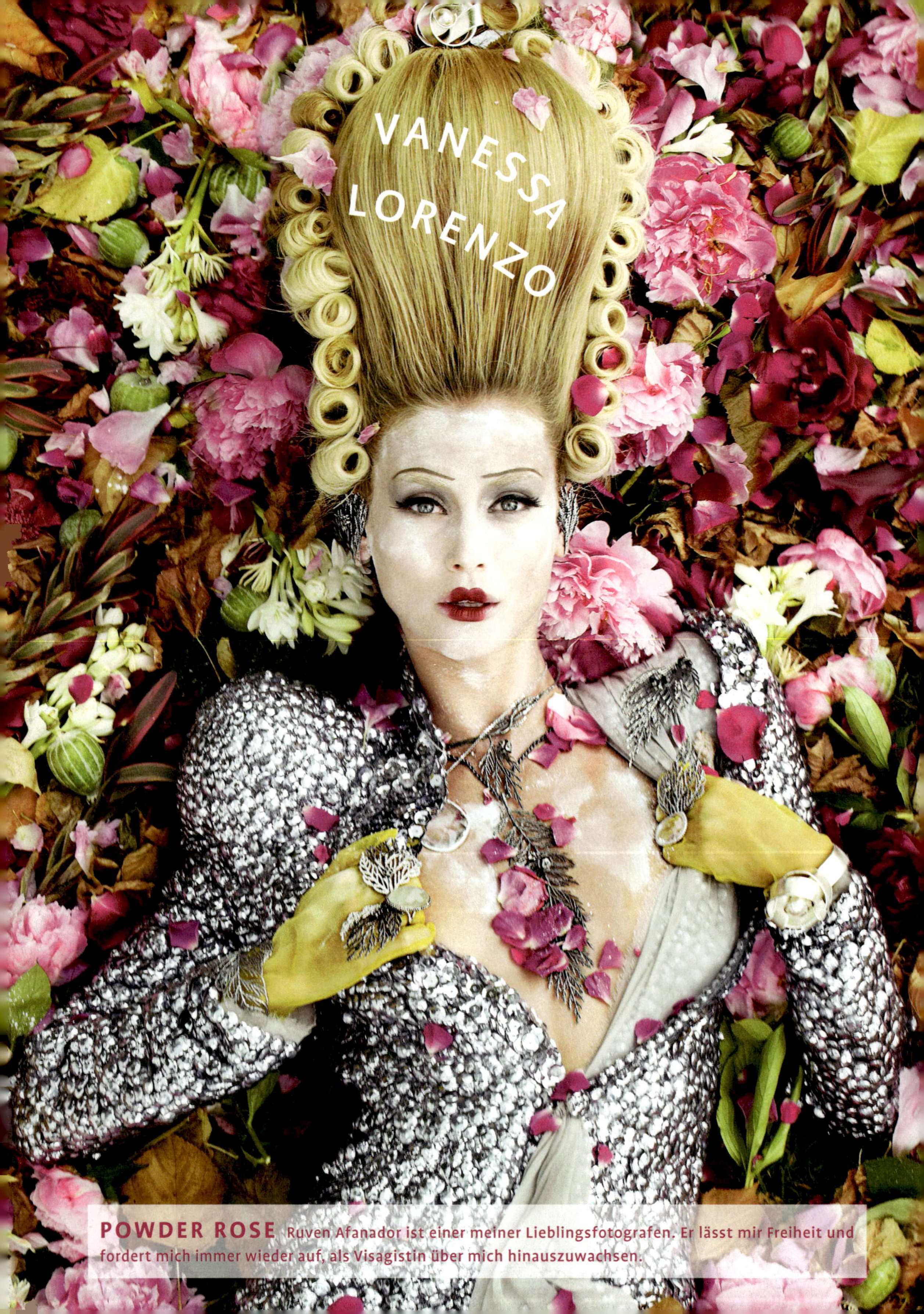

POWDER ROSE Ruven Afanador ist einer meiner Lieblingsfotografen. Er lässt mir Freiheit und fordert mich immer wieder auf, als Visagistin über mich hinauszuwachsen.

DITA VON TEESE

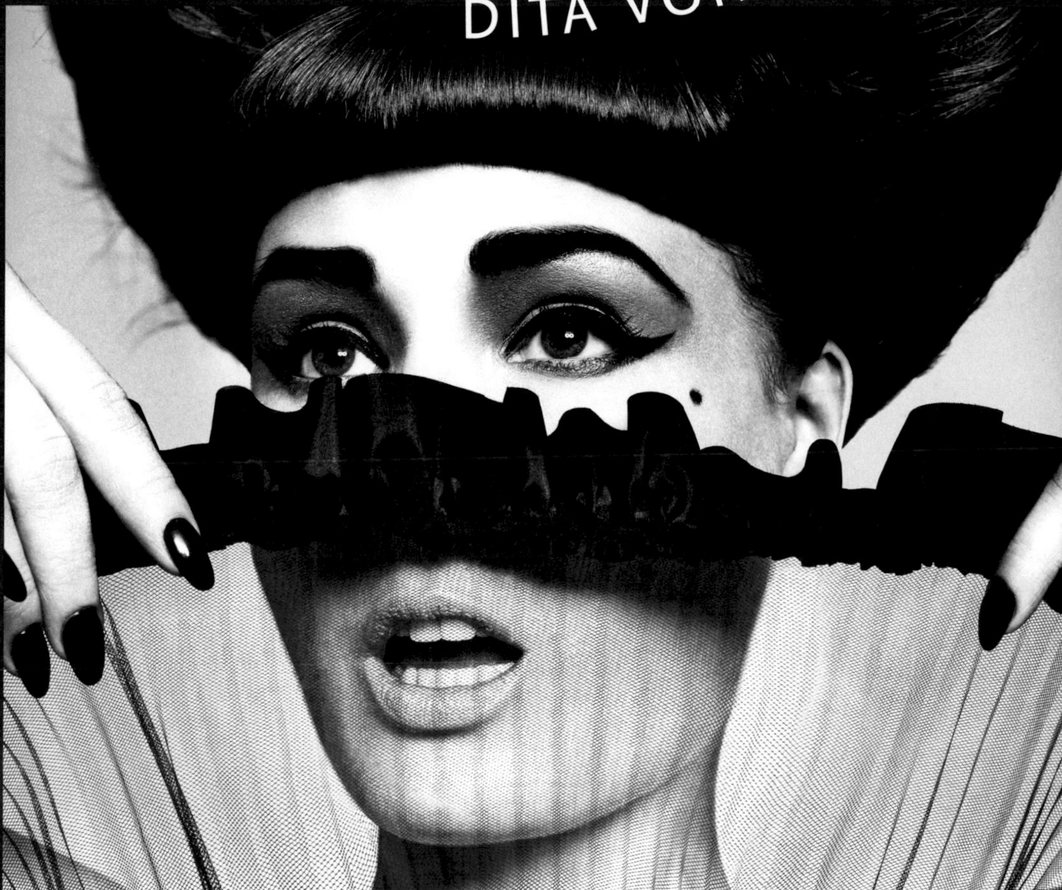

Dita besticht nicht nur durch ihre Grazie, ihre schneeweiße perfekte Haut macht sie zu einer der schönsten Frauen auf diesem Planeten. Normalerweise kennt man sie mit tiefrot geschminkten Lippen. Wir wollten sie bewusst einmal anders in Szene setzen, und so dauerte die Vorbereitung für das Shooting einige Stunden. Beigefarbener Lippenstift lässt vor allem ihre Augen wirken und unterstreicht den perfekten Teint. Ditas Look wird mit Valentins Haarkunst vollkommen.

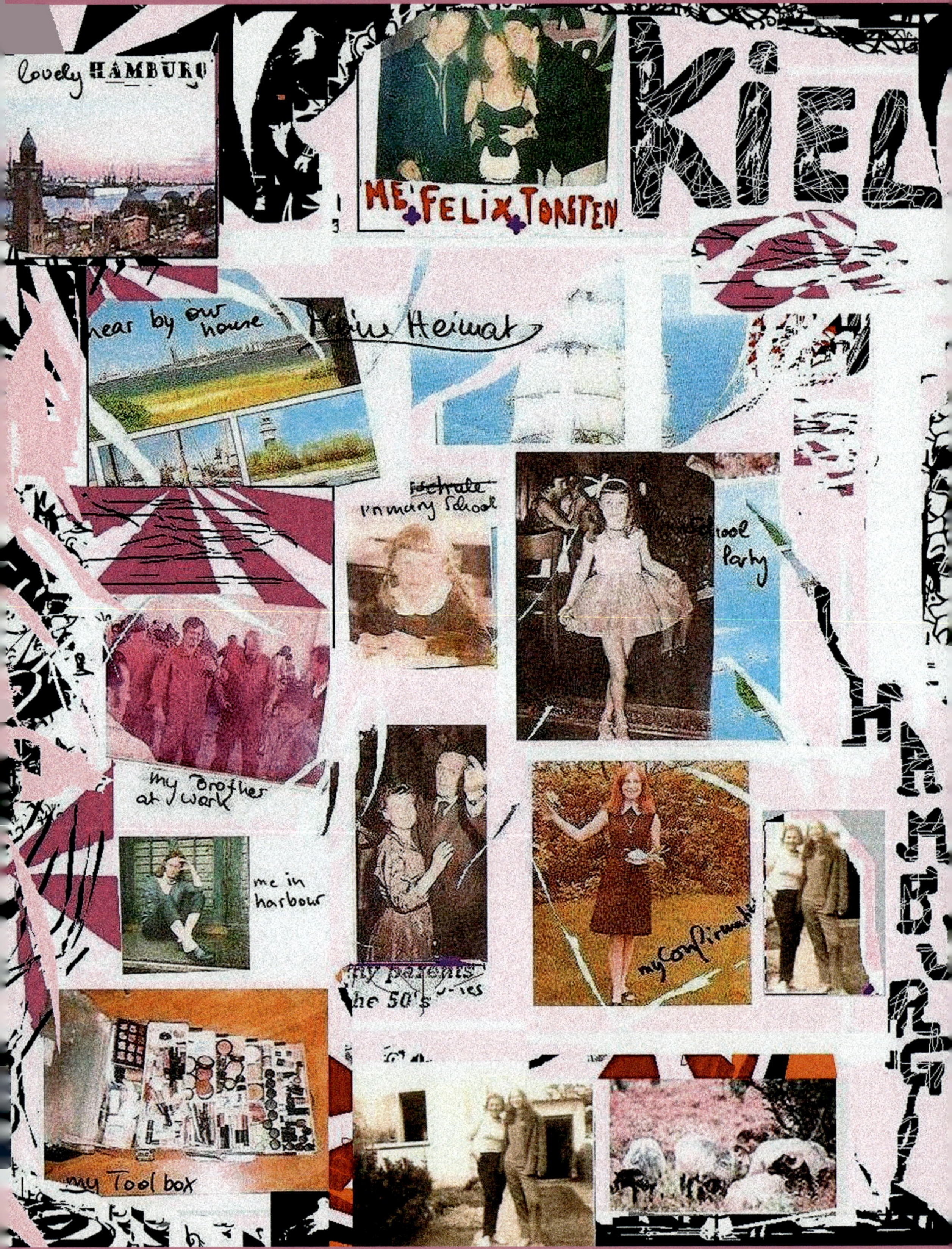
lovely HAMBURG
ME FELIX TORSTEN
KIEL
near by our house
Heimat
primary school
School Party
my Brother at work
me in harbour
my parents
the 50's
my confirmation
HAMBURG
my Tool box

KIEL HAMBURG STORY

Wer wie ich im hohen Norden Deutschlands aufgewachsen ist, weiß um das Glück, seine Kindheit und Jugend am Meer und in der Natur verbracht zu haben. Dieser idyllischen Landschaft um Suchsdorf, einem kleinen Vorort im Nordwesten von Kiel, fühle ich mich bis heute tief verbunden. Es ist die Quelle, aus der ich immer wieder Kraft und Energie schöpfe. Mit meinem älteren Bruder, der später Pilot wurde und für seine Abenteuerlust bekannt war, verbrachte ich unbeschwerte Kindertage in einem künstlerisch geprägten Elternhaus: Eigentlich wäre mein geschäftstüchtiger Vater gerne Dirigent geworden, während meine Mutter, eine klassische Balletttänzerin, in ihrer Freizeit Gedichte schrieb und malte. In meiner Kindheit war sie das absolute Vorbild für mich und ich ahmte sie nach, so gut ich konnte. Außerdem verschlang ich Comics und Märchenbücher und nahm bald darauf selbst Stifte und Papier in die Hand. Diese Versuche führten zu kunterbunten Malereien auf den Zimmertapeten und an den Kellerwänden. Das Kopfschütteln meiner Eltern und die hochgezogenen Augenbrauen meines Vaters waren die übliche Art, den raumgreifenden Farbfantasien ihrer Tochter zu begegnen, und mehr als ein Mal wurden die Maler zur Renovierung der Wände bestellt. Mit meiner Familie besuchte ich leidenschaftlich gern Galerien und Museen. Die Malerei der deutschen Expressionisten sowie die Werke von van Gogh und Picasso haben mich schon als Kind stark beeindruckt.

Der Gegensatz zwischen meinem Elternhaus, der kreativen Insel, und der als nüchtern bekannten norddeutschen Mentalität hätte für mich kaum größer sein können. So ergaben sich fast zwangsläufig in der Grundschule und auf dem Gymnasium Differenzen zwischen mir und meinen Mitschülern. Nicht nur meine ausgefallene farbenfrohe Kleidung unterschied mich von ihnen und brachte mir so manche Schulhofprügelei mit hänselnden Jungs ein. Vor allem, wenn es im Zeichenunterricht um Fragen des freien künstlerischen Ausdrucks ging, musste ich meine überschäumende Fantasie verteidigen. Naturstudien hatten in meinen Zeichnungen kaum etwas mit der realen Botanik zu tun, Bäume verwandelten sich in bizarre und mystische Naturwesen.

Nach den gescheiterten elterlichen Versuchen, meine überschüssige Energie auf das Blockflötespielen oder den Karatesport zu verlagern, entschloss sich meine Mutter, mich in die Kunst des Balletttanzes und die Geheimnisse des Bühnen-Make-ups einzuführen. Für sie war klar, dass ihre künstlerisch begabte Tochter eine entsprechende Laufbahn einschlagen würde, womit mein Vater allerdings nicht einverstanden war. Seiner Meinung nach sollte ich am liebsten Ärztin oder Juristin werden. Doch trotz seiner Einwände nahm ich bald an dem sehr harten Balletttraining an der Ellen-Cleve-Schule in Kiel teil. Mit 17 war für mich der Traum, Ballerina zu werden, zum Greifen nahe, denn ich sollte ein Stipendium an der Hamburger Staatsoper bekommen. Doch am Abend vor Antritt machte ein schwerer Motorradunfall meinen Traum von einer Tanzkarriere zunichte. Acht Monate lag ich im Krankenhaus und lief danach noch ein Jahr an Krücken, bis das Gehen wieder ganz ohne Hilfe klappte. Während dieser knapp zwei Jahre suchte ich einen Weg zurück in eine wie auch immer mögliche Normalität. Es waren meine Familie, Freunde und die Malerei, die mir halfen, dieses Trauma zu verarbeiten und eine neue Richtung für mein Leben zu bestimmen. Da Kunst und Make-up neben dem Tanzen meine beiden anderen großen Leidenschaften waren, entschied ich mich schließlich für ein neues Ziel, in dem sich beide vereinten: Ich wollte als Make-up-Artist auf internationalem Niveau erfolgreich werden.

Ich bewarb mich als Assistentin bei einem bekannten Maskenbildner an der Kieler Staatsoper und merkte rasch, dass sich statt meiner Füße nun meine Hände als Energieventil benutzen ließen. Zum ersten Mal fühlte ich mich ausgefüllt und verstanden. Die Aufgabe, die Schönheit eines Menschen durch Make-up hervorzuheben, faszinierte mich immer mehr. Ich zog nach Hamburg, der Stadt meiner Jugendträume, und lernte durch einen Zufall den Stylisten Bernd Slotta und die Fotografin Sigrid Rothe kennen. Beide vermittelten mir ein Gefühl für Mode und Fotografie, unterstützen und förderten mich, mit dem Ergebnis, dass ich bald die in Deutschland damals beste Ausbildungsstätte für Visagisten von Ulrike Schütze in Hamburg besuchte. Zwei Kurse unter ihrer Leitung legten die Basis für die ersten Karriereschritte. Ich entschloss mich im Alter von 23 Jahren, mit dem blinden Vertrauen meiner Eltern im Gepäck, zum Sprung über den großen Teich. Mein Ziel: New York.

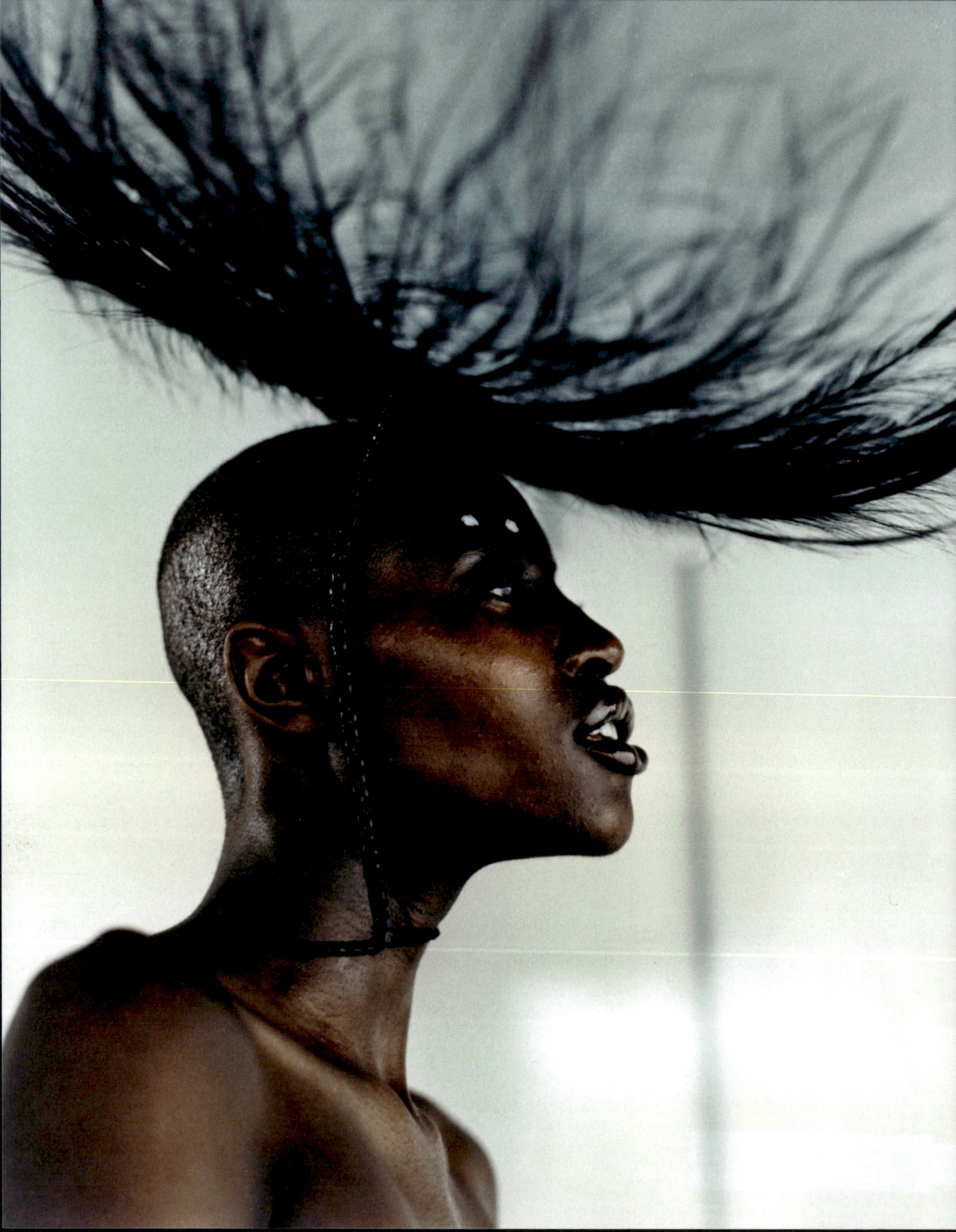

BLACK BEAUTY verkörpert für mich das Model Prisca. Meine Grundierung hier besteht nur aus Vaseline, mit der ich das Gesicht und den Körper eincreme. Mattiert wird mit einem Kosmetiktuch oder sogar Toilettenpapier, das noch saugfähiger ist. Ich highlighte das Gesicht und den Körper mit einem warmen, goldorangefarbenen losen Pigment, sodass dadurch ein 3-D-Effekt entsteht. Die Punkte über der Augenbraue male ich mit weißer Wasserfarbe und intensiviere sie mit einem weißen Khol. Als Lippenstift dient mir hier schwarzes Creme-Make-up und farbloses Gloss.

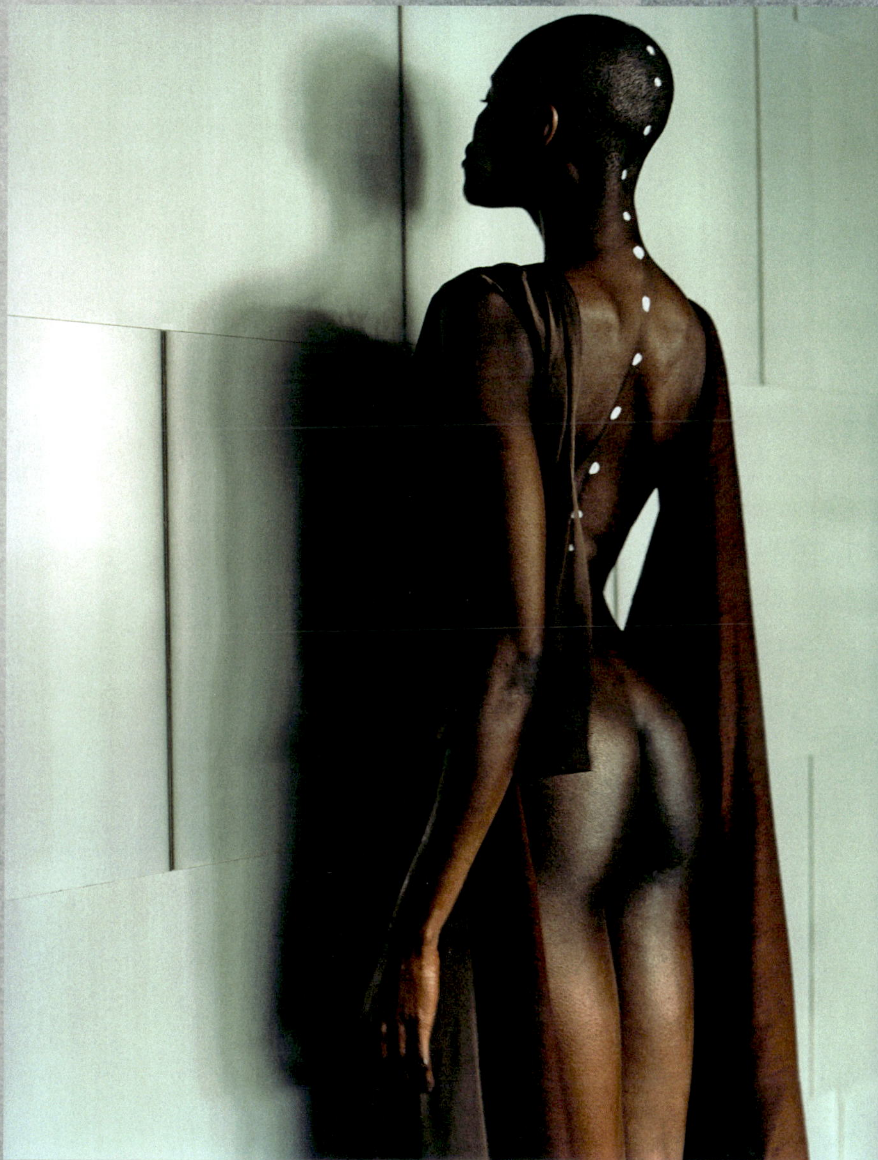

BLACK SKIN Schwarze Haut ist wunderschön, hat aber ihre Besonderheiten. Sie ist unempfindlicher gegenüber der Sonne, trotzdem muss sie sich natürlich schützen. An manchen Stellen ist sie leicht ölig und neigt zu Akne und Reizungen. Die Farbe der Haut variiert zwischen sehr dunklen und helleren Partien. Hyperpigmentierte dunklere Flecken sind manchmal auf der Stirn, um den Mund herum und am Hals zu erkennen. Diese Haut verliert schnell an Feuchtigkeit, fühlt sich dann rau an und zeigt besonders im Winter ein mattes Erscheinungsbild. Deshalb ist es so wichtig, die perfekte Grundierungsfarbe zu finden. Dazu muss man den Hautton bestimmen, damit sie nicht kalkig oder grau erscheint.

RANKIN

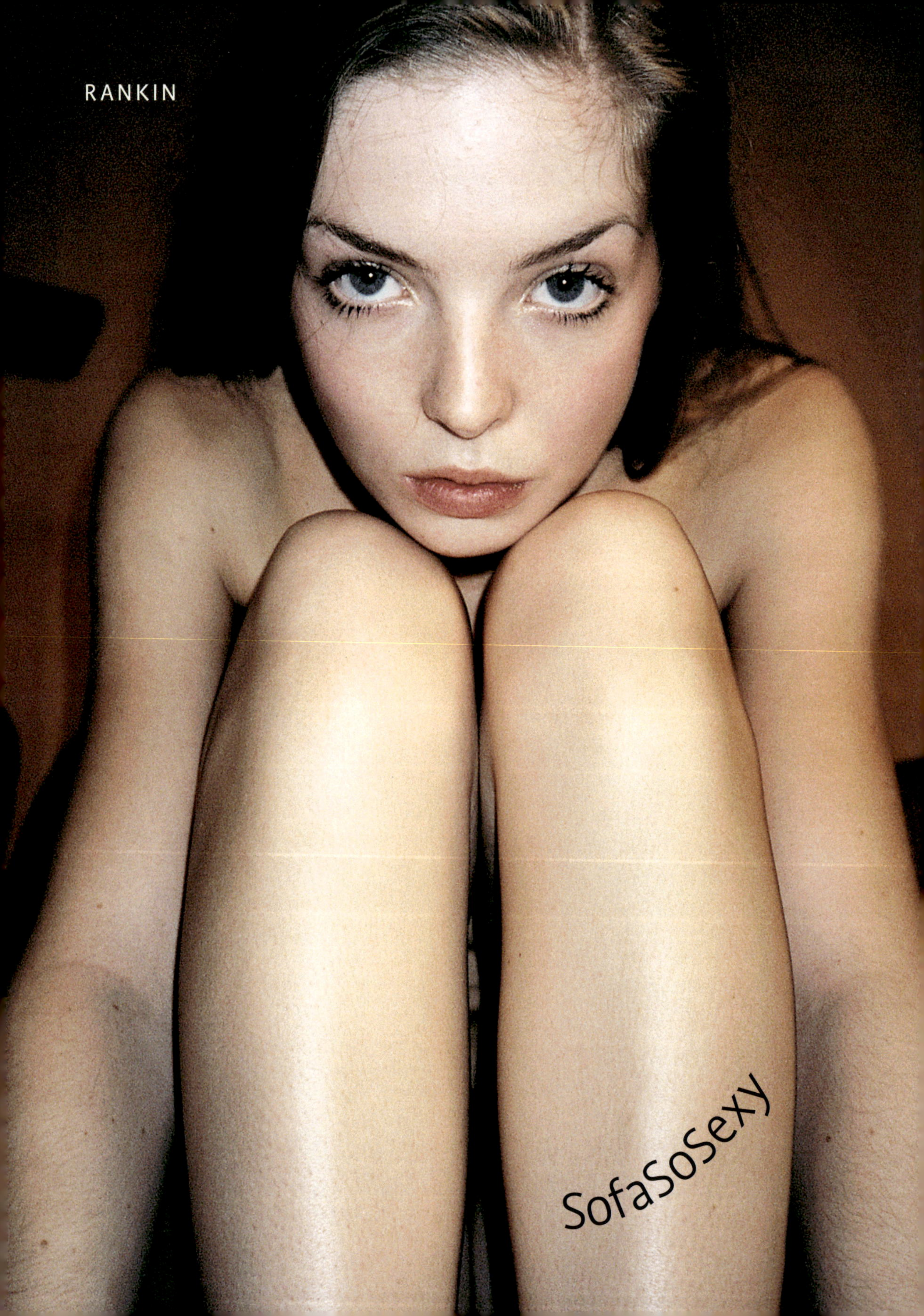

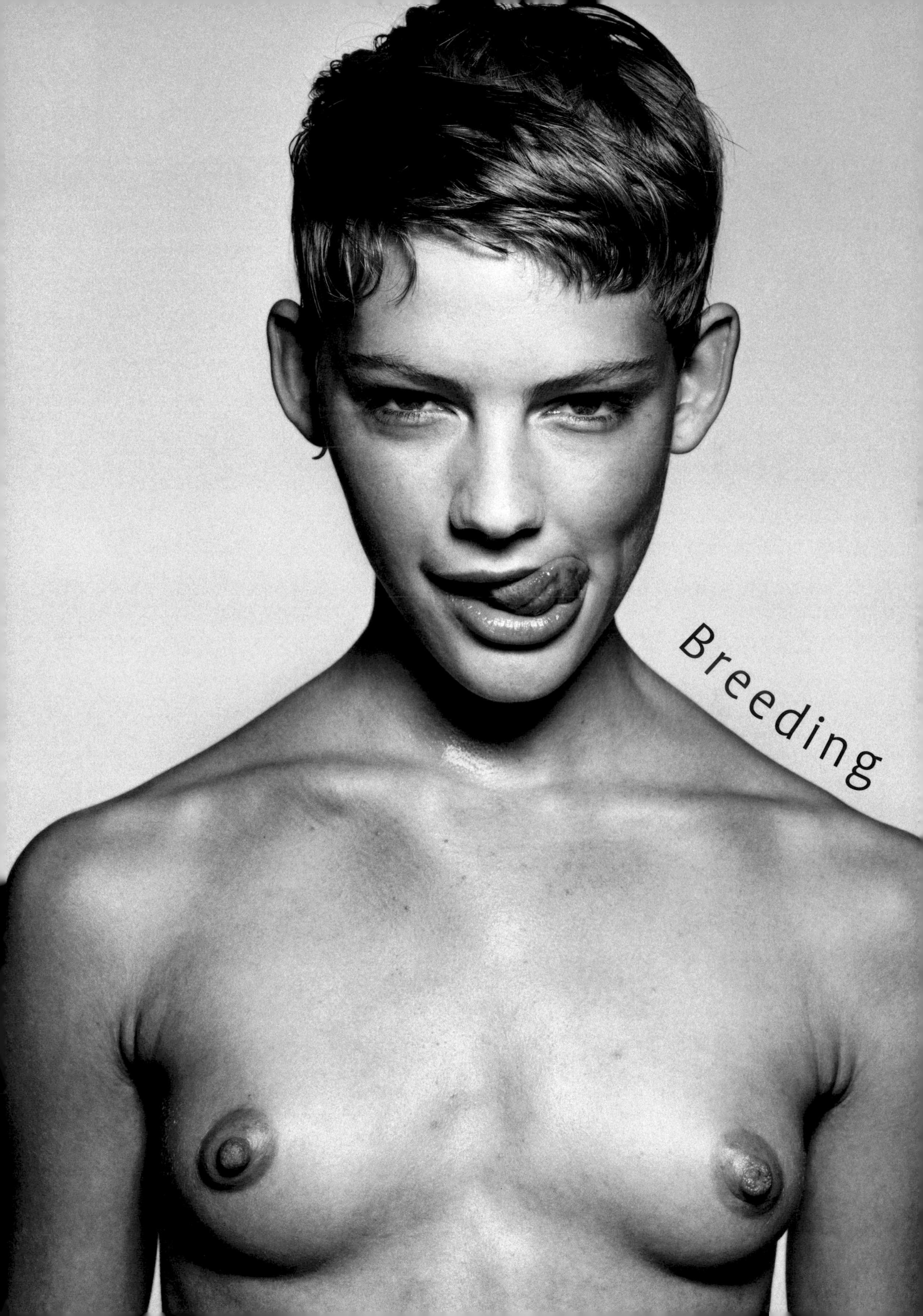
Breeding

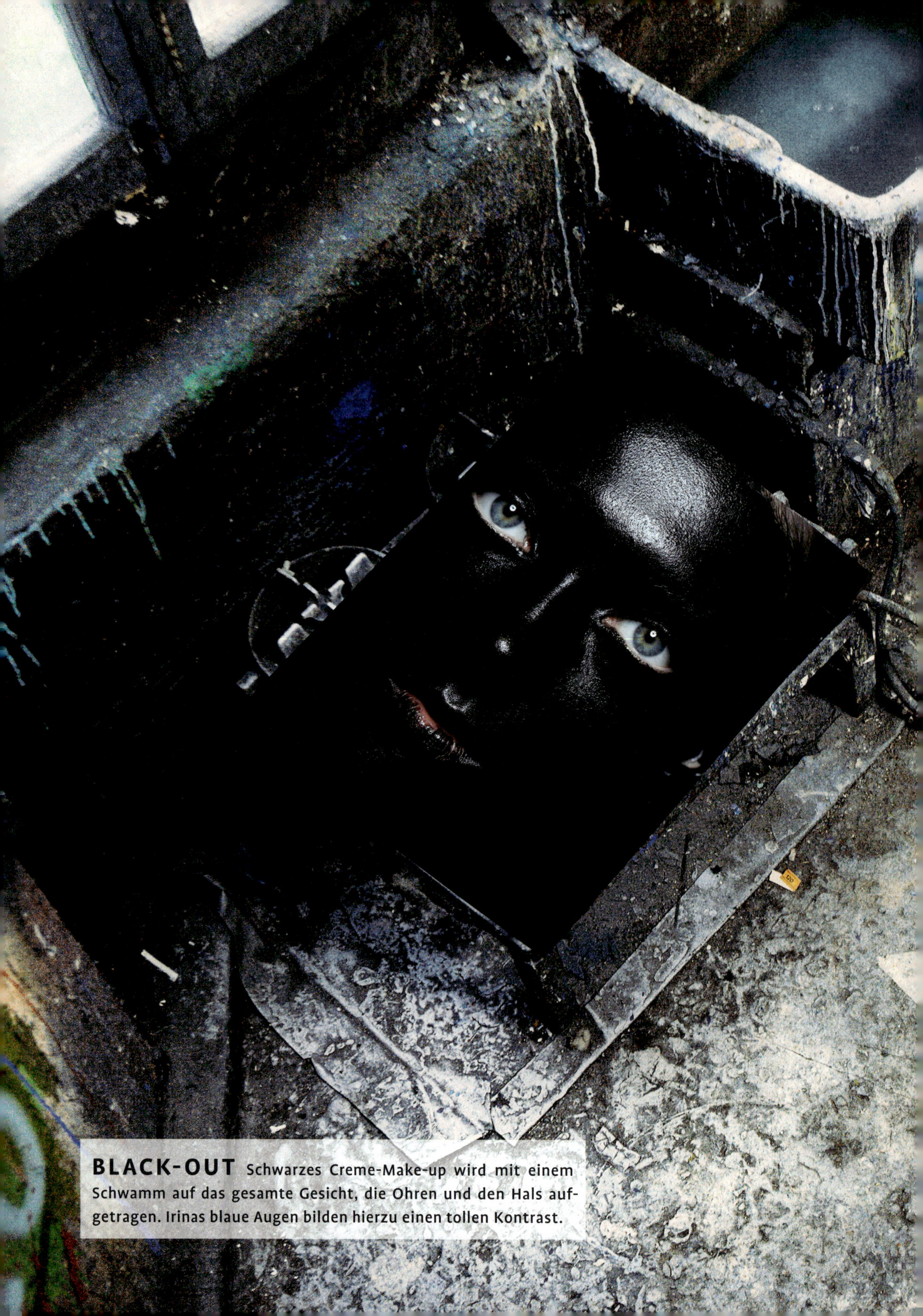

BLACK-OUT Schwarzes Creme-Make-up wird mit einem Schwamm auf das gesamte Gesicht, die Ohren und den Hals aufgetragen. Irinas blaue Augen bilden hierzu einen tollen Kontrast.

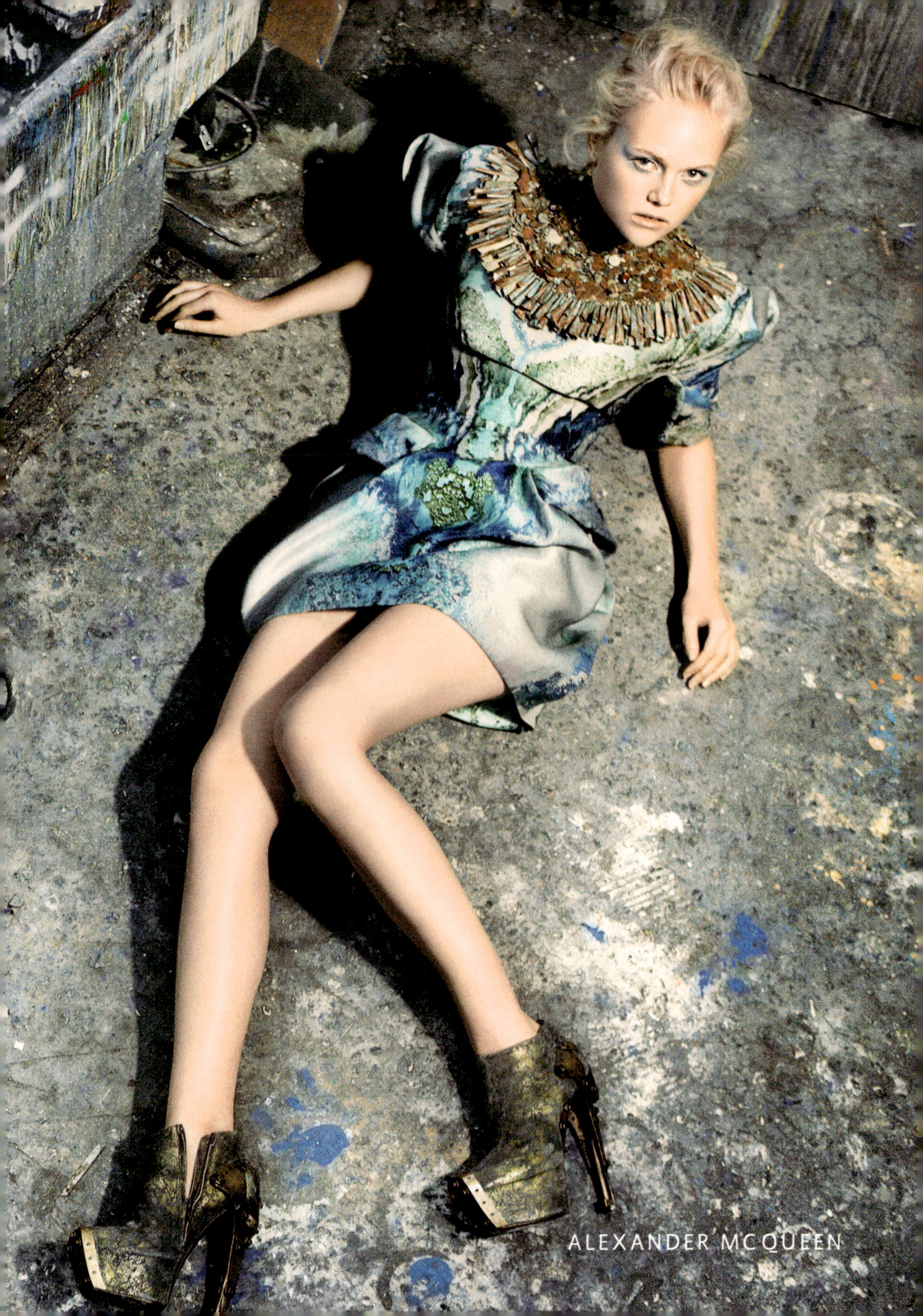
ALEXANDER MCQUEEN

PICASSO inspirierte mich bei meiner ersten Produktion mit dem Fotografen Wolfgang Klein, zu der ich aus New York nach Hamburg jettete. Mithilfe von verschieden großen Malerpinseln male ich mit bunten Wasserfarben freihändig auf den Körper und denke dabei immer an das gewünschte Endergebnis. Es ist wichtig, für jede Farbe einen separaten Pinsel zu benutzen. Manchmal verselbstständigt sich ein Look, sodass das fertige Make-up später nicht mehr viel mit der anfänglichen Inspiration zu tun hat.

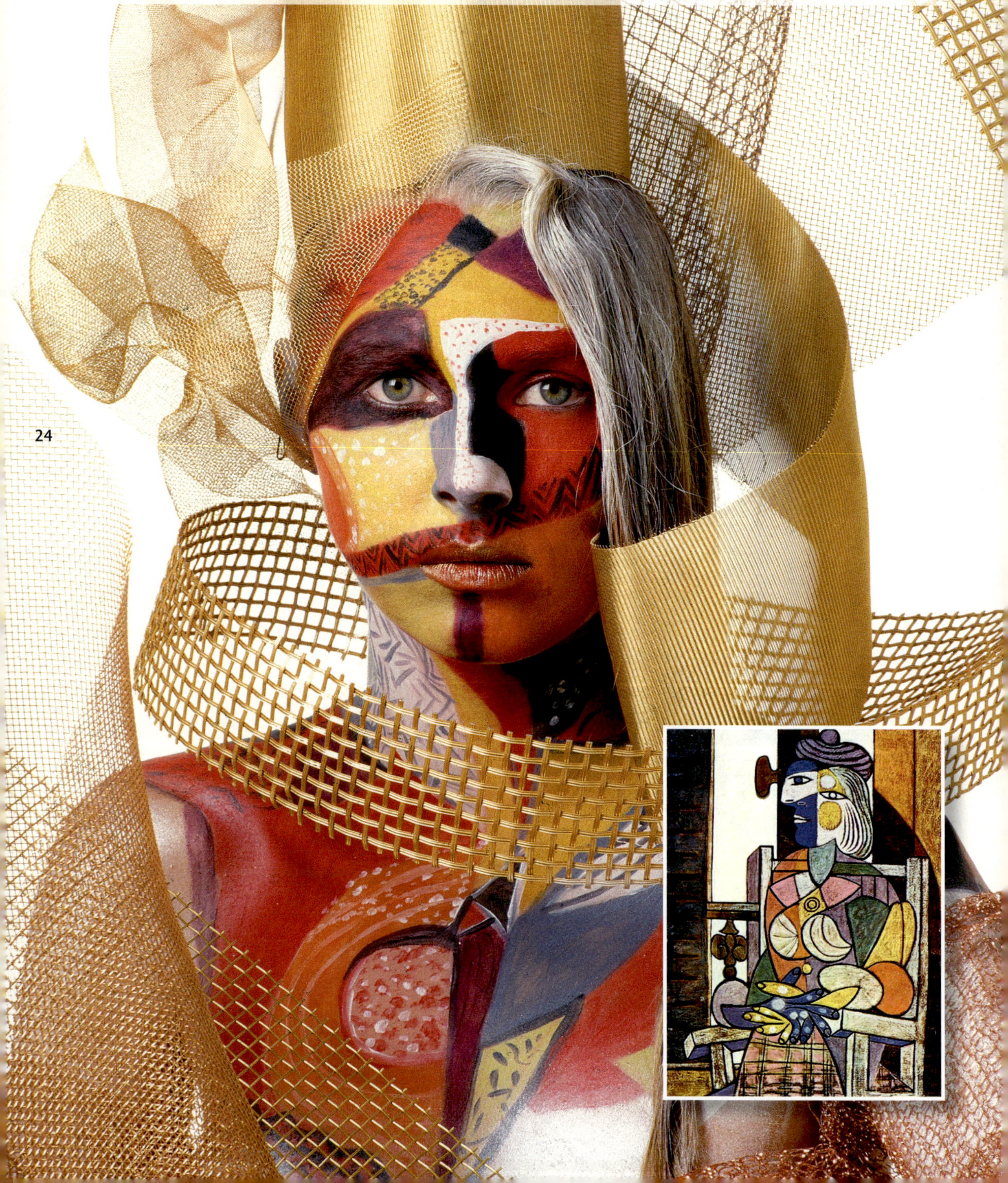

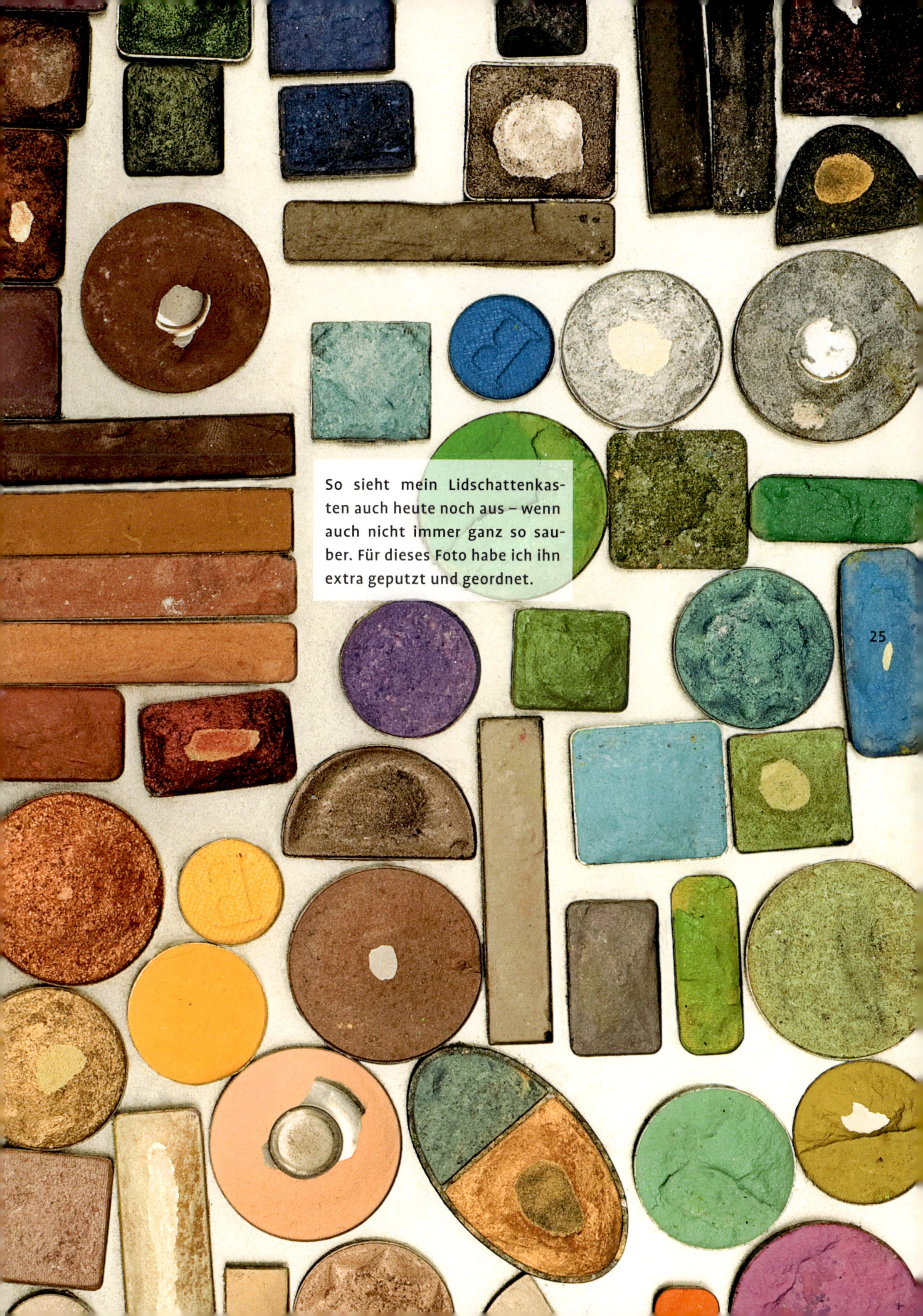

So sieht mein Lidschattenkasten auch heute noch aus – wenn auch nicht immer ganz so sauber. Für dieses Foto habe ich ihn extra geputzt und geordnet.

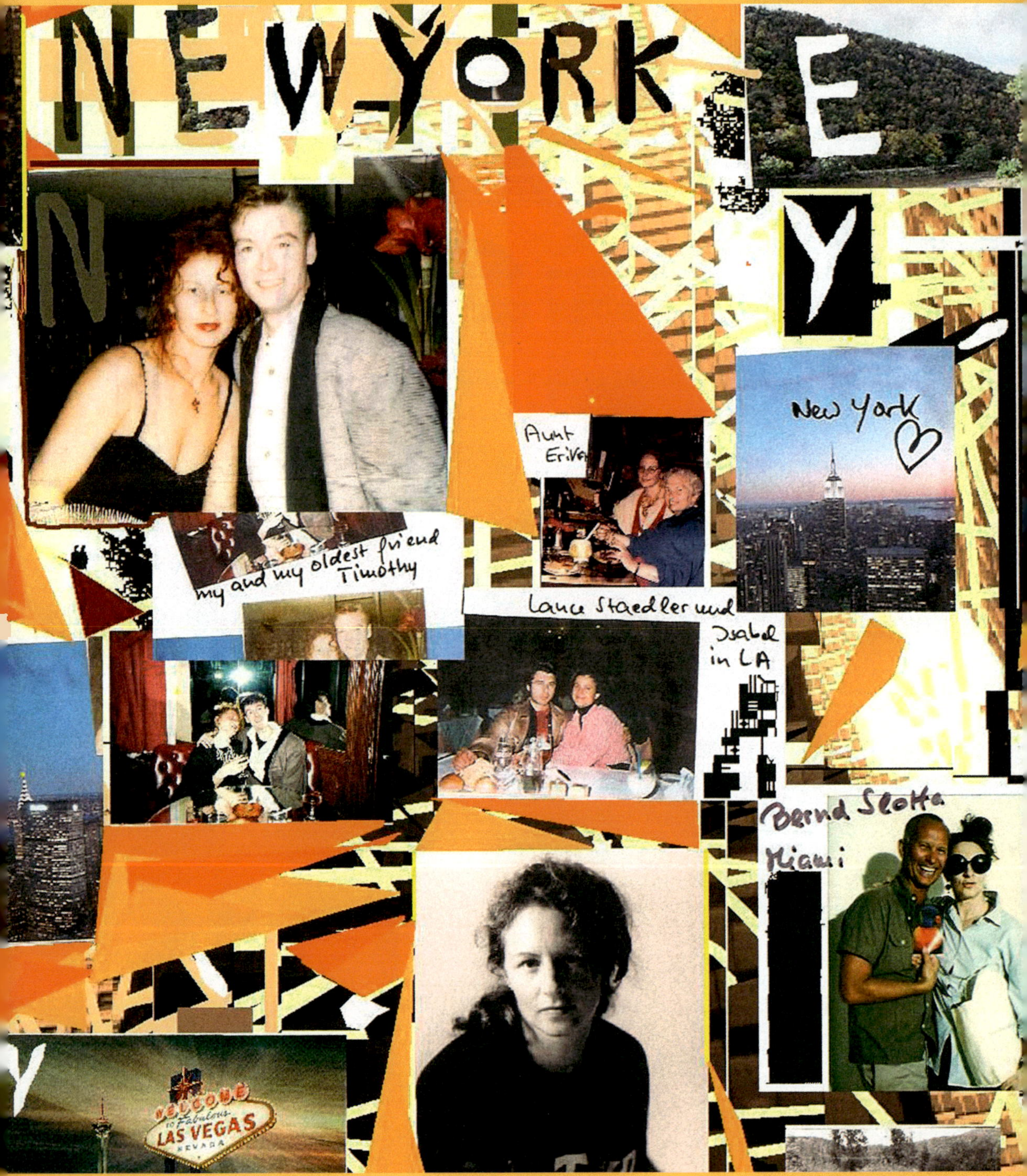

PENELOPE HEIM & MARIE MAUD

» Yasmin spielt mit Texturen und kreiert einen wunderbaren Kontrast zwischen einem natürlichen, ungeschminkten Gesicht mit definierten Linien und einem rohen, fast dynamischen Make-up, das so wirkt, als wäre es nur auf das Gesicht gelegt. «

NEW YORK STORY

Während des Zweiten Weltkriegs waren einige Mitglieder meiner Familie nach Amerika ausgewandert, und so war es nicht das erste Mal, dass ich in die USA flog. Ich hatte meine Tante und meinen Onkel schon als Teenager mehrfach in New Jersey besucht, doch jetzt kam ich mit zwei Koffern an, um New York auf eigene Faust zu entdecken. Die überdimensionalen Wolkenkratzer raubten mir den Atem, und das unendliche Warenangebot der Einkaufszentren überwältigte mich total. Es gab Beautyprodukte in Hülle und Fülle! Diese Superkulisse sollte, so stellte ich es mir vor, mein Einstieg in die Make-up-Welt der Superstars werden.

Ich belegte an einer der besten Make-up-Schulen für Special Effects in Uptown New York Kurse bei Bert Roth und erlernte die Grundlagen der Maskenbildnerei, die für Film, TV und Bühne erforderlich sind. Die Internationalität der Schule erfüllte mein Leben mit Gleichgesinnten. Bald hatte ich wunderbare Freunde gefunden und zog in eine fast leere Wohnung an der 34. Straße West. Der riesengroße Kühlschrank, der vor sich hinbrummte und für mich die USA als das Land der unendlichen Möglichkeiten repräsentierte, blieb meistens leer, und das Heimweh nach Deutschland blieb auch nicht aus. Wenn es ging, flog ich ab und zu nach Hause und verdiente dort mit einigen Jobs etwas Geld. Doch so schön es in Deutschland auch war – es zog mich immer wieder zurück nach New York.

»Everything happens today and is possible« war das Motto jener Menschen, denen ich dort überall begegnete. Ich tauchte in die multikulturelle Underground-Szene ein und begriff, dass New York alles Neue sehr gern annimmt. Gleichzeitig bietet es Künstlern den Raum und die Möglichkeiten, die sie wie die Luft zum Atmen für ihre Arbeit brauchen.

Stundenlang saß ich im Central Park oder in einem Café und sah mir die Menschen an, die mich mit ihrem vielfältigen Aussehen inspirierten. Ich blätterte viel in Magazinen und begann, mir die Namen der Fotografen und Stylisten einzuprägen.

Dass ich Linda Mason vorgestellt wurde, war für mich ein glücklicher Zufall, der den nächsten Karrierestein ins Rollen brachte. Als ehemaliges Model hatte Linda die Fashionwelt bereits früh kennengelernt, sie arbeitete seit Ende der 70er-Jahre und, als eine der Ersten überhaupt, mit bahnbrechendem Erfolg als Visagistin. Ich assistierte ihr einige Monate, begleitete sie zu Shows und Shootings und lernte dabei die Topszene der Fotografen, Stylisten und Models kennen. Lindas Make-up-Stil war für mich einzigartig und vollkommen neu, denn sie arbeitete mit Vorliebe gegen alle Konventionen. Manchmal glich kein Auge dem anderen: War eines lila, rot und orange, zierten das andere Farben wie Quietschgrün, Gelb oder Pink. Linda war innovativ, wusste ihre Visionen durch Make-up auszuleben und diesen Look auch bei Shootings durchzusetzen. Sie ermutigte mich immer wieder mit Sätzen wie: »Yasmin, you are highly talented and have a true gift of the eye« und brachte mich dazu, nicht nur bis an meine Grenzen zu gehen, sondern immer wieder über meinen eigenen Schatten zu springen.

Parallel arbeitete ich an meiner eigenen Mappe, mit der ich mich erfolgreich bei *Beauty Bookings*, einer großen New Yorker Agentur, bewarb. Nach ersten kleineren Aufträgen erhielt ich meine große Chance: ein Editorial für die italienische *Vanity Fair* mit dem Fotografen Lance Staedler, Thema: Native Americans. Die Story schlug Wellen und ermöglichte mir in kürzester Zeit, mit Fotografen wie Francesco Scavullo oder Albert Watson zu arbeiten. Mit der Fotografin Isabel Snyder realisierte ich große Werbekampagnen, und arbeitete mit ihr für internationale Hochglanzmagazine und Celebrities. Dazu gehörte auch Jill Jones, Sängerin und damalige Lebensgefährtin von Prince. Wir fotografierten sie für ihr legendäres Soloalbum »Jill Jones«. Nach dem Shooting sah ich vor dem Studio eine große schwarze Limousine stehen, in der Prince auf sie wartete, und so lernte ich ihn auch kurz kennen.

Endlich war ich in New York angekommen und fühlte mich in der Stadt der Superlative extrem wohl. Doch mir wurde immer klarer, dass ich nach Europa musste, um meine Karriere weiterzuentwickeln. Isabel Snyder dachte an Paris und überzeugte mich, mit ihr gemeinsam dorthin zu gehen. Nach zwei Jahren hieß es also für mich: »Bye Bye, New York« und »Bonjour, Paris!«.

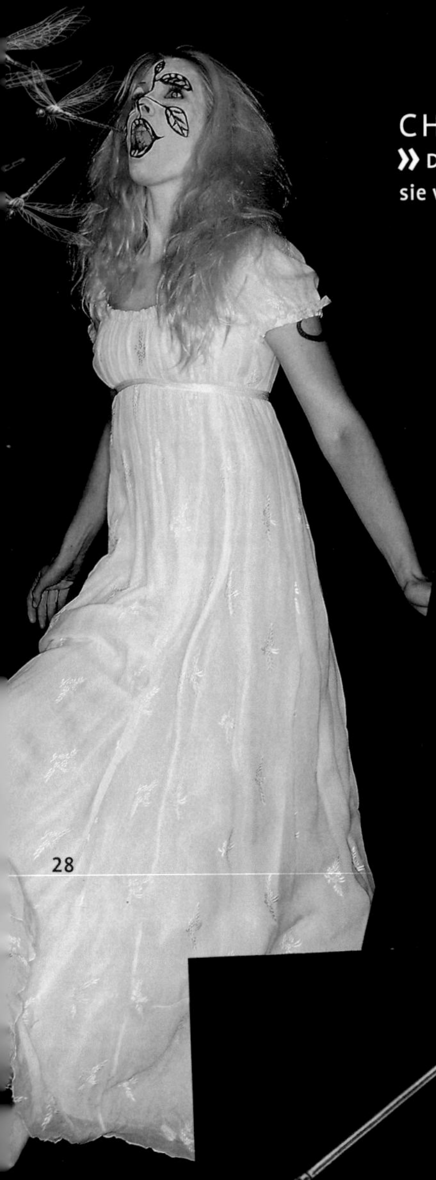

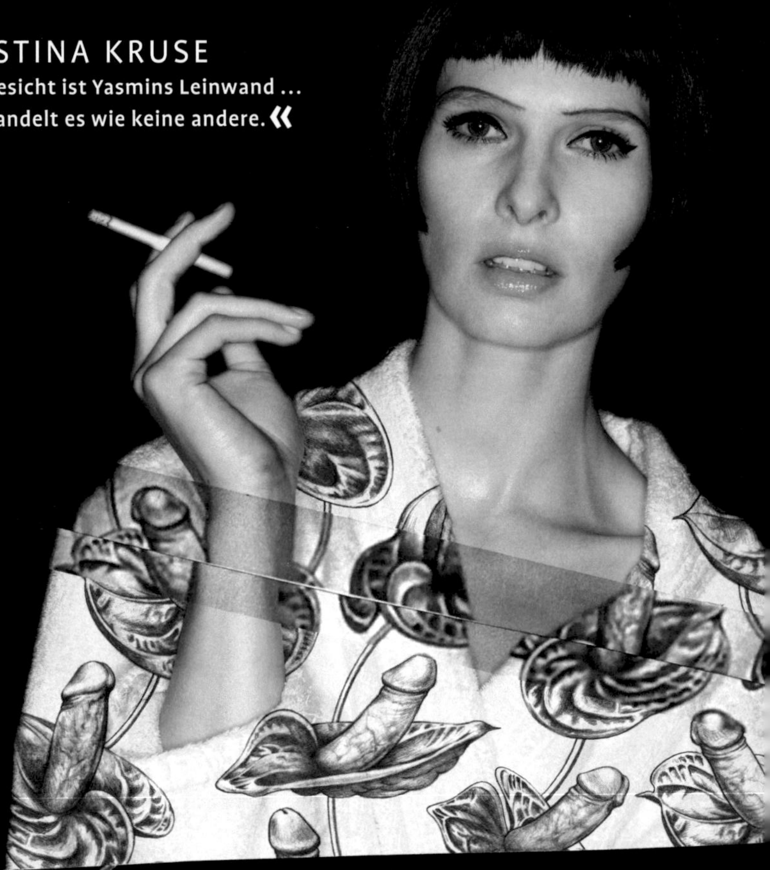

CHRISTINA KRUSE

» Das Gesicht ist Yasmins Leinwand ... sie verwandelt es wie keine andere. «

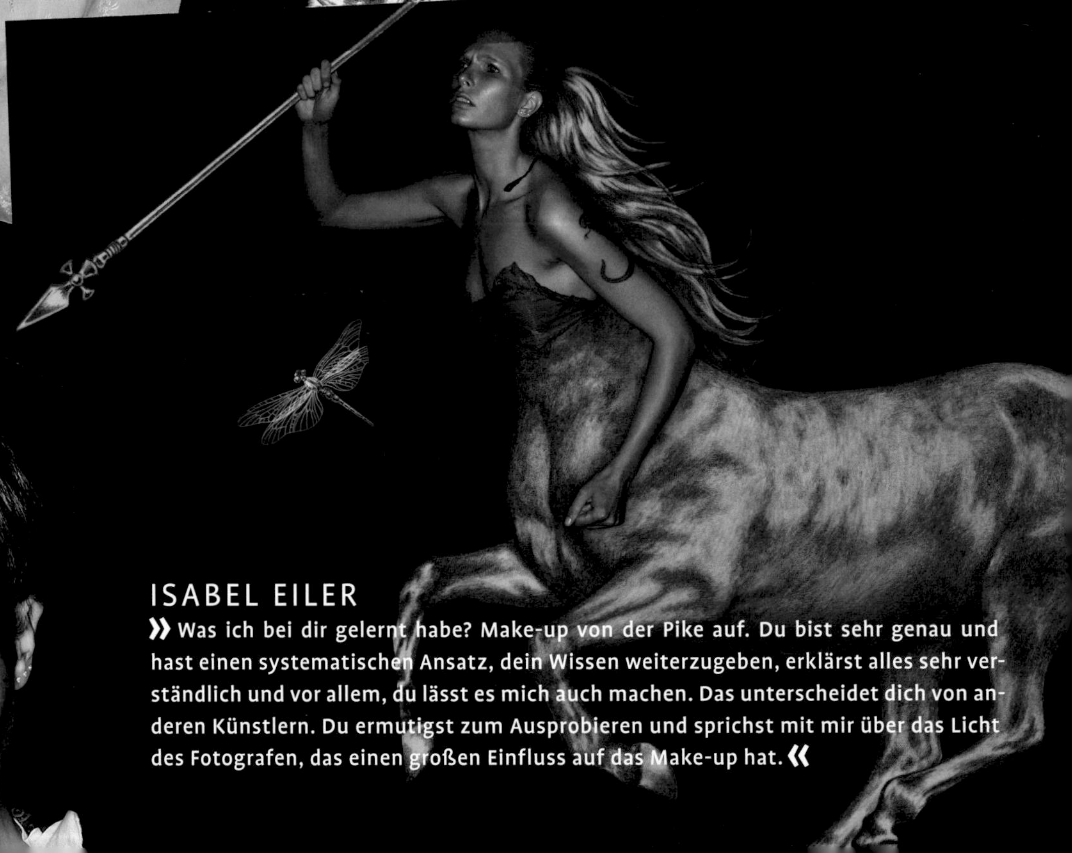

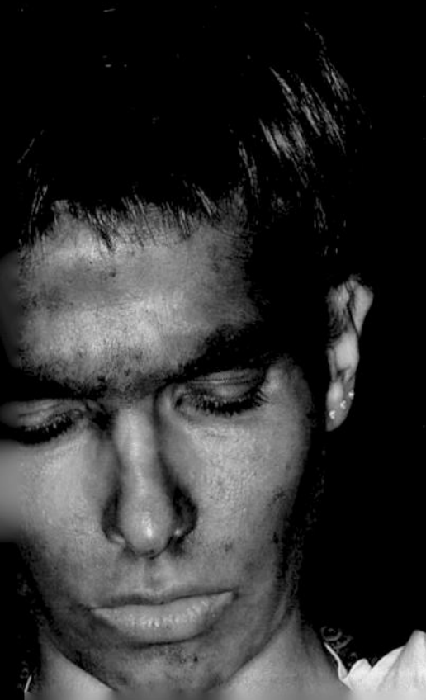

ISABEL EILER

» Was ich bei dir gelernt habe? Make-up von der Pike auf. Du bist sehr genau und hast einen systematischen Ansatz, dein Wissen weiterzugeben, erklärst alles sehr verständlich und vor allem, du lässt es mich auch machen. Das unterscheidet dich von anderen Künstlern. Du ermutigst zum Ausprobieren und sprichst mit mir über das Licht des Fotografen, das einen großen Einfluss auf das Make-up hat. «

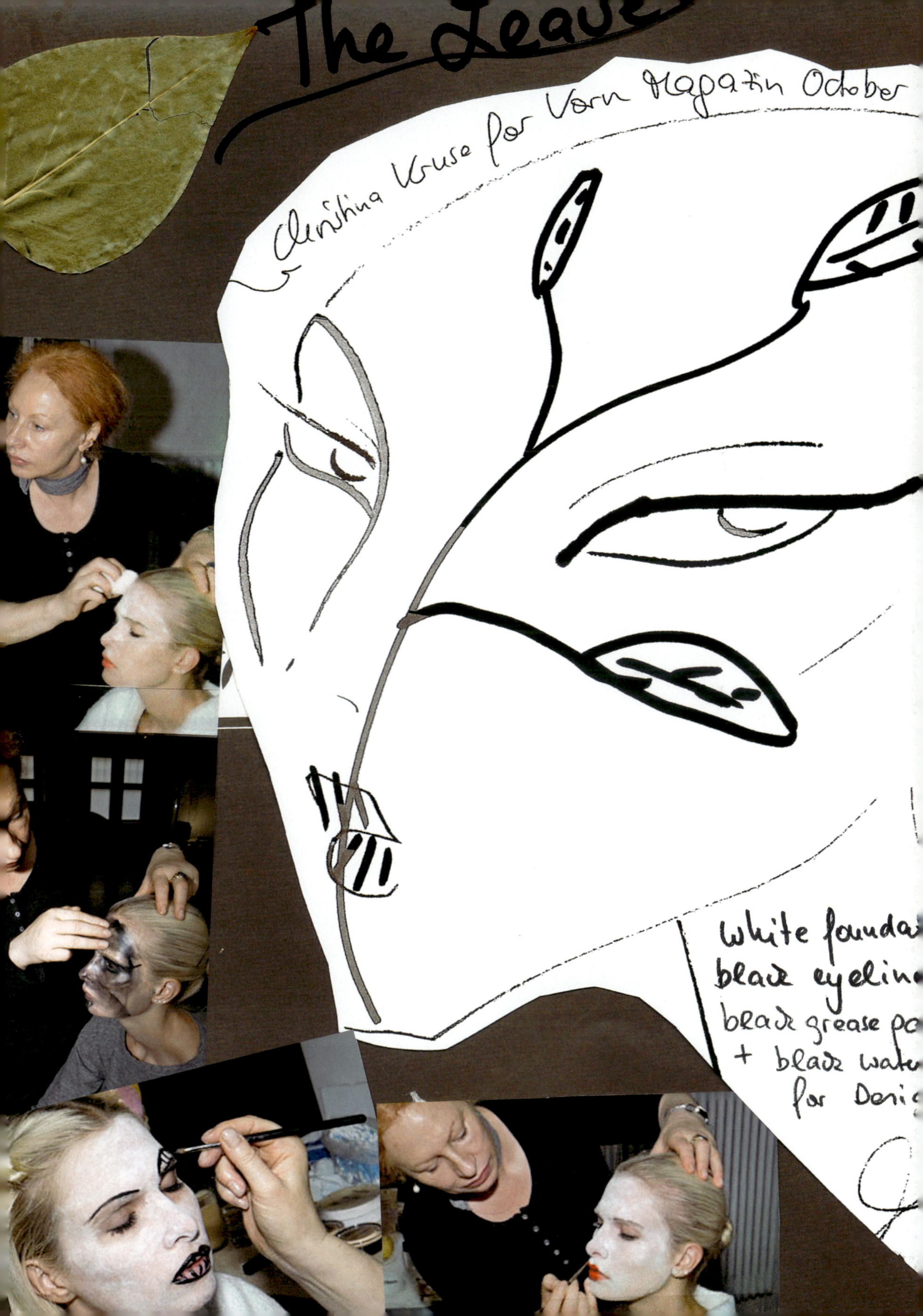
The Leave
Christina Kruse for Vorn Magazin October
white founda
black eyelin
black grease pa
+ black wate
for Desi

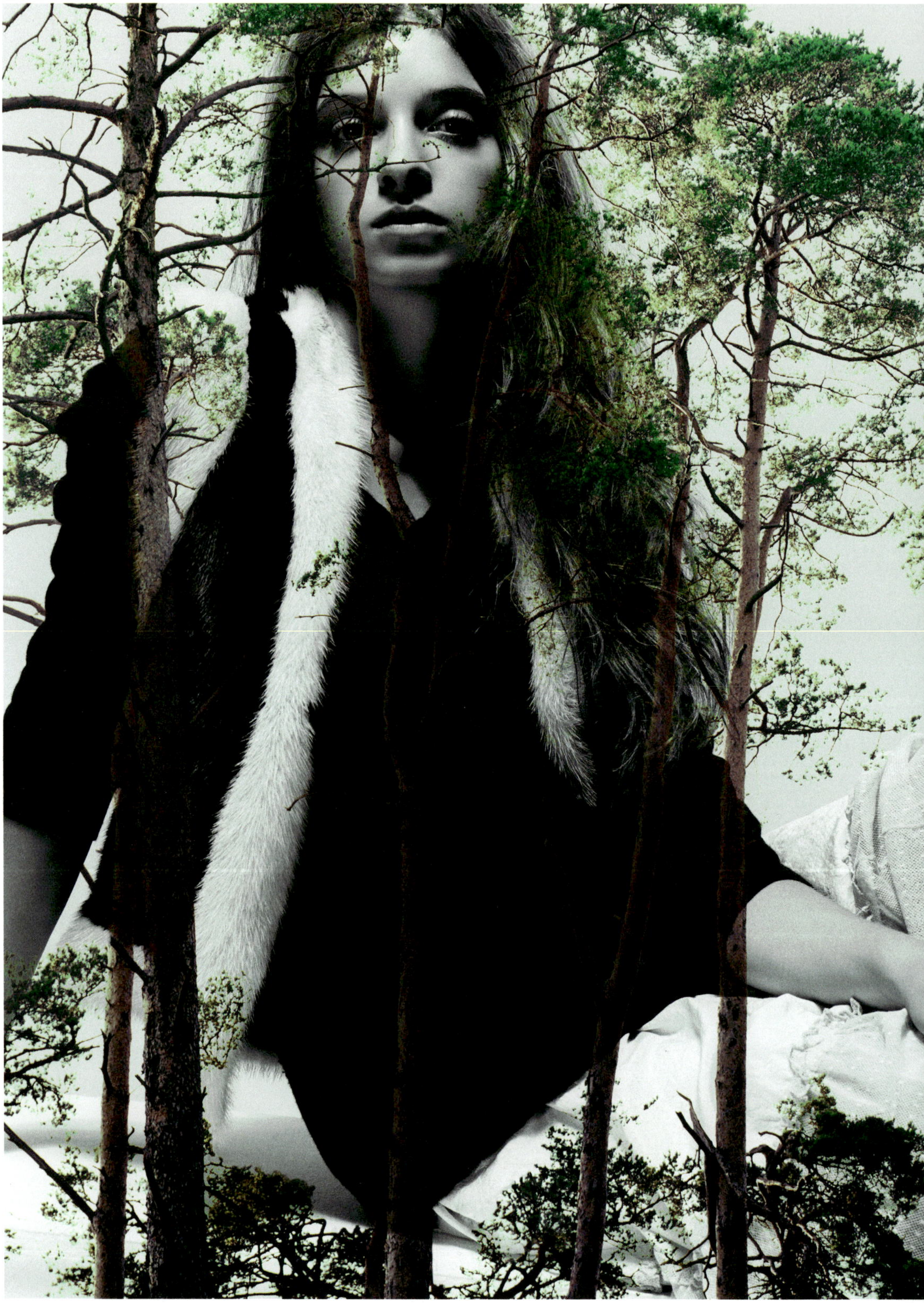

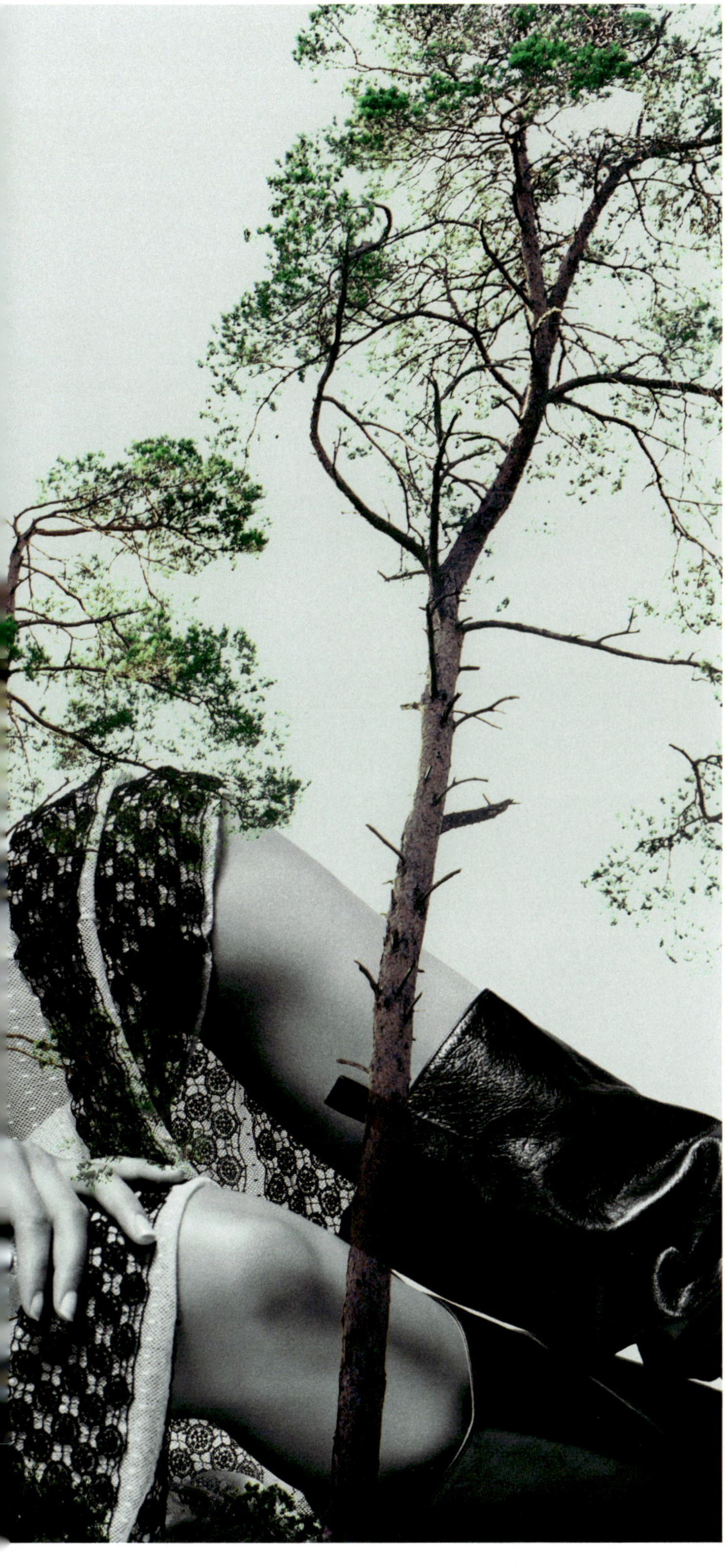

NATURE Die Form und Farben von Blättern, Erde, Baumrinden, Schmetterlingen und Blumen inspirieren mich sehr oft bei meiner Arbeit. Da ich in der Natur, umgeben von Wasser, Wiesen und Kühen, aufwuchs, dient sie mir auch heute noch als Quelle meiner Energie. Ich versuche hier, dieses Gefühl bei Roos, die eine fantastische Haut hat, auf das Make-up zu übertragen. Frisch, natürlich und zurückhaltend, weniger ist mehr. Vaseline, mit der ich das Gesicht und den Körper eincreme, dient mir als Basisprodukt. Statt zu pudern, mattiere ich nur mit einem Kosmetiktuch.

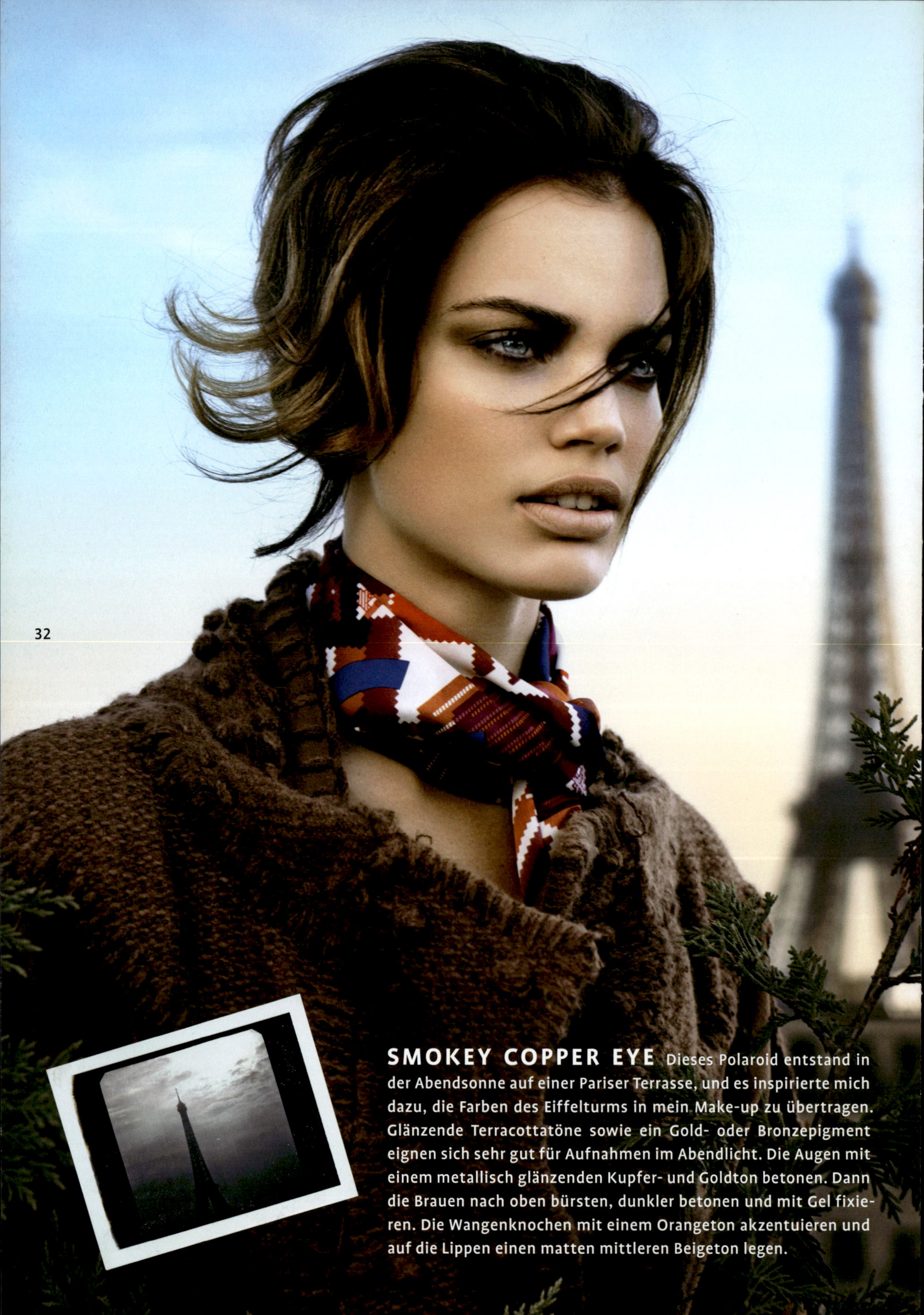

SMOKEY COPPER EYE Dieses Polaroid entstand in der Abendsonne auf einer Pariser Terrasse, und es inspirierte mich dazu, die Farben des Eiffelturms in mein Make-up zu übertragen. Glänzende Terracottatöne sowie ein Gold- oder Bronzepigment eignen sich sehr gut für Aufnahmen im Abendlicht. Die Augen mit einem metallisch glänzenden Kupfer- und Goldton betonen. Dann die Brauen nach oben bürsten, dunkler betonen und mit Gel fixieren. Die Wangenknochen mit einem Orangeton akzentuieren und auf die Lippen einen matten mittleren Beigeton legen.

THE TREE wurde mir in Farben und Struktur von der Borke und den Ästen vorgegeben. Ich benutzte dazu verschiedene dünne und dicke Nerzpinsel aus einem Laden für Künstlerbedarf. Das Model saß dabei vier Stunden auf einem Hocker und durfte sich kaum bewegen. Das Schwierigste bei solchen Make-ups ist es, den Verlauf der Strukturen und den Schatten, der durch das Licht des Fotografen auf den Körper fällt, auf diesen zu übertragen. Licht ist und bleibt immer die Orientierungshilfe schlechthin. Als Grundierung diente mir hier weiße Wasserfarbe, die mit einem feuchten und breiten weichen Malerpinsel grob aufgetragen wurde. Danach verwendete ich graue, blaue, braune und schwarze Töne und als Kontrastfarben Grün und Ocker. Durch die Übereinanderschichtung der einzelnen Farben verwandelte sich der Körper mit der Zeit immer mehr in ein Gemälde.

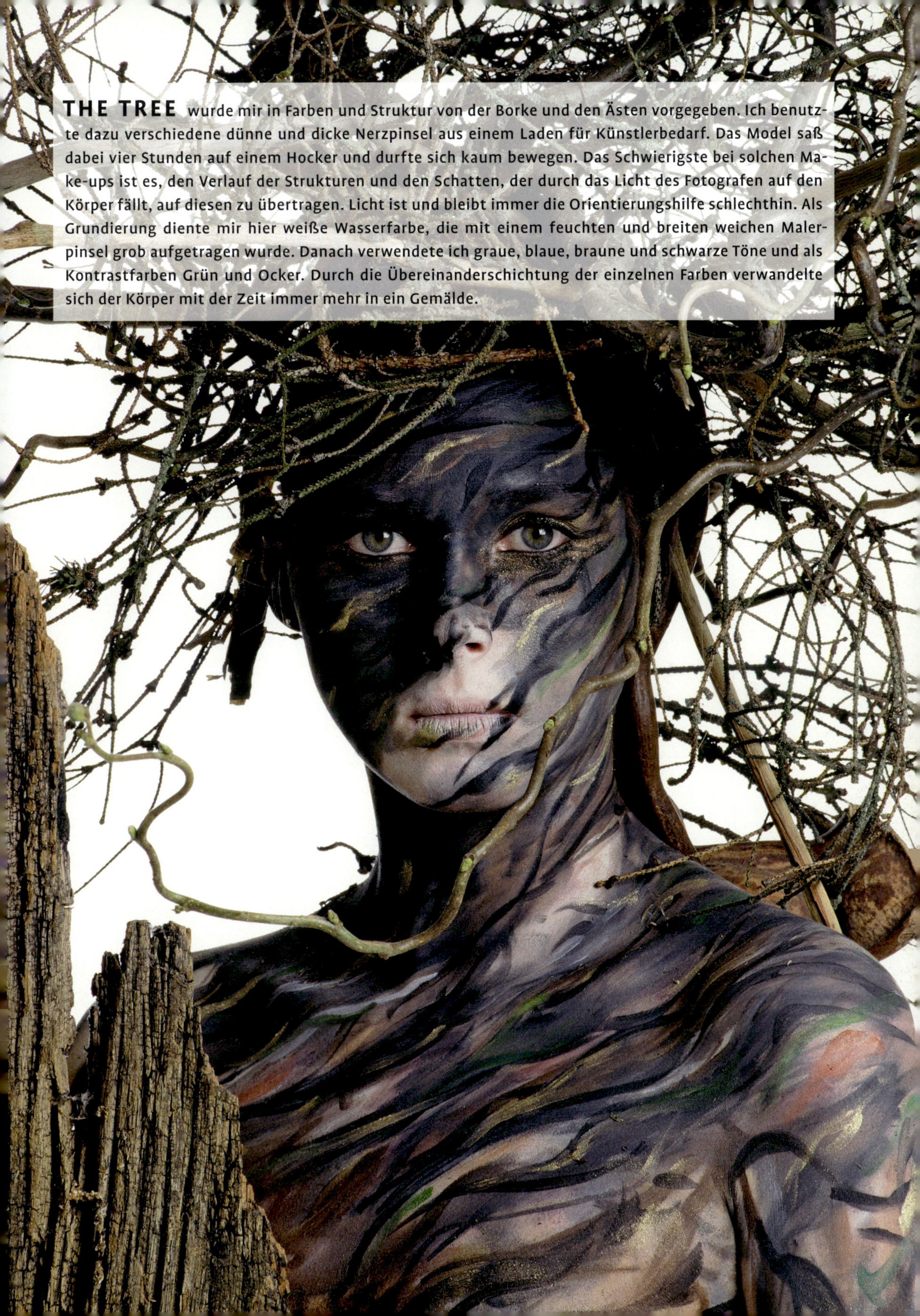

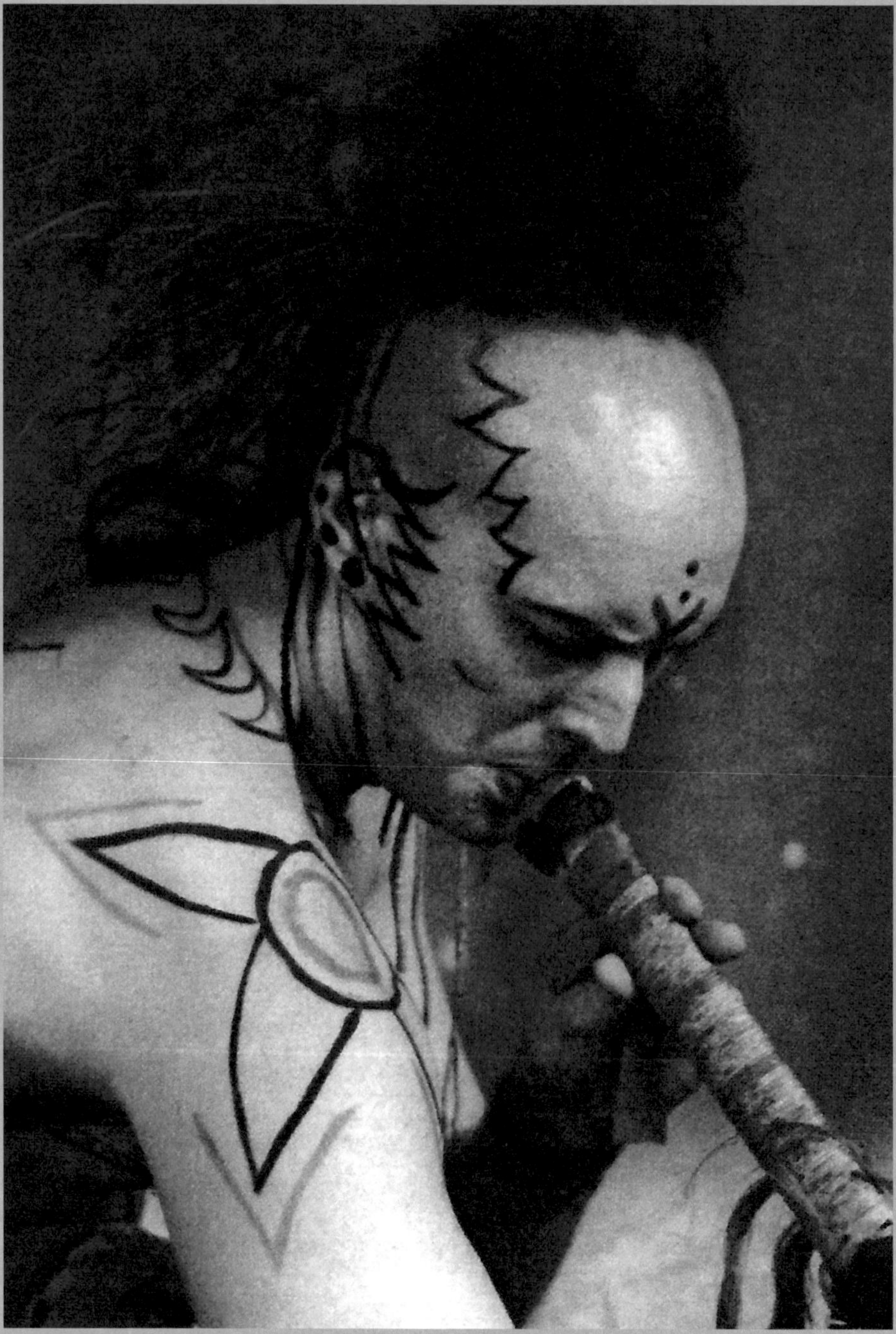

Dieser Fotoshoot war mein erster Auftrag in New York, eine Serie für die italienische Ausgabe der *Vanity Fair*. Für die Stammesbemalung der amerikanischen Ureinwohner verwendete ich Wasserfarben in Weiß, Grau, Dunkelbraun und Schwarz. Mit unterschiedlich großen und kleinen Malerpinseln wurden sie per Hand auf den eingecremten, ungepuderten Körper übertragen. Eine einzelne Bemalung dauerte drei bis vier Stunden, und ich verbrachte zwei Tage lang über acht Stunden am Set damit, die unterschiedlichen Make-ups zu schminken. Ich kam mir vor wie bei einem Null-auf-hundert-Dauermarathon und lag danach mit einer Grippe im Bett, da ich so etwas noch nie gemacht hatte.

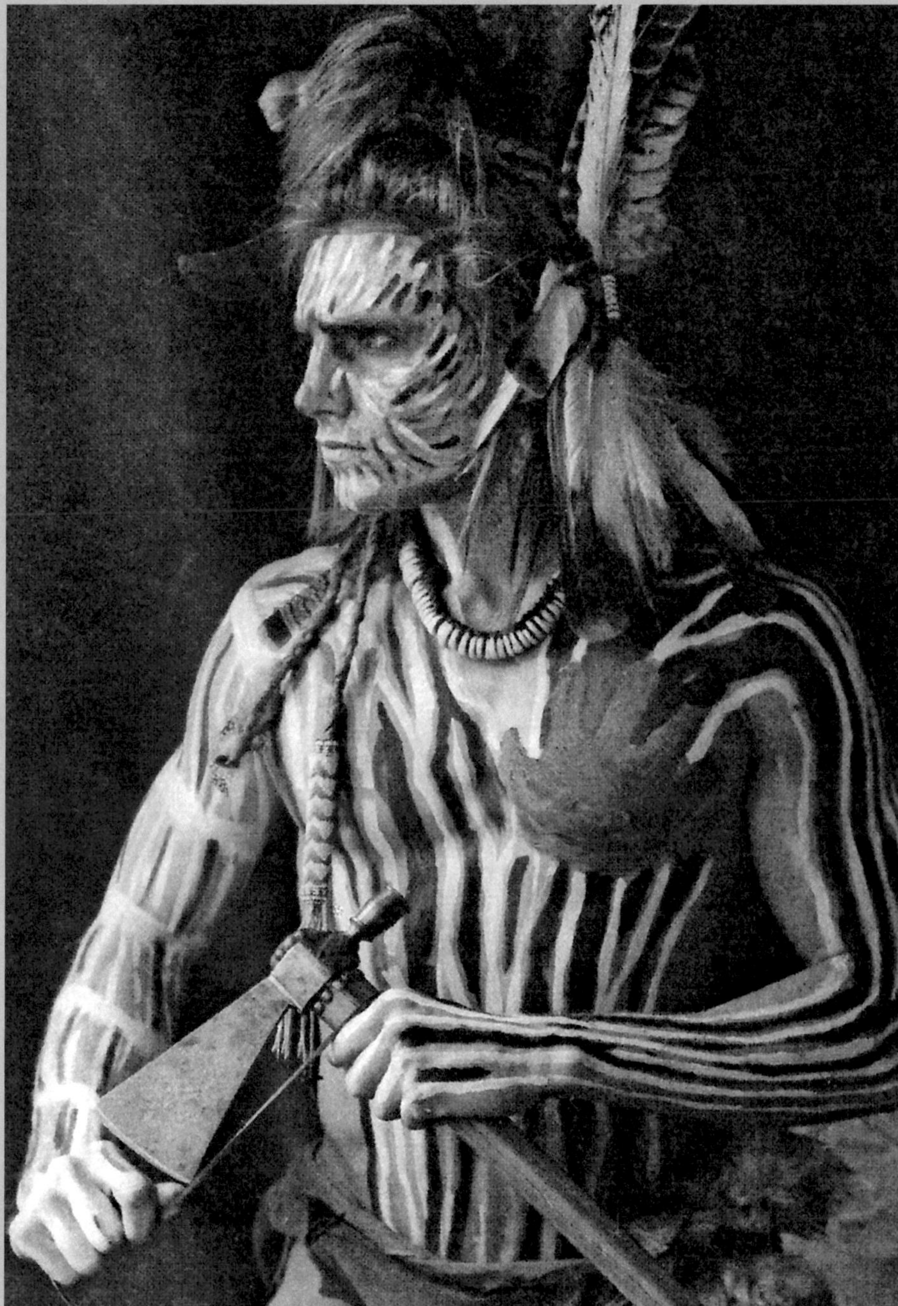

LANCE STAEDLER

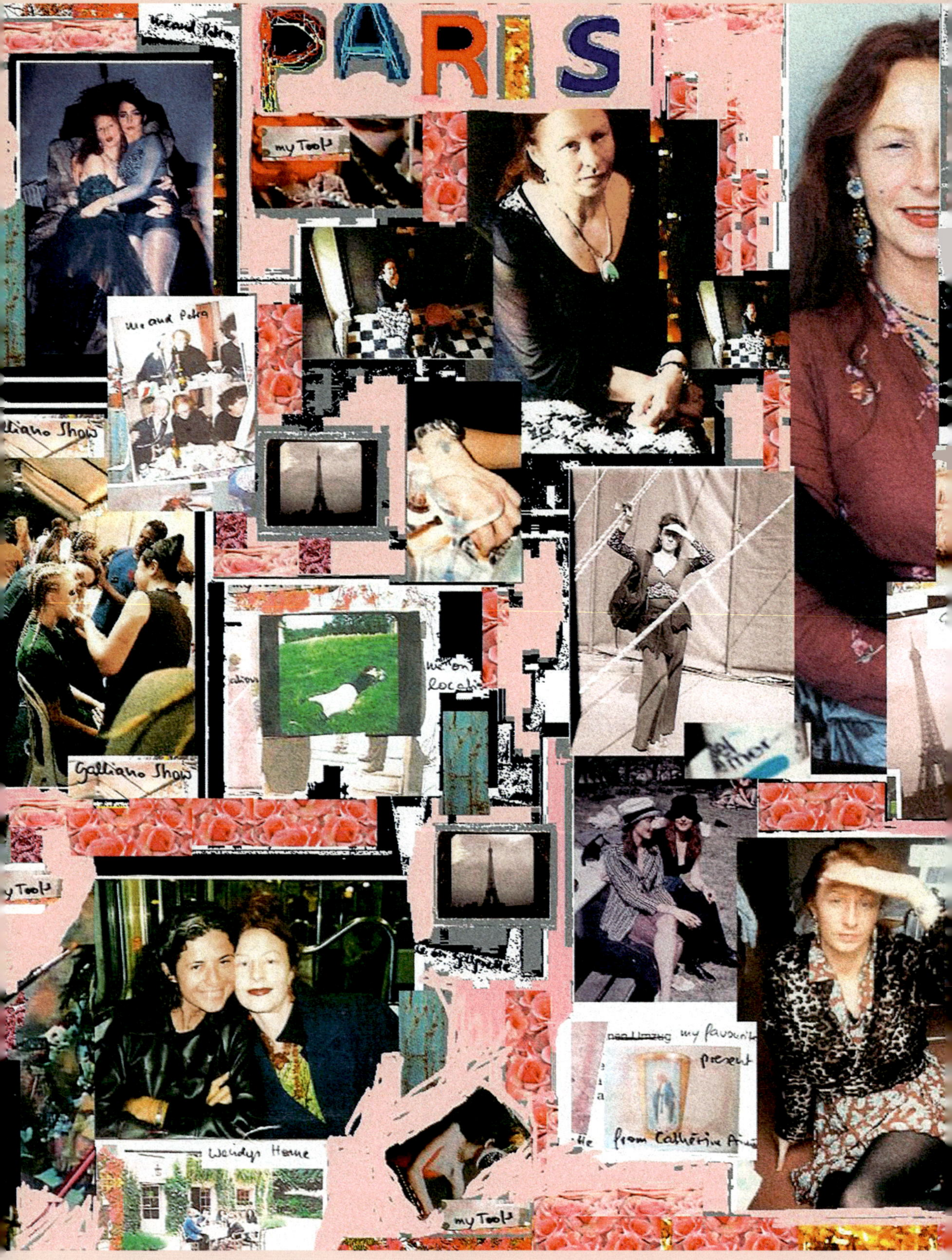
PARIS
my Tools
me and Petra
Galliano Show
Galliano Show
my Tools
Wendys Home
my Tools
my favourite present
from Catherine

PARIS STORY

Obwohl ich mir dank meiner Editorials für internationale Magazine von New York aus inzwischen einen Namen gemacht hatte, hieß es in Paris für mich: zurück auf »Los«. In der Stadt der Liebe und Romantik musste ich zunächst eine Wohnung und eine Agentur finden und mich unter den dort ansässigen, zahlreichen Starvisagisten behaupten. Paris selbst empfand ich als wunderschön, elegant, etwas kompliziert, versessen auf Details und verliebt in die Nuance. Mit meiner Mappe unter dem Arm stellte ich mich bei der Agentur *Faces* vor, der ersten Adresse für Make-up-Artisten, und wurde in die Liste großer Namen wie Val Garland, Mary Greenwell, Marc Lopez und Nicolas Jurnjack aufgenommen. Ziemlich bald flatterte eine Buchung der deutschen *Vogue* aus München auf den Tisch, mit Isabel Snyder als Fotografin. Das Thema: ein Shooting in den Hallen eines Flugzeugmuseums vor den Toren von Paris. Das Model: Carla Bruni. Der laszive, extravagante Lidstrich des Supermodels und späteren Präsidentengattin Bruni-Sarkozy gehörte damals noch nicht in mein übliches Repertoire. Seit dem *Vogue*-Shooting an diesem eiskalten Tag zählt er zu meinen Standards. Und es blieb nicht das einzige Mal, dass Carla mit meinem Make-up vor die Kamera trat. Die Veröffentlichung dieser *Vogue*-Strecke bedeutete für mich gleichzeitig die endgültige internationale Anerkennung. Und plötzlich spürte ich auch den Druck, der damit verbunden sein konnte. Die Welt der Superlative erfordert Konzentration und Kraft, es gibt kaum Zeit für ein Privatleben. Ich versuchte, so oft wie möglich nach Deutschland zu fahren, um aufzutanken und meine Eltern und Freunde wiederzusehen. Ich hatte Erfolg, doch die damit verbundene Aufmerksamkeit wurde mir manchmal zu viel.

Mein Make-up-Stil hatte sich durch die Herausforderung Paris markant verändert. Ich experimentierte, wann immer ich die Möglichkeit dazu hatte, damit, den Rhythmus, die Eleganz, das gedämpfte Rauschen dieser Metropole in Bilder zu übersetzen, und diese dann wiederum durch mein Make-up auf die Gesichter und Körper zu übertragen. Mit Erfolg – andauerndes Experimentieren führte dazu, dass ich für die Produktion von George Michaels Video »Too Funky« gebucht wurde. »Too Funky« war eines der ersten Videos, die für die narrativen Clips der 90er-Jahre zum Vorbild werden sollte. Unter der Leitung von Thierry Mugler schminkte ich unter anderem Rossy de Palma, Linda Evangelista, Estelle Holiday, Tyra Banks und Emma Sjoberg. Für Thierry Muglers Shows war ich anschließend fester Teil des Make-up-Teams. Auch für die Shows von Gaultier und Chanel arbeitete ich, zusammen mit der legendären Heidi Morawetz, und realisierte Shootings mit Fotografen wie Claus Wickrath, Marc Hispard, Thierry Le Gouès, Michel Comte, Chico Bialas und Pamela Hanson. Ich traf auf Pat McGrath, die mich in ihr Team für Christian Dior und John Galliano aufnahm und förderte. Pat, der Star und die unangefochtene Beauty-Queen der Visagisten, vermittelte mir Inspiration pur. Ihr einzigartiger Stil, ein Mix aus Extravaganz und experimentellen Looks, schlug mich sofort in den Bann.

Der Umzug nach Paris war letztlich auch der Startschuss für ein Leben aus dem Koffer: Ich pendelte nonstop zwischen der französischen Metropole, den USA, Deutschland und dem Rest der Welt hin und her. Manchmal blieb dabei kaum mehr Zeit, um zwischendurch Luft zu holen. Doch ich funktionierte gut, ließ alle Probleme vor der Studiotür und war in fernen Ländern mit fremden Menschen unterwegs, die für kurze Zeit zu meiner Heimat und zu einer Ersatzfamilie wurden.

In dieser Zeit lernte ich auch den »späten« Helmut Newton kennen und produzierte mit ihm in Berlin das legendäre Cover zu seiner Fotostrecke »Stille Tage in Clichy« für das Magazin *Stern*. Helmut wollte auch mich für das Cover nackt fotografieren, aber das lehnte ich dankend ab. Auf Newton folgten, ebenfalls in Deutschland, die Anzeigenkampagnen für Kodak mit dem Fotografen Werner Pawlok. In diesen Kampagnen, die mit grell leuchtenden Farben die Welt der Fotografie auf den Punkt brachten, ging es nicht mehr ausschließlich um das schöne Gesicht. Ich setzte mit extremen Bodypaintings einmal mehr den Faktor Körper in Szene.

Diese acht Jahre, in denen ich Paris meinen Wohnsitz nannte, waren wirklich sehr aufregend gewesen – ich hatte permanent gearbeitet und war unablässig gereist. Aber ich verspürte auf einmal Lust und Sehnsucht nach kreativem Mehr – und so packte ich spontan meine Koffer und zog nach London.

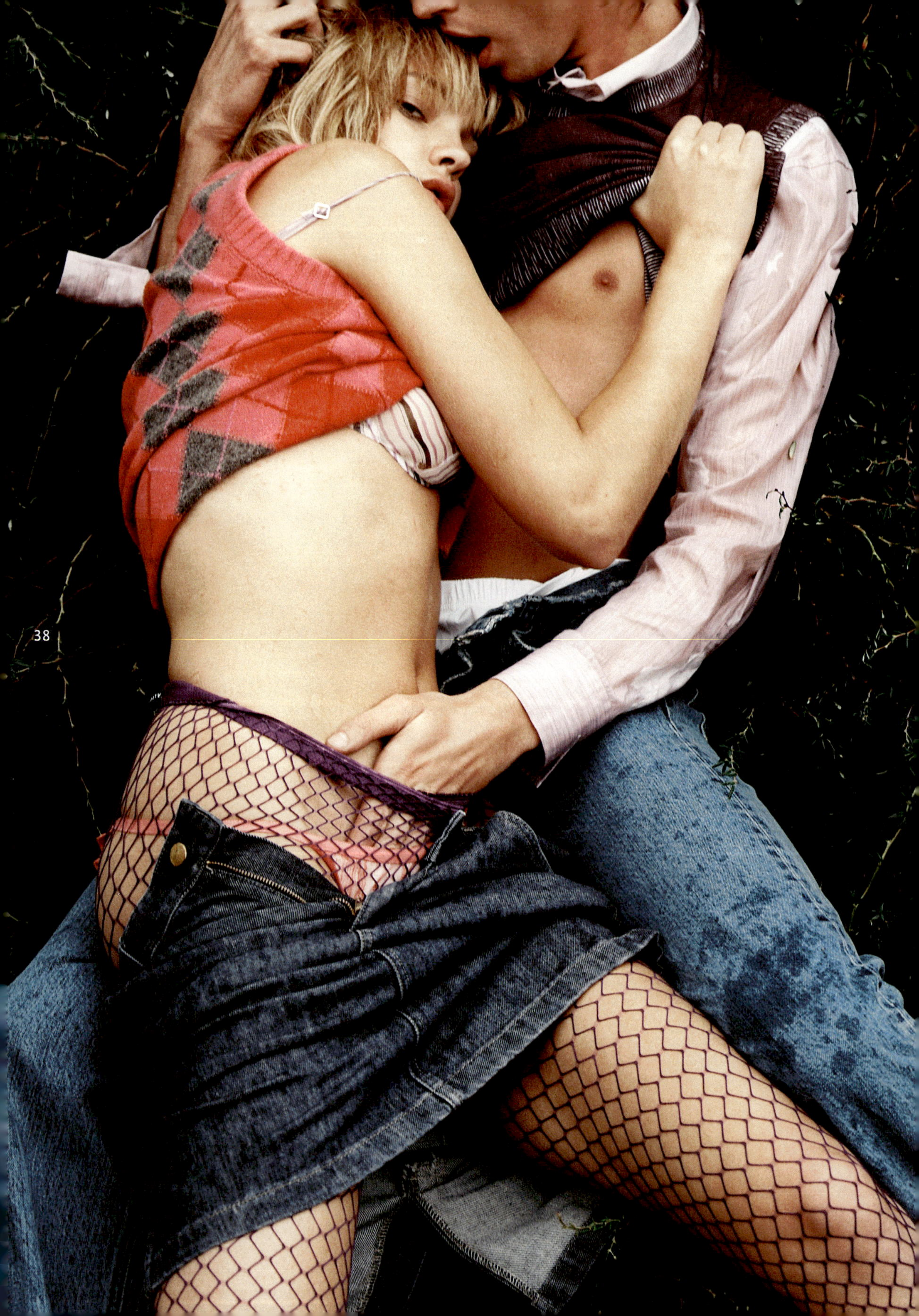

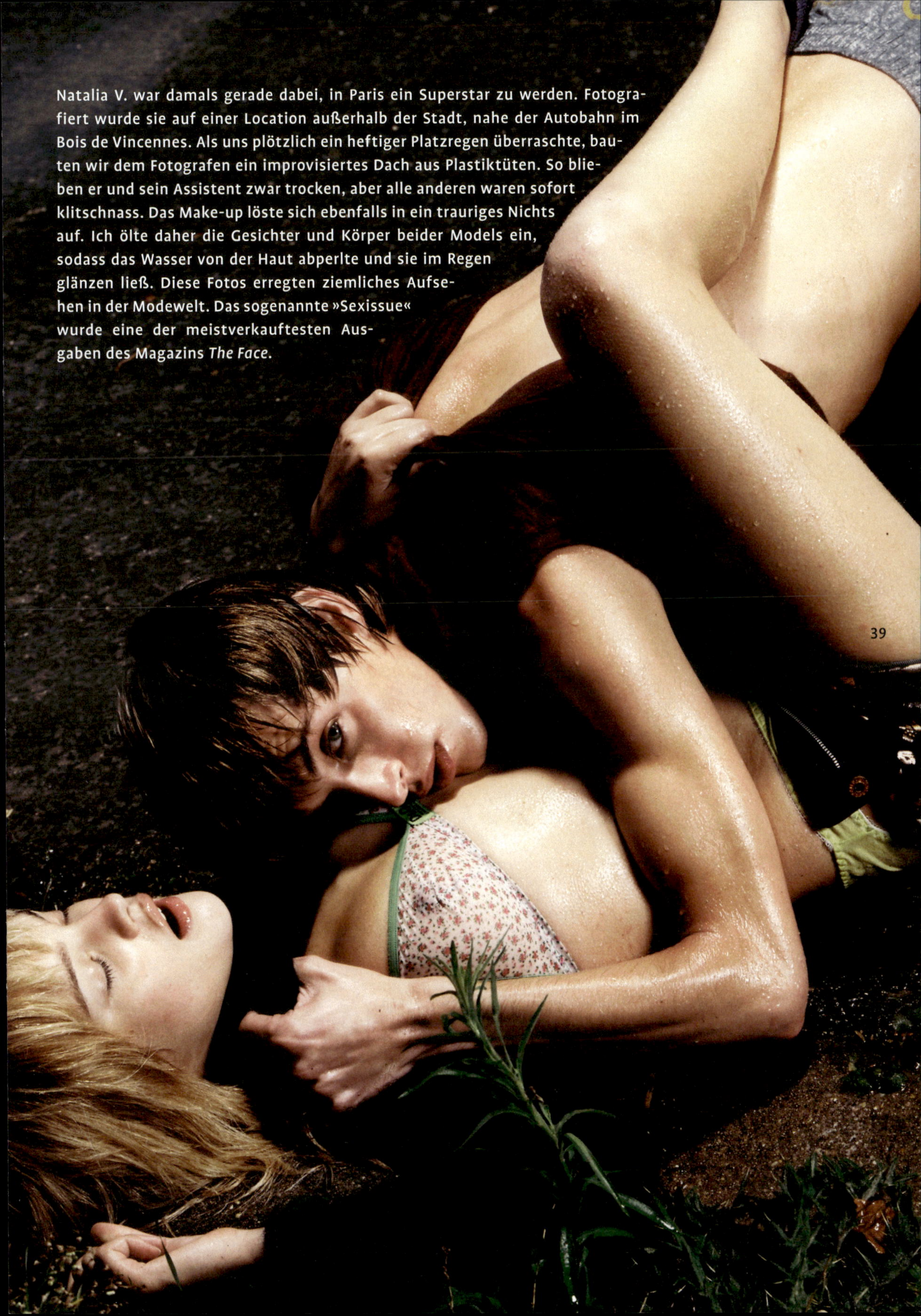

Natalia V. war damals gerade dabei, in Paris ein Superstar zu werden. Fotografiert wurde sie auf einer Location außerhalb der Stadt, nahe der Autobahn im Bois de Vincennes. Als uns plötzlich ein heftiger Platzregen überraschte, bauten wir dem Fotografen ein improvisiertes Dach aus Plastiktüten. So blieben er und sein Assistent zwar trocken, aber alle anderen waren sofort klitschnass. Das Make-up löste sich ebenfalls in ein trauriges Nichts auf. Ich ölte daher die Gesichter und Körper beider Models ein, sodass das Wasser von der Haut abperlte und sie im Regen glänzen ließ. Diese Fotos erregten ziemliches Aufsehen in der Modewelt. Das sogenannte »Sexissue« wurde eine der meistverkauftesten Ausgaben des Magazins *The Face*.

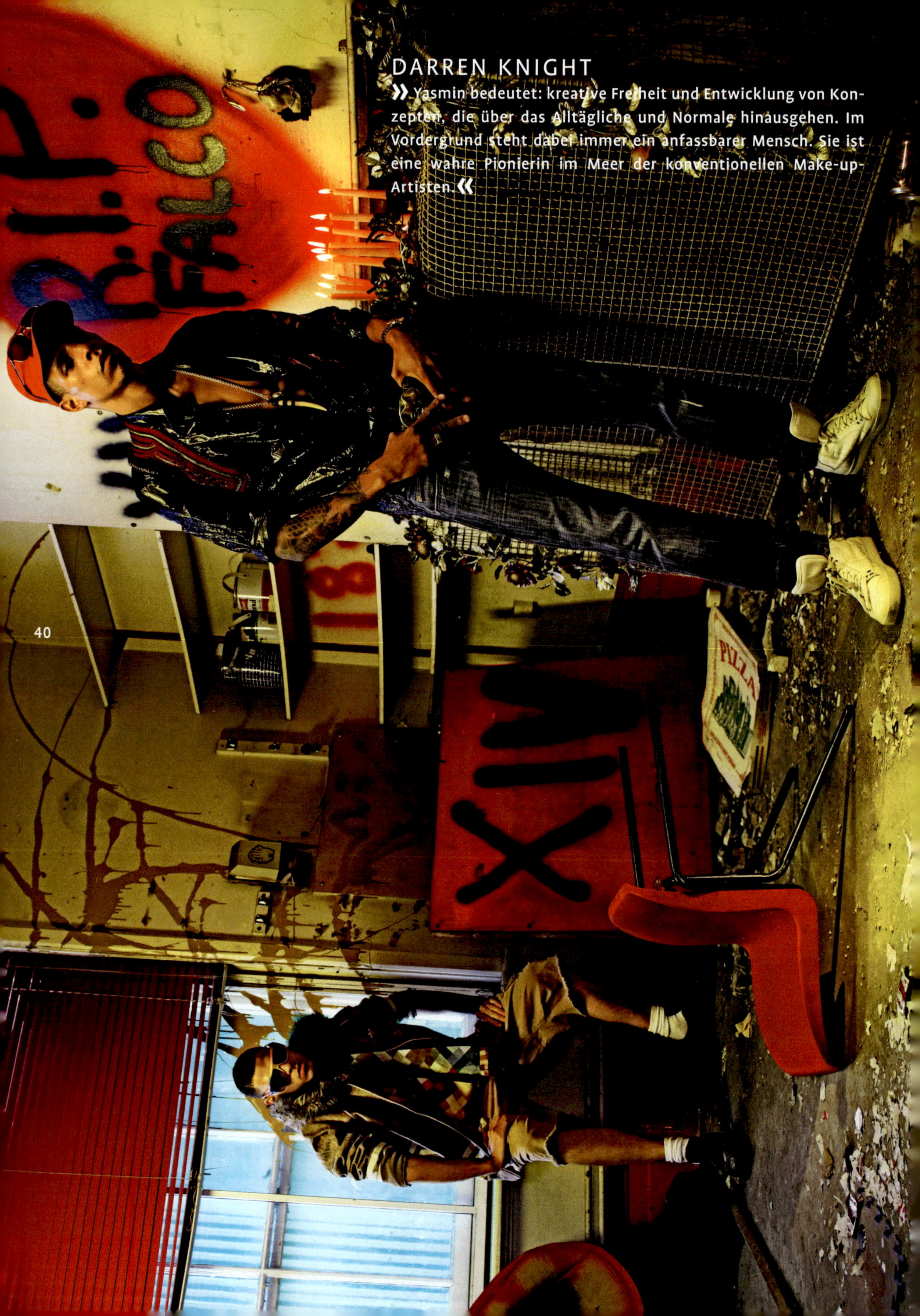

DARREN KNIGHT

» Yasmin bedeutet: kreative Freiheit und Entwicklung von Konzepten, die über das Alltägliche und Normale hinausgehen. Im Vordergrund steht dabei immer ein anfassbarer Mensch. Sie ist eine wahre Pionierin im Meer der konventionellen Make-up-Artisten. «

ALMOND BEAUTY Bei diesem Make-up blende ich einen roten Lidschatten bis über die Brauen hoch aus. Inspiration für diese Farbe war der Hut. Asiatische Augen verlangen förmlich, dass man die Farben des Lidschattens layert, um Höhe und Tiefe zu kreieren und ein geöffnetes Auge zu schaffen. Die Augenhöhle ist nicht so deutlich sichtbar wie bei Europäerinnen. Ich umrande deshalb hier das ganze Auge mit einem schwarzen Kajal in einer dreieckigen Form und fülle die Fläche mit flüssigem Eyeliner aus. Wichtig ist vor dem Tuschen mit reichlich Mascara auch das Biegen der Wimpern, da asiatische Wimpern gerade wachsen. Auf die Wangenknochen silbernen Highlighter und rotes Rouge auftragen. Als Lippenstift wähle ich eine knallrot glänzende Farbe.

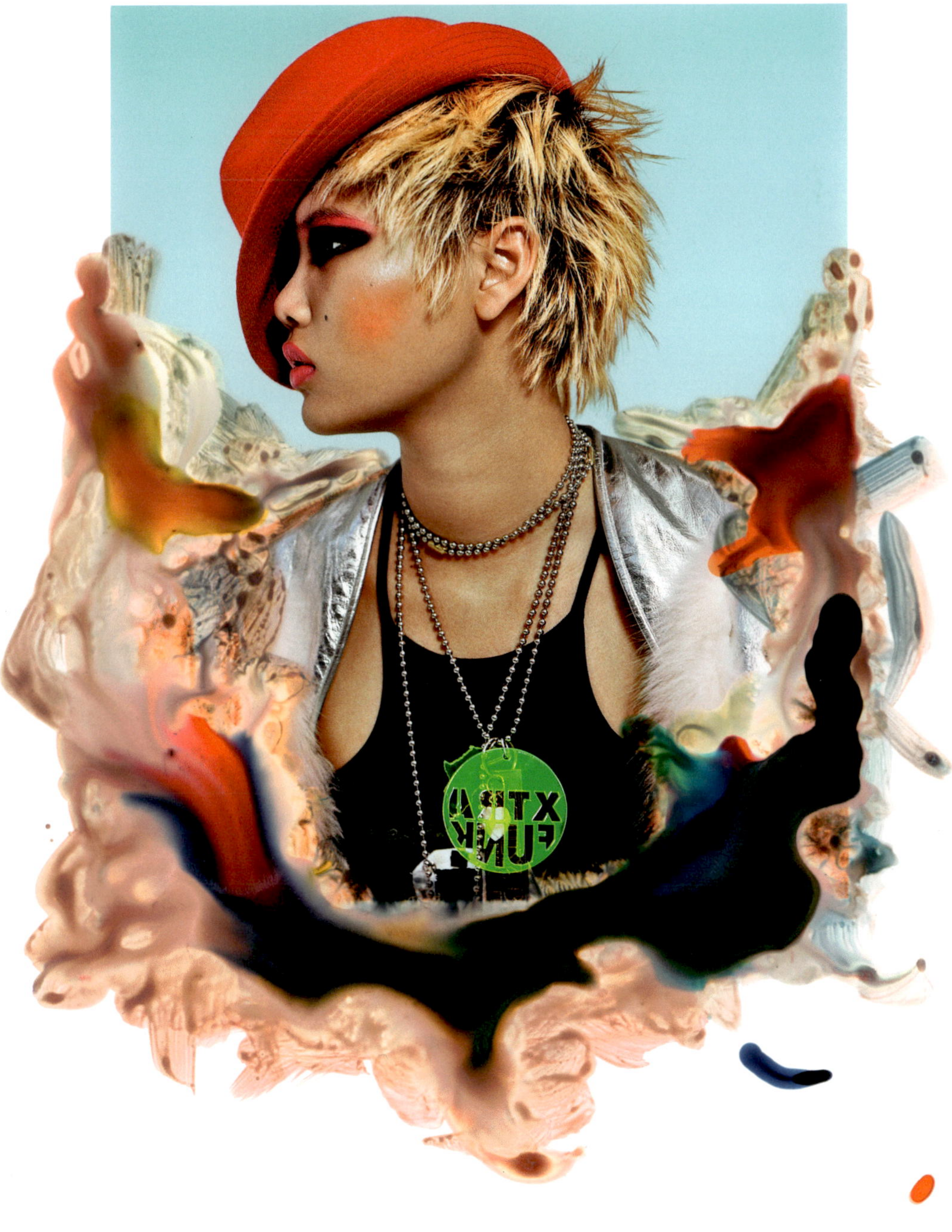

Das kleine Küken in der Mitte, das niemanden kannte und das nicht wusste, wie ihm geschah, bin ich.

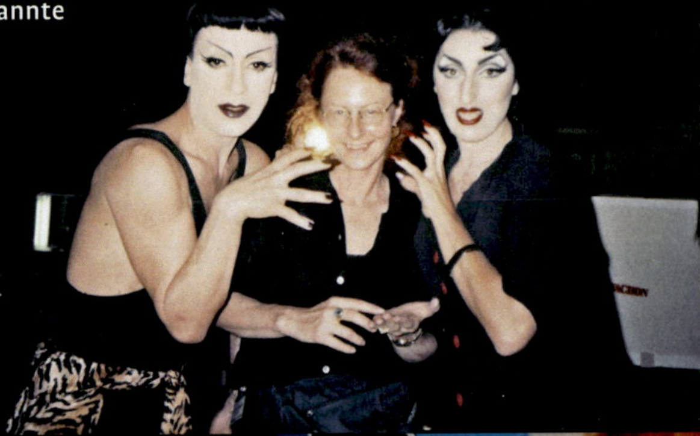

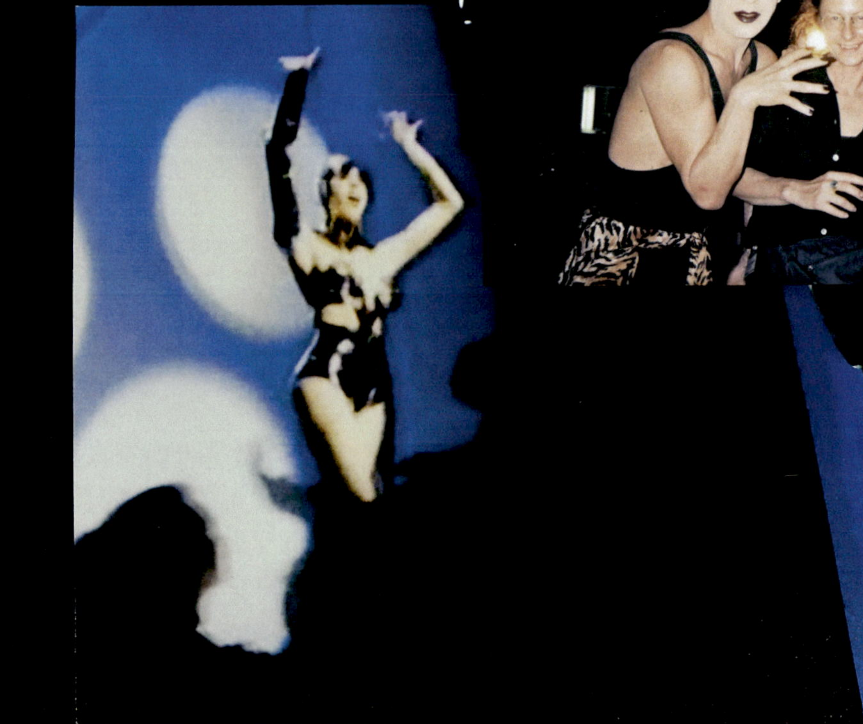

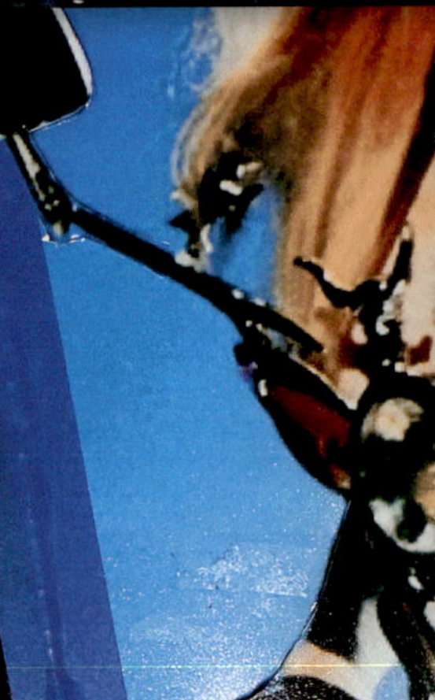

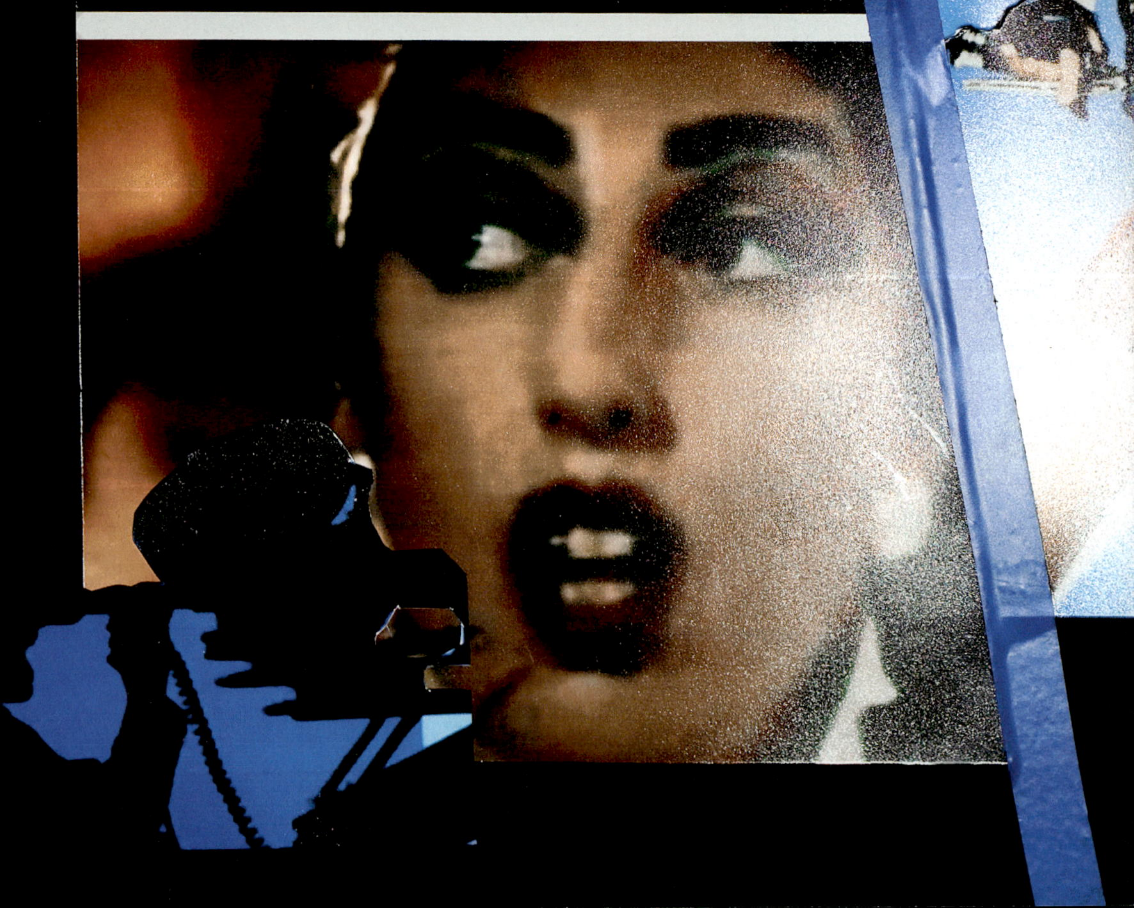

too funky

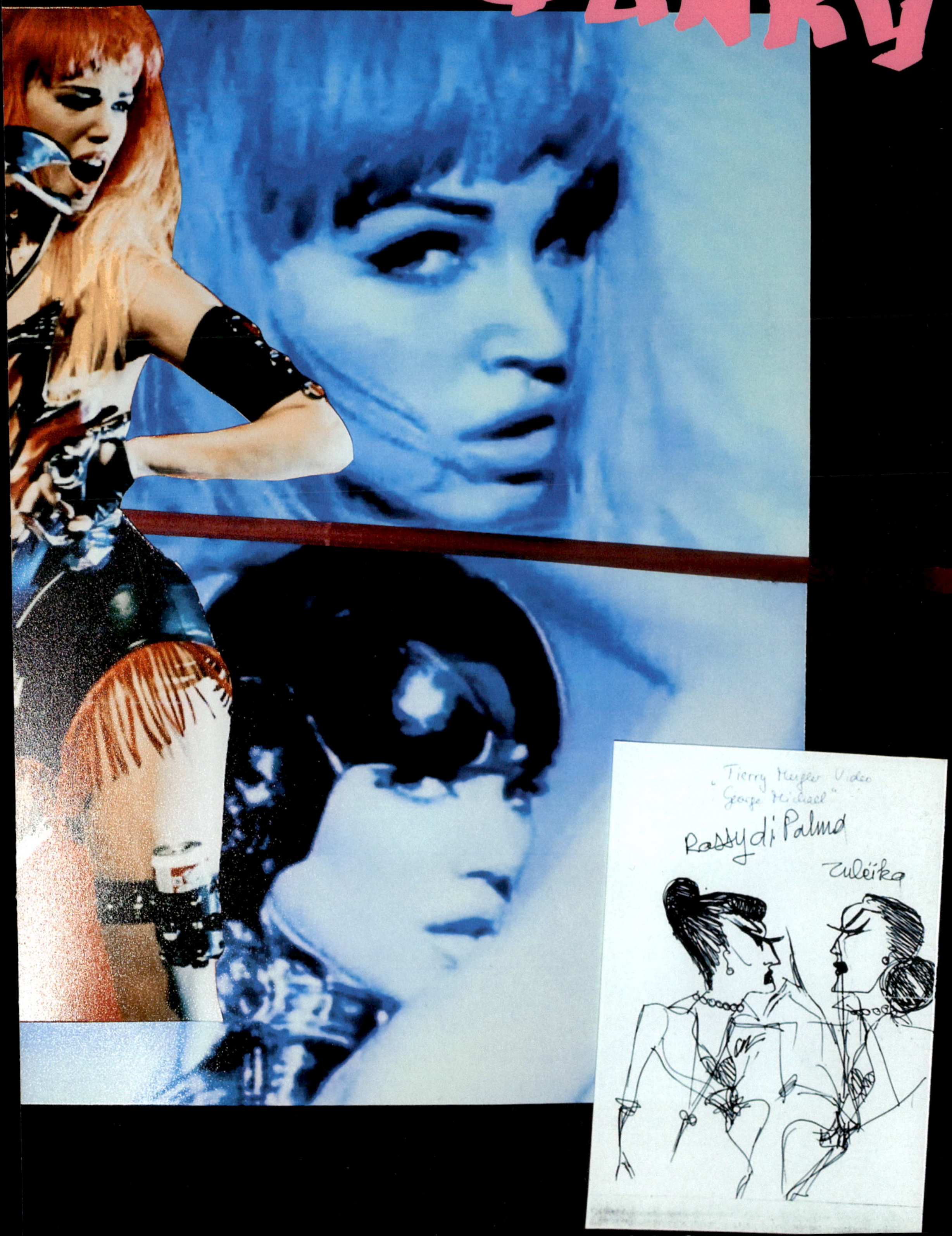

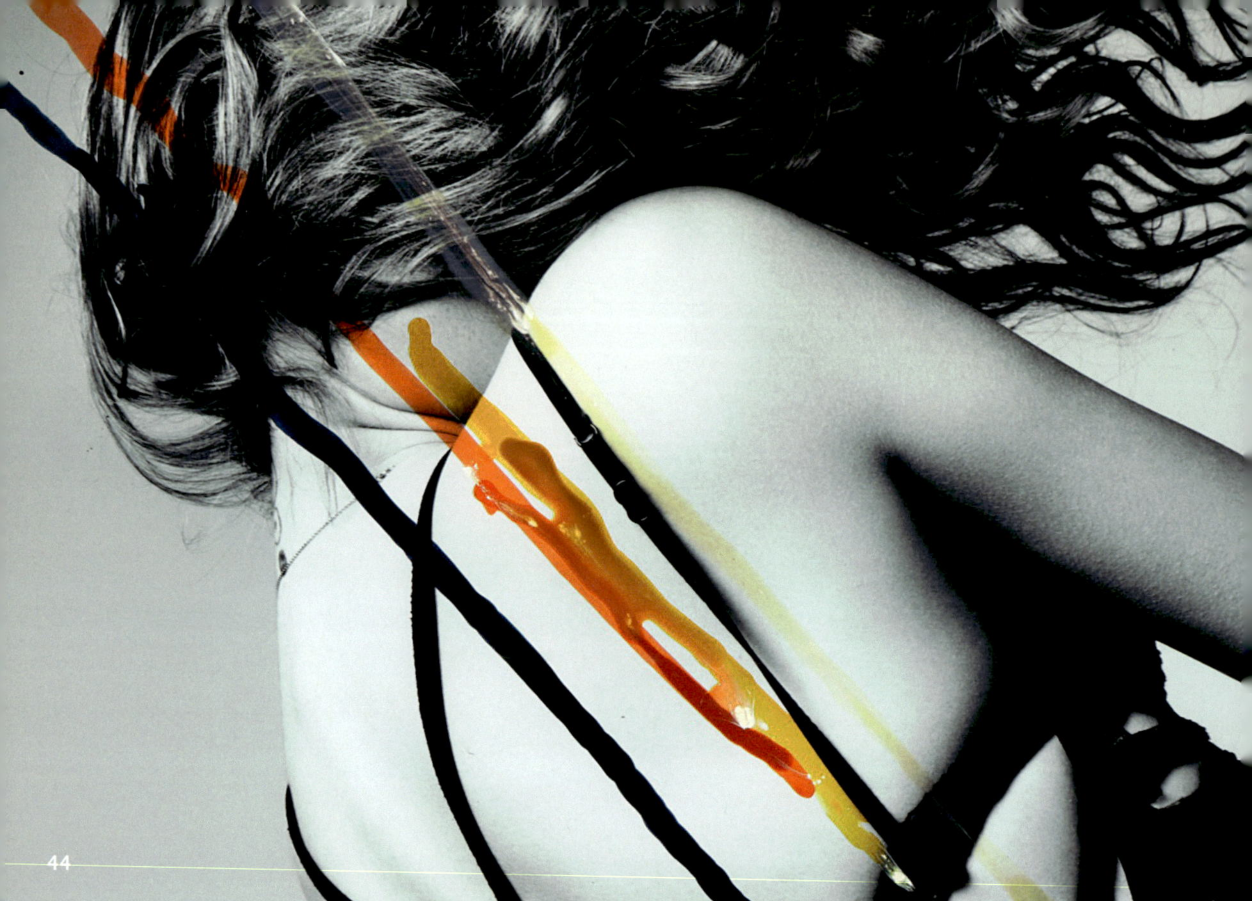

Moving Behati

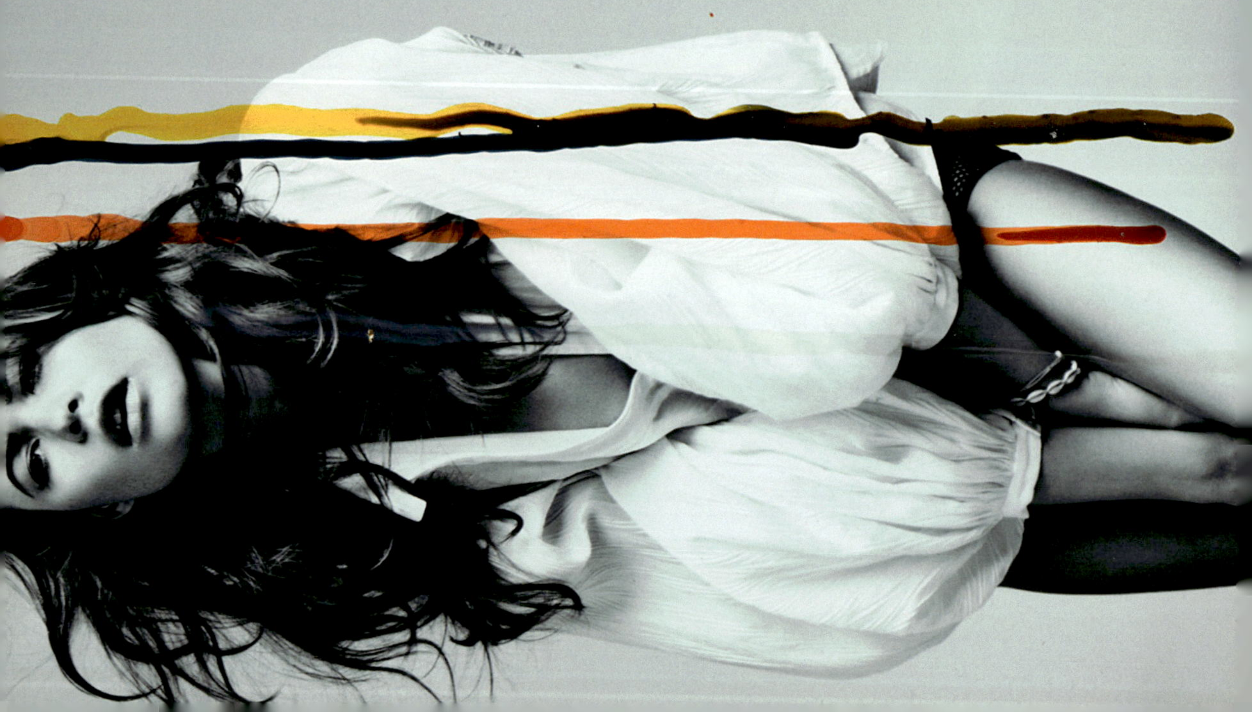

PETER BREEN

» Was dich von anderen Make-up-Artisten unterscheidet?
Ich glaube, es ist die Art, wie du dich als Künstlerin ausdrückst. Die meisten sind Handwerker im bekannten Stil. Du dagegen bist radikal, brichst viele Regeln, so wie früher ein Impressionist. Deine angstfreie Interpretation von Farben macht dich so einzigartig und weitsichtig. «

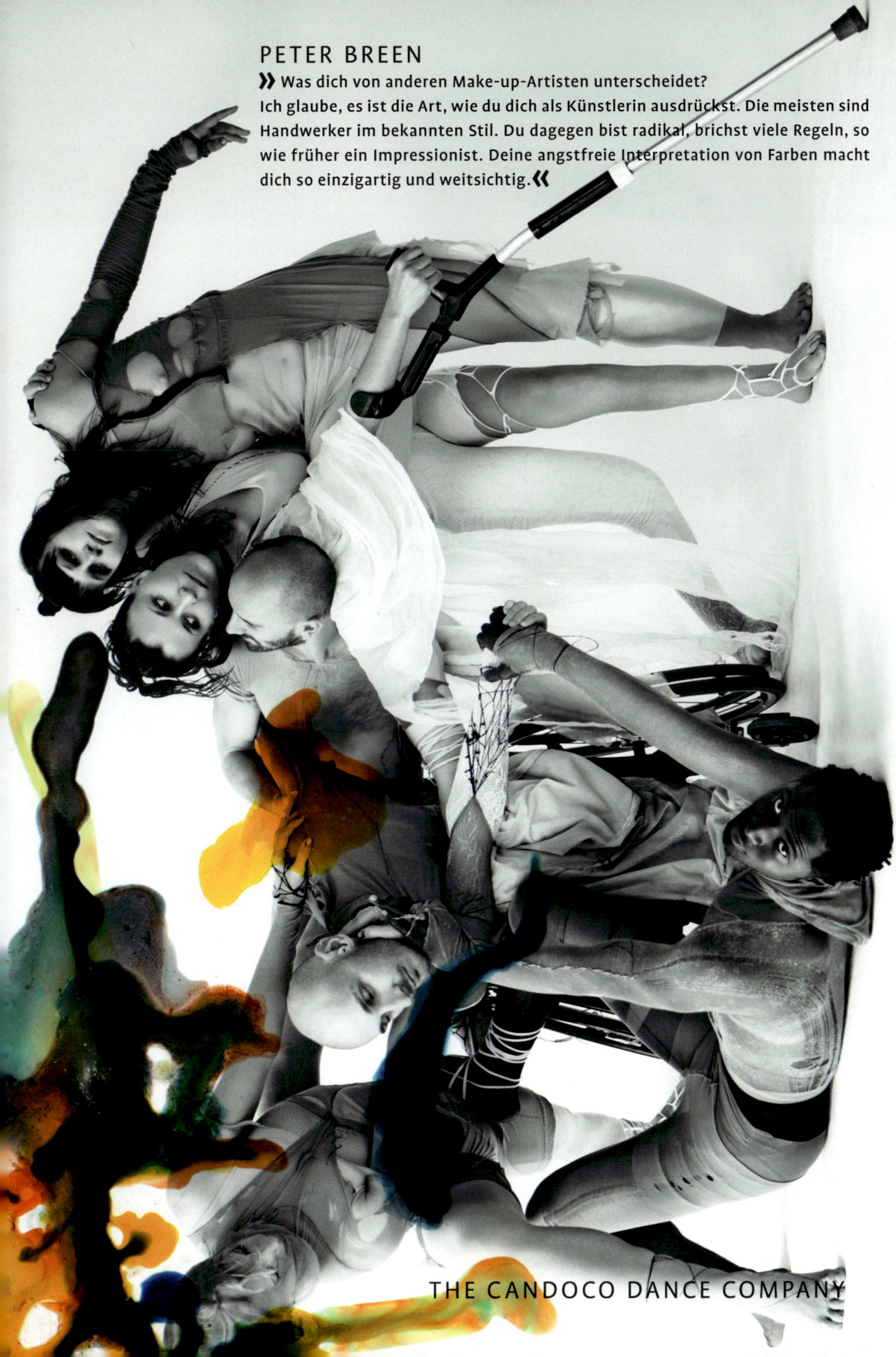

THE CANDOCO DANCE COMPANY

SWEET LITTLE HANNAH spielt sich selbst in verschiedenen Rollen. Weißes und schwarzes Creme-Make-up kann sowohl hervorheben als auch zurücktreten lassen, diese Farben lenken nicht von der Person ab. Mit Schauspielern zu arbeiten macht mir sehr viel Spaß, da sie in ihrer Arbeit stets weit über sich hinausgehen müssen.

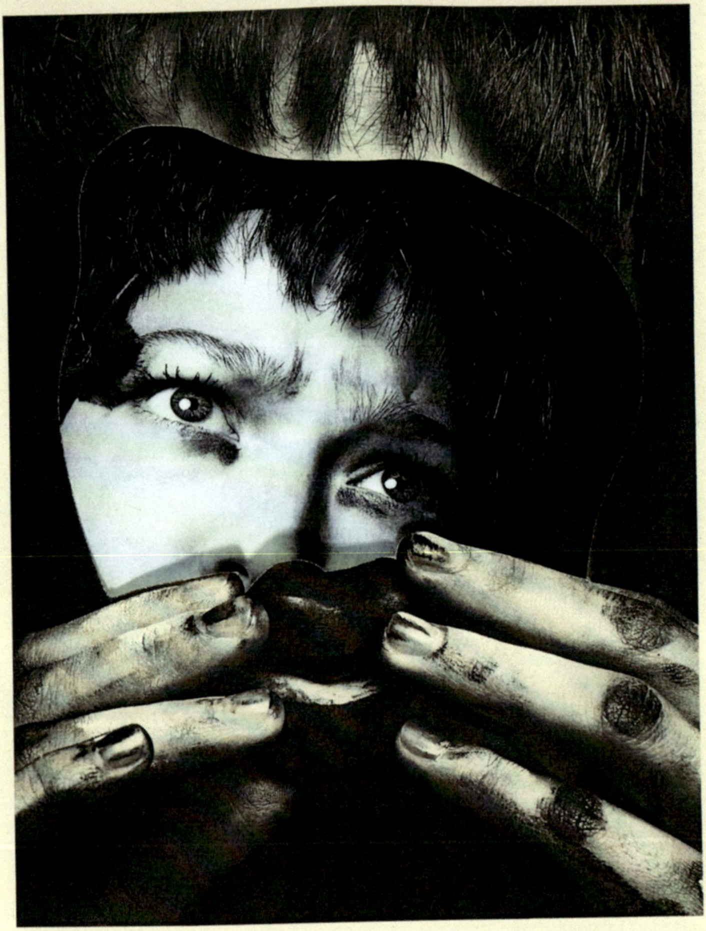

HANNAH HERZSPRUNG

» Die Arbeit von Yasmin erklärt einmal mehr die Berufsbezeichnung »Make-up-Artist« – sie ist eine Künstlerin.«

KLAUS NOMI *GEISHA* bedeutet für mich vor allem mit Wimpernkleber abgedeckte Augenbrauen. Eine weiße Make-up-Grundierung auf Gesicht, Ohren und Hals auftragen und mit weißem Puder mattieren. Einen dünnen Lidstrich dicht am Wimpernrand ziehen und nur das äußere Drittel der Wimpern stark tuschen, dies lässt die Augen mandelförmig erscheinen. Rotes Puderrouge auf die Schläfen und unter den Wangenknochen auftupfen. Dunkelroten Lippenkonturenstift zum Umranden des Mundes benutzen, das Lippenherz fledermausartig eckig vormalen und die Oberlippe diagonal abwärtslaufend etwas übermalen. Dazu in derselben Farbe dunkelroten Lippenstift und Gloss auftragen. Donna McPhail hat ein sehr schönes flächiges Gesicht, auf dem man sich wunderbar mit Make-up ausleben kann.

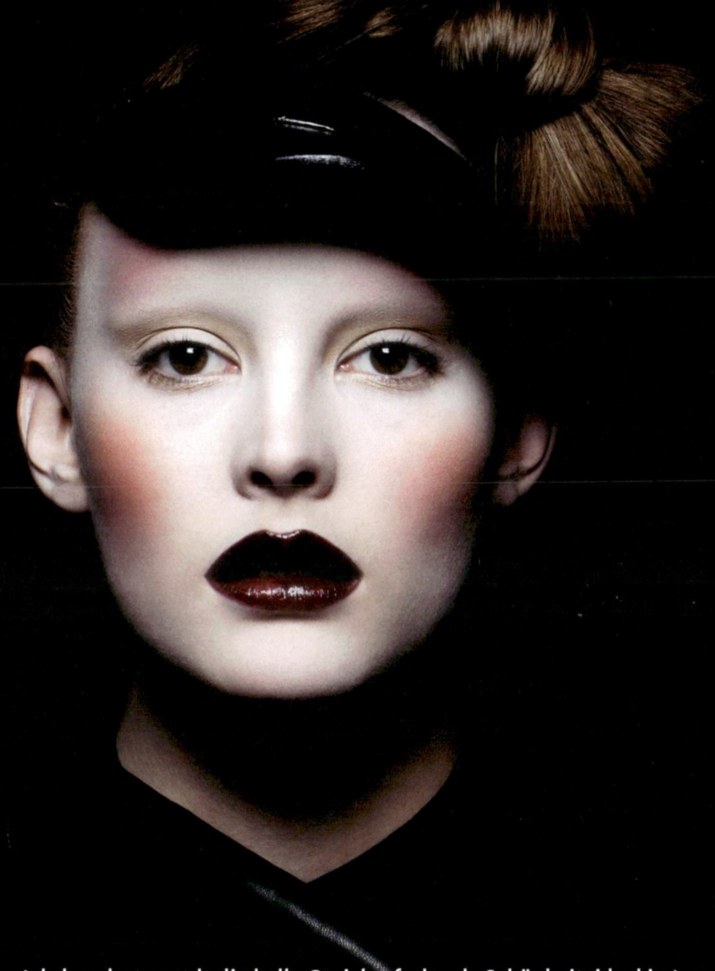

GEISHA Schon in früheren Jahrhunderten galt die helle Gesichtsfarbe als Schönheitsideal in Japan. Sie war ein Zeichen des Adels, denn wohlhabende Frauen verbrachten den Tag im Haus, fernab von Sonnenlicht. Der verwendete Puder bestand aus Mineralien oder klebrigem Reis.

Die perfekten Vertreterinnen dieses für uns Europäer exotisch wirkenden Make-ups sind auch heute noch die Geishas. Das Wort »Geisha« bedeutet »Künstlerin«. Schon in der frühen Kindheit müssen sie den traditionellen Tanz und auch ein Musikinstrument erlernen, meist ab vier Jahren, wenn sie für die Ausbildung ausgewählt werden. Dieser Beruf kann bis ins hohe Alter ausgeübt werden, die Geishas sind aber verpflichtet, jeden Tag zu üben, also zu tanzen, zu singen oder ein traditionelles Instrument zu spielen. Sie dürfen nicht heiraten oder Kinder bekommen, aber eine Geisha kann mit einem reichen Mann, der sie finanziell unterstützt, zusammenleben oder liiert sein.

In den 90er-Jahren wurde auch die Beauty- und Modewelt auf die besondere Schönheit der Geishas aufmerksam, und ihr spezieller Look wurde zunehmend bei Shows eingesetzt. Dabei war es vor allem John Galliano, der das Geisha-Make-up in seiner modernen Form salonfähig machte.

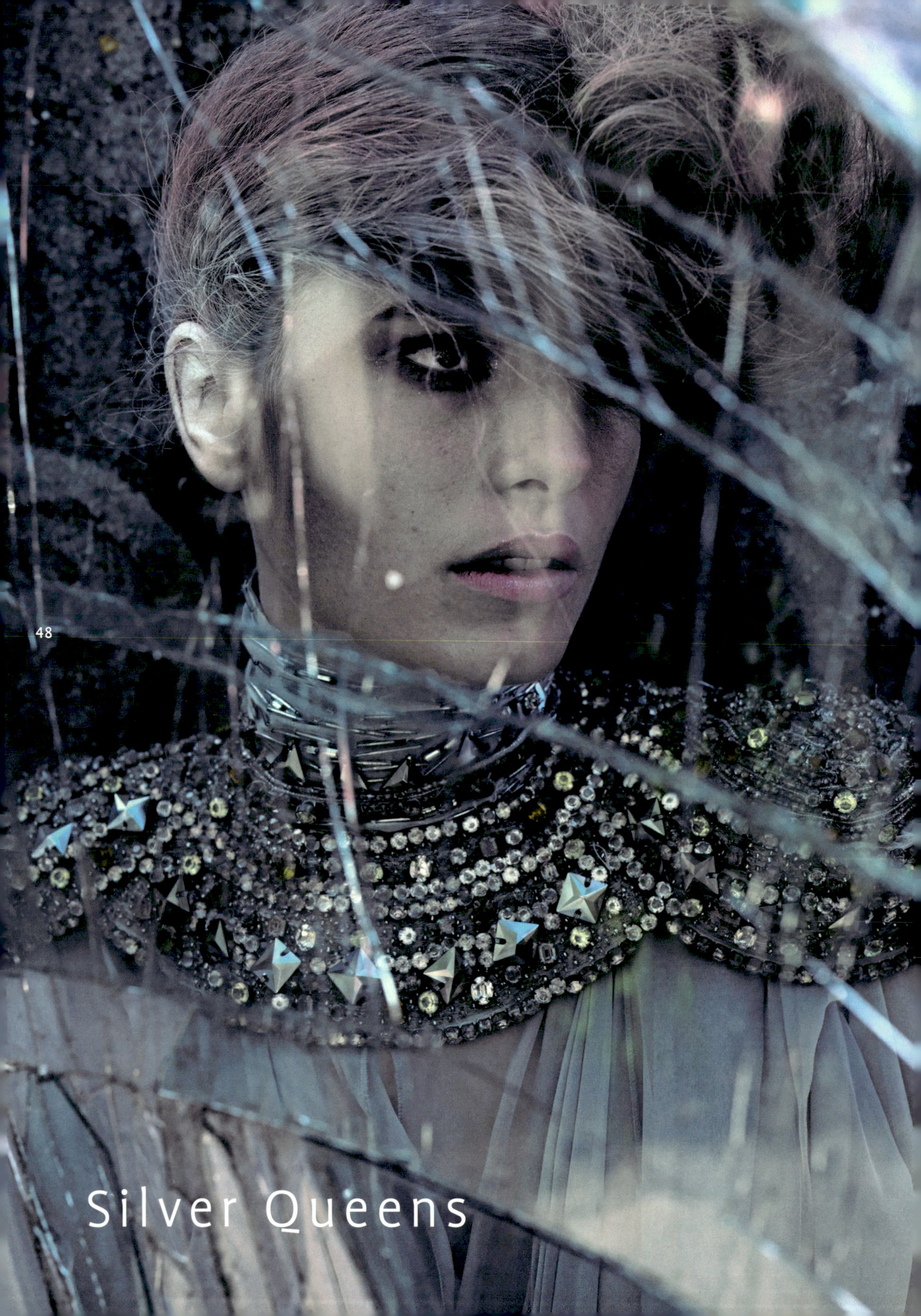
48
Silver Queens

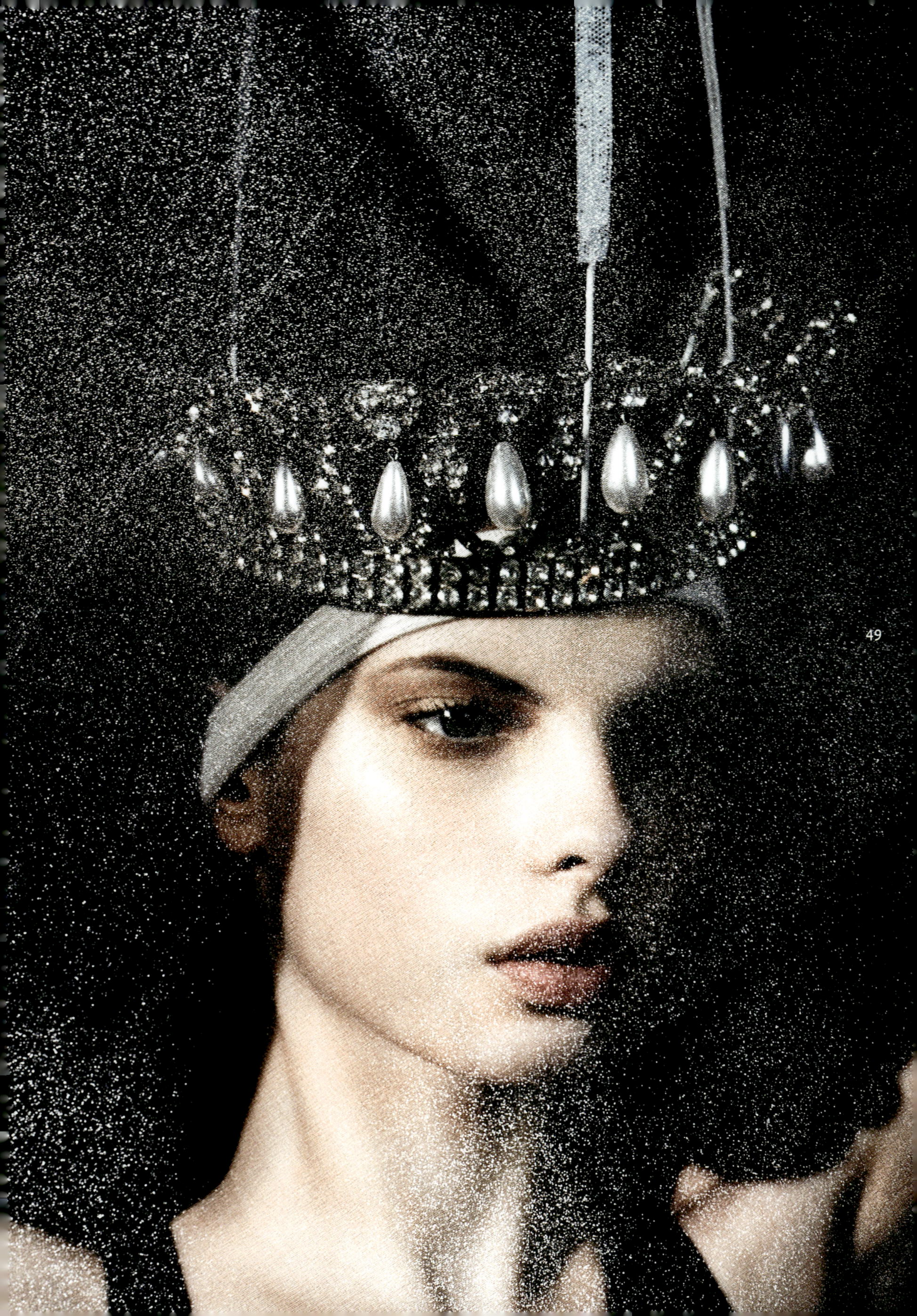

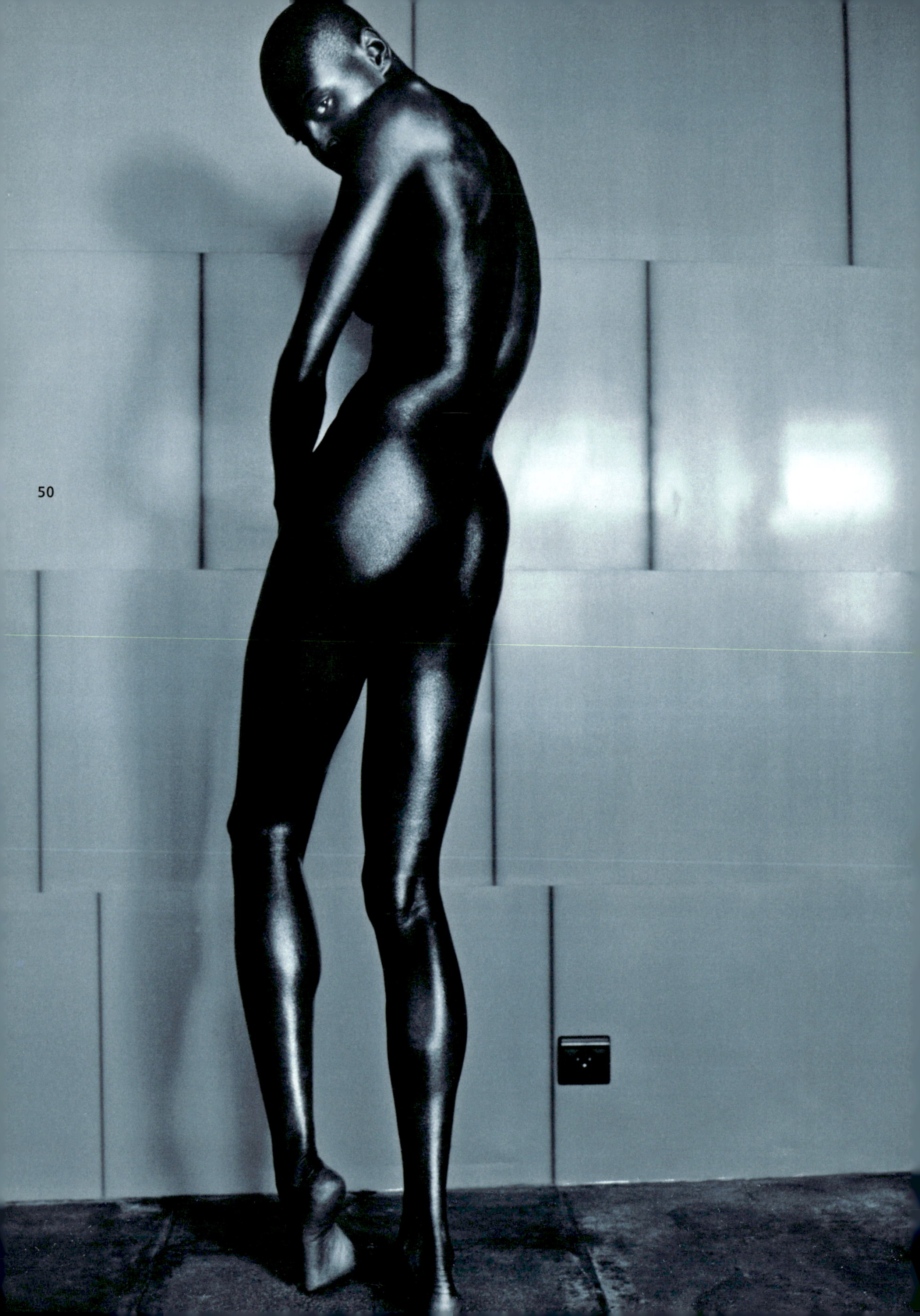

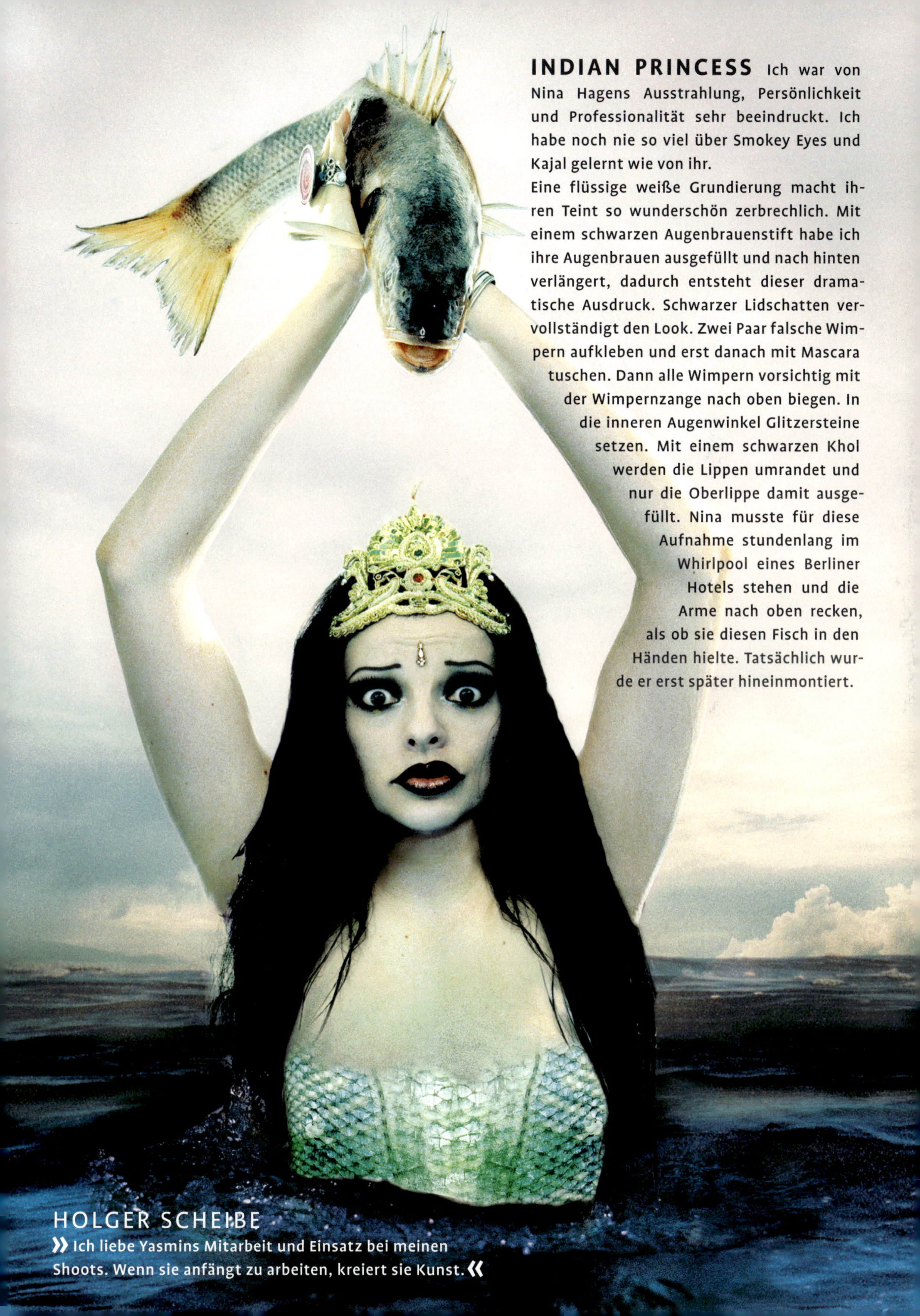

INDIAN PRINCESS Ich war von Nina Hagens Ausstrahlung, Persönlichkeit und Professionalität sehr beeindruckt. Ich habe noch nie so viel über Smokey Eyes und Kajal gelernt wie von ihr.

Eine flüssige weiße Grundierung macht ihren Teint so wunderschön zerbrechlich. Mit einem schwarzen Augenbrauenstift habe ich ihre Augenbrauen ausgefüllt und nach hinten verlängert, dadurch entsteht dieser dramatische Ausdruck. Schwarzer Lidschatten vervollständigt den Look. Zwei Paar falsche Wimpern aufkleben und erst danach mit Mascara tuschen. Dann alle Wimpern vorsichtig mit der Wimpernzange nach oben biegen. In die inneren Augenwinkel Glitzersteine setzen. Mit einem schwarzen Khol werden die Lippen umrandet und nur die Oberlippe damit ausgefüllt. Nina musste für diese Aufnahme stundenlang im Whirlpool eines Berliner Hotels stehen und die Arme nach oben recken, als ob sie diesen Fisch in den Händen hielte. Tatsächlich wurde er erst später hineinmontiert.

HOLGER SCHEIBE

» Ich liebe Yasmins Mitarbeit und Einsatz bei meinen Shoots. Wenn sie anfängt zu arbeiten, kreiert sie Kunst. «

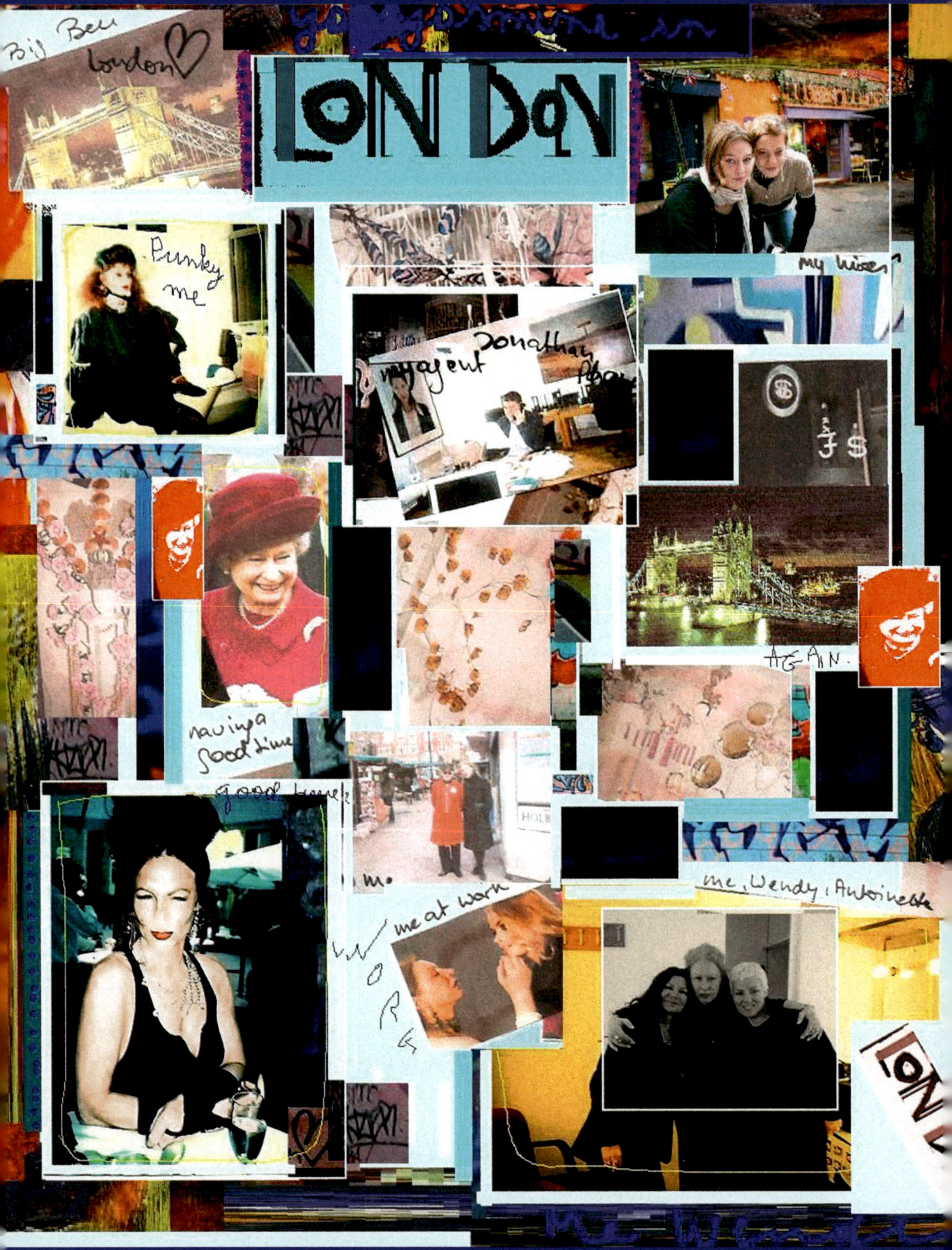
Big Ben
london
LONDON
Punky me
Jonathan
my agent
having a good time
AGAIN.
me at work
WORK
me, Wendy, Antoinette

LONDON STORY

London ist mein zweites New York. Die Stadt ist teuer, aber eine der vibrierendsten, multikulturellsten Städte der Welt, die ich deswegen so liebe. Mein Zuhause ist das East End, das mir die Impulse gibt, die ich brauche, um meine Kreativität auszuleben. Mich reizen die unerschöpfliche Energie und der Widerspruch zwischen Tradition und Moderne in diesem Künstler-Stadtteil. Die Graffiti-Kunst in Hackney oder in der Brick Lane, der ich mich sehr verbunden fühle, ist ebenso wie der »Gherkin«, der Regent's Canal oder der Victoria Park zu einem festen Bestandteil meines Lebens geworden. Zwischen Vergangenheit und Gegenwart, zwischen Mary Quant, Carnaby Street, den Beatles, Theater und Hypermoderne gibt es in London alles, und nichts ist unmöglich: »undone«, »adventurous«, »deconstructed«, »not polished« – alles ist gut. Die Engländer besitzen zudem einen hinreißenden Humor, sind offen, hilfsbereit und liebenswert. Die Beauty- und Modewelt ist selbstbewusst und furchtlos. Man beugt sich nicht dem Kommerz, sondern produziert ständig neue Ideen. London bricht das Schöne, wenn auch manchmal radikal – genau wie ich in meiner Arbeit auch.

In kürzester Zeit wurde ich in die renommierte Agentur *Debbie Walters Management* aufgenommen, die damals unter anderem auch Linda Cantello repräsentierte. Und da die britische Profiszene Make-up-Artisten mit dem »German and French touch« schätzt, gelang mir mein professioneller Einstieg auf der Insel relativ problemlos. Mit dem Fotografen Rankin arbeitete ich neben Editorials und Werbekampagnen zudem für seine Buchprojekte *SofaSoSexy* und *Breeding*. Bald darauf traf ich unter anderem auf Fotografen wie Ruven Afanador, Steve Hiett, Bryan Adams und Zanna. Mit den Stylisten Sean & Seng (die heute bekannte Fotografen sind) realisierte ich eine Strecke für die Ausgabe zum 250. Geburtstag des Magazins *i-D* mit Mode von Alexander McQueen. Die legendäre Isabella Blow stylte diese Strecke, und Marc Lebon fotografierte. Auch als »Head of Make-up« für Fashion Shows wurde ich gebucht, lernte viele Designer und Celebrities kennen und machte mir so in der Szene einen Namen. Ich hatte seit New York eine Schule durchlaufen, die mich zu dem unorthodoxen, innovativen und präzisen Arbeiten brachte, das heute meinen speziellen Make-up-Stil auszeichnet. Man erkennt ihn auch dann, wenn er »undone« aussehen soll. Durch die vielen Länder und Erfahrungen hat mein Make-up jetzt seine eigene Sprache erlangt.

Nach sechs Jahren London bin ich immer noch ein Fan dieser Stadt, obwohl ich noch mehr reisen muss als früher: Dieses ewige Packen gleicht einer unendlichen Geschichte, und einen Koffer habe ich immer fertig zur Abreise in der Ecke stehen. London fordert mich bis heute heraus, an meine schöpferischen Grenzen zu gehen. Make-ups sollen in dieser freigeistigen Stadt zum eigenen Experimentieren anregen, und dazu inspirieren, den Lidstrich einmal anders als sonst zu ziehen oder eine gewagte Lippenstiftfarbe aufzulegen. Mein Leben in London brachte mich auch dazu, Make-up als Lebensphilosophie zu verstehen: Stets für unendliche Möglichkeiten offen sein und für den einen Moment arbeiten, in dem man denkt »Das muss es sein!« Ich liebe es, Make-ups zu entwickeln, die nur durch eine kleine, aber unerwartete Veränderung überraschen. Das Wichtigste dabei ist für mich die Zusammenarbeit zwischen Kopf und Händen. Kein Make-up soll dem anderen gleichen, es will ständig neu kreiert werden.

Viele meiner Assistenten, aber auch Designer und Celebrities haben mir in all den Jahren immer wieder dieselben Fragen gestellt: Warum machst du das genau so, und warum nicht anders ... ? Als ich mir 2007 einen Zeh brach und für zwei Wochen mehr oder minder an meine Wohnung gefesselt war, kam mir die Idee, endlich auf all diese Fragen in einem Buch zu antworten – denn ein Buch ist wie Kino im Kopf.

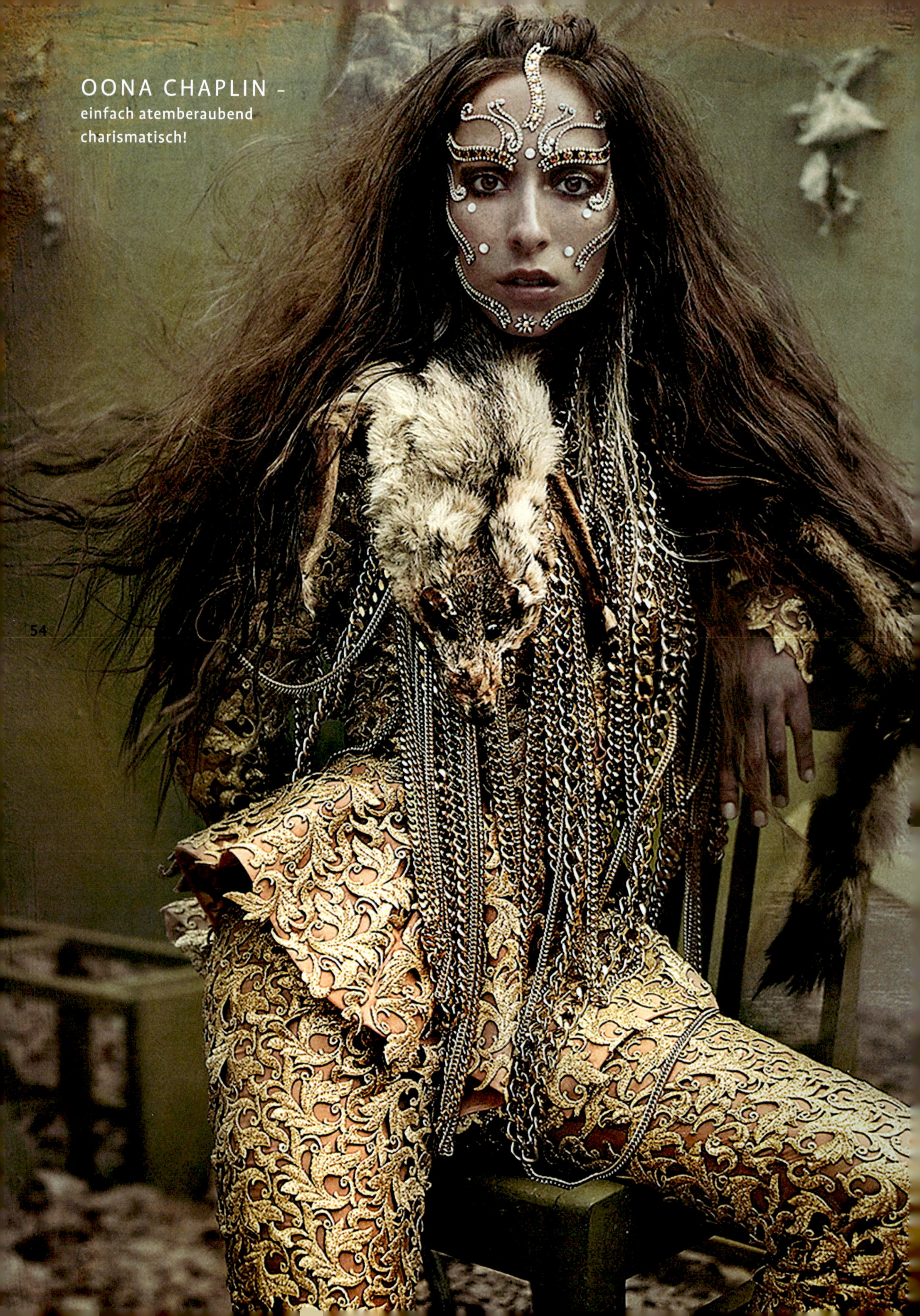

OONA CHAPLIN –
einfach atemberaubend
charismatisch!

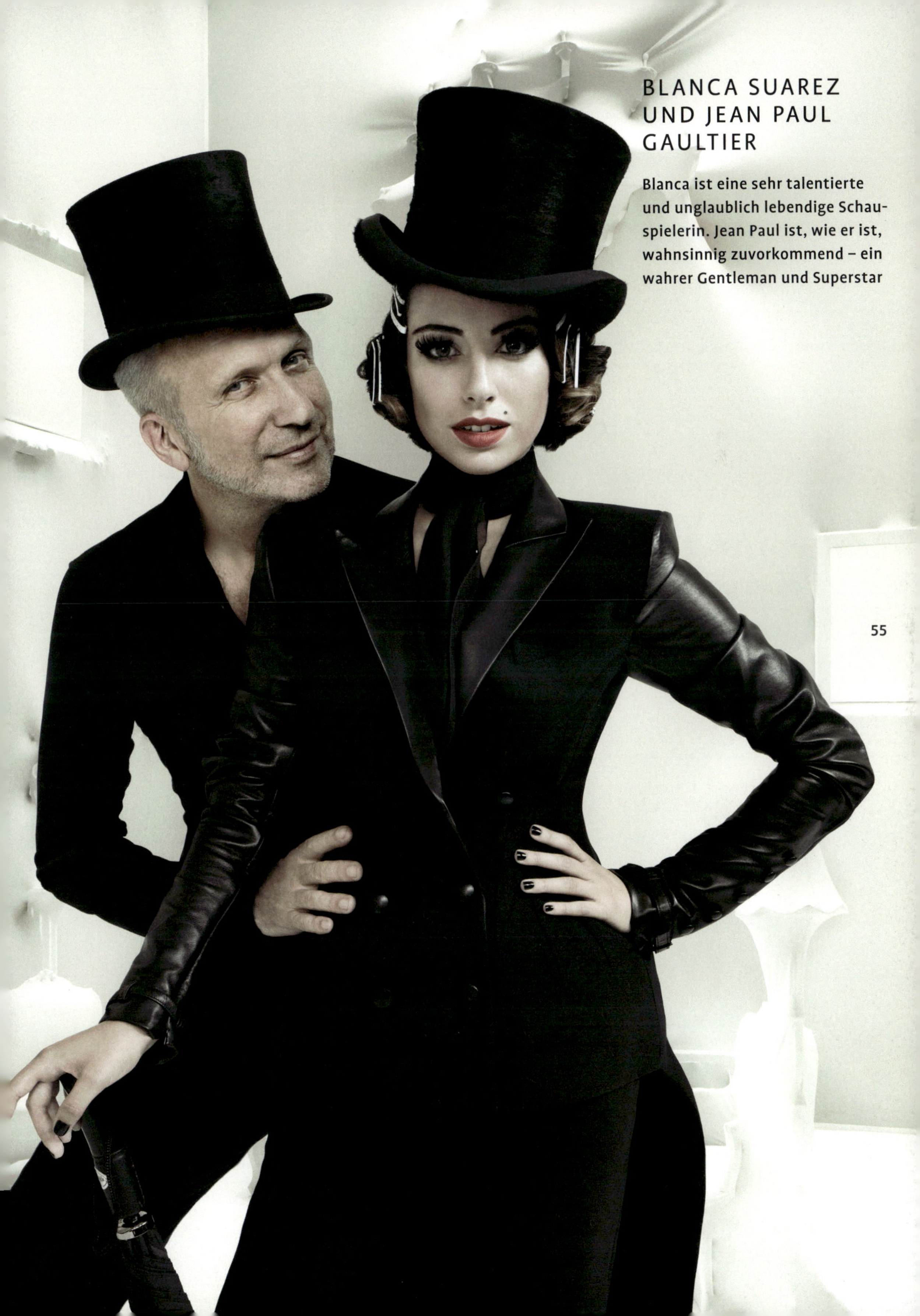

BLANCA SUAREZ UND JEAN PAUL GAULTIER

Blanca ist eine sehr talentierte und unglaublich lebendige Schauspielerin. Jean Paul ist, wie er ist, wahnsinnig zuvorkommend – ein wahrer Gentleman und Superstar

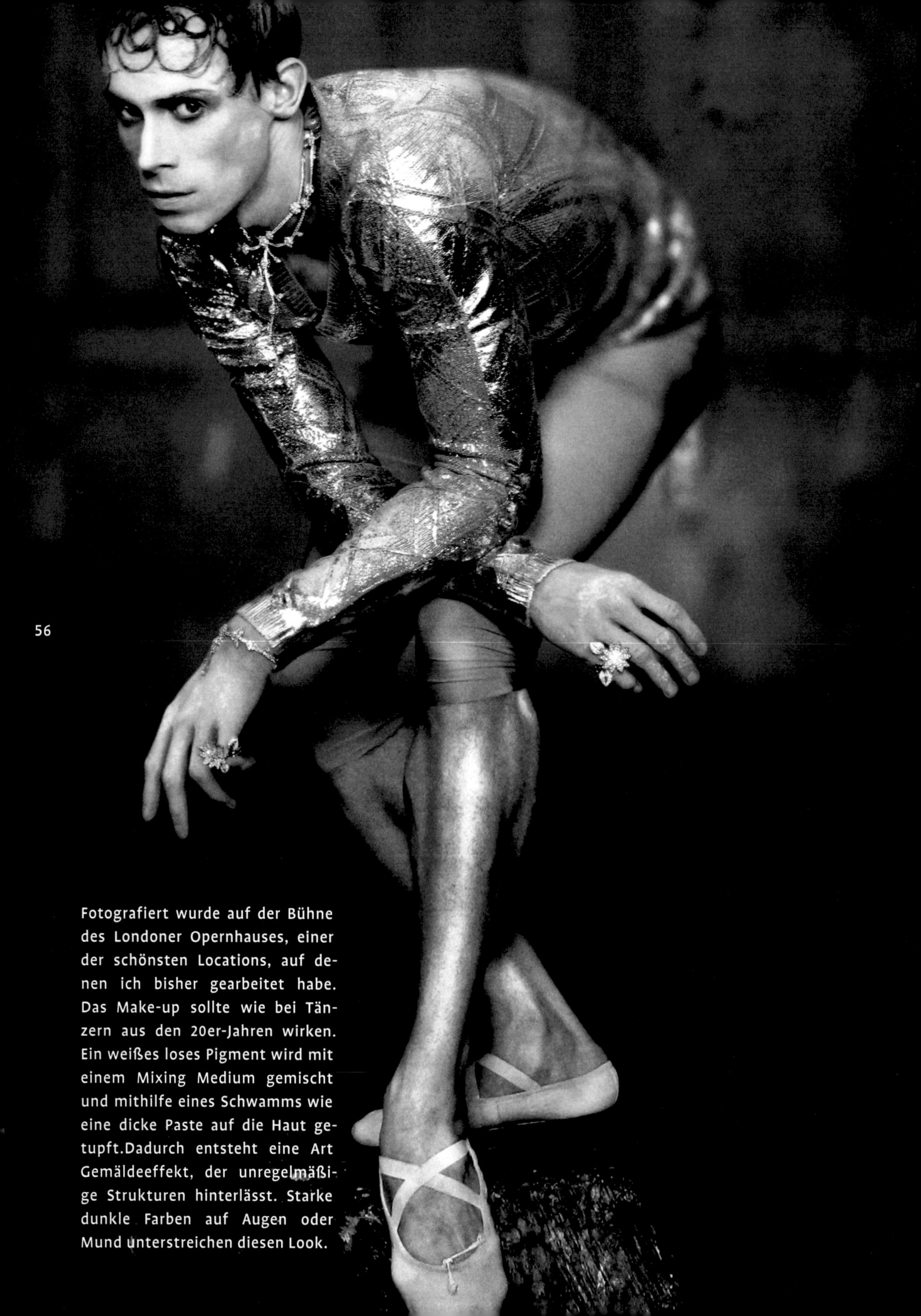

Fotografiert wurde auf der Bühne des Londoner Opernhauses, einer der schönsten Locations, auf denen ich bisher gearbeitet habe. Das Make-up sollte wie bei Tänzern aus den 20er-Jahren wirken. Ein weißes loses Pigment wird mit einem Mixing Medium gemischt und mithilfe eines Schwamms wie eine dicke Paste auf die Haut getupft.Dadurch entsteht eine Art Gemäldeeffekt, der unregelmäßige Strukturen hinterlässt. Starke dunkle Farben auf Augen oder Mund unterstreichen diesen Look.

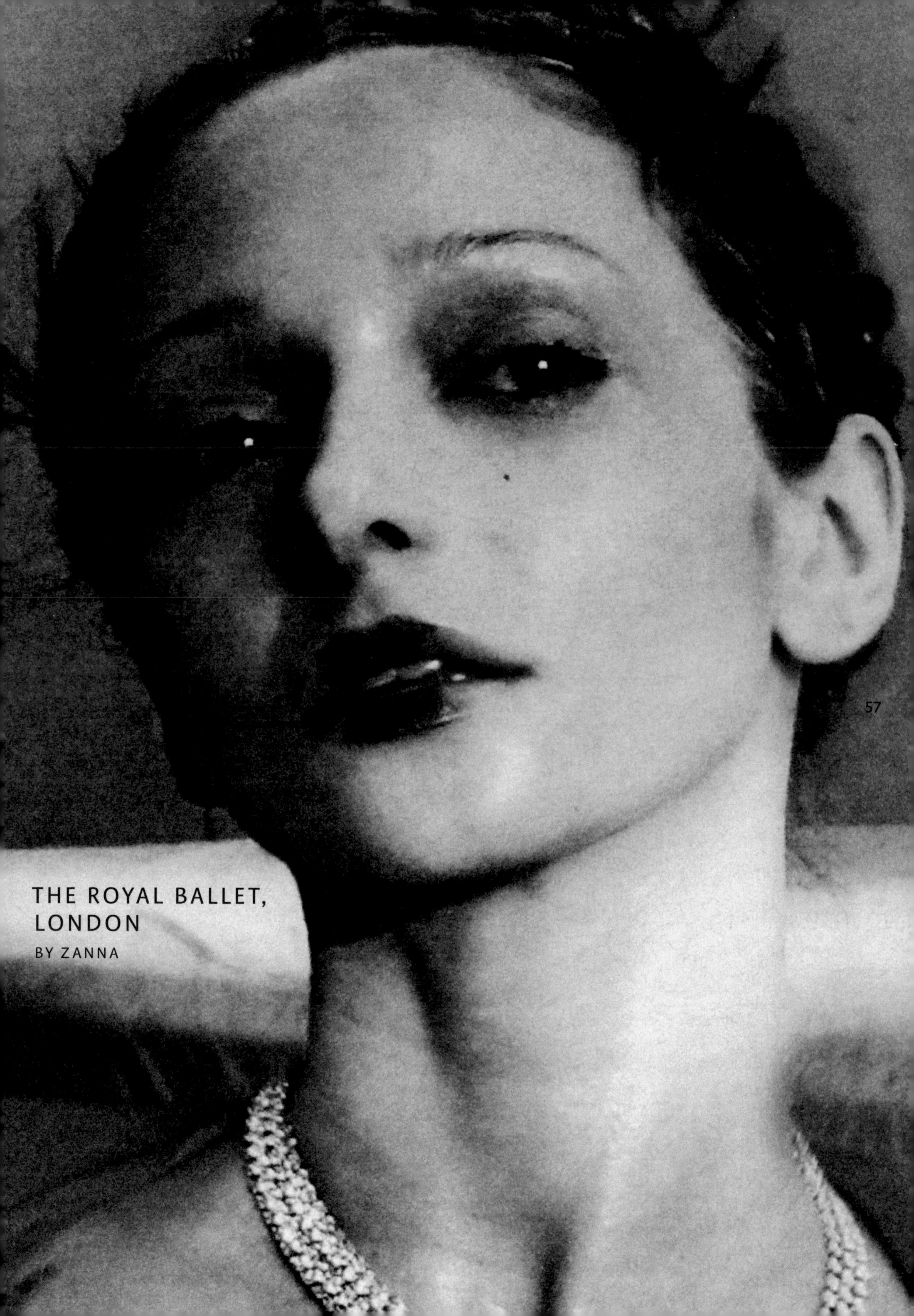

THE ROYAL BALLET, LONDON

BY ZANNA

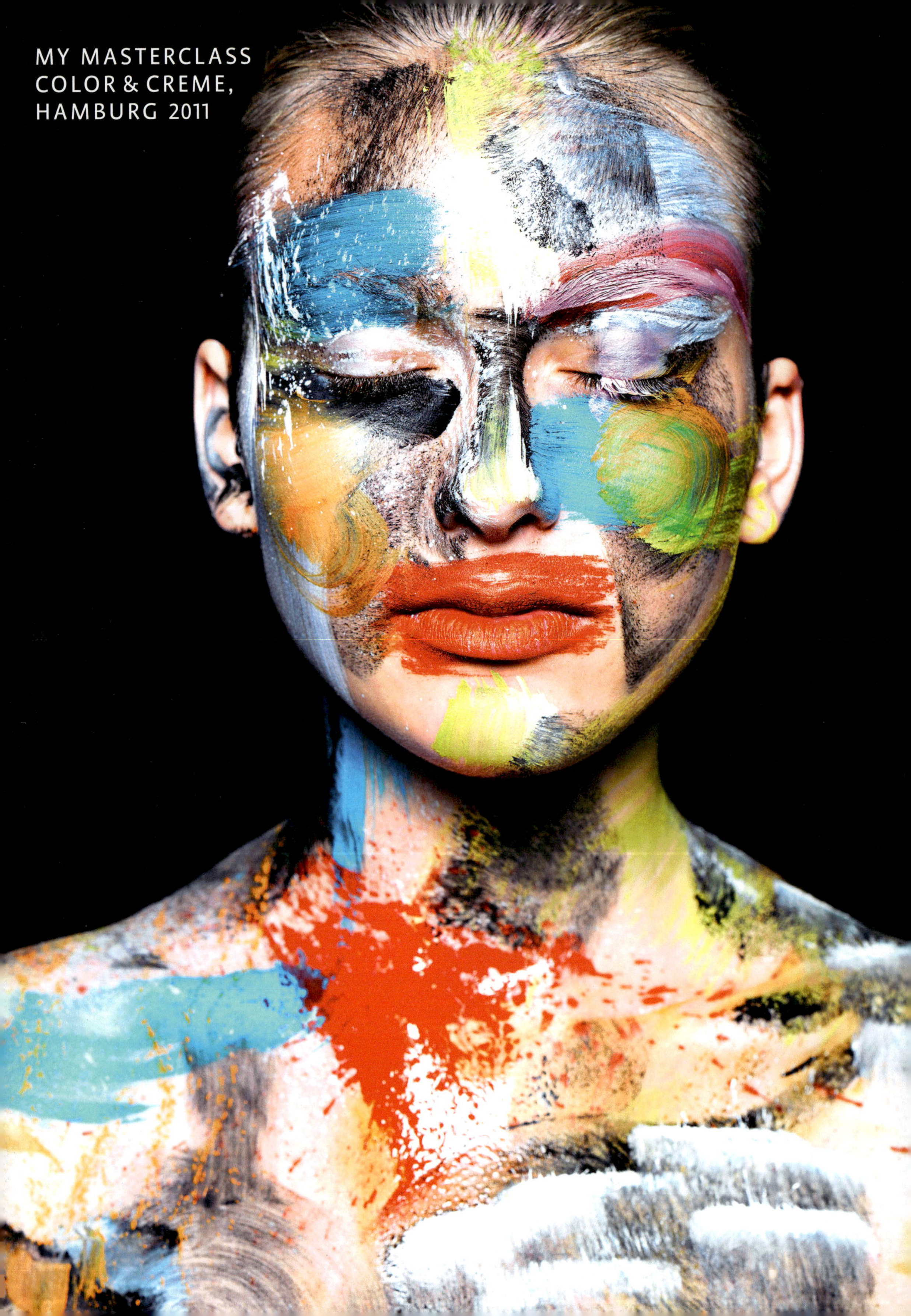

MY MASTERCLASS
COLOR & CREME,
HAMBURG 2011

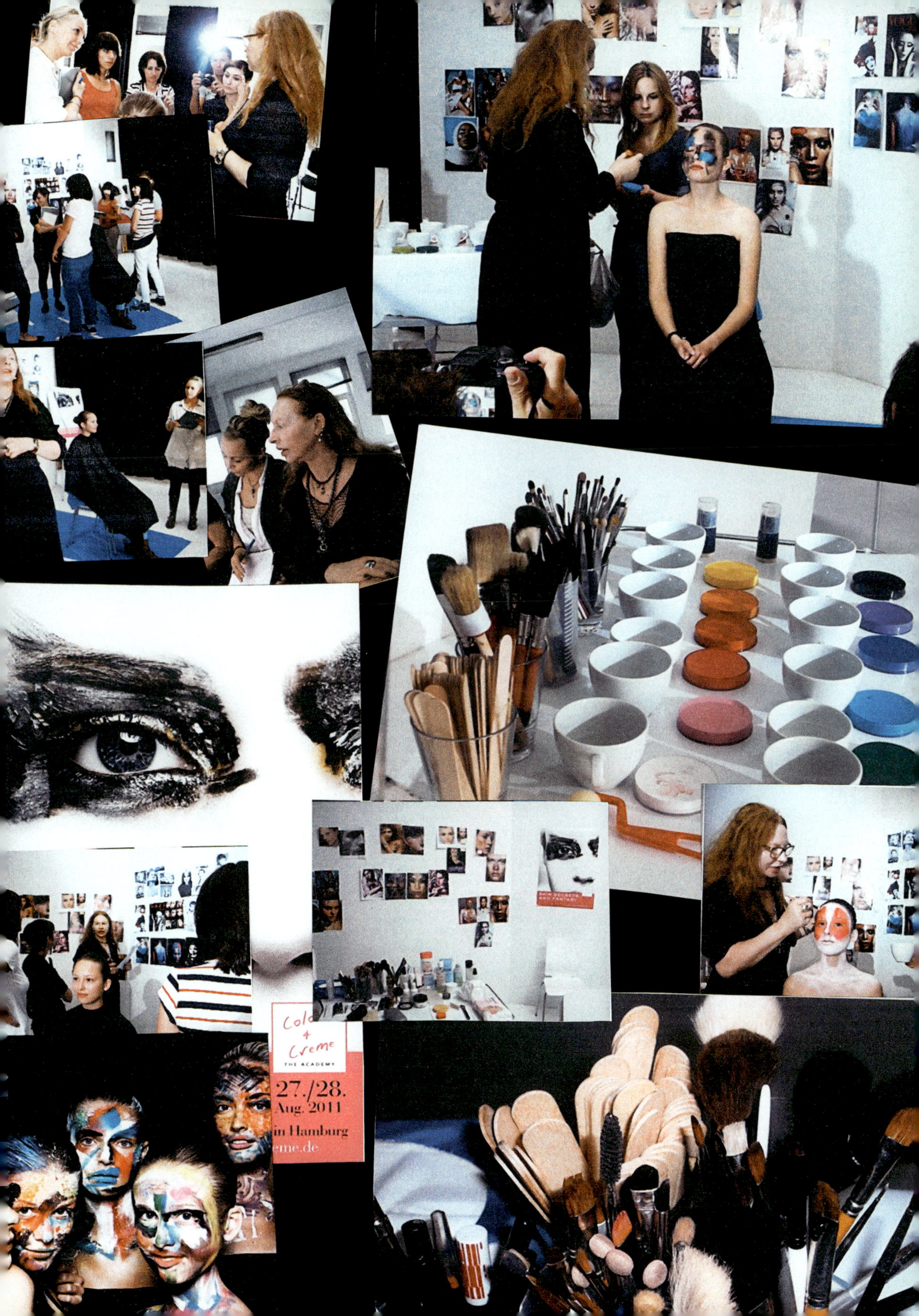
Colo
+
Creme
THE ACADEMY
27./28.
Aug. 2011
in Hamburg
eme.de

S K I N

Haut ist die Leinwand der Visagisten, denn sie beeinflusst entscheidend den Erfolg eines Make-ups. Eine perfekte Grundierung verschmilzt mit ihr. Dabei kommt es auf die richtige Technik beim Auftragen an. Die Kunst besteht darin, die Grundierung möglichst unsichtbar zu machen. Um mich auf meinen Beruf vorzubereiten, habe ich mich viel damit beschäftigt, was die Haut überhaupt ist, woraus sie besteht und welche Funktionen sie erfüllt.

Der Wunsch, Haut mit Schminke zu verschönern, ist fast so alt wie die Menschheit selbst: In Sachsen-Anhalt fanden Wissenschaftler bei Grabungen einen 7200 Jahre alten Topf mit roter Farbe. Eine Sensation! Denn offenbar nutzten die Menschen das Rot bereits damals nicht nur zur Verschönerung von Gegenständen und Häusern, sondern auch als Make-up, um den Körper damit zu verzieren. Die Frauen im alten Ägypten rieben das Gesicht zum Schutz vor der Sonne mit getönten Salben ein, in der Renaissance färbte man sich mit giftigem Bleiweiß den Teint weiß. Am Hof von Ludwig XIV. wurde Schminkkunst regelrecht zelebriert. Um die Haut transparenter wirken zu lassen, malte man Adern mit graublauer Wasserfarbe nach, und die Schönheitspflaster, mit denen damals Unreinheiten verdeckt wurden, kennt man noch heute. Bei speziellen Fotoshoots setze ich diese historischen Schminktechniken manchmal künstlerisch »modern« ein.

Unsere Haut ist ein sich ständig veränderndes Organ, das viele spezielle Zellen und Strukturen enthält. Als knapp zwei Quadratmeter große, wasserdichte Hülle grenzt sie den Körper gegen die Umgebung ab, schützt ihn vor dem Austrocknen und vor Krankheitserregern. Sie gleicht die Temperaturen aus, damit der Körper richtig arbeitet, und spielt eine wichtige Rolle für das Immunsystem. Ihr Schönheitsgeheimnis ist ein schützender Mantel, den sie aus dem Fett der Talgdrüsen, Schweiß und Wasser bildet. Damit die Haut bis ins hohe Alter elastisch bleibt, braucht sie viel Pflege. Kosmetikprodukte können helfen, den Hautschutzmantel zu stärken und zusätzlich Feuchtigkeit und Fett zu spenden. Genauso wichtig ist Sonnenschutz: Die energiereichen UV-Strahlen greifen das unter der Haut liegende Bindegewebe an und sind eine der Hauptursachen für die Entstehung vorzeitiger Falten. Beim Sonnenbaden sollte man deshalb immer mindestens Lichtschutzfaktor 30 auftragen und ausreichend dosieren.

Obwohl nur zwei Millimeter dick, besteht die Haut aus drei Schichten: Die Unterhaut dient zur Wärmeisolierung und als Energiespeicher. Darüber liegt die Lederhaut, welche die dritte Schicht, die Oberhaut, mit Feuchtigkeit und Nährstoffen versorgt. Diese erneuert sich je nach Lebensalter etwa alle vier Wochen. Dafür werden ständig neue Zellen gebildet, die die älteren, darüber liegenden, weiter nach oben schieben. Dabei trocknen diese aus, verhornen und werden schließlich unmerklich abgestoßen.

Die Haut eines Menschen sagt etwas aus über den, der in ihr steckt: In Kulturen, die keine Schrift kennen, sind Bemalungen oder Tätowierungen eine Art Personalausweis. Visagisten haben die Aufgabe, die Schönheit eines Menschen mithilfe von Make-up herauszuarbeiten. Ich versuche, mein Handwerk bewusst auszuführen und analysiere zuerst, wer vor mir sitzt. Dafür schaue ich mir zunächst die Gesichtsform an – oval, rund, eckig oder herzförmig –, die Beschaffenheit der Haut – sensibel, trocken, Mischhaut oder fettig – und den Hautton – warm, kalt oder neutral –, um das Make-up darauf abzustimmen. Kein Mensch hat ein symmetrisches Gesicht. Beim Schminken muss man beachten, dass die Gesichtshälften unterschiedlich sind. Es gibt viele Make-up-Tricks, um ein Gesicht ebenmäßiger aussehen zu lassen und optisch eine Symmetrie herzustellen. Ich überlege weiter: Was kann ich unterstützen, verschönern, verändern, weglassen? Was für ein Make-up soll gemacht werden: Tages-, Abend- oder kreatives Make-up? Welche Farbrichtung soll ich wählen: warm oder kalt? Welche Lichtverhältnisse werden vorherrschen: Tages- oder Blitzlicht, Film- oder Bühnenlicht? Auch das Alter der Person spielt dabei eine Rolle.

Wie jeder Künstler nur auf einer sauberen Leinwand malen kann, brauchen Visagisten als Grundlage eine saubere Haut. Die wichtigste Vorbereitung für das Make-up ist deshalb eine gründliche Reinigung. Ich verwende dafür eine milde wasserlösliche Lotion und neutralisiere mit einem alkoholfreien Toner. Danach viel Feuchtigkeitscreme auftragen und gut einziehen lassen – am praktischsten ist ein Produkt, das für alle Hauttypen geeignet ist. Andernfalls nimmt die Haut an trockeneren Stellen die Grundierung intensiver auf und wird fleckig. Dabei die Partie unter den Augen, die Lippen, den Hals und das Dekolleté nicht vergessen.

Je nach Reife oder Typ der Haut kann man auch eine zusätzliche Feuchtigkeitsmaske oder eine Augencreme auftragen. Sind die Lippen rissig und trocken, creme ich sie ein und warte etwa zehn Minuten, bis das Produkt eingezogen ist. Dann reibe ich sie mit einer weichen Zahnbürste vorsichtig ab – das wirkt wie ein Peeling – und gebe abschließend einen Tupfer Vaseline auf die Lippen.

Als Vorgrundierung verwende ich oft einen Primer. Er füllt Unebenheiten, große Poren und Fältchen mit feinen Silikonpartikeln auf und wirkt dadurch wie ein Weichzeichner. Primer gibt es als Creme oder Gel, von durchsichtig bis getönt, von mattierend bis illuminierend. Für ein natürliches Make-up oder Close-up-Aufnahmen kann man ihn auch allein auftragen. Ich mattiere ihn, wenn überhaupt, nur mit einem aufgelegten Kosmetiktuch, das wie ein Löschblatt funktioniert. Wichtig ist, dass die Haut beim Schminken nicht ihren natürlichen Schimmer verliert.

Beim Grundieren arbeite ich mit einem runden, ovalen oder eckigen kleinen Schwamm, einem Pinsel und manchmal nur mit den Fingern. Die Voraussetzung für einen frischen, makellosen Teint ist dabei der richtige Farbton. Um ihn zu finden, platziere ich eine kleine Menge auf meinen Handrücken und halte diesen dann an die Stirn. So sehe ich, ob die Nuance stimmt. Zusätzlich betrachte ich noch die Farbe des Halses, der Hände und des Dekolletés. Entweder passe ich die Grundierung an diese Körperteile an oder ich schminke sie mit. Wenn nötig, mische ich dafür mehrere Farben, bis mich das Ergebnis zufriedenstellt – meist mache ich das einfach auf dem Handrücken, weil das am praktischsten ist. Danach trage ich eine kleine Menge Make-up mit dem Schwamm dünn und vorsichtig auf die Stirn auf, mit der ich beim Schminken immer beginne, um mich dann weiter nach unten vorzuarbeiten. Mit einem Schwamm kann ich persönlich die Menge am besten dosieren. Dabei lieber eine dünne Schicht als eine zu dicke auftragen. Falls die Grundierung nicht deckend genug ist, kann man mit dem Schwamm nochmal darübergehen und ausbessern, bis die Deckkraft stimmt – das nennt man »blenden«.

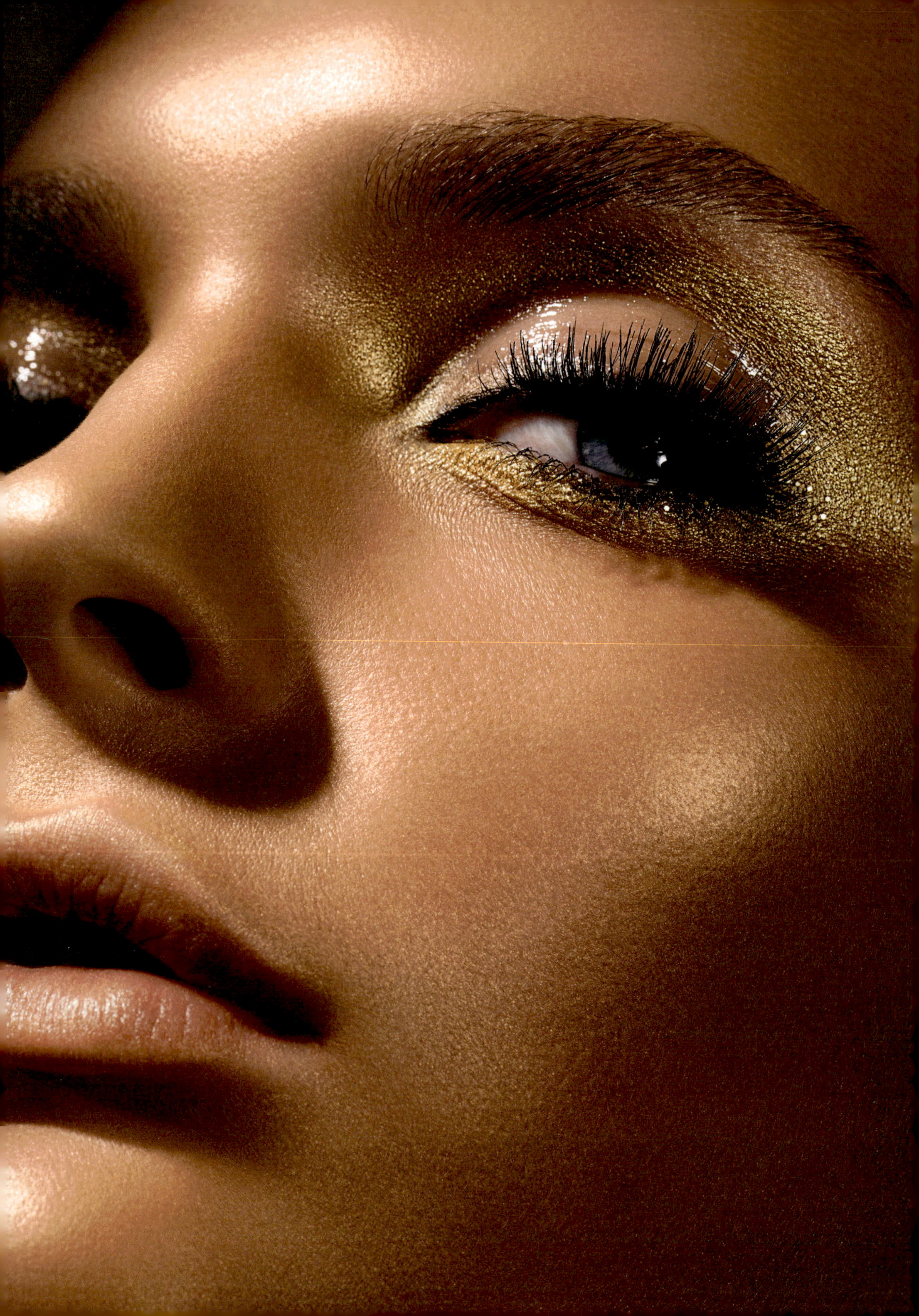

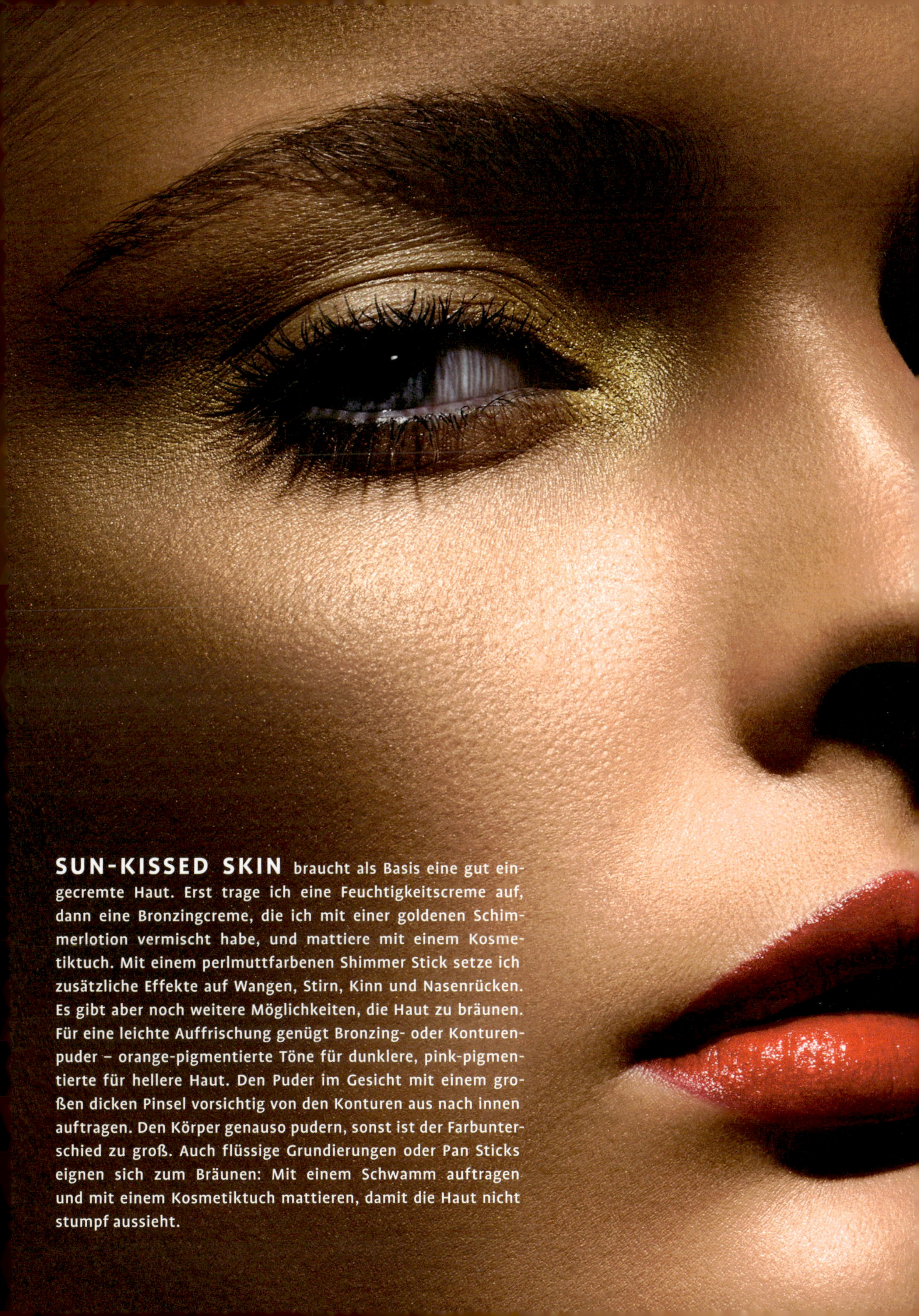

SUN-KISSED SKIN braucht als Basis eine gut eingecremte Haut. Erst trage ich eine Feuchtigkeitscreme auf, dann eine Bronzingcreme, die ich mit einer goldenen Schimmerlotion vermischt habe, und mattiere mit einem Kosmetiktuch. Mit einem perlmuttfarbenen Shimmer Stick setze ich zusätzliche Effekte auf Wangen, Stirn, Kinn und Nasenrücken. Es gibt aber noch weitere Möglichkeiten, die Haut zu bräunen. Für eine leichte Auffrischung genügt Bronzing- oder Konturenpuder – orange-pigmentierte Töne für dunklere, pink-pigmentierte für hellere Haut. Den Puder im Gesicht mit einem großen dicken Pinsel vorsichtig von den Konturen aus nach innen auftragen. Den Körper genauso pudern, sonst ist der Farbunterschied zu groß. Auch flüssige Grundierungen oder Pan Sticks eignen sich zum Bräunen: Mit einem Schwamm auftragen und mit einem Kosmetiktuch mattieren, damit die Haut nicht stumpf aussieht.

EVENING SUN Rianne Ten Hakens gebräunten Teint betone ich mit einem Mix aus Feuchtigkeitscreme und kühler Perlmuttlotion, die auf das Gesicht und den Körper aufgetragen wird. Ihre Augen haben die schönste Türkisfarbe der Welt, wie ich finde. Ich verstärke sie noch mit einem gleichfarbigen Khol auf dem Oberlid.

Vor dem Auftragen eines Bräunungssprays muss die Haut sorgfältig eingecremt werden, damit es sich gut einarbeiten lässt. Danach den Ton sofort von Hand oder mit einem Schwamm nacharbeiten, indem man alles eintupft und blendet. Dabei muss man schnell sein, denn oft entstehen beim Auftragen von Sprays Flecken auf der Haut, die schon nach kurzer Zeit nicht mehr auszugleichen sind.

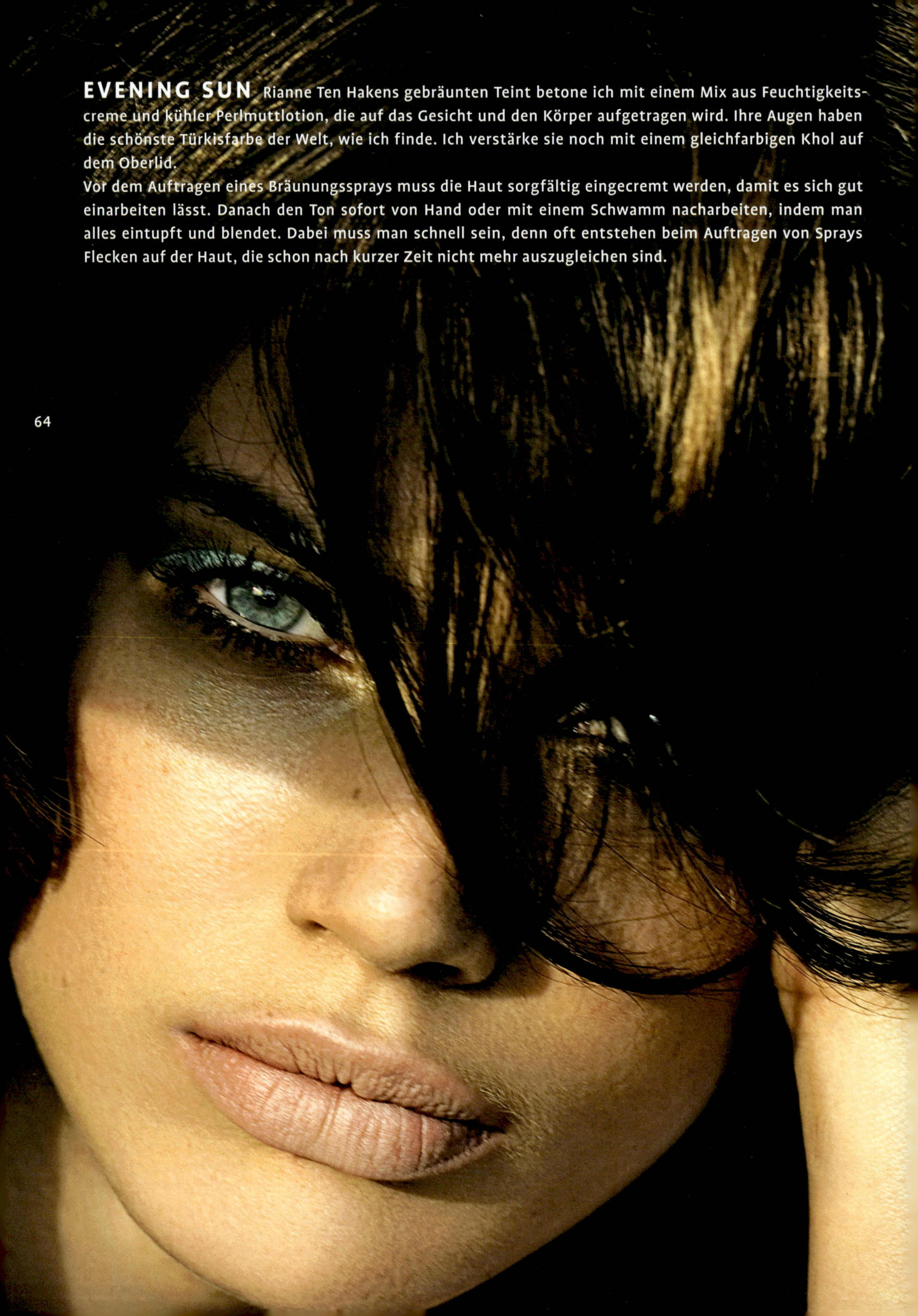

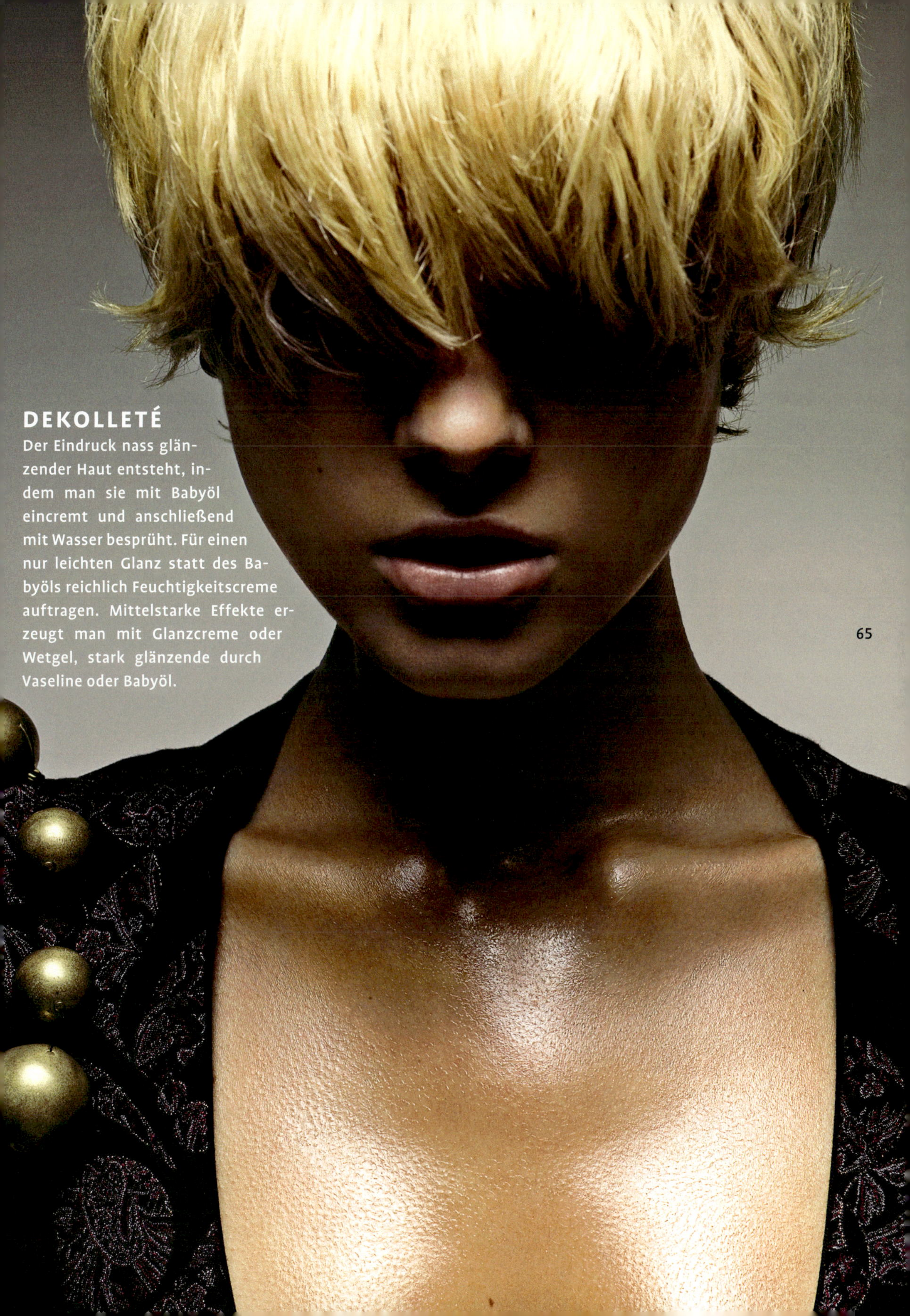

DEKOLLETÉ

Der Eindruck nass glänzender Haut entsteht, indem man sie mit Babyöl eincremt und anschließend mit Wasser besprüht. Für einen nur leichten Glanz statt des Babyöls reichlich Feuchtigkeitscreme auftragen. Mittelstarke Effekte erzeugt man mit Glanzcreme oder Wetgel, stark glänzende durch Vaseline oder Babyöl.

WARRIOR Lose weiße und schwarze Pigmente, die ich mit einem wasserlöslichen Mixing Medium mische, sind hier meine Grundierung. Die Metallmaske des Models dient mir als Inspiration und gibt die Farben vor. Sie erinnert an einen römischen Krieger, und ich versuche das Bild, das ich im Kopf habe, in ein tragbares Make-up umzusetzen. Durch die übereinander aufgetragenen Farbschichten ergeben sich spontane Schattierungen. Sie werden nach dem Trocknen der Farbe mit einem feuchten Schwamm verwischt. Die Wimpern mit einer Wimpernzange nach oben biegen und gut durchbürsten.

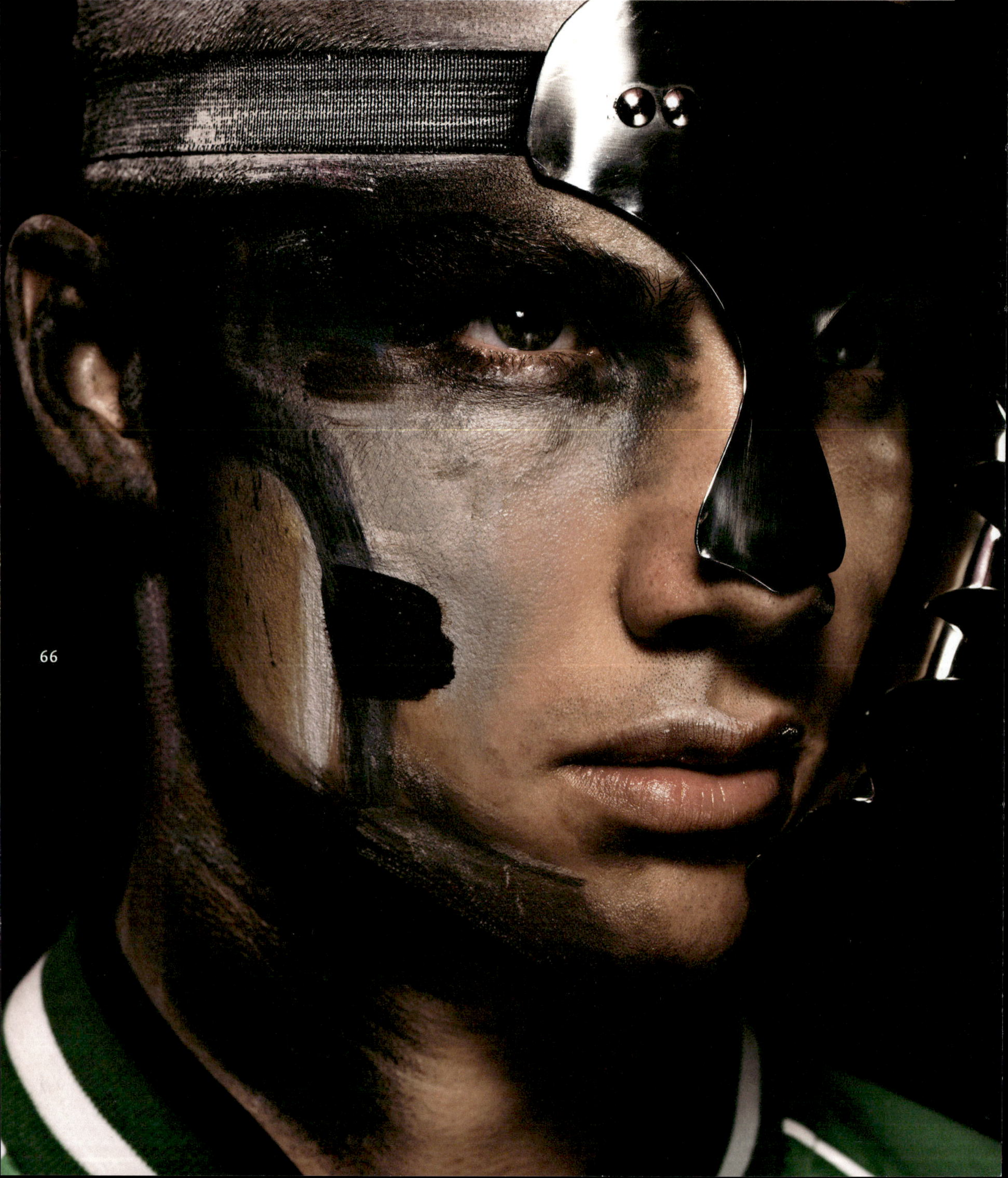

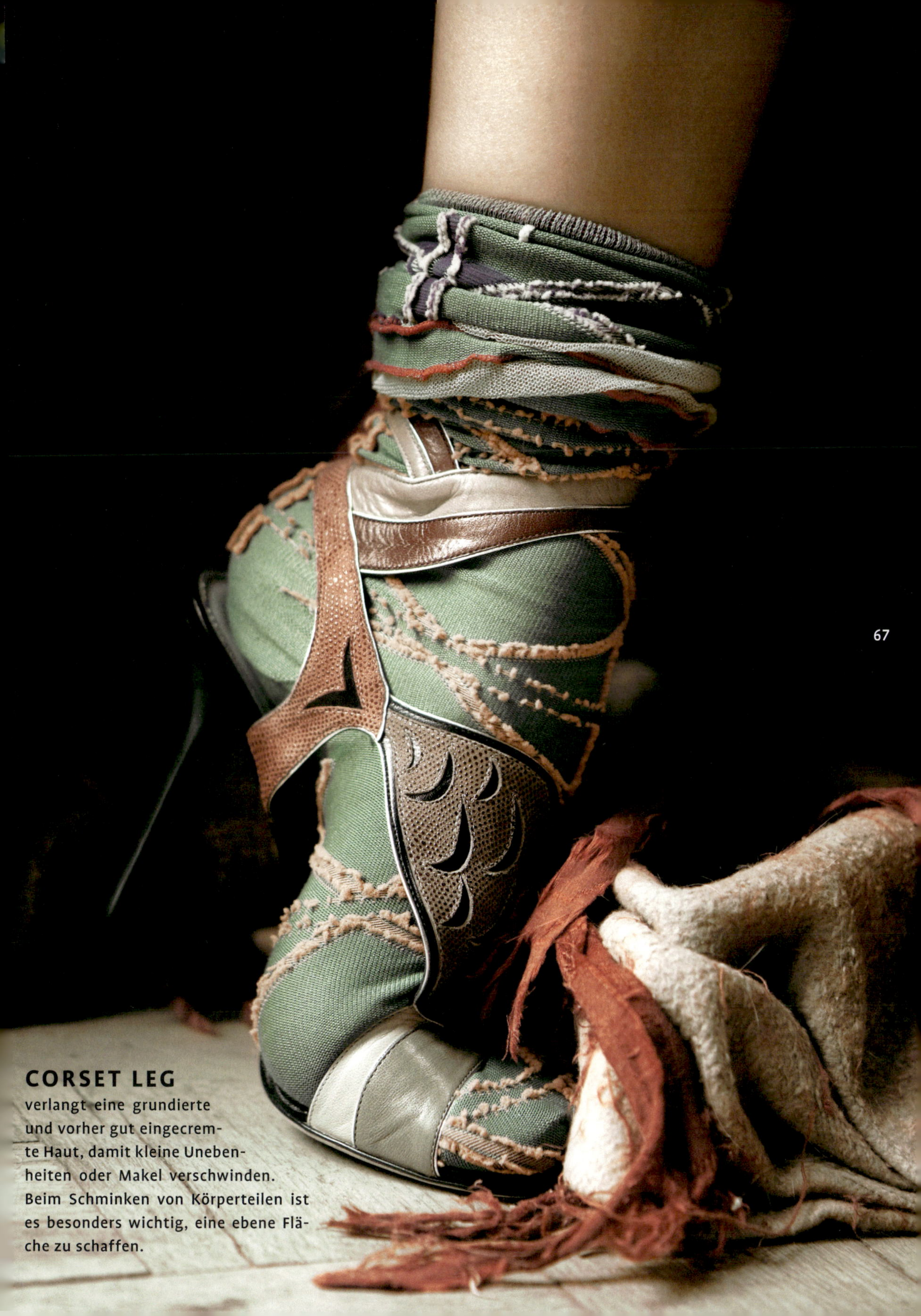

CORSET LEG

verlangt eine grundierte und vorher gut eingecremte Haut, damit kleine Unebenheiten oder Makel verschwinden. Beim Schminken von Körperteilen ist es besonders wichtig, eine ebene Fläche zu schaffen.

PURE SKIN Natürliche, ungeschminkte Haut ist perfekt für den Close-up-Look. Ich verzichte dabei auf eine Grundierung, damit man alle Poren noch erkennt. Um die Haut so gut wie möglich vorzubereiten, muss sie sanft gereinigt und eingecremt werden. Manchmal trage ich noch einen illuminierenden Primer auf, der die Hautoberfläche ebnet und den Teint zum Strahlen bringt. Nur im Notfall Concealer auf die Unebenheiten oder unter die Augen geben. Den Übergang zur ungeschminkten Haut dann mithilfe eines kleinen Grundierungspinsels, eines Schwamms oder einfach mit den Fingern gut ausblenden. Die Farbe des Concealers muss genau dem Hautton des Models entsprechen. Er darf auf keinen Fall dunkler, sondern eher eine Nuance heller sein. Bekommt man den perfekten Ton nicht mit einer Farbe hin, mischt man mehrere Töne auf dem Handrücken und trägt diese dann auf. Danach entweder gar nicht oder nur mit einem Kosmetiktuch und einer sauberen, puderlosen Quaste mattieren: Das Tuch ungefähr eine Minute auf der Haut liegen lassen, damit das überschüssige Hautfett aufgesaugt wird. Die Puderquaste auf die Haut drücken und mit sanften Bewegungen hin- und herrollen. Bei Close-up-Fotoaufnahmen sollte man, natürlich nach Rücksprache mit dem Fotografen, selbst unreine, großporige Haut ungeschminkt lassen. Es macht die Retusche der Fotos oft einfacher, wenn die Haut nicht zu stark abgedeckt wurde.

Da sich das geschulte Auge von Visagisten immer auf Fehler richtet, ist es für sie oft schwer, über ihren optischen Anspruch auf schöne, glatte Haut hinwegzusehen. Falsch wäre es, zu viel Concealer – den sogenannten »Concealer-Hügel« – aufzutragen, der dann eventuell auch noch abgepudert wird. Auf dem Bildschirm des Fotografen und selbst mit bloßem Auge wirkt die Hautfläche dann verklebt oder stumpf, alle Poren sind verschwunden. Auch Narben oder andere Makel nur vorsichtig mit Concealer kaschieren und auf keinen Fall abpudern. Muttermale überschminke ich nie, da sie zur Persönlichkeit eines Menschen gehören. Wenn man für Shows arbeitet, ist das allerdings etwas anderes: Da man dabei das Modell auf dem Laufsteg ja nur aus der Ferne sieht, muss die Haut so perfekt wie möglich wirken.

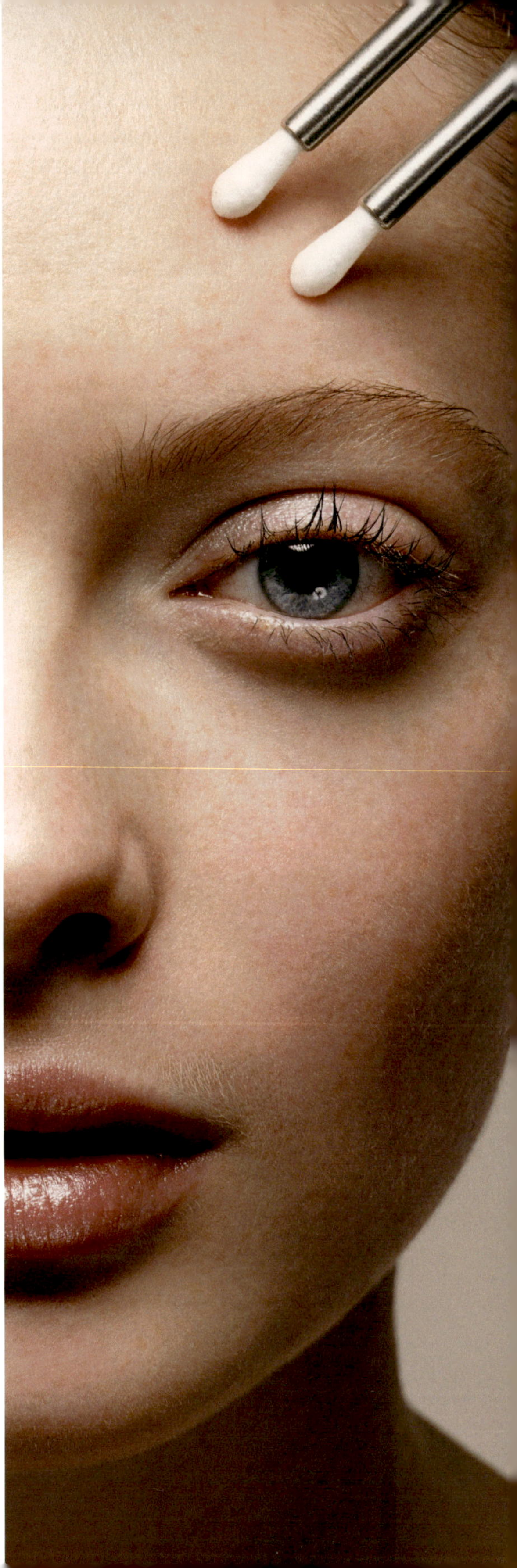

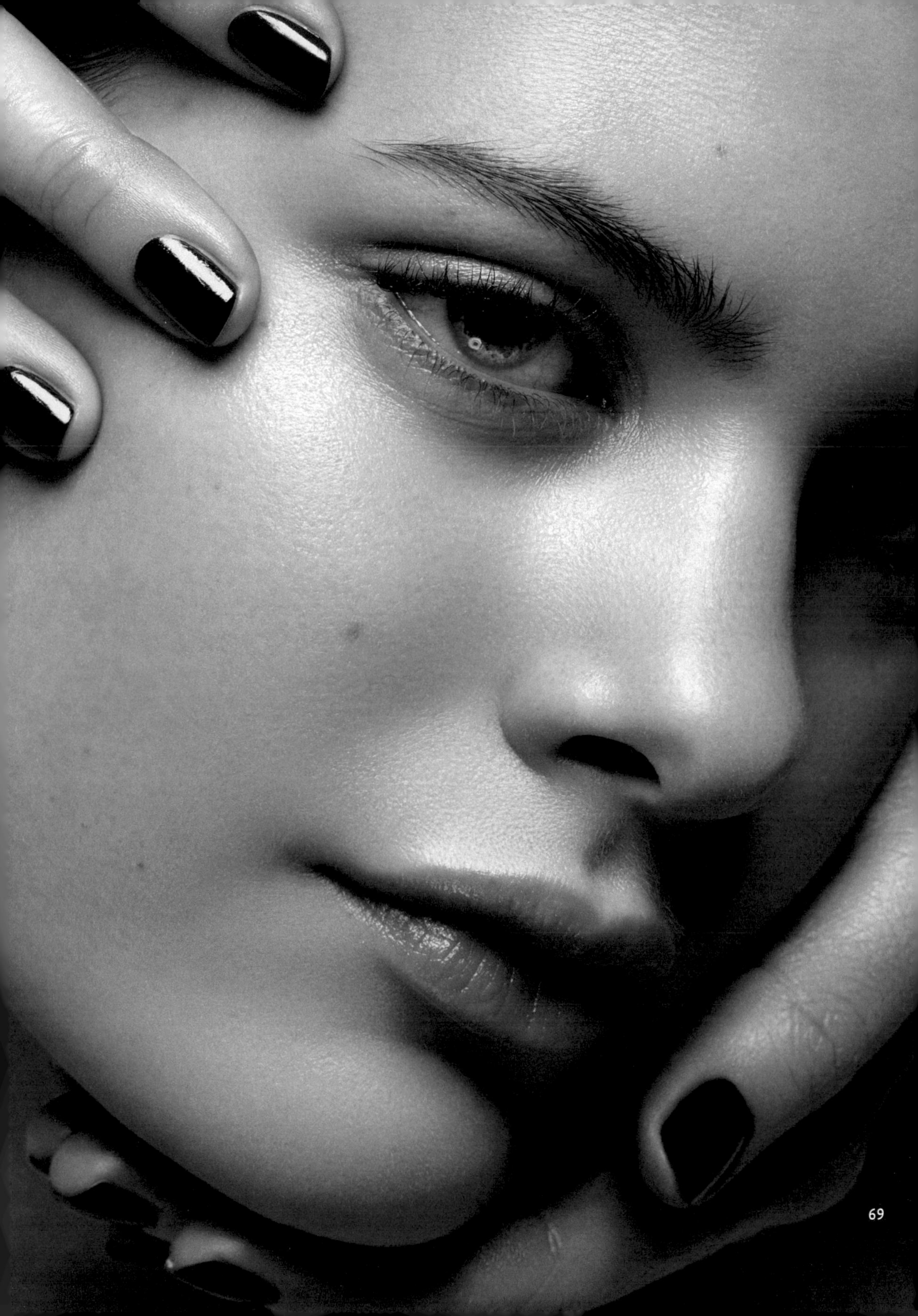

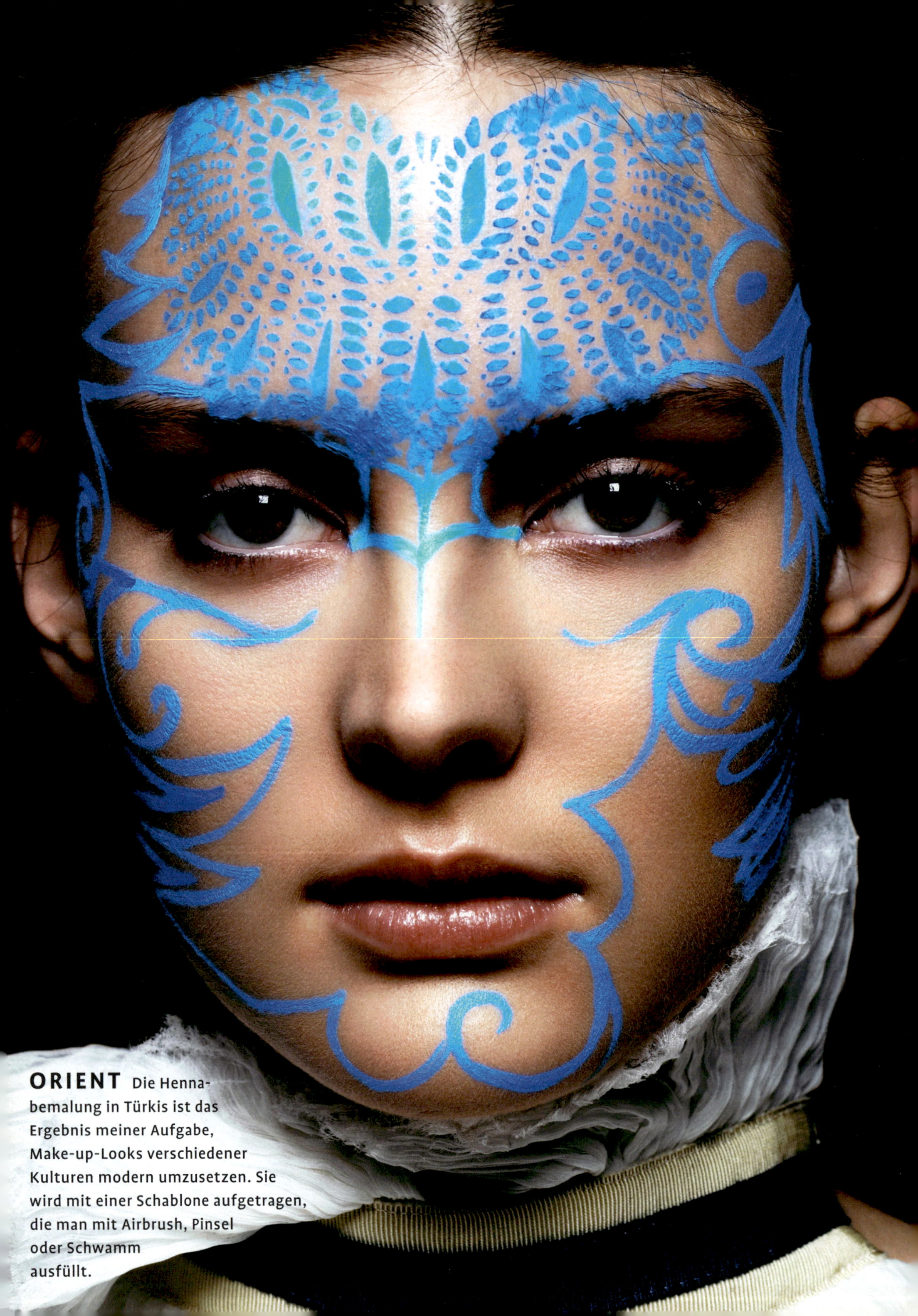

ORIENT Die Hennabemalung in Türkis ist das Ergebnis meiner Aufgabe, Make-up-Looks verschiedener Kulturen modern umzusetzen. Sie wird mit einer Schablone aufgetragen, die man mit Airbrush, Pinsel oder Schwamm ausfüllt.

THE PHOENIX entsteht, indem ich mit einem neonorangefarbenen Creme-Make-up grundiere. Die Augen werden mit einem schwarz ausgeblendeten Lidstrich und roter Mascara betont. Danach trage ich am unteren Lidrand schwarzen Kajal auf, der sich mit der orangefarbenen Grundierung vermischt. Zum Schluss entferne ich mit einem Kosmetiktuch ein wenig Farbe an den Wangenknochen, um so einen zusätzlichen Effekt zu erzielen. Einzelne gelborangefarbene Straußenfedern, mithilfe von Mastix-Kleber in einer Fächerform auf die Stirn geklebt, machen den Look komplett.

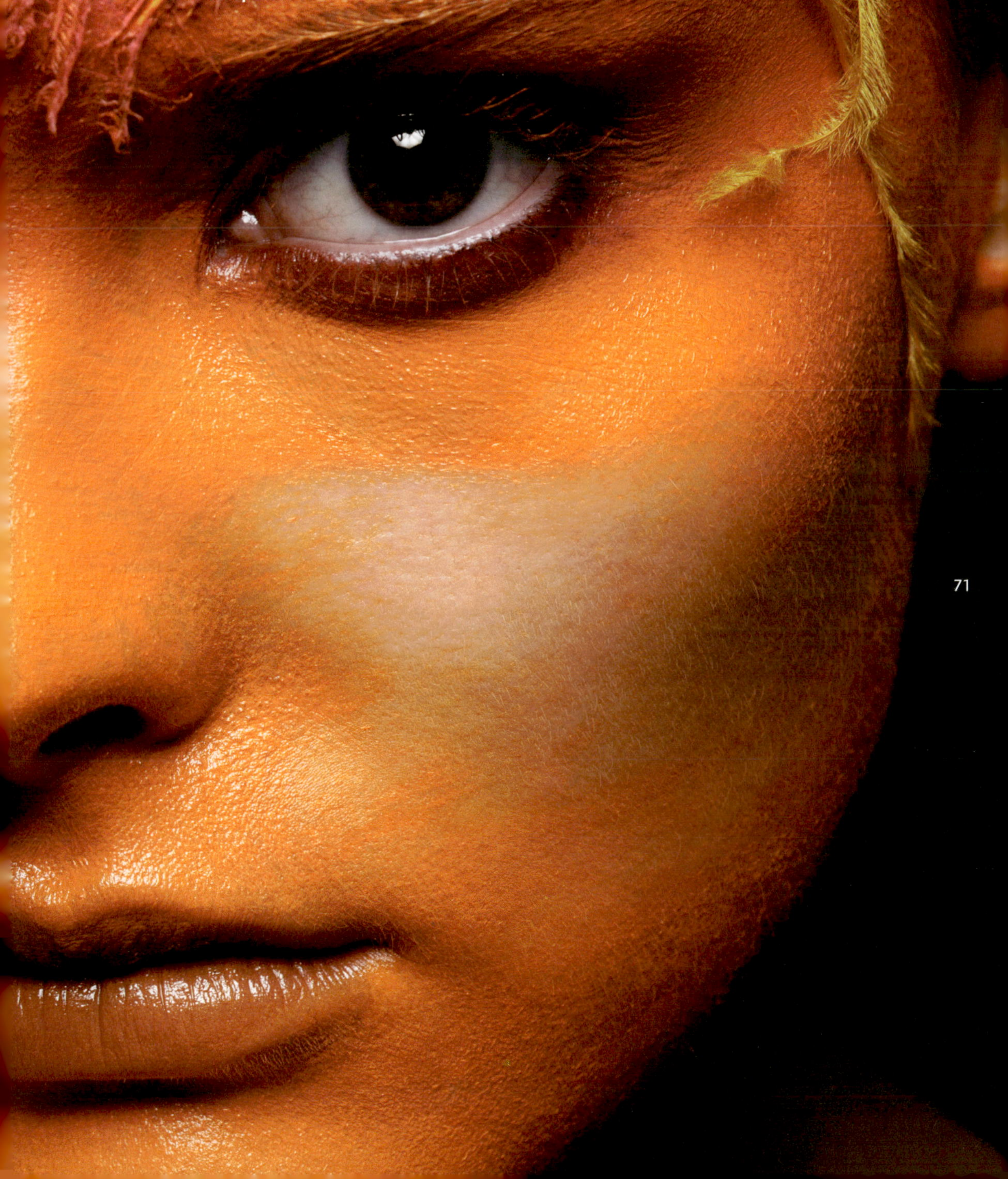

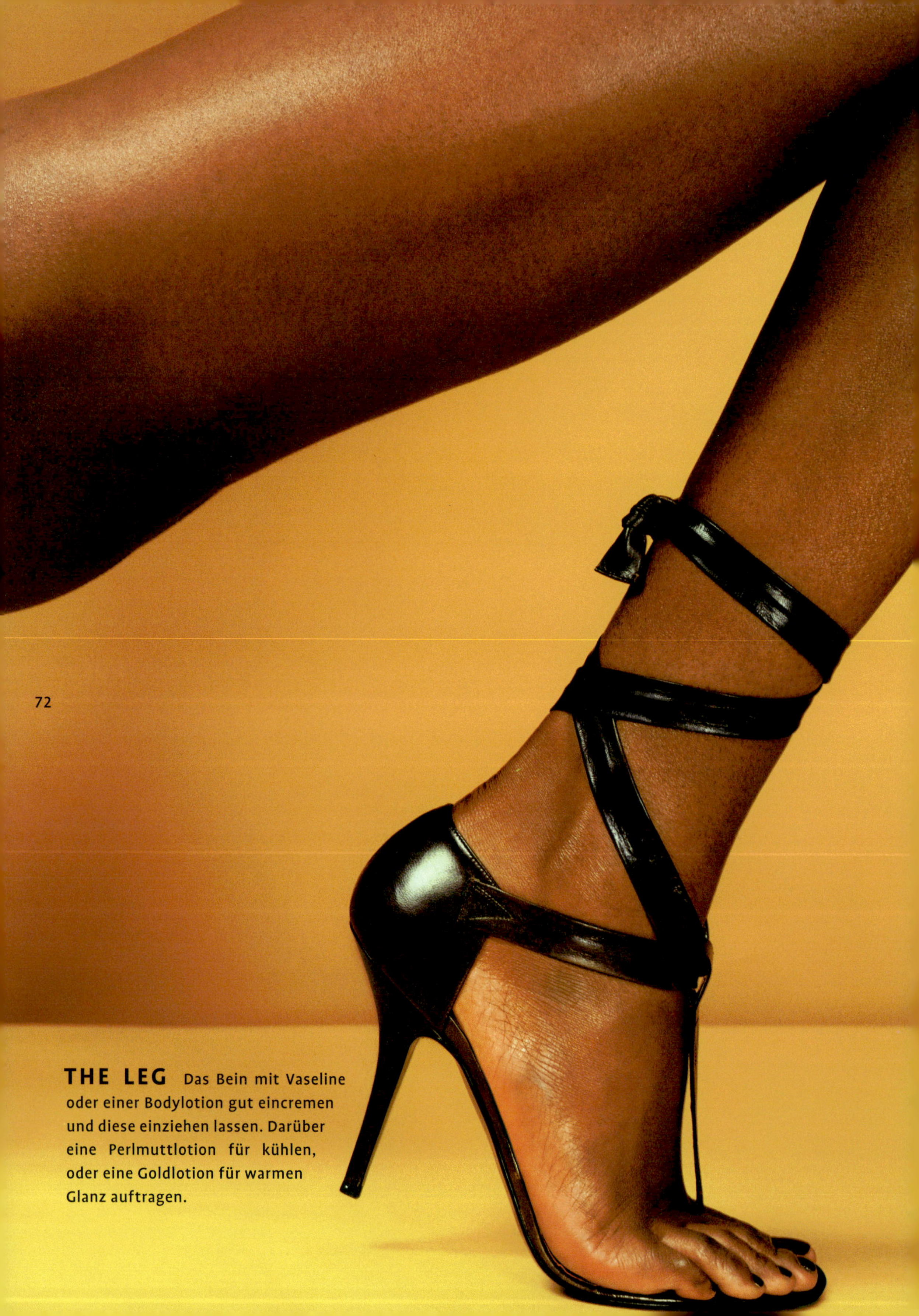

THE LEG Das Bein mit Vaseline oder einer Bodylotion gut eincremen und diese einziehen lassen. Darüber eine Perlmuttlotion für kühlen, oder eine Goldlotion für warmen Glanz auftragen.

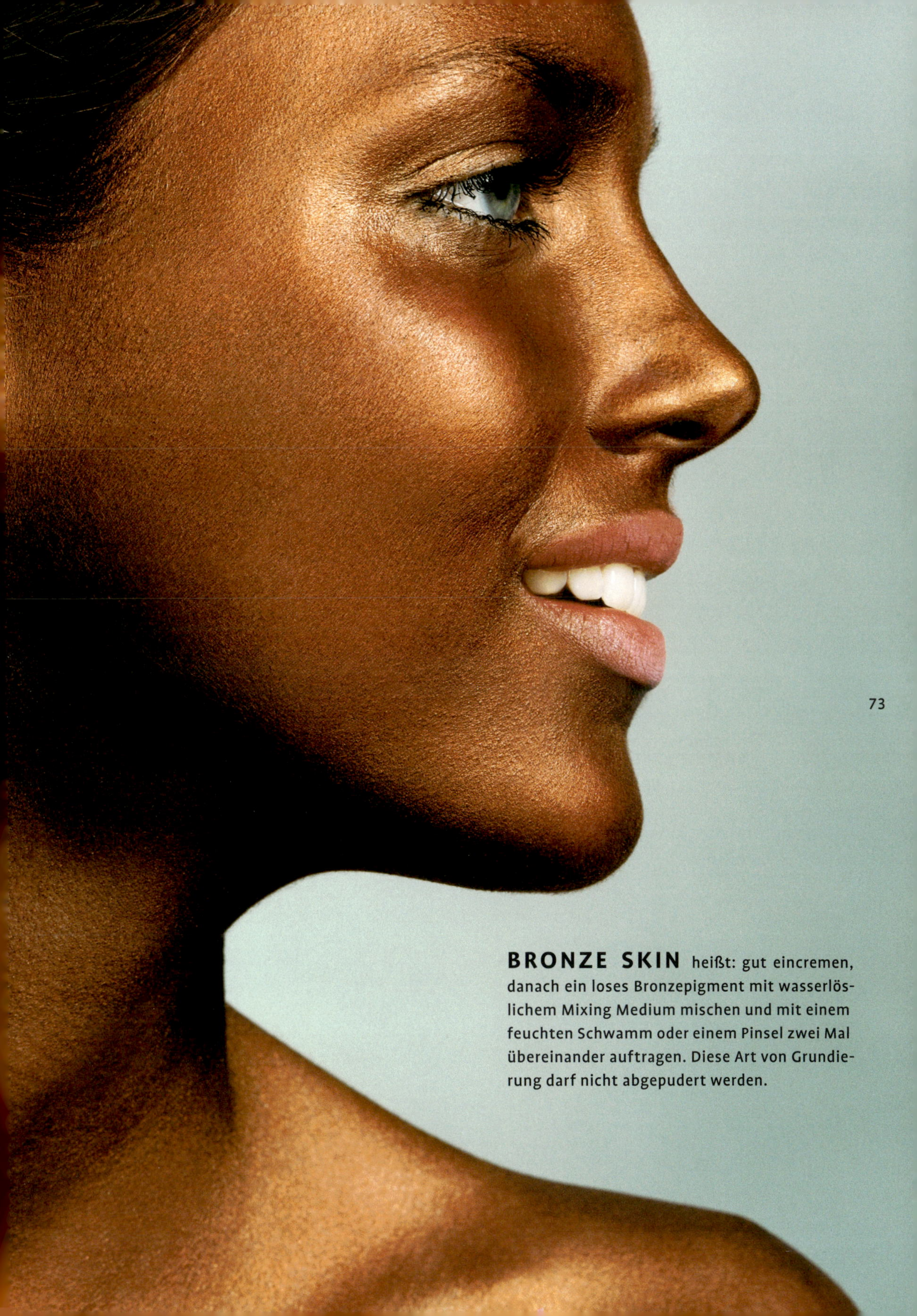

BRONZE SKIN heißt: gut eincremen, danach ein loses Bronzepigment mit wasserlöslichem Mixing Medium mischen und mit einem feuchten Schwamm oder einem Pinsel zwei Mal übereinander auftragen. Diese Art von Grundierung darf nicht abgepudert werden.

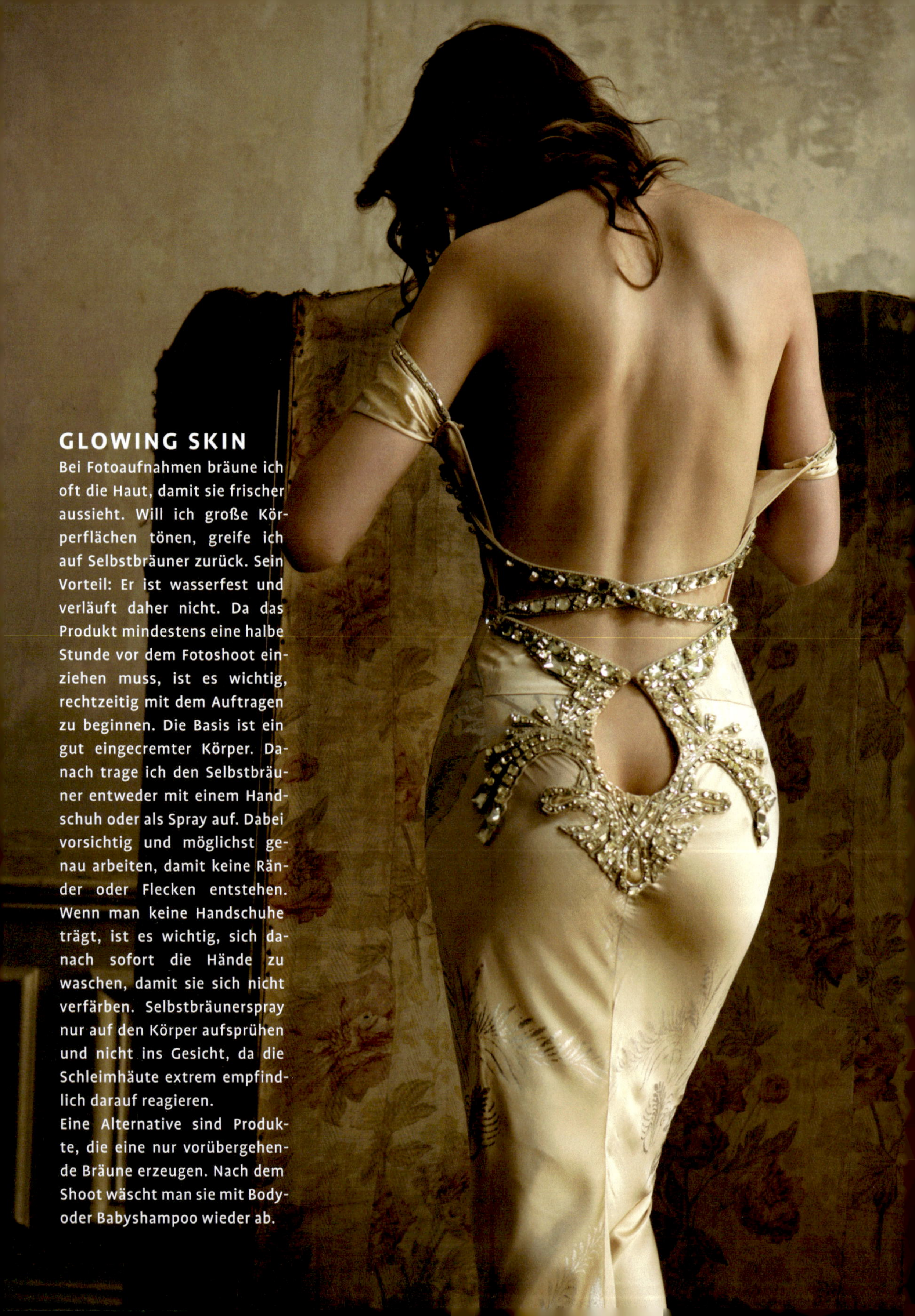

GLOWING SKIN

Bei Fotoaufnahmen bräune ich oft die Haut, damit sie frischer aussieht. Will ich große Körperflächen tönen, greife ich auf Selbstbräuner zurück. Sein Vorteil: Er ist wasserfest und verläuft daher nicht. Da das Produkt mindestens eine halbe Stunde vor dem Fotoshoot einziehen muss, ist es wichtig, rechtzeitig mit dem Auftragen zu beginnen. Die Basis ist ein gut eingecremter Körper. Danach trage ich den Selbstbräuner entweder mit einem Handschuh oder als Spray auf. Dabei vorsichtig und möglichst genau arbeiten, damit keine Ränder oder Flecken entstehen. Wenn man keine Handschuhe trägt, ist es wichtig, sich danach sofort die Hände zu waschen, damit sie sich nicht verfärben. Selbstbräunerspray nur auf den Körper aufsprühen und nicht ins Gesicht, da die Schleimhäute extrem empfindlich darauf reagieren.

Eine Alternative sind Produkte, die eine nur vorübergehende Bräune erzeugen. Nach dem Shoot wäscht man sie mit Body- oder Babyshampoo wieder ab.

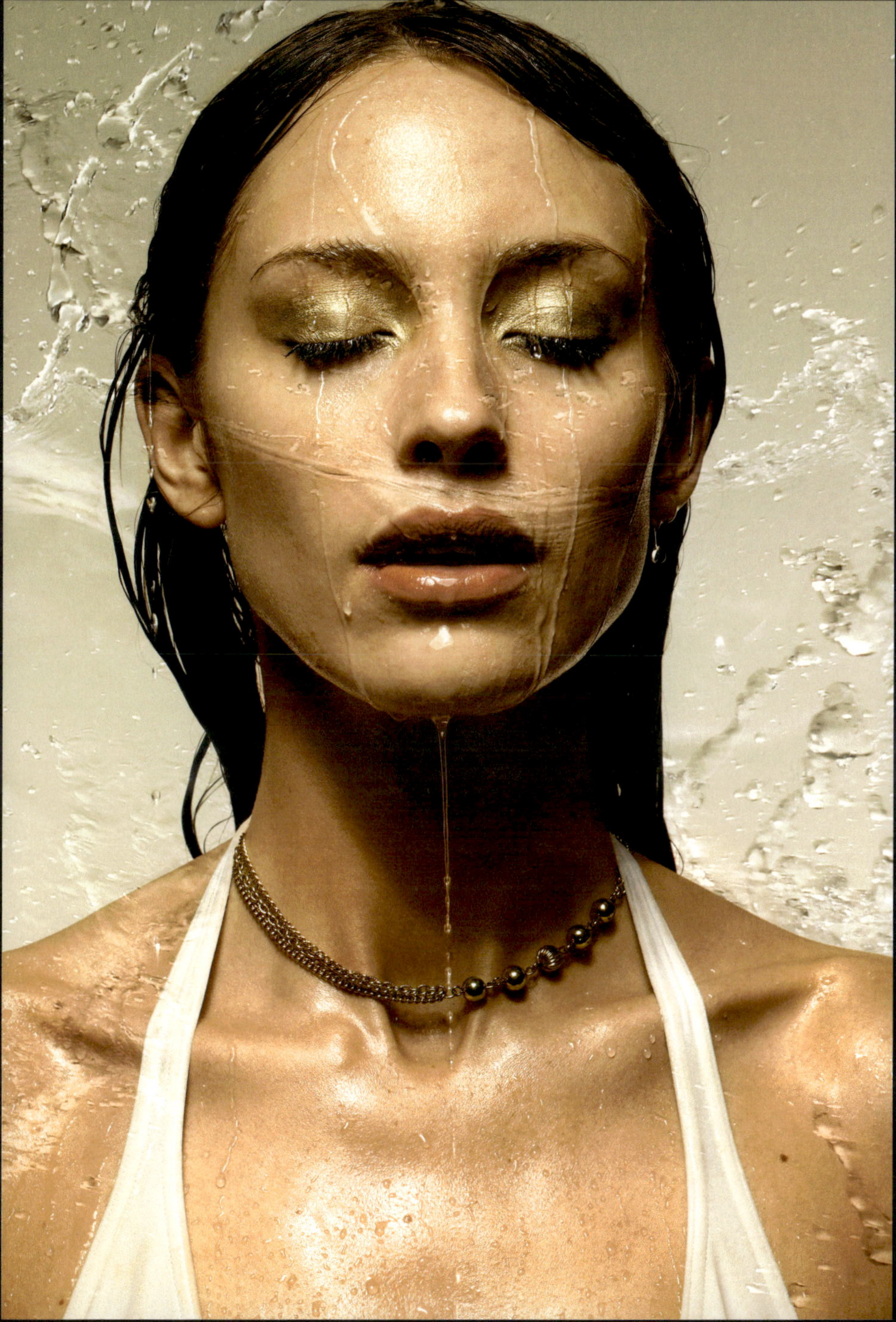

WATERFALL verlangt wasserfeste Produkte für das Gesicht und den Körper. Nicht abpudern und in jeder Pause das Make-up kontrollieren, da die Haut durch den ständigen Wasserlauf gestresst reagiert und rote Flecken entstehen können. Außerdem unbedingt Augentropfen dabei haben, die der Röte entgegenwirken. Zur Anwendung ein Wattestäbchen mit zwei Tropfen benetzen und an den inneren Augenwinkel halten, damit die Flüssigkeit ins Auge gelangen kann.

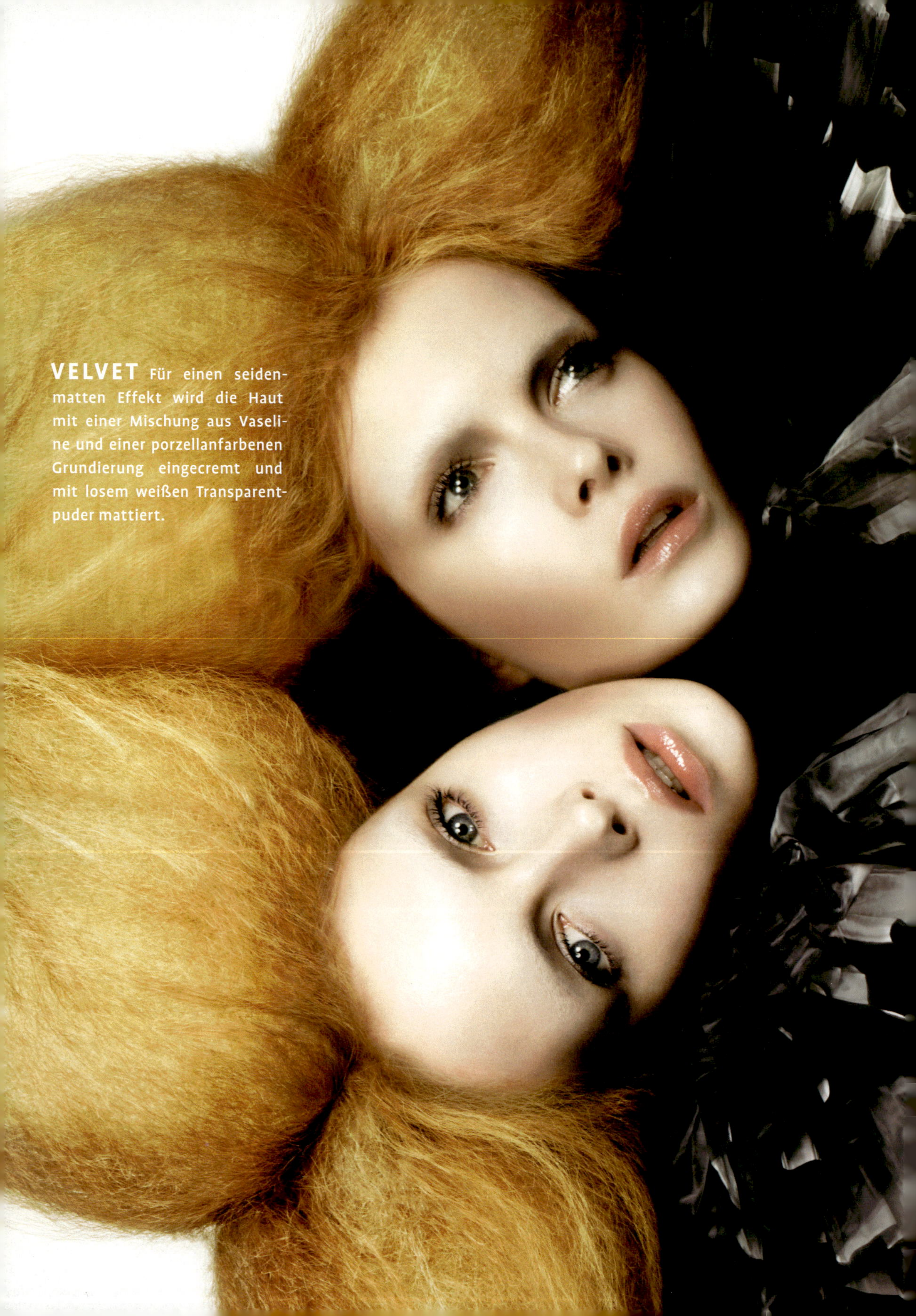

VELVET Für einen seidenmatten Effekt wird die Haut mit einer Mischung aus Vaseline und einer porzellanfarbenen Grundierung eingecremt und mit losem weißen Transparentpuder mattiert.

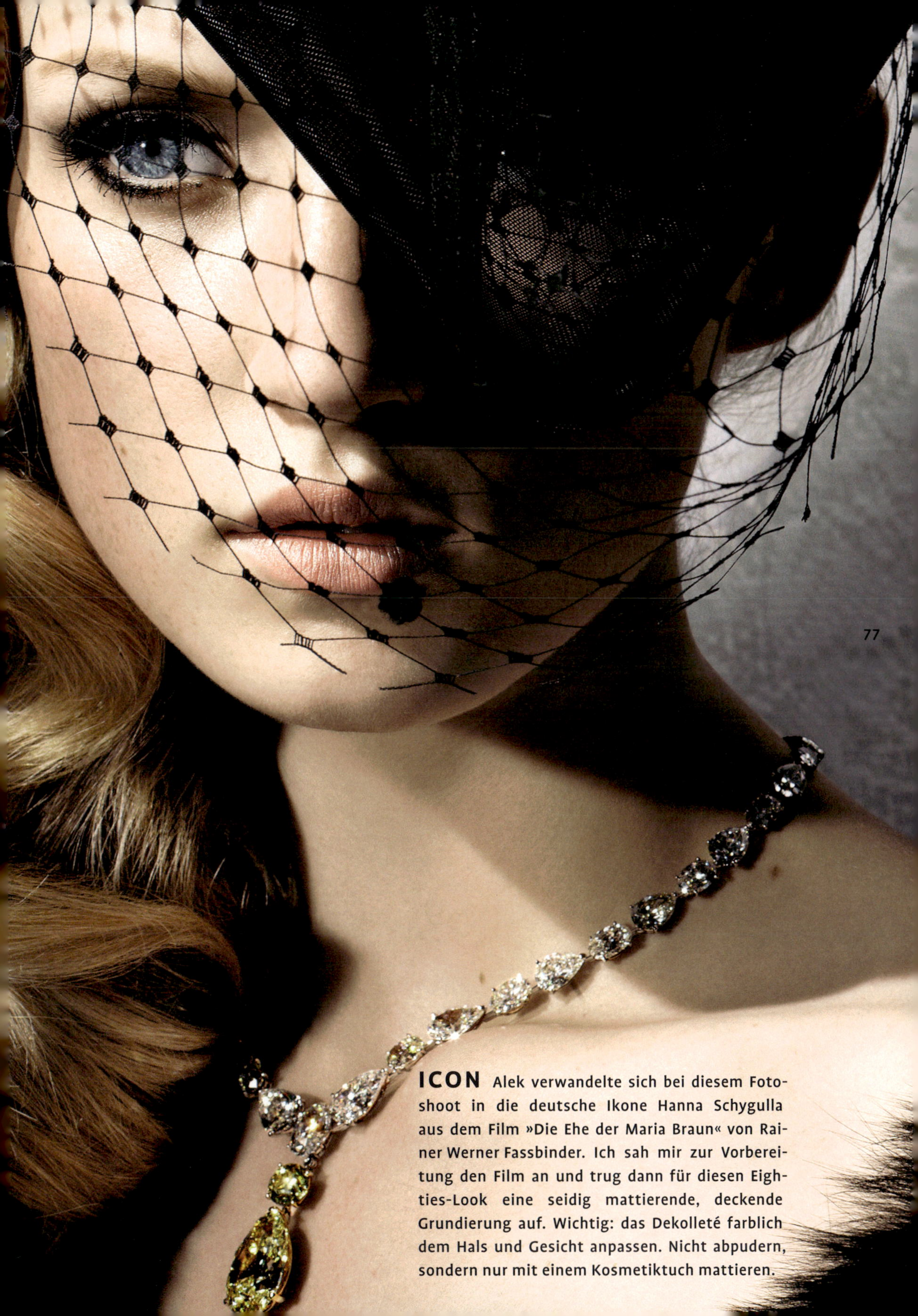

ICON Alek verwandelte sich bei diesem Fotoshoot in die deutsche Ikone Hanna Schygulla aus dem Film »Die Ehe der Maria Braun« von Rainer Werner Fassbinder. Ich sah mir zur Vorbereitung den Film an und trug dann für diesen Eighties-Look eine seidig mattierende, deckende Grundierung auf. Wichtig: das Dekolleté farblich dem Hals und Gesicht anpassen. Nicht abpudern, sondern nur mit einem Kosmetiktuch mattieren.

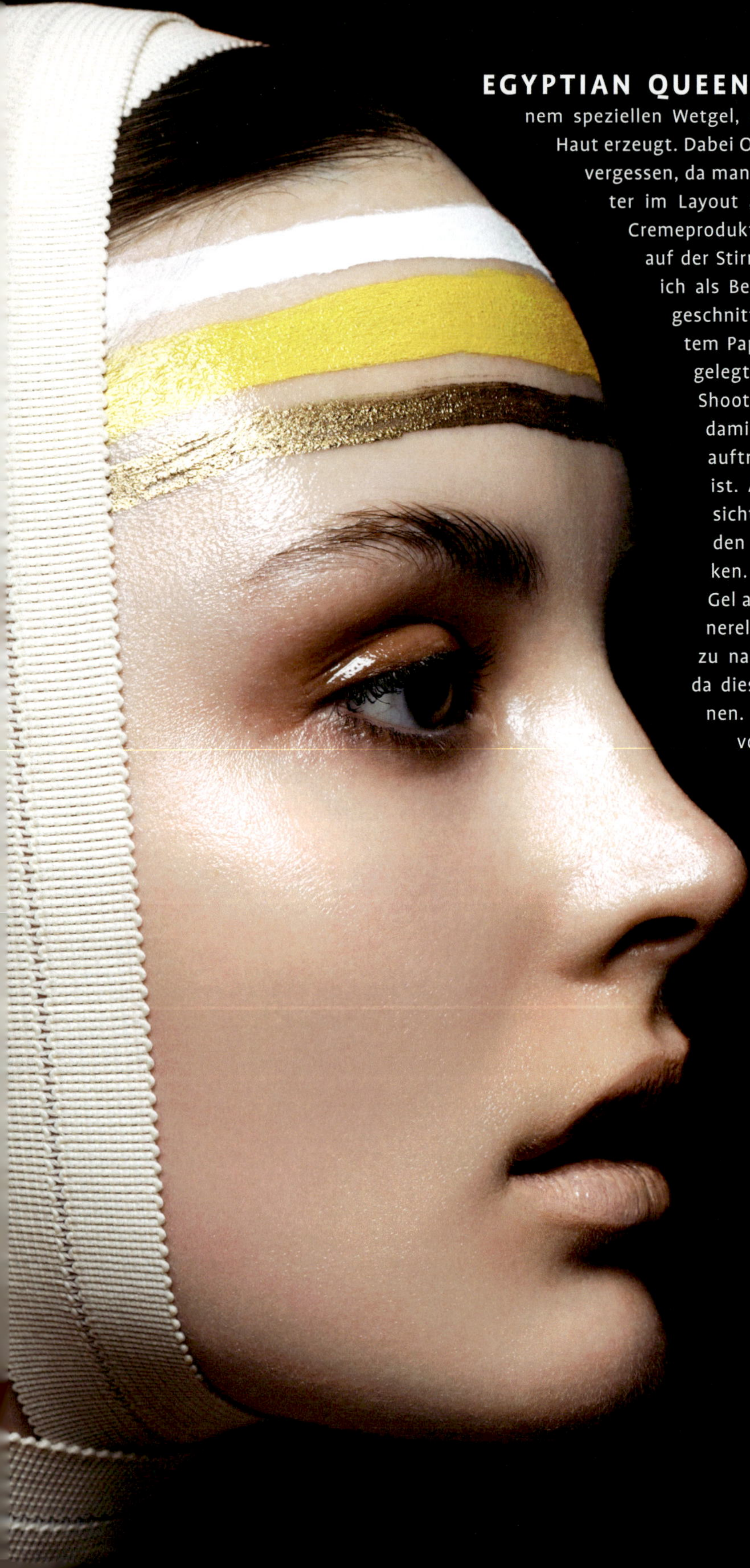

EGYPTIAN QUEEN Diesen Look erreiche ich mit einem speziellen Wetgel, das einen starken Glanz auf der Haut erzeugt. Dabei Ohren, Nacken und Schultern nicht vergessen, da man vorher nie weiß, wo das Foto später im Layout angeschnitten wird. Danach mit Cremeprodukten weiterschminken. Um wie hier auf der Stirn Linien zu applizieren, verwende ich als Begrenzung für die Farbe einen zugeschnittenen schmalen Streifen aus festem Papier oder Pappe, der auf die Stirn gelegt wird. Es ist wichtig, für solche Shoots immer gut vorbereitet zu sein, damit man die Linien nicht freihändig auftragen muss, was viel schwieriger ist. Auf die Augenlider tupfe ich vorsichtig ein ockerfarbenes Lipgloss, um den Glanzeffekt der Haut zu verstärken. Bei der Dosierung von Gloss oder Gel auf den Augenlidern sollte man generell aufpassen, sie nicht zu dick oder zu nah am Wimpernrand aufzutupfen, da diese Produkte ins Auge laufen können. Sie verteilen sich mit der Zeit von selbst auf dem ganzen Lid. Als Kontrast zu dem glänzenden Gesicht verwende ich einen matten beigefarbenen Lippenstift. Ich erinnere mich sehr gut an diesen Shoot, weil das Make-up sechs Mal verändert werden musste. Donnas Haut war dadurch sehr gestresst, und so trug ich zwischendurch eine Beruhigungsmaske auf.

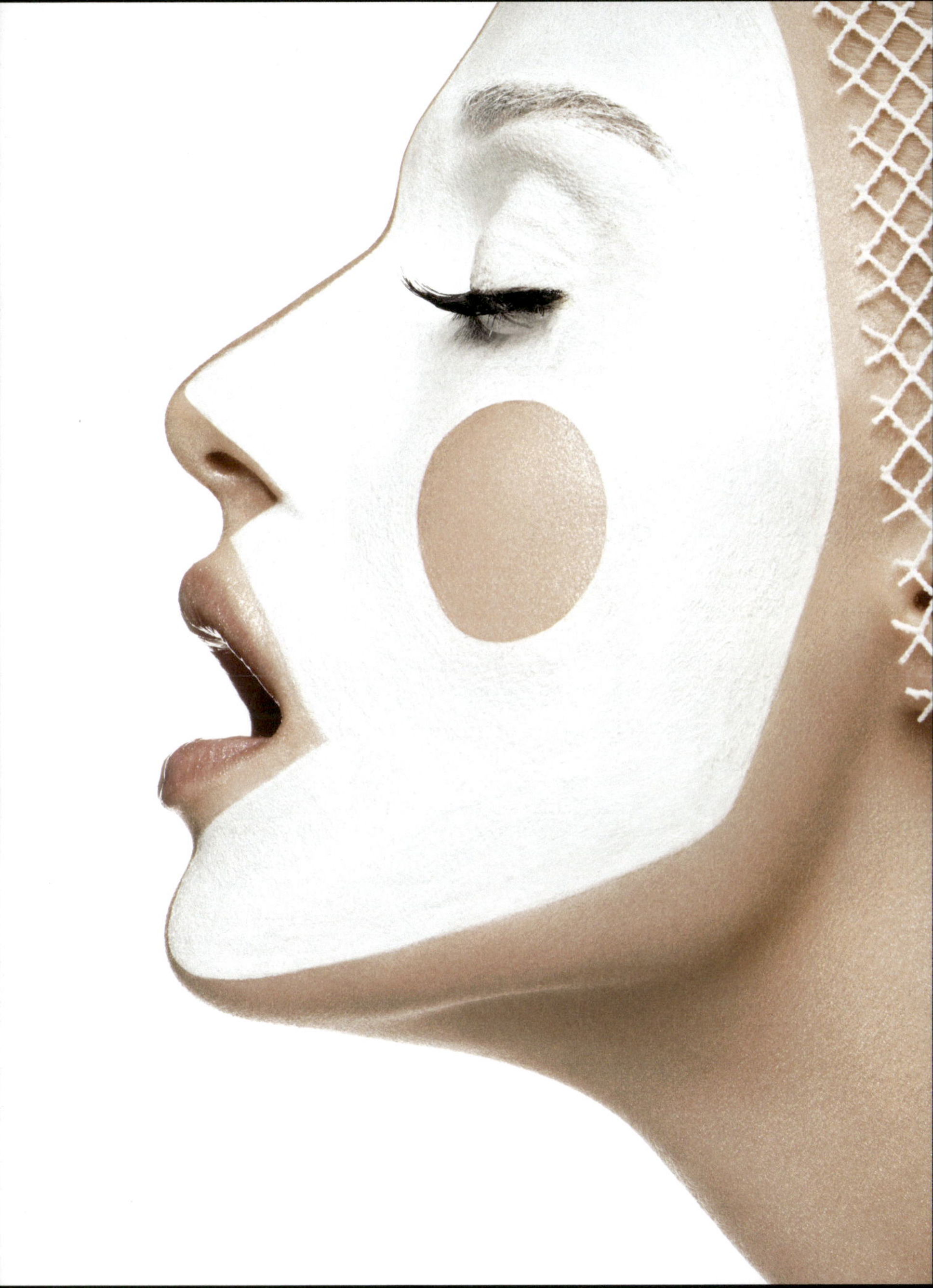

LACKHAUT Bei diesem Look ist es wichtig, die Haut pur zu belassen und nicht zu grundieren. Die Umrisslinien habe ich mit einem weißem Kajal vorgezeichnet. Um beim Auftragen die exakte Aussparung für das weiße Creme-Make-up zu erhalten, kreisrund ausgeschnittene Selbstklebefolie auf die Wange applizieren. Für den glänzenden Lackeffekt die weiße Cremefarbe zum Schluss mit etwas Wasser leicht besprühen. Die unbemalten Teile des Gesichts großzügig mit Puderpinsel und Kompaktpuder mattieren. Vor dem Shoot die Haut sanft mit einer weichen Babybürste von Make-up-Resten säubern.

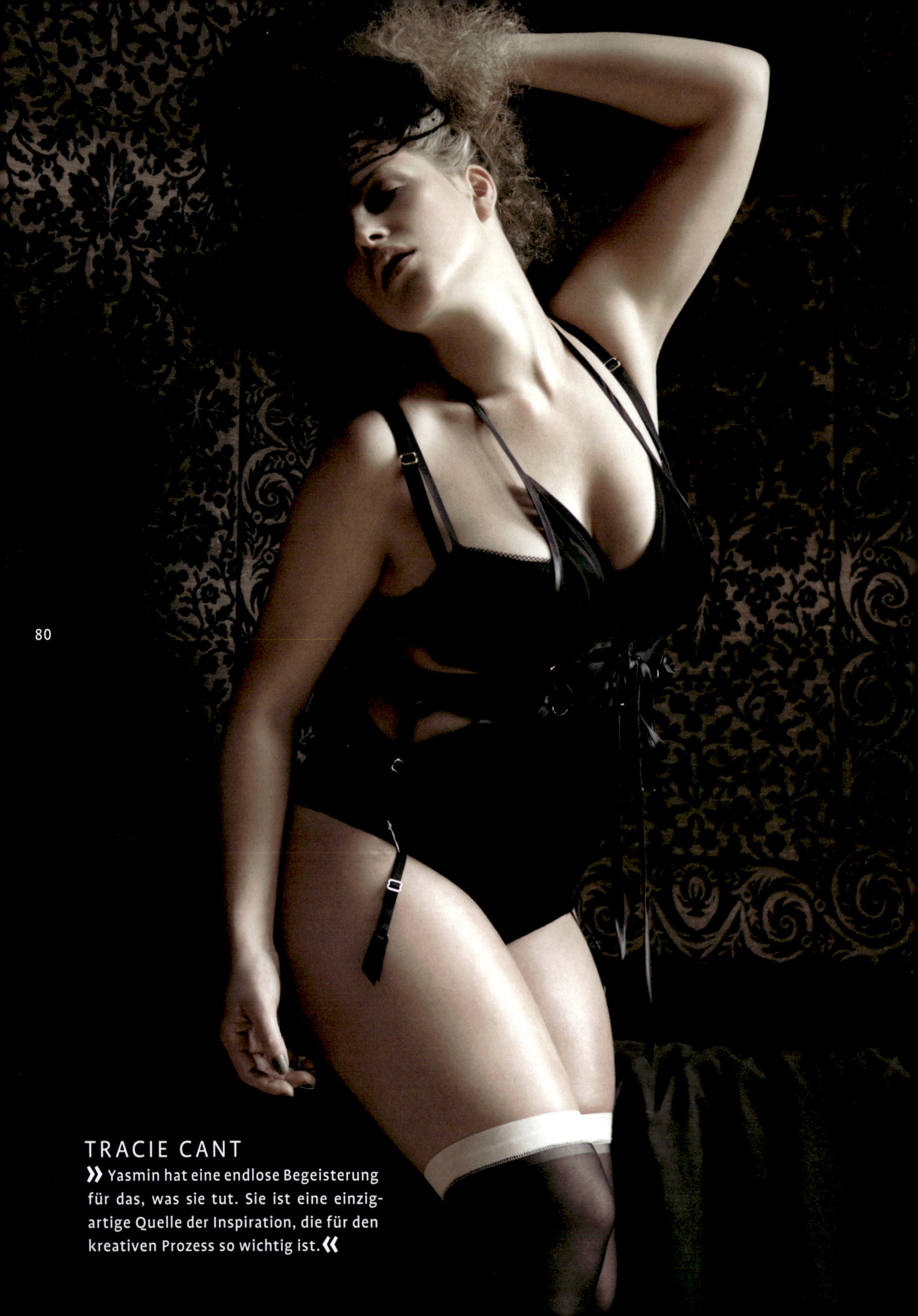

TRACIE CANT

» Yasmin hat eine endlose Begeisterung für das, was sie tut. Sie ist eine einzigartige Quelle der Inspiration, die für den kreativen Prozess so wichtig ist. «

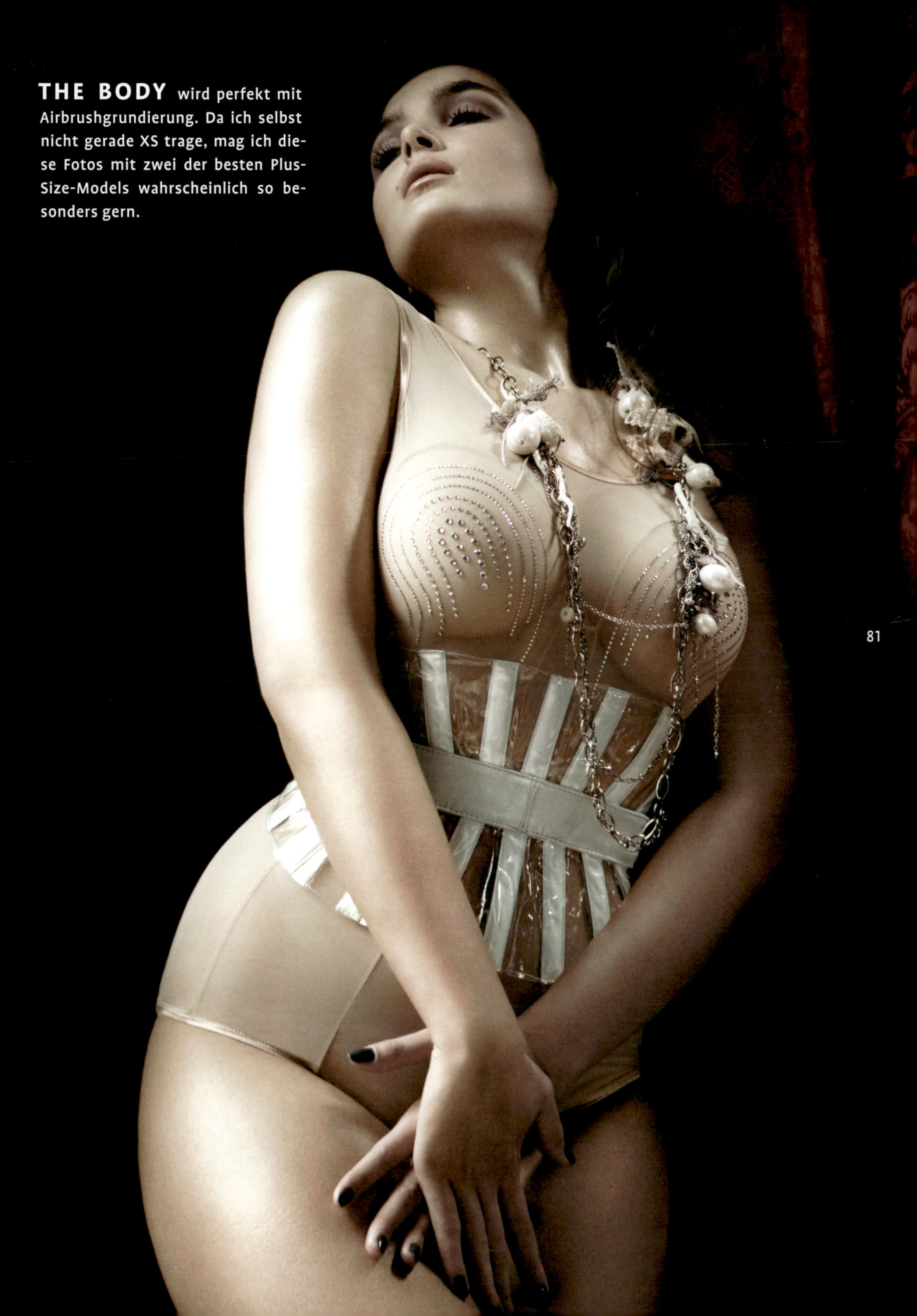

THE BODY wird perfekt mit Airbrushgrundierung. Da ich selbst nicht gerade XS trage, mag ich diese Fotos mit zwei der besten Plus-Size-Models wahrscheinlich so besonders gern.

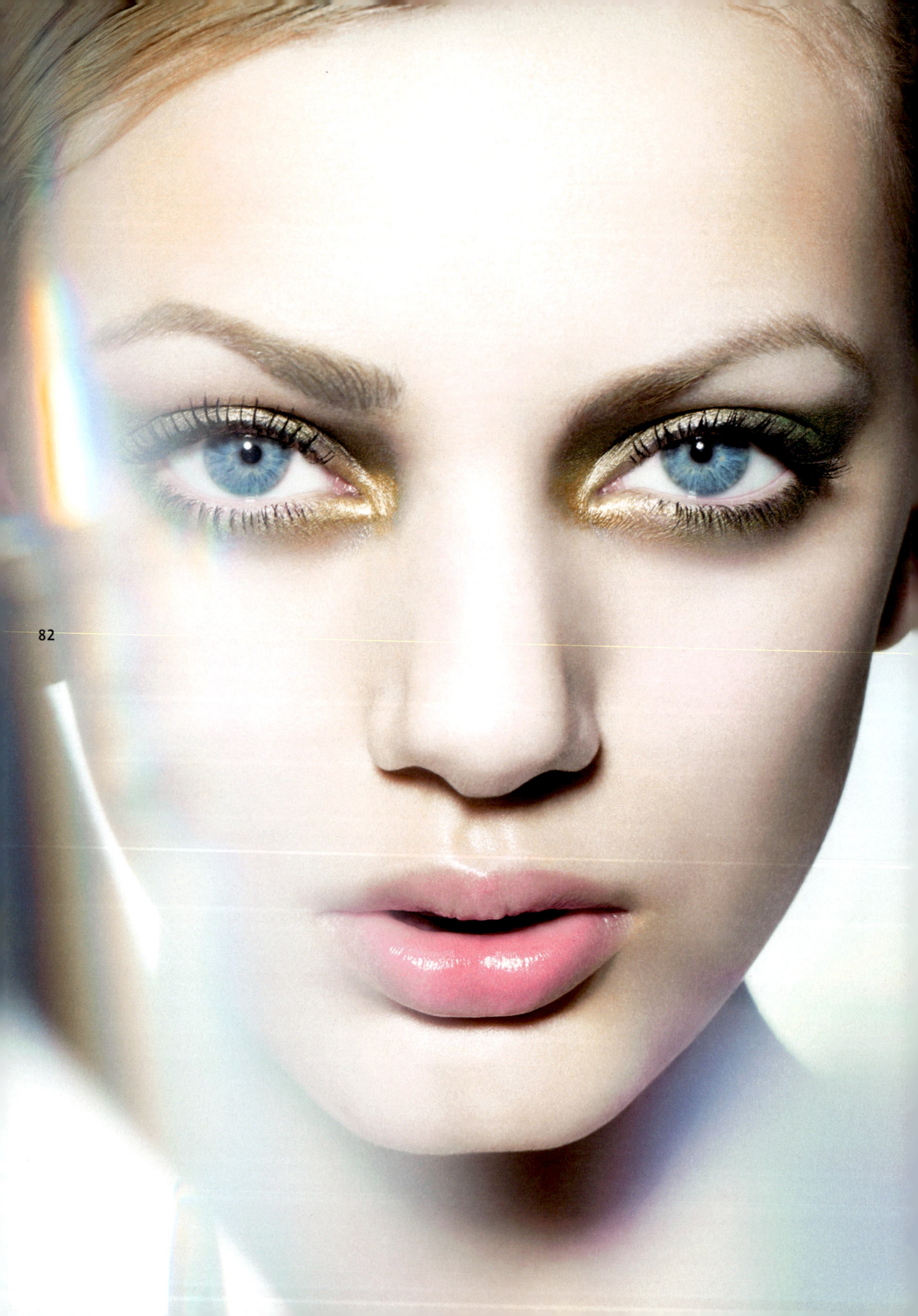

SCI-FI Bei Zuzanna habe ich mit der Airbrushtechnik gearbeitet, die so schön praktisch ist, weil sie schnell geht. Dafür wird zuerst ein Concealer, dann eine gleichmäßig dünne, fast weiße High-Definition(HD)-Grundierung auf Gesicht und Körper gesprüht. Nach dem Auftragen ist das Make-up hitzebeständig, wisch- und wasserfest, ohne es noch abpudern zu müssen, und erscheint dabei trotzdem transparent. Darüber pinsele ich silberne Schimmerpigmente, die eine kühle Hautstimmung erzeugen. Möchte man den Teint mattieren: entweder den passenden, sehr feinen HD-Puder oder Reispuder mit Löschblatteffekt verwenden. Um den Look zu erhalten, arbeite ich bei Airbrush fast immer per Hand nach. Die Airbrushtechnik ist perfekt, um das ganze Gesicht oder den Körper einzufärben, und um Strukturen und kleinste bis sehr große Farbverläufe herauszuarbeiten. Zur Vervollständigung des Sci-Fi-Looks wird eine halbierte Silberpaillette mittig dicht am oberen und unteren Lidrand aufgeklebt.

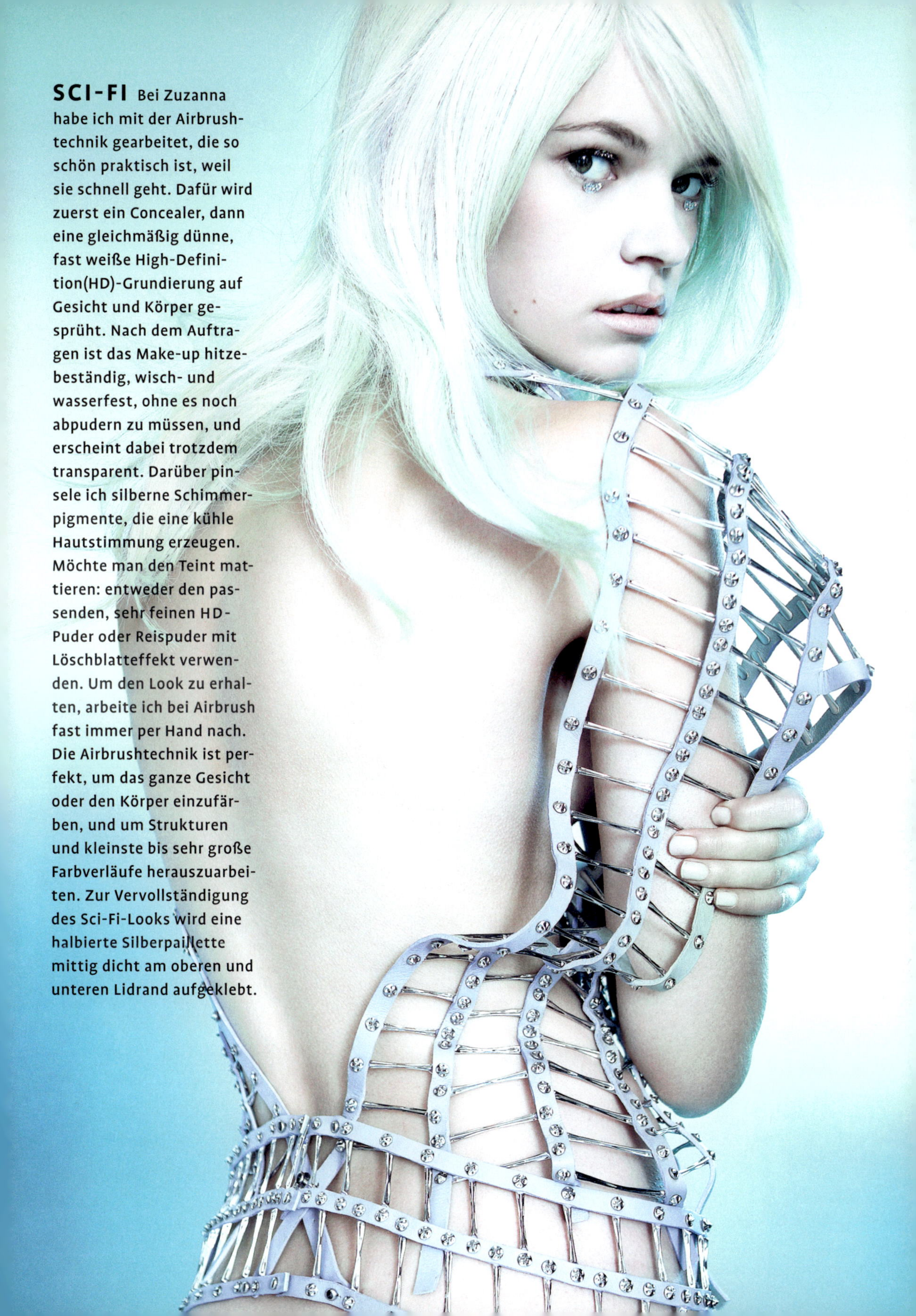

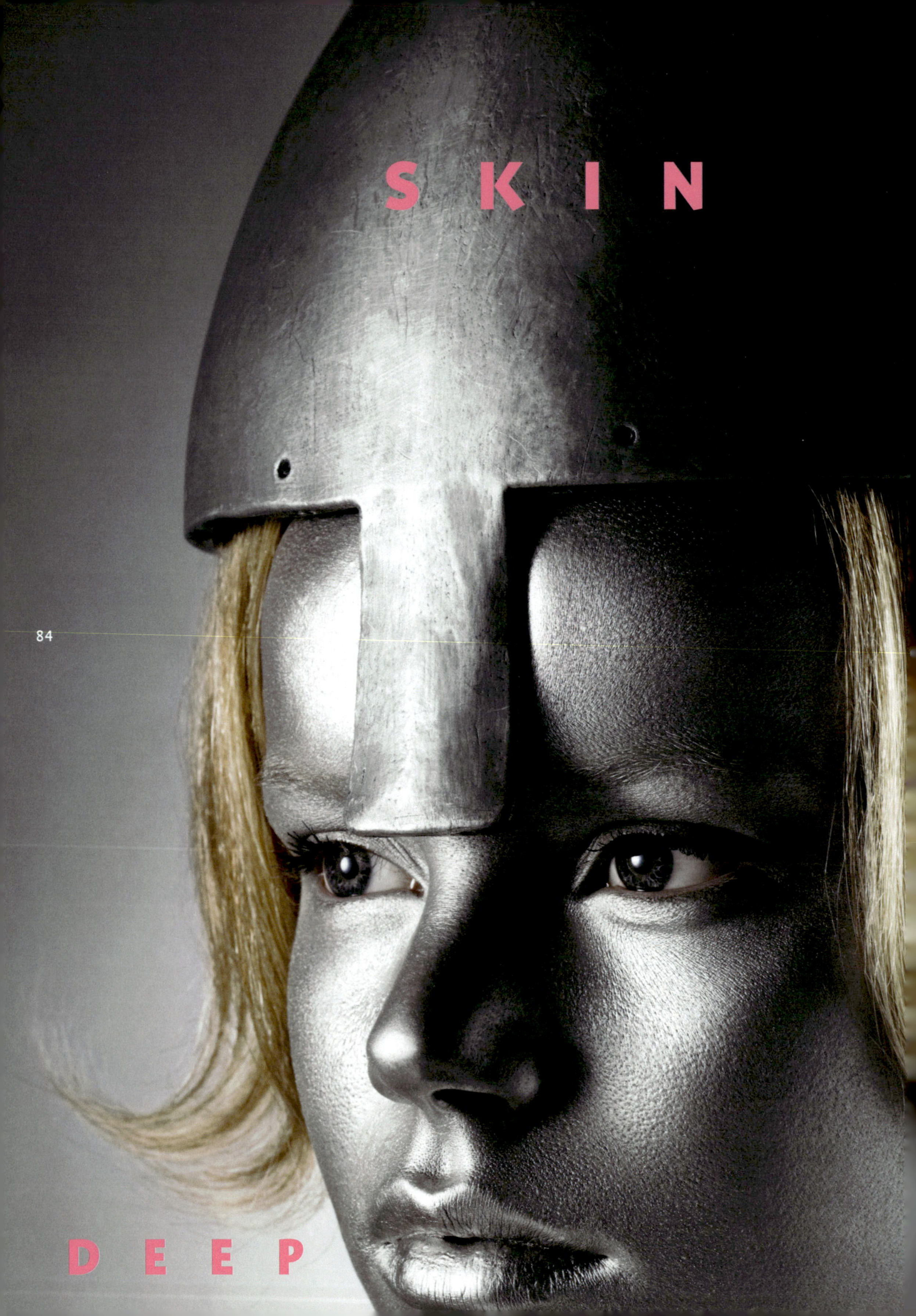
SKIN
DEEP

Alle Make-up-Grundierungen, auch »Foundations« genannt, bestehen aus zwei Komponenten. Die erste ist eine Emulsion aus Fett und Wasser oder Fett und Ölen, die zweite eine Farbpaste aus Puder und Pigmenten. Dazu kommen feuchtigkeitsspendende und -bewahrende Wirkstoffe und meist auch noch Lichtschutzfilter.

Je nach Puder- und Fettanteil werden die Grundierungen unterschiedlich bezeichnet. Generell gilt: Je höher beides ist, desto deckender ist die Grundierung.

Getönte Tages- und Bronzingcremes sind eher eine Frischepflege. Sie enthalten wenig Pigmente, geben der Haut nur eine leichte Tönung und decken nicht ab. Das ist ideal für eine natürlich aussehende Haut sowie für ältere Frauen und Männer, da diese Grundierungen keine Puderanteile enthalten und sich dadurch nicht in Falten absetzen.

Mein Motto beim Grundieren: Weniger ist mehr

Flüssige Feuchtigkeits- oder ölfreie Grundierungen gleichen einen unregelmäßigen Teint etwas aus, decken jedoch Unreinheiten und Rötungen nicht ab. Sie enthalten relativ wenig Fett und Puder und passen zu allen Hauttypen, auch zu reifer Haut.

Creme-Make-ups haben einen höheren Fettanteil und sind daher perfekt für trockene Haut. Sie decken sehr gut ab, können aber maskenhaft wirken, wenn man sie zu dick auftägt. Unentbehrlich für klassische Effekte beim Theater-Make-up wie zum Beispiel das Älter-Schminken sind Creme-Make-ups auf Wachs-Öl-Basis. Man trägt sie großflächig mit einem trockenen oder angefeuchteten Schwämmchen oder Pinsel auf und fixiert sie mit Puder.

Puder-Creme-Make-ups und Mousse-Foundations enthalten Silikone, die nach dem Auftragen durch die Hautwärme verdunsten. Zurückbleiben pudrige Partikel, die die Pigmente fixieren. Sie sinken sofort in die Haut ein, mattieren ohne trockenes Gefühl und sind auch für Misch- und Problemhaut geeignet, da sie leicht einzuarbeiten sind und Unebenheiten sehr gut abdecken.

Abdeckstift, Grundierung und Puder zugleich: Pan Sticks sind einfach anzuwenden und perfekt zum Ausbessern für Zwischendurch. Es gibt sie mit transparenter bis starker Deckkraft.

Kompaktpuder werden trocken oder mit einem feuchten Schwämmchen aufgetragen. Sie sind sehr praktisch zum schnellen Ausbessern des Make-ups und auch für Problemhaut geeignet.

HD-Make-up-Grundierungen haben eine lichtreflektierende, mikrofeine Textur mit Silikonanteilen, die sich sehr gut verteilen lässt. Sie gleiten gut über die Haut, decken Linien, Unreinheiten oder Unebenheiten jedoch nur leicht ab. HD-Make-up muss ausgesprochen sorgfältig aufgetragen werden und erfordert vor allem beim Ineinanderschattieren und Ausblenden genaues Arbeiten, weil jeder Fehler sofort sichtbar ist. Die Abstufung der Farben ist den Hauttönen genau angepasst und daher niemals zu rosa, gelb, violett, grau oder zu grün.

Wieder anders funktionieren Mineral Foundations. In ihrer ursprünglichen Form bestehen sie nur aus gemahlenen Mineralien, die so deckend wie eine Grundierung sein können, und für alle Hauttypen, besonders für Problemhaut, gut geeignet sind. Will man sie flüssig anwenden, vermischt man den Puder in einer Schale mit einer Feuchtigkeitscreme, bis er sich gelöst hat, und trägt den Mix mit einem Schwämmchen auf. Es gibt aber auch fertig gemischte, flüssige Mineral Foundations. Je nachdem, wie kompakt man sie schminkt, wird die Grundierung fast unsichtbar oder hat eine hohe Deckkraft, bleibt dabei aber immer transparent. Ich arbeite gern damit, wenn der Teint fast ungeschminkt wirken soll oder als Close-up fotografiert wird.

Zu einer perfekten Foundation gehört für mich der Concealer. Die meisten Visagisten tragen ihn vor dem Grundieren auf, ich erst danach: Sieht man dann immer noch Augenränder, Narben, rote Äderchen, Altersflecke, Pigmentstörungen oder Pickel, kann man sie mit einem Concealer ganz gezielt kaschieren.

Creme-Concealer haben eine weiche Konsistenz und sind einfach zu handhaben, Concealer-Stifte sind aufgrund der Wachsanteile härter und mit ihnen lassen sich sowohl rote Stellen, fleckige Partien als auch Narben überdecken. Flüssige Concealer enthalten lichtreflektierende Partikel, sind ideal für die Abdeckung von Augenrändern und trockener oder reifer Haut. Kompakte, trockene Korrekturstifte eignen sich perfekt zum Kaschieren von Pickeln, kleinen Falten, Narben, Pigmentflecken oder auch unebenenen Flächen.

P O W E R

Puder ist das beste Finish eines Make-ups, denn er schafft eine glatte, ebenmäßige Fläche und erzeugt einen makellosen, mattierten Teint. Er gehört zu den ältesten Kosmetika überhaupt: Schon Steinzeitfrauen zerrieben Kalk, Kreide oder Gips mit Steinen zu Pulver, um das Gesicht damit aufzuhellen. Das Pudermineral Talk oder Talkum ist seit dem Altertum bekannt. Sprachwissenschaftler vermuten, dass der Name aus dem Persischen stammt und über das arabische »talq« in den indogermanischen Sprachraum kam. Schon die alten Ägypter verwendeten Talkum zum Pudern der Haut. Die Griechen schauten sich das bei den Ägyptern ab, die Römer bei den Griechen: Reiche Römerinnen bevorzugten einen blassen Teint und ließen sich dafür von ihren Sklavinnen weißen Puder auftragen.

Nach dem Zerfall des Römischen Reichs im fünften Jahrhundert nach Christus war Make-up in Europa eine Zeit lang verpönt. Der hell gepuderte Teint erlebte erst im europäischen Mittelalter einen neuen Boom, denn durch ihn wollten sich die Reichen optisch von den ärmeren Menschen abgrenzen, die im Freien arbeiten mussten und deshalb gebräunt waren. Im Rokoko ersetzte Puder sogar das Waschen, das man damals für schädlich hielt – stattdessen puderte man einfach eine weitere Schicht über die alte. Um eine makellose Blässe zu erreichen, wurden neben Talk auch giftiges Bleiweiß und Quecksilberverbindungen eingesetzt. Der Trend zu hell gepuderter Haut hielt bis ins 19. Jahrhundert an. Die Verwendung von Bleiweiß ließ aber nach und wurde von Zinkoxid, Titaniumdioxid, Reismehl, Weizenpuder und Schlämmkreide abgelöst.

1830 brachte Guerlain in Europa den »Poudre de Lys« für einen hellen Teint auf den Markt. 1881 entwickelte der Pariser Apotheker Theophile Leclerc einen Puder auf Reismehlbasis, der heute noch erhältlich ist. Der erste Kompaktpuder feierte 1920 Premiere – entwickelt in Amerika von Max Factor als Bestandteil seiner ersten Make-up-Linie für den Massenmarkt. Mit der Industrialisierung im 19. Jahrhundert wandelte sich das Schönheitsideal, und die entstehende wohlstandsbedingte Urlaubskultur machte eine sonnenbraune Haut modern. In Zeiten des Wirtschaftswunders wurde der Trend zur Massenbewegung, und die Make-up-Firma Guerlain kreierte 1984 den ersten Terracottapuder für gebräunte Haut.

Heute gibt es im Prinzip fünf verschiedene Arten von Puder. Die klassische Form ist der »lose Puder« auf der Grundlage von Talkum. Er ist praktisch fettfrei und lässt sich daher mit einem Pinsel sehr genau auf der Haut verteilen. Da er sowohl aus Partikeln gemischt wird, die auf der Haut transparent erscheinen, als auch aus abdeckenden Anteilen, kann er – je nachdem, welche Bestandteile überwiegen und wie viele Pigmente hinzugefügt werden – von transparent bis hochdeckend sein.

Für Kompaktpuder, die zweite Art, werden die Partikel mit Bindemitteln und Fetten zu einem Stein gepresst. Die dritte Variante ist Erdpuder aus gemahlener, oft vorgebrannter Erde. Er stammt, wie beispielsweise die »Ägyptische Erde«, ursprünglich aus Gebieten, in denen die Menschen dunklere Haut haben, wird heute aber auch eingesetzt, um einen helleren Teint dunkler zu machen.

Die vierte Kategorie bildet der Mineralpuder. Er besteht nur aus Bausteinen die auch in der Natur vorkommen, wie etwa Schlämmkreide oder Glimmer, und gemahlenen Mineralien wie zum Beispiel Eisenoxid oder Titandioxid. Bis heute sind etwa 4000 Mineralien bekannt, von denen viele schon lange in der Kosmetik verwendet werden: Titandioxid sorgt zum Beispiel in Grundierungen für Deckkraft und in Sonnenschutzprodukten für mineralischen Lichtschutz, da es UV-Strahlen reflektiert. Für die Deckkraft und Farbgebung werden zusätzlich Pigmente dazugegeben. Alle Töne sind untereinander mischbar, sodass man problemlos die perfekt passende Farbe herstellen kann. Mineralpuder enthält keine Zusatzstoffe und ist deshalb auch für sensible oder Aknehaut geeignet. Er ist auch ohne Konservierungsstoffe viele Jahre haltbar, wenn man auf Hygiene achtet: trocken und gut verschlossen aufbewahren, direkten Kontakt mit Wasser, Creme, Pinsel und Haut vermeiden.

High-Definition(HD)-Puder, die fünfte Art, setzt sich aus mikrofeinen, lichtreflektierenden Partikelchen zusammen, die sich gut verteilen lassen und trotz hoher Deckkraft transparent wirken. Im Prinzip besteht aber heute jeder Puder aus einer qualitativ hochwertigen Mischung aus Talk, gemahlenem Glimmer, Seiden- oder Perlenpuder, und lichtreflektierenden Partikeln, die ihn fein, gut verteilbar, hautverträglich und schimmernd machen. Für einen extrem natürlichen Look kann man die Haut auch ganz ohne Puder mattieren, indem man ein Kosmetiktuch auflegt das überschüssiges Fett aufsaugt.

Aufgetragen werden sowohl loser als auch Kompaktpuder mit einer Quaste oder einem XXL-Naturhaarpinsel, die regelmäßig mit Babyshampoo, Pinsel- oder Gesichtsreiniger gesäubert werden müssen. Außerdem arbeite ich beim Schminken noch mit einem Duo-Fibre-Pinsel, einem kleinen Pinsel, einer weiche Babybürste, natriumarmem stillen Mineralwasser oder MAC Fix+Spray, einer Quaste und Kosmetiktüchern.

Mein Lieblingsprodukt ist loser Transparentpuder, den es in vielen verschiedenen Tönen gibt. Aufgrund seiner Konsistenz lässt er sich sehr gut und kontrolliert einsetzen. Da transparenter Puder nur Pigmente enthält, die nicht decken, mattiert er so, dass der natürliche Hautton erhalten bleibt. Deshalb kann man diesen »All-in-one«-Puder auch für alle Hautfarben anwenden.

Zum Auftragen gehe ich meist zuerst mit einem Pinsel großzügig über das Gesicht und arbeite dann mit einer Quaste nach. Dabei ist es wichtig, den Pinsel nach dem Aufnehmen des Puders in der Handfläche zu drehen, damit beim ersten Kontakt mit der Haut nicht zu viel davon an einer Stelle aufgetragen wird. Generell gilt: Mit dem Pinsel streicht man den Puder auf die Haut, mit der Quaste presst und rollt man ihn ein. Vertiefungen oder kleine Falten, in denen sich zu viel Puder angesammelt hat, säubert man mit einem kleinen Pinsel oder einer weichen Babybürste von den überschüssigen Resten.

Gepresster Kompaktpuder ist praktisch, weil er nicht staubt. Das macht ihn bei Fotoshootings unentbehrlich, um die Haut zwischendurch abzupudern. Außerdem kann man damit Effekte von Leicht und natürlich bis stark deckend erzielen – je nachdem, wie man ihn verwendet. Trägt man Kompaktpuder trocken auf, wirkt er fast durchsichtig. Mit dem zweiten Auftragen erreicht man eine mittlere Deckkraft. Wird er dagegen mit einem leicht angefeuchteten Schwamm oder einem feuchten Pinsel auf die Haut gegeben, deckt er so gut ab, dass der Kompaktpuder sogar die Grundierung ersetzen kann.

Terracottapuder besteht nicht zwingend aus gemahlener, gebrannter Tonerde – es gibt auch Terracottapuder aus Mineralien oder auf Talkum-Basis, die mit dunklen Pigmenten vermischt sind. Er ist ein wunderbares Hilfsmittel, das ich bei Fotoshootings oft einsetze, um die Haut sofort leicht gebräunt, frischer und gesünder aussehen zu lassen. Dafür trage ich ihn mit einem großen, dicken Pinsel vorsichtig vom äußeren Rand des Gesichts nach innen auf. Diese Technik kann man bei allen Körperteilen anwenden, um ihnen stärkere Konturen zu verleihen. Nachpudern muss man dann nur noch, um die Bräune aufzufrischen.

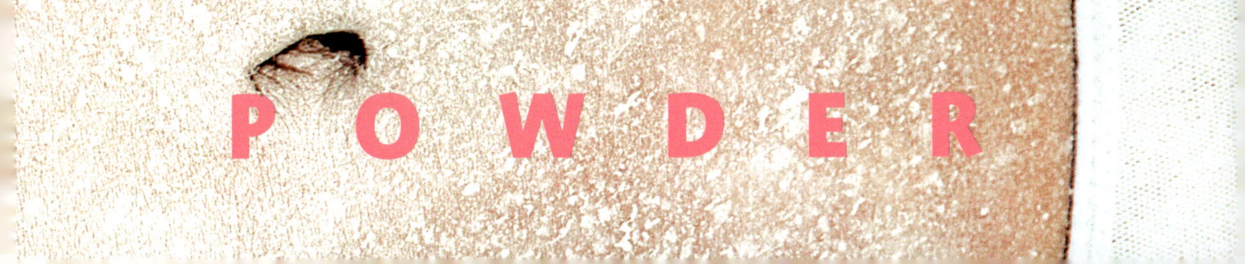

P O W D E R

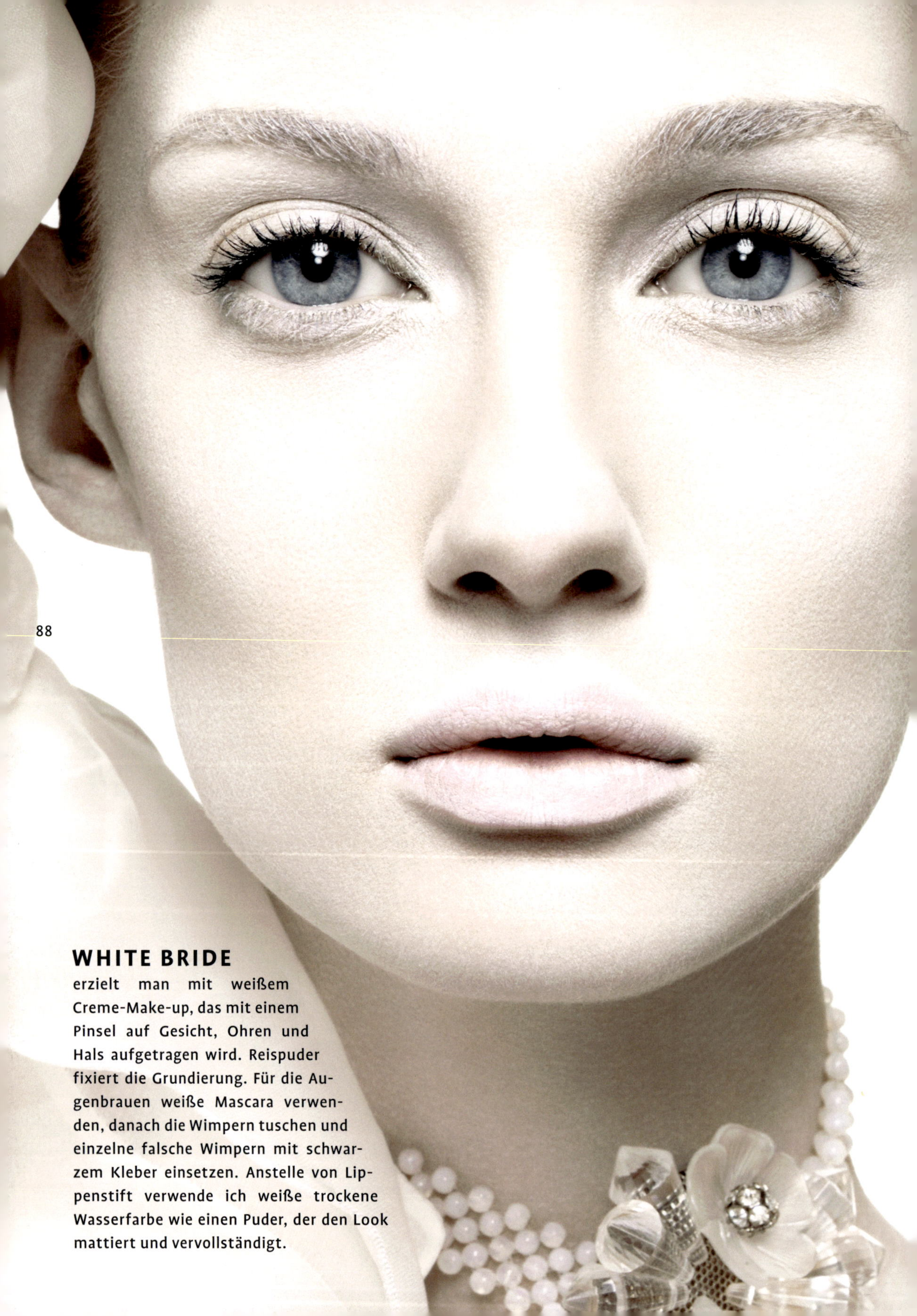

WHITE BRIDE
erzielt man mit weißem Creme-Make-up, das mit einem Pinsel auf Gesicht, Ohren und Hals aufgetragen wird. Reispuder fixiert die Grundierung. Für die Augenbrauen weiße Mascara verwenden, danach die Wimpern tuschen und einzelne falsche Wimpern mit schwarzem Kleber einsetzen. Anstelle von Lippenstift verwende ich weiße trockene Wasserfarbe wie einen Puder, der den Look mattiert und vervollständigt.

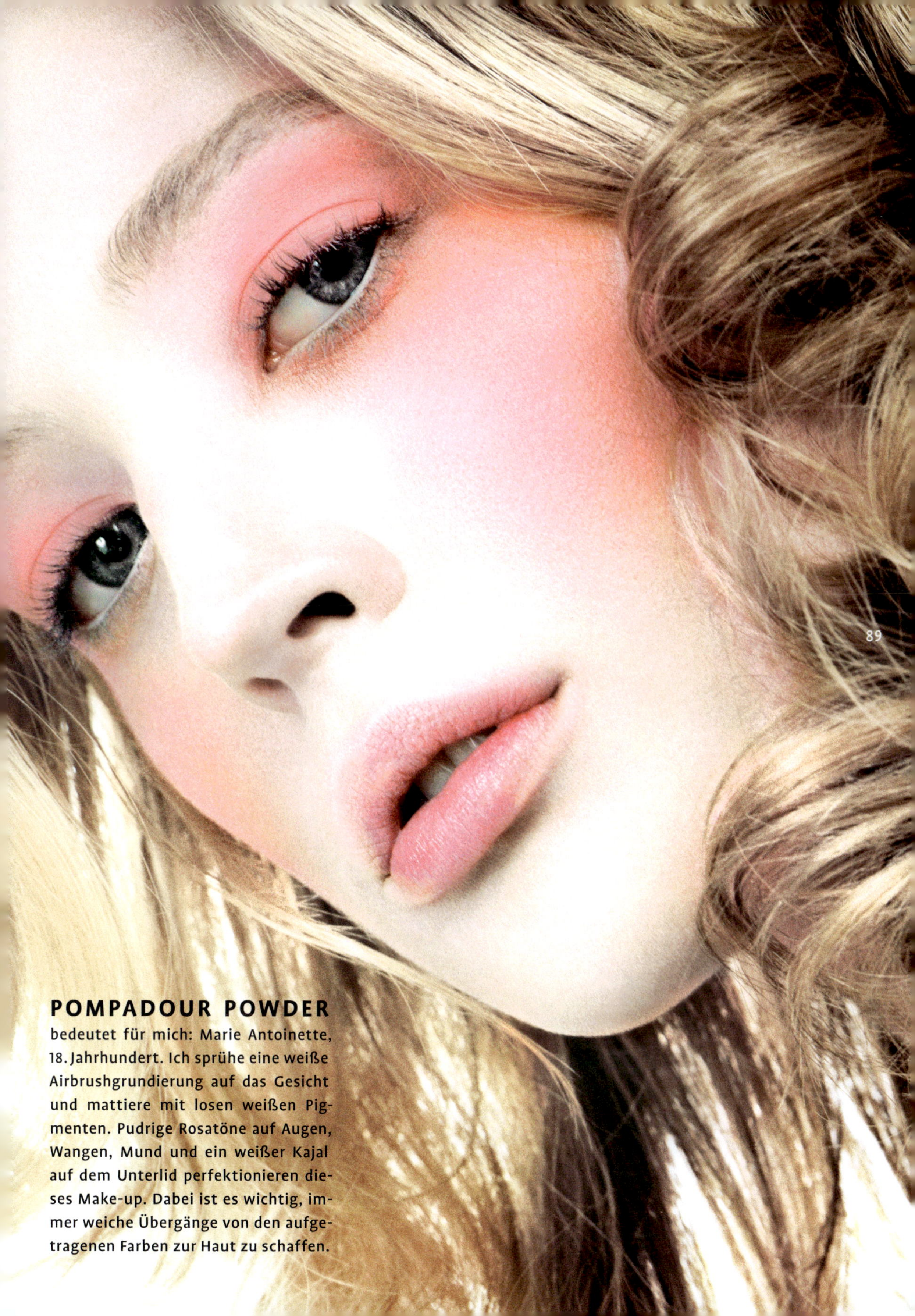

POMPADOUR POWDER

bedeutet für mich: Marie Antoinette, 18. Jahrhundert. Ich sprühe eine weiße Airbrushgrundierung auf das Gesicht und mattiere mit losen weißen Pigmenten. Pudrige Rosatöne auf Augen, Wangen, Mund und ein weißer Kajal auf dem Unterlid perfektionieren dieses Make-up. Dabei ist es wichtig, immer weiche Übergänge von den aufgetragenen Farben zur Haut zu schaffen.

To: Yasmin

Lots of Love and
My Best + Best
07
Alek Wek xx

ALEK WEK

Widmung in ihrem Buch *Nomadenkind* …

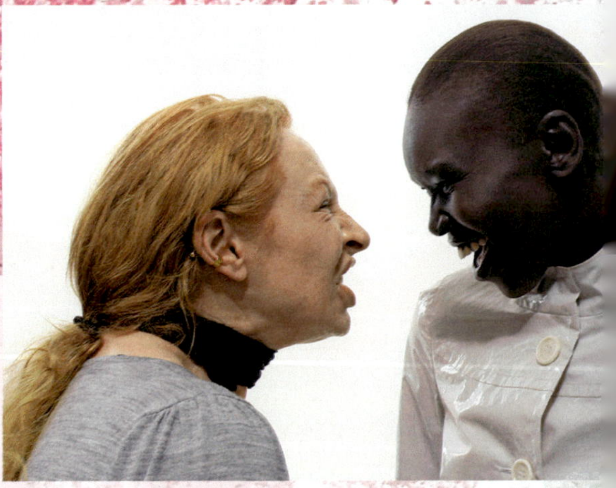

QUEEN POWDER heißt für mich Alek Wek. Uns verbindet eine langjährige Arbeitsgemeinschaft, und ich freue mich immer, wenn wir uns begegnen. Als ich sie das erste Mal auf einer Galliano-Show in Paris schminkte, war ich sofort von ihrer Größe und ihrer inneren Ruhe fasziniert. Alek ist ein Freigeist und ein absolutes Multitalent. Karl Lagerfeld sagte einmal über sie: »Alek verkörpert die Modernität des Schönheitsbegriffs. Es ist wichtig, sie zu haben, denn die Welt besteht nicht nur aus blond … «

Alek hat ihre Lieblingskosmetikprodukte immer dabei. Auf unserem ersten Shoot führte sie mir einen Transparentpuder vor, den man für alle Hautfarben verwenden kann: Er sah weiß-gräulich aus, passte sich aber ihrem Hautton perfekt an. Seitdem ist dieser »Invisible Powder« für mich unverzichtbar. Die Grundlage von Aleks Look hier ist ein Kompakt-Make-up, das bei ihr zugleich einen Concealer-Effekt hat. Dann mattiere ich mit Transparentpuder und trage oben und unten viel Wimperntusche auf. Die Lippen mit einem mauvefarbenen Konturenstift umranden und ausfüllen. Schimmerpuder auf der Stirn und den Wangenknochen, dunkelrotes Puderrouge und beigefarbener Nagellack für einen natürlichen Schimmer komplettieren den Look. Den Körper creme ich mit einer reichhaltigen Körperlotion ein, da dunkle Haut viel Feuchtigkeit braucht.

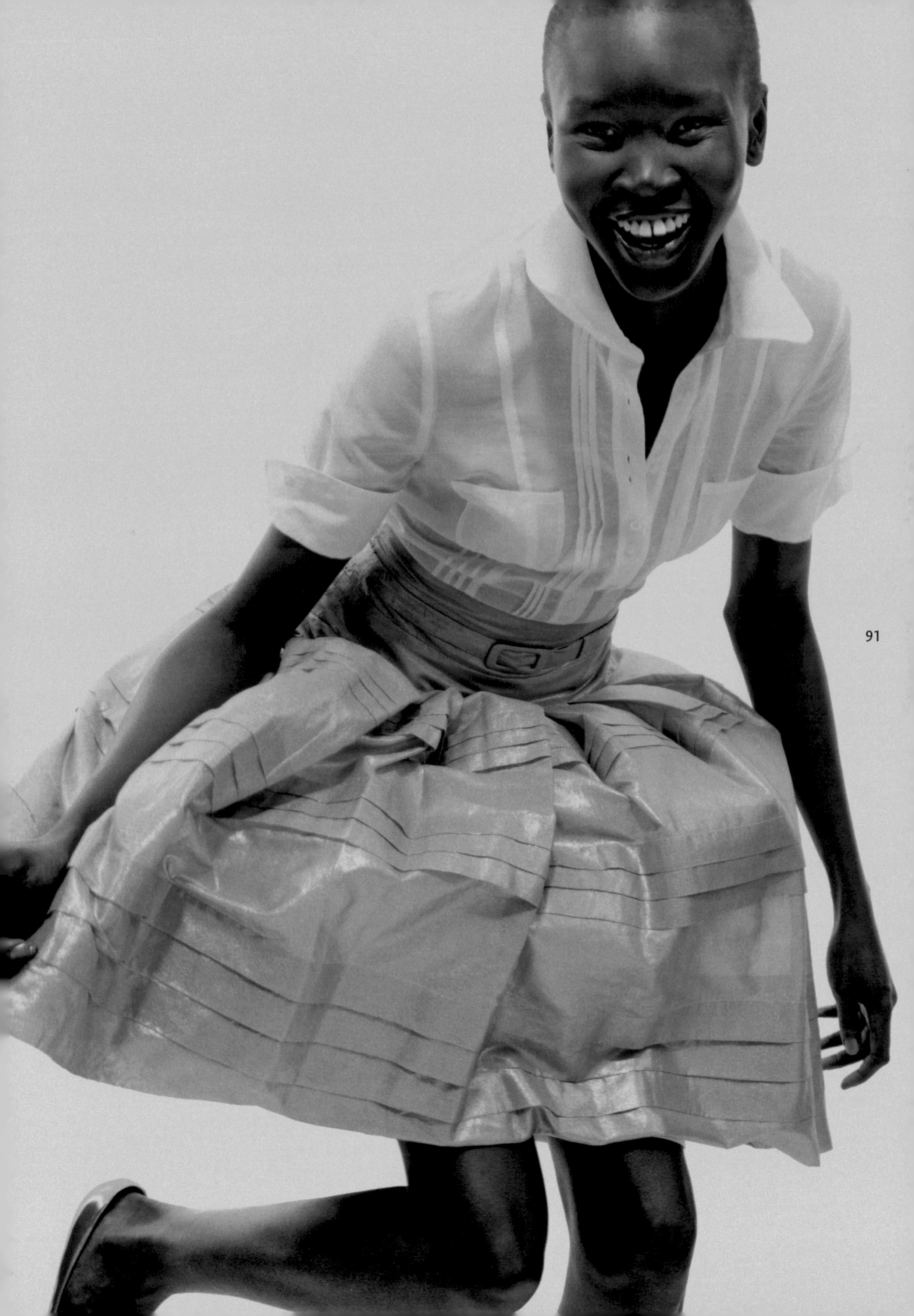

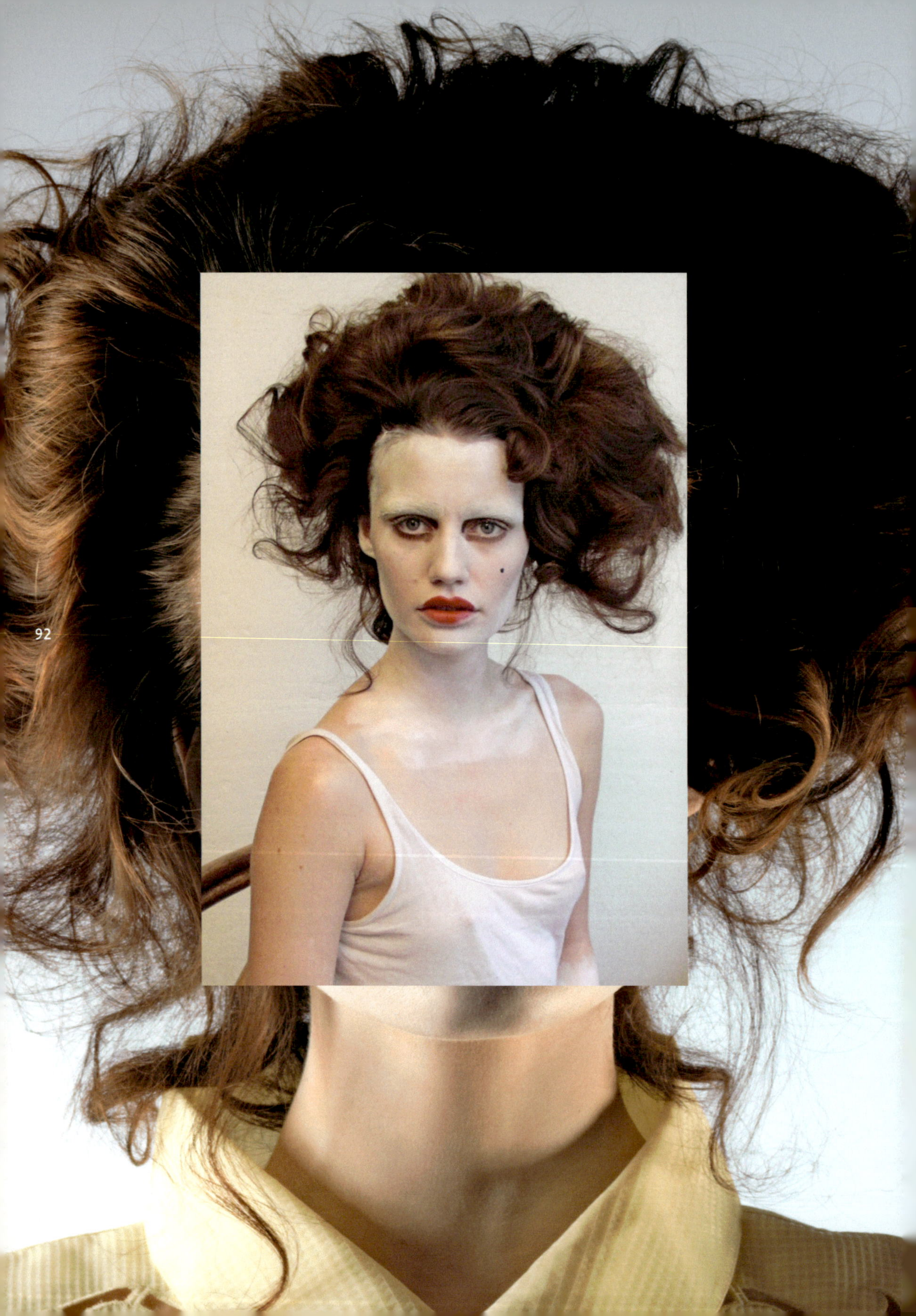

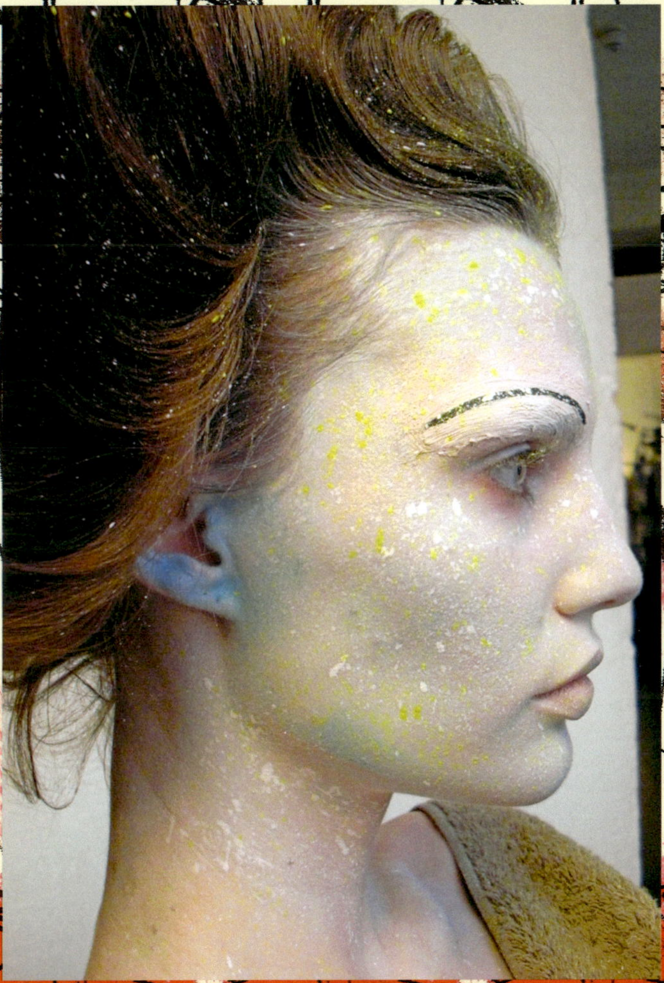

MEISSNER PORZELLAN Für diesen Fotoshoot hatte die Stylistin Porzellanpuppen mitgebracht, von denen ich mich für mein Make-up inspirieren ließ. Als Basis gebe ich losen weißen Puder großzügig auf das ungeschminkte Gesicht. Die hellblaue, weiße und gelbe Wasserfarbe wird einfach stellenweise mit einem festeren Pinsel daraufgepudert – in trockenem Zustand kann man diese Farben wunderbar wie einen intensiven, farbigen Puder verwenden.

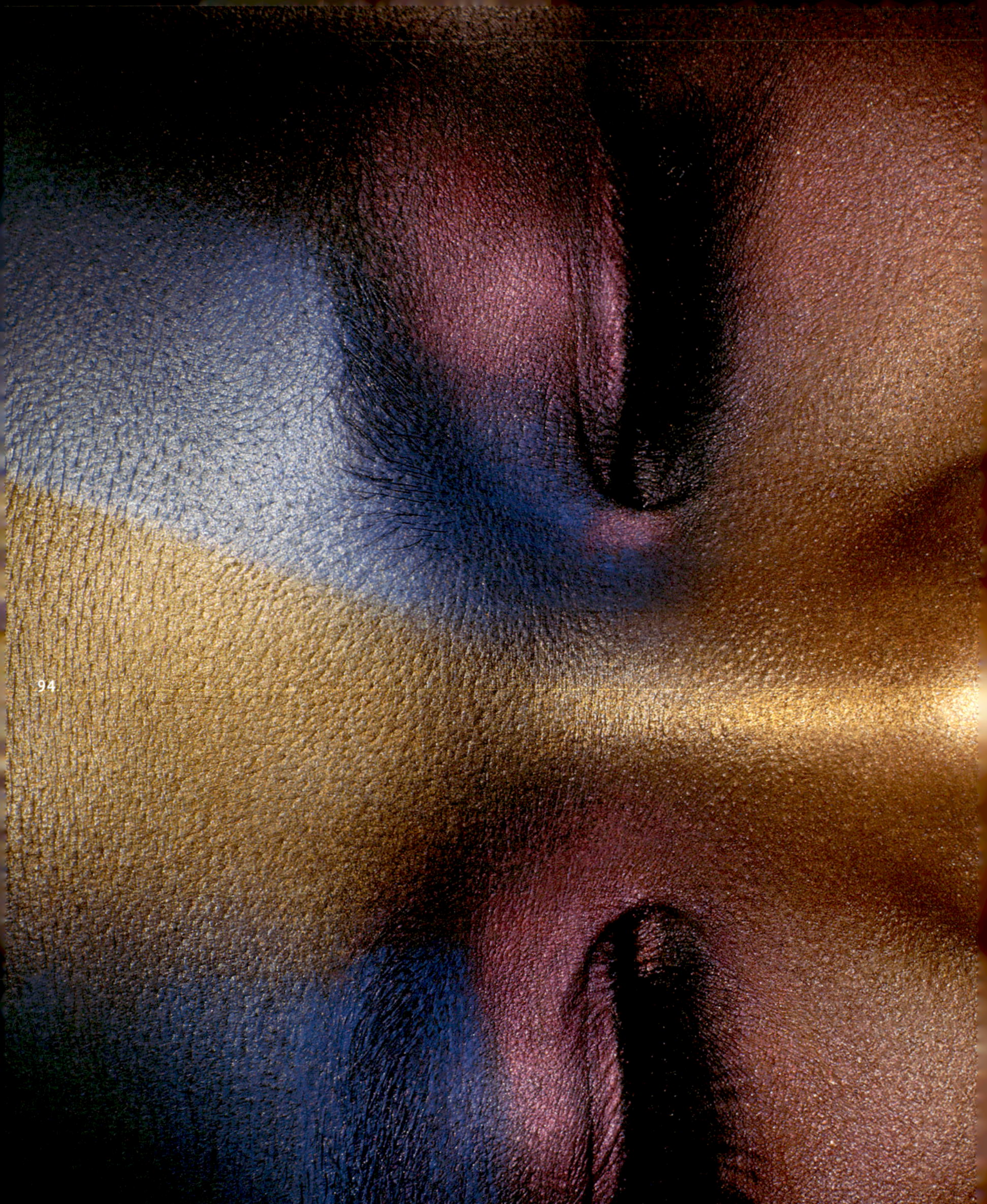

METALLICA Metallische Puderpigmente bestimmen diesen Look. Sie werden mit einem feuchten Schwamm aufgetupft und nach dem Trocknen mit einem weichen Pinsel in die Haut übergeblendet. Die Farbauswahl geschieht bei mir manchmal, indem ich einfach auf meine innere Stimme höre. Oft unterschätzen Make-up-Artisten ihre Kreativität oder wissen nicht, wie sie diese in ihrer Arbeit umsetzen können.

MEIN TIPP Stimmungen empfinden lernen und bei der Umsetzung auch mal mutig sein!

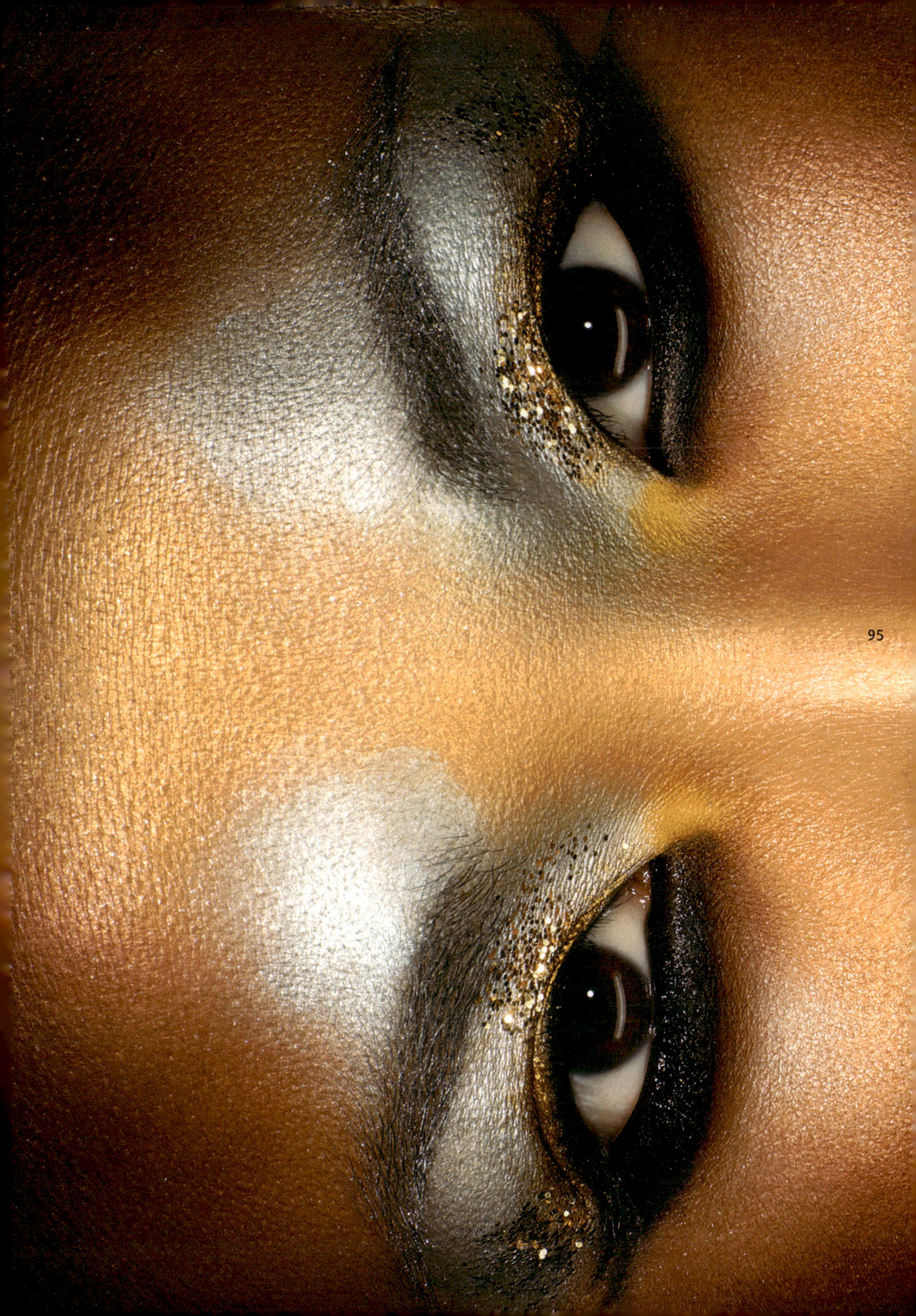

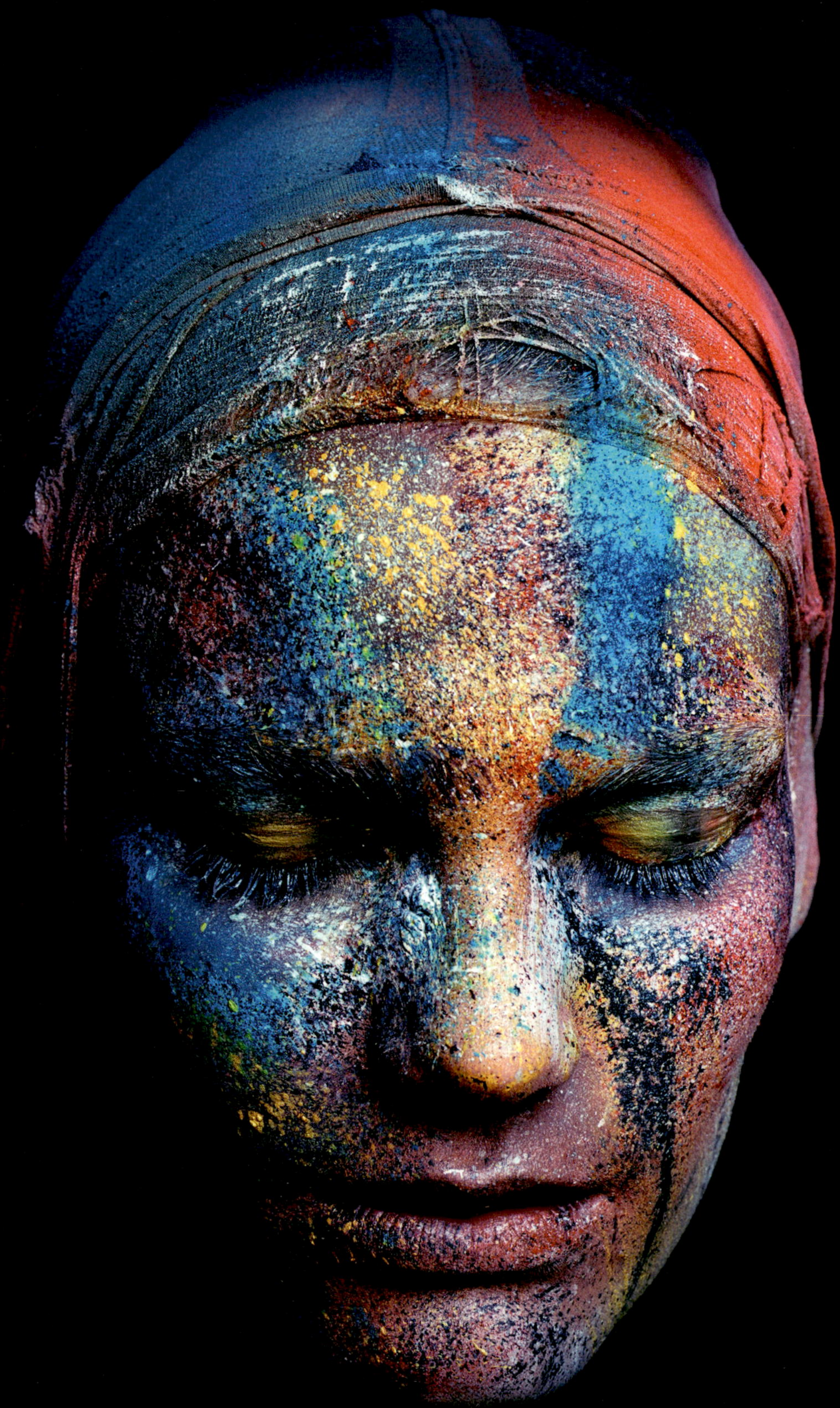

AYSU ZIELELIOGLU

» Yasmin? Du bist für mich eine wirkliche Künstlerin. Deine Arbeit empfinde ich als Kunst. Du lässt durch Inspiration dem Zufall und dem Moment der Entstehung Raum zum Geschehen. Kunst besteht für dich nicht in der Millimeterpräzision, sondern in der Kreation. Dein Fahrplan ist konkret, aber beinhaltet auch mögliche Routenänderungen. Du bist offen, echt und gibst anderen in der Zusammenarbeit immer eine Chance. «

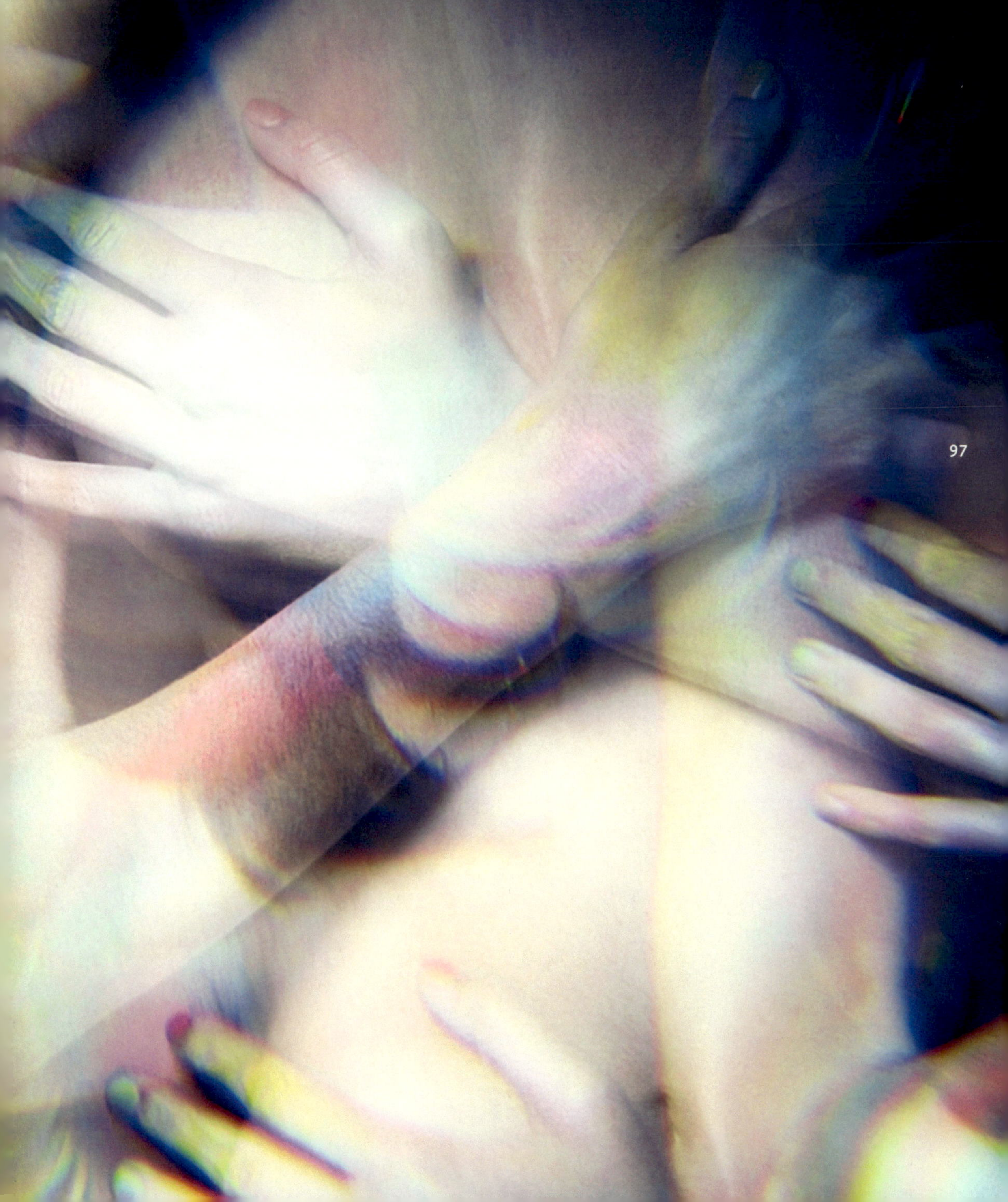

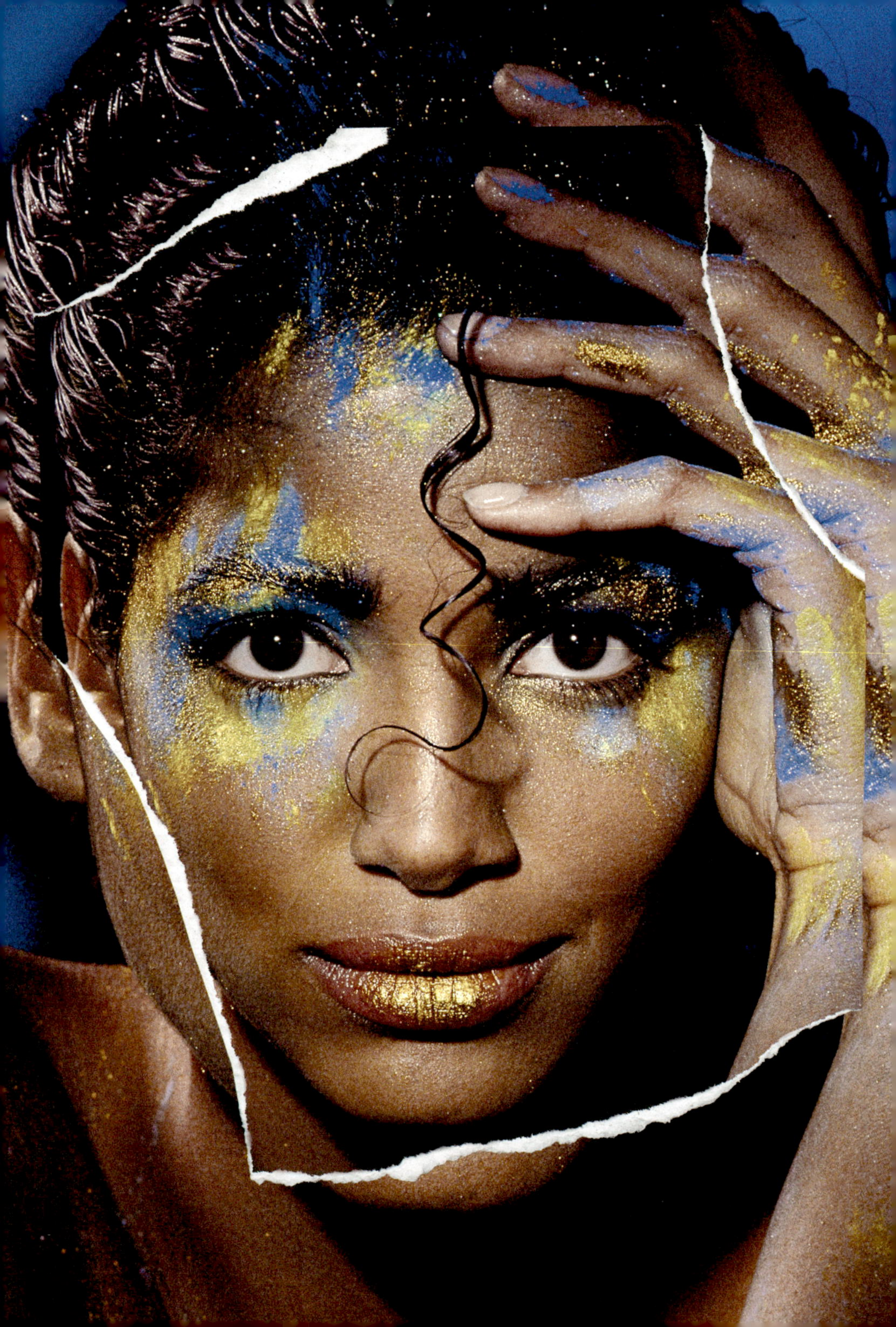

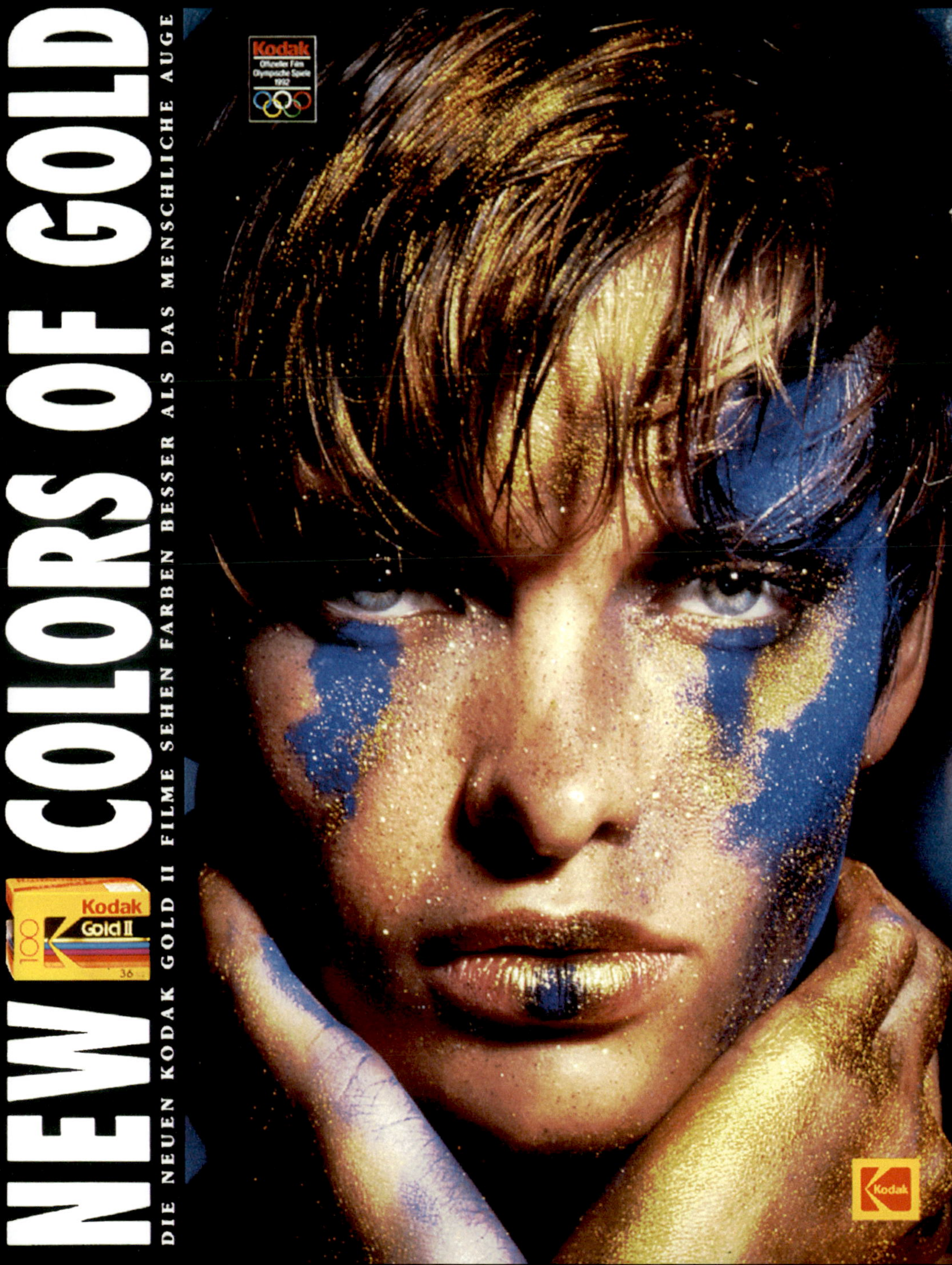
NEW COLORS OF GOLD
DIE NEUEN KODAK GOLD II FILME SEHEN FARBEN BESSER ALS DAS MENSCHLICHE AUGE
Kodak
Offizieller Film
Olympische Spiele
1992
Kodak
Gold II
100
36
Kodak

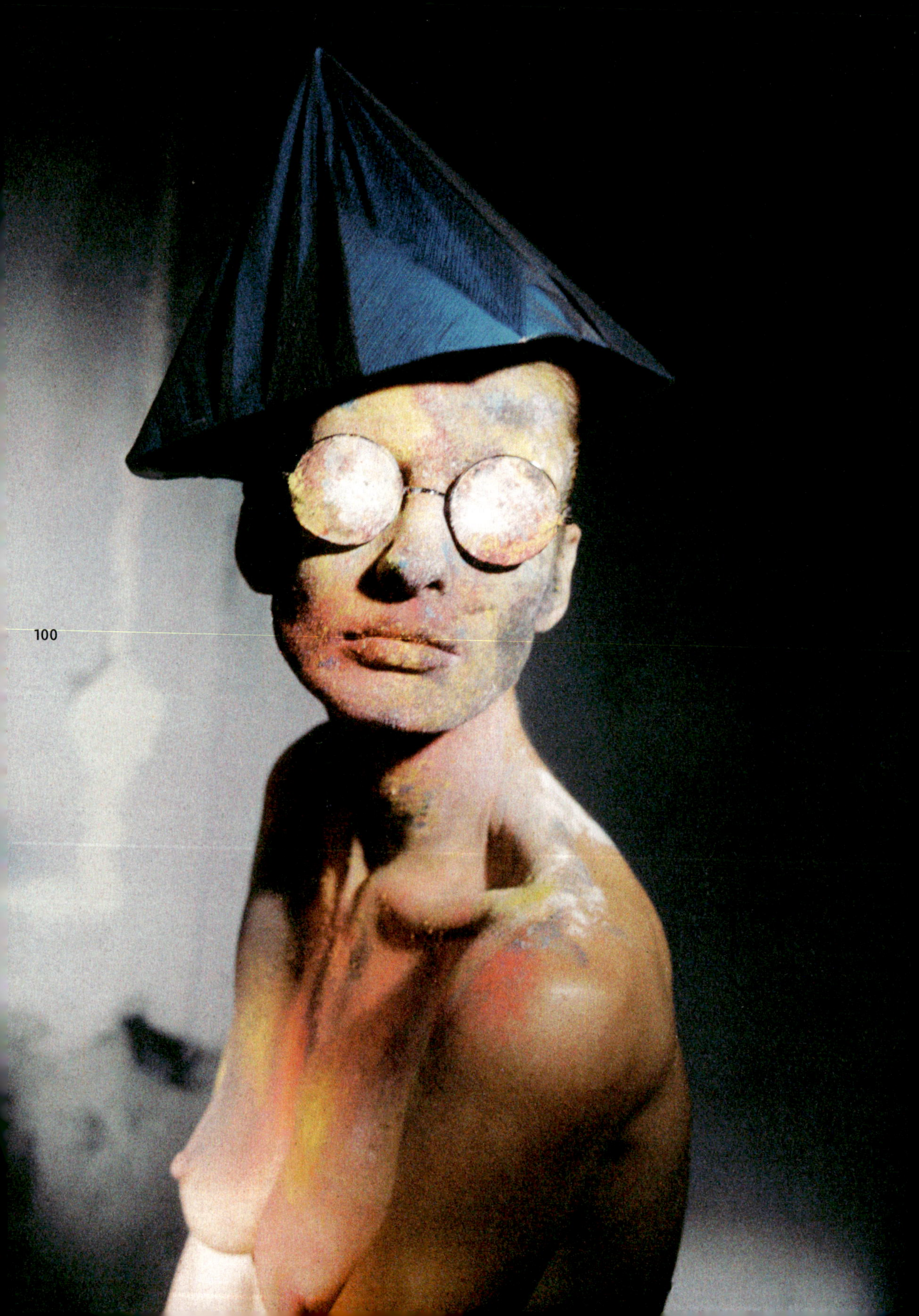

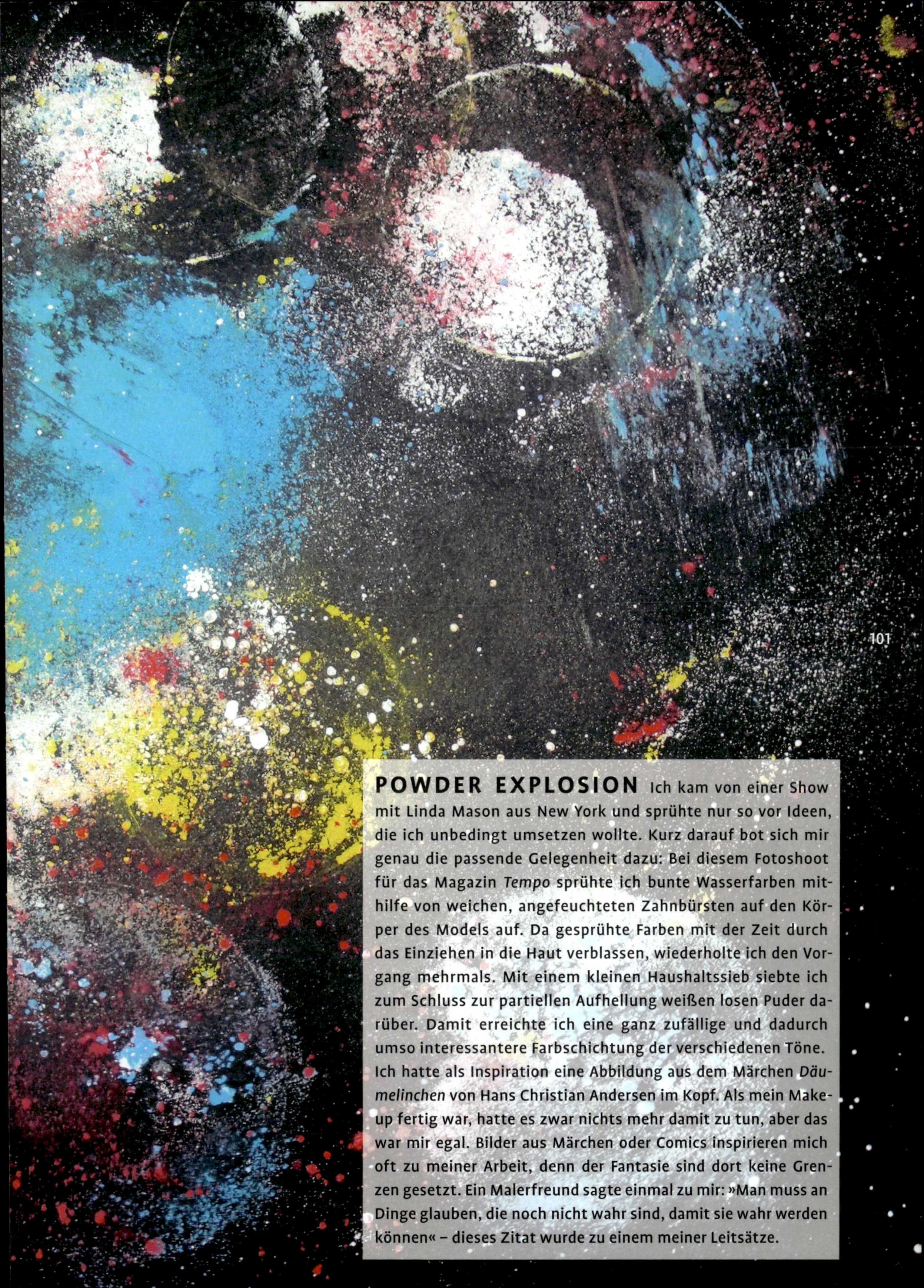

POWDER EXPLOSION Ich kam von einer Show mit Linda Mason aus New York und sprühte nur so vor Ideen, die ich unbedingt umsetzen wollte. Kurz darauf bot sich mir genau die passende Gelegenheit dazu: Bei diesem Fotoshoot für das Magazin *Tempo* sprühte ich bunte Wasserfarben mithilfe von weichen, angefeuchteten Zahnbürsten auf den Körper des Models auf. Da gesprühte Farben mit der Zeit durch das Einziehen in die Haut verblassen, wiederholte ich den Vorgang mehrmals. Mit einem kleinen Haushaltssieb siebte ich zum Schluss zur partiellen Aufhellung weißen losen Puder darüber. Damit erreichte ich eine ganz zufällige und dadurch umso interessantere Farbschichtung der verschiedenen Töne. Ich hatte als Inspiration eine Abbildung aus dem Märchen *Däumelinchen* von Hans Christian Andersen im Kopf. Als mein Make-up fertig war, hatte es zwar nichts mehr damit zu tun, aber das war mir egal. Bilder aus Märchen oder Comics inspirieren mich oft zu meiner Arbeit, denn der Fantasie sind dort keine Grenzen gesetzt. Ein Malerfreund sagte einmal zu mir: »Man muss an Dinge glauben, die noch nicht wahr sind, damit sie wahr werden können« – dieses Zitat wurde zu einem meiner Leitsätze.

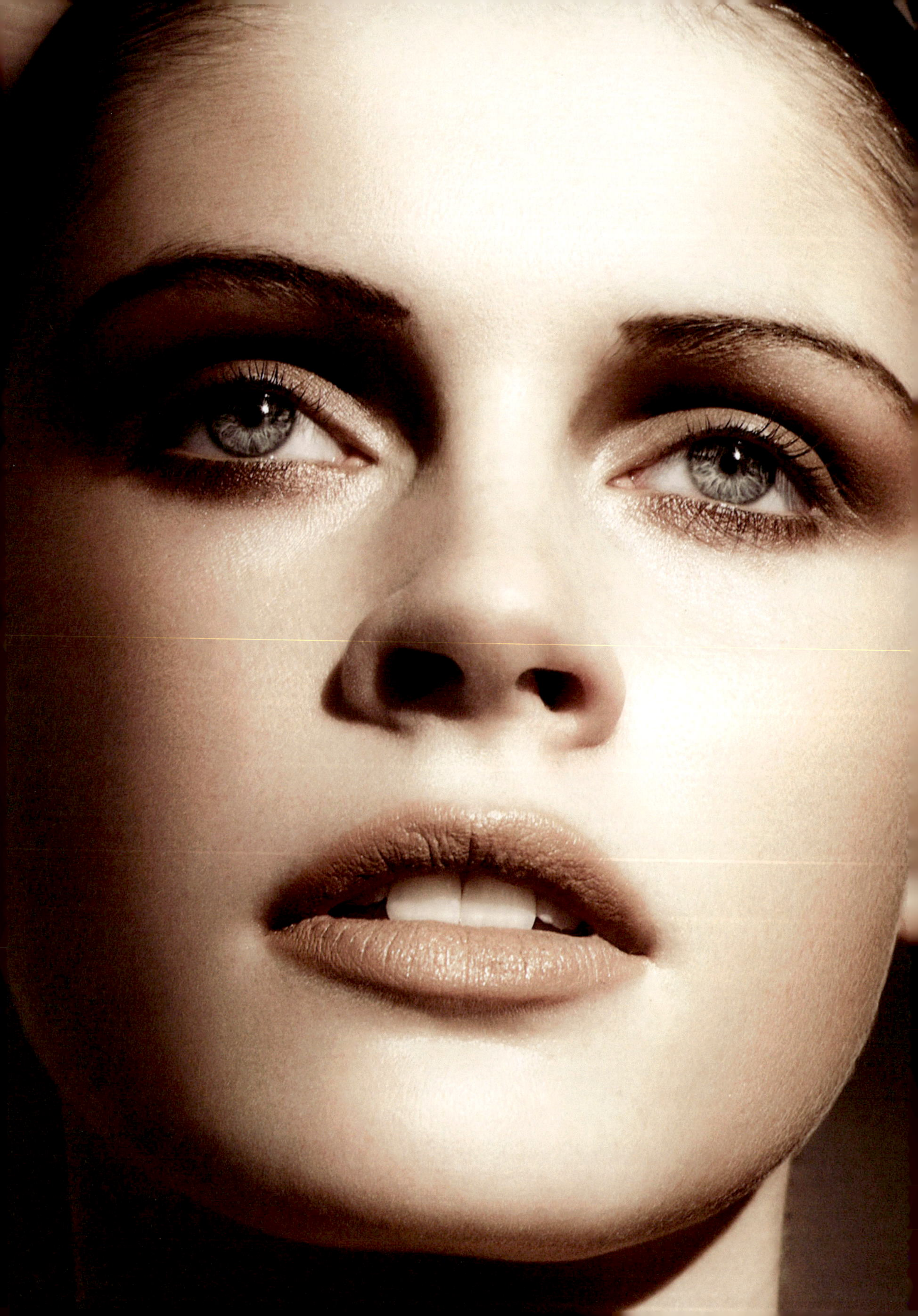

POWER

Mit Mineralpuder kann man sogar die hohe Deckkraft einer Foundation erreichen, wenn man ihn trocken aufträgt. Normale Puderpinsel sind dafür allerdings meist nicht dicht genug. Stattdessen lieber kurze, dichte Naturhaarpinsel in leicht gerundeter Kabuki-Form oder Pinsel in sogenannter »Flat-Top-Form« verwenden, die an der Haaroberfläche ganz gerade abgeschnitten sind. Zum Auftragen eine kleine Menge Puder in ein Schälchen füllen und gut in den Pinsel einarbeiten. Dann den Griff – die Haare zeigen nach oben – auf der Hand oder einer Unterlage aufstoßen, damit der Puder in den Pinsel rutscht. Er wird von außen zur Stirn und zum Kinn hin vorsichtig in die Haut gepresst. Dunklere Partien kann man mit einem helleren Farbton und einem kleinen Concealer-Pinsel in kreisenden Bewegungen aufhellen. Ist der Puder eingezogen, kann man bei Bedarf vorsichtig eine weitere dünne Schicht auftragen. Zum Schluss das Make-up mit kreisenden Bewegungen des Pinsels nacharbeiten. Es sollte mit der Gesichtsfarbe verschmelzen und ein natürliches, frisches und feines Hautbild erzeugen. Ist dies nicht der Fall, liegt es an der Menge oder an der Farbe. Hat man zu viel Puder aufgetragen, lässt sich das mit einem Schwämmchen oder einem sauberen Pinsel am besten korrigieren.

Kompakt-Mineralpuder wird ebenfalls mit einem Puderpinsel auf die Haut gegeben: in kreisenden Bewegungen aufnehmen und unter streichenden Abwärtsbewegungen in die Haut einarbeiten. Schwer zu erreichende Partien kann man am besten mit einem kleinen Pinsel behandeln. Mineralpuder lässt sich aber auch mit einem angefeuchteten Kosmetikschwämmchen oder einem mit Thermalwasser bestäubten Pinsel auftragen. Danach die Haut mit einem trockenen Schwamm nachbehandeln. Wer eine cremige bis flüssige Konsistenz benötigt, vermischt etwas Puder mit einer Feuchtigkeitscreme und arbeitet die getönte Lotion mit einem Foundation-Pinsel, einem Schwämmchen oder den Fingern ein. Diese Methode eignet sich besonders gut für sehr trockene oder für stark gereizte Haut, wenn der Auftrag mit dem trockenen Pinsel als unangenehm empfunden wird. Aber Vorsicht: Mineralpuder darf nicht mit zu reichhaltigen Cremes vermischt oder darüber aufgetragen werden, weil er sich dann mit dem Fett verbindet und klumpen kann. Es gibt auch fertig gemischte, cremige Mineral-Foundations zu kaufen, die dann aber nicht mehr so »pur« sind wie reine Puderformulierungen.

Generell gilt bei Puder aber immer: Die Haut darf durch das Pudern ihren natürlichen Schimmer nicht verlieren. Sieht der Teint zu gepudert aus, kann man mit vitamin- und mineralhaltigen Wassersprays den natürlichen Glanz der Haut wieder herstellen. Einfach einen dicken, weichen Pinsel – oder noch besser, einen Duo-Fibre-Pinsel, der aus einer Mischung von Natur- und synthetischen Haaren besteht und deshalb auch für flüssige Konsistenzen geeignet ist, besprühen und damit über das ganze Gesicht gehen. Der überschüssige Puder verbindet sich sofort mit dem Produkt und der Teint erscheint wieder natürlich und schimmernd.

Handelt es sich nur um eine kleine Hautpartie, legt man zwei Finger ein paar Sekunden auf die auszubessernde Stelle und tupft mehrmals sanft mit den Fingern darauf. Das Hautfett, das sich an den Fingern befindet, lässt die trockene Partie verschwinden. Oft lege ich auch einfach ein sauberes Schwämmchen auf die zu gepudert wirkende Stelle – beide Techniken brauchen allerdings etwas Übung.

Puder ist das beste Finish eines Make-ups

POWDER

H I G H

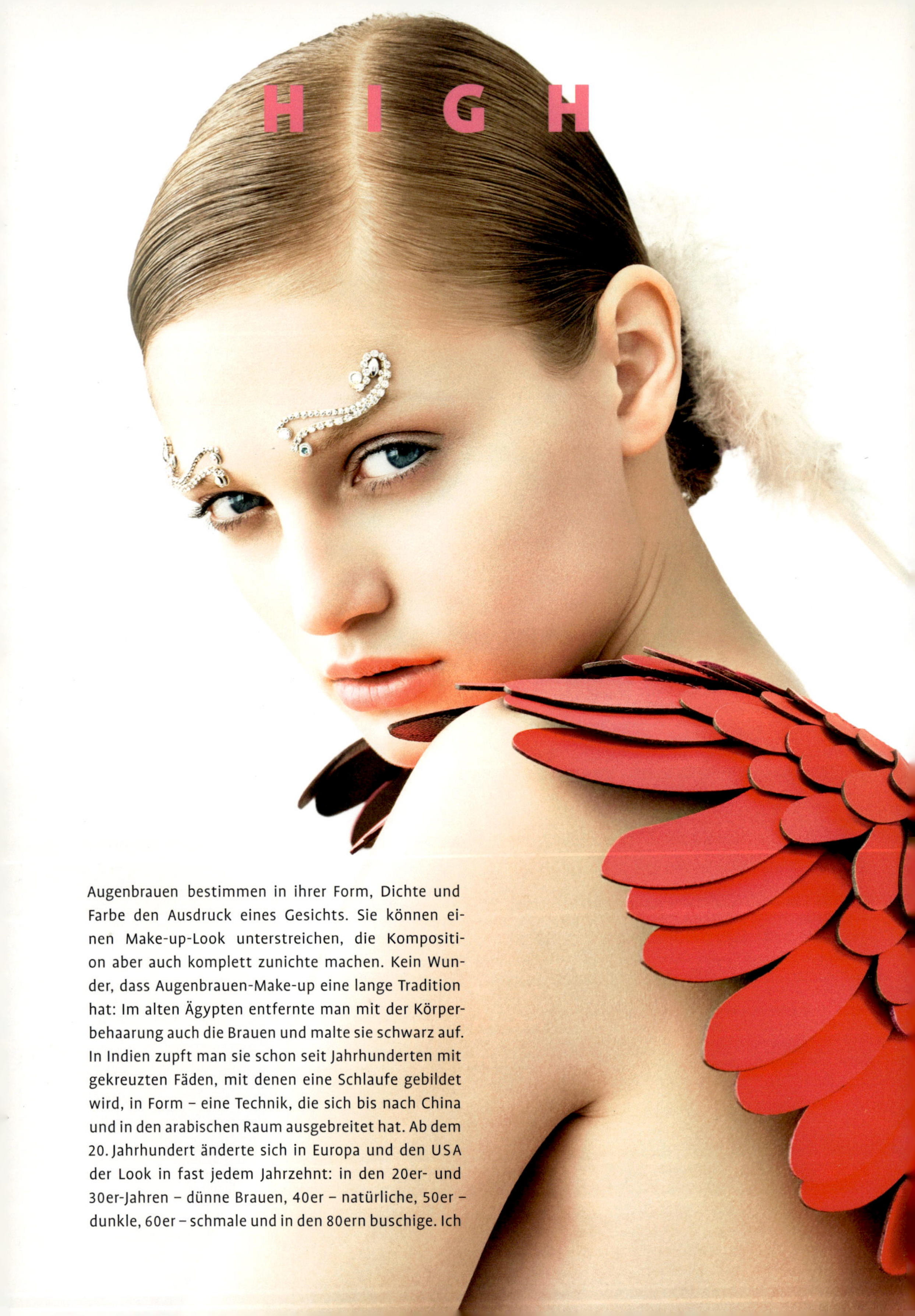

Augenbrauen bestimmen in ihrer Form, Dichte und Farbe den Ausdruck eines Gesichts. Sie können einen Make-up-Look unterstreichen, die Komposition aber auch komplett zunichte machen. Kein Wunder, dass Augenbrauen-Make-up eine lange Tradition hat: Im alten Ägypten entfernte man mit der Körperbehaarung auch die Brauen und malte sie schwarz auf. In Indien zupft man sie schon seit Jahrhunderten mit gekreuzten Fäden, mit denen eine Schlaufe gebildet wird, in Form – eine Technik, die sich bis nach China und in den arabischen Raum ausgebreitet hat. Ab dem 20. Jahrhundert änderte sich in Europa und den USA der Look in fast jedem Jahrzehnt: in den 20er- und 30er-Jahren – dünne Brauen, 40er – natürliche, 50er – dunkle, 60er – schmale und in den 80ern buschige. Ich erinnere mich oft an ein Gespräch mit meiner Großmutter, die mir von der verzweifelten Suche nach Augenbrauenschminke-Ersatzprodukten während des Zweiten Weltkriegs erzählte. In der Not benetzte sie weiche Bleistifte oder abgebrannte Streichhölzer mit Spucke, um sich damit dunkle Brauen zu malen – in den Regen konnte sie damit allerdings nicht gehen.

Für eine Visagistin ist es wichtig, sich zu fragen, welchen Effekt sie erreichen möchte und welcher Augenbrauenlook vorteilhaft für eine Person und den jeweiligen Auftrag ist: natürlich, intensiv, füllig, breit, geschwungen, dramatisch, dünn, im 30er-Jahre-Look, abgedeckt, farbig oder gebleicht? Ebenso bedeutend ist es auch, zu prüfen, ob die Braue die richtige Länge hat. Dafür legt man einen Stift am Nasenflügel parallel zur Nase nach oben zeigend auf – dort, wo er die Braue kreuzt, sollte sie anfangen. Dreht man den Stift so, dass er über der Iris des Auges liegt, zeigt seine Spitze den höchsten Punkt der Braue an. Führt man ihn ans äußere Augenende, markiert die Spitze den Endpunkt.

Wenn es nötig ist, zupfe ich die Augenbrauen vor dem Schminken mit einer Pinzette – die ist am einfachsten zu handhaben – in Form und säubere sie von Härchen, die darüber oder darunter wachsen. Danach die Hautpartie unbedingt mit alkoholhaltigem Gesichtswasser desinfizieren.

Das Zupfen ist eine Kunst für sich. Entsteht dabei eine falsche Form, müssen die Härchen erst nachwachsen, und das kann dauern. Außerdem wachsen Haare, die häufig gezupft werden, manchmal gar nicht mehr nach. Wer unerfahren oder unwissend ist, sollte die Brauen von einer Fachfrau oder einem Fachmann zupfen lassen und dabei genau aufpassen, wie es gemacht wird. Außer mit einer Pinzette können sie auch mit einem dünnen, reißfesten Faden gezupft oder mit Wachs epiliert werden. Soll die Form dauerhaft bleiben, stoppt eine Laserbehandlung das Haarwachstum.

Zum Schminken der Brauen verwende ich eine Spiralbürste, eine angeschrägte kleine Bürste, einen Pencil-Pinsel und manchmal auch eine weiche Zahnbürste. Glänzende Augenbrauen erreicht man mit (wenig) Vaseline oder Eight-Hour-Cream, die mit einer angeschrägten Bürste aufgetragen wird.

Augenbrauen-Mascara, die es in Farbtönen von Klar über Beige bis Dunkelbraun gibt, erzeugt unterschiedliche Effekte. Wenn ich die Brauen in Form bürste und nur mit transparenter Wimperntusche fixiere, wirken sie ganz natürlich. Helle Augenbrauen kann man mit einer gleichfarbigen Mascara intensivieren, dunkler betonen oder farblich komplett verändern. Dunkle erscheinen weicher, wenn ein haselnussbrauner Ton aufgetragen wird.

Augenbrauenwachs gibt es ebenfalls von Klar bis Dunkelbraun. Ich trage es zum Fixieren oder Ausfüllen mit einer harten, angeschrägten Bürste auf.

Augenbrauenpuder ist leichter und einfacher anzuwenden. Er ist auch wasserfest oder als Zwei-Komponenten-Produkt erhältlich: Eine Creme wird zur Vorbereitung aufgetragen, anschließend folgt dann der Puder. Toll für Unterwasseraufnahmen und Performance-Künstler!

Generell wähle ich eine Farbe, die dem natürlichen Ton der Augenbrauen so ähnlich wie möglich ist, es sei denn, die Aufgabenstellung beim Shooting erfordert es anders. Vor dem Auftragen bürste ich die Härchen mit einer Spiralbürste nach unten, um den natürlichen Verlauf festzustellen. Dann fülle ich die Braue zum Beispiel mit Puder in der gewünschten Farbe aus und orientiere mich dabei an der natürlichen Wuchsrichtung. Fast immer belasse ich das erste Drittel so, wie es ist, damit der Look nicht angemalt wirkt. Zum Schluss bürste ich die Brauen nach oben und gehe zum Blenden der Farbe mit einem Pencil-Pinsel darüber. Um einen dunklen und ausdrucksvollen Look zu schaffen, ziehe ich mit einem feuchten Eyeliner-Pinsel direkt unter den Haaren eine weiche, feine Linie und blende diese gut ein. Lidschattenpuder eignet sich ebenfalls fantastisch zum Ausfüllen. Außerdem gibt es ihn in sehr viel mehr Farben als Brauenpuder.

Ein Stift dagegen lässt die Brauen akzentuiert erscheinen. Ich mag die Vielfalt seiner Anwendungsmöglichkeiten – man kann damit verlängern, ausfüllen oder auch sehr kreative Formen zeichnen.

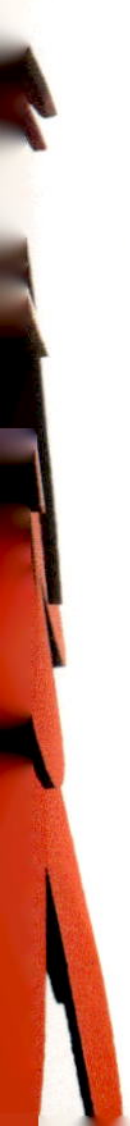

B R O W

INÈS DE LA FRESSANGE

STRONG BROWS sollte man so belassen, wie sie sind. Es genügt, die Härchen in Form zu bürsten und mit Augenbrauengel zu fixieren. Inès hat das strahlendste Lachen der Welt und eine unglaublich charmante Ausstrahlung – die Zusammenarbeit mit ihr war eine reine Freude.

Inès wurde als erstes Fotomodel von Chanel exklusiv unter Vertrag genommen. Jetzt ist sie eine erfolgreiche Geschäftsfrau mit eigener Boutiquen-Kette sowie Designerin, Beraterin und Freundin von Jean Paul Gaultier.

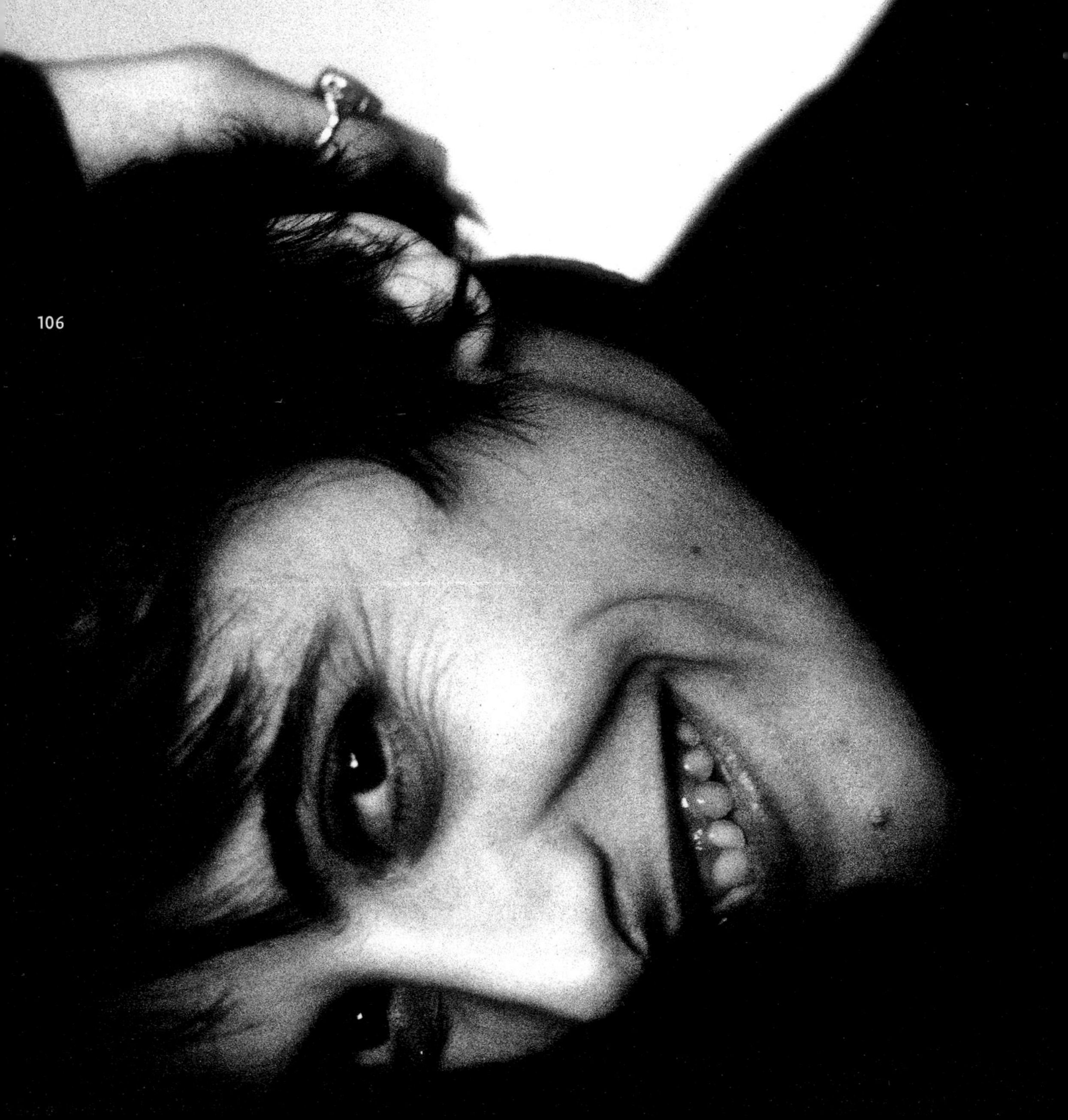

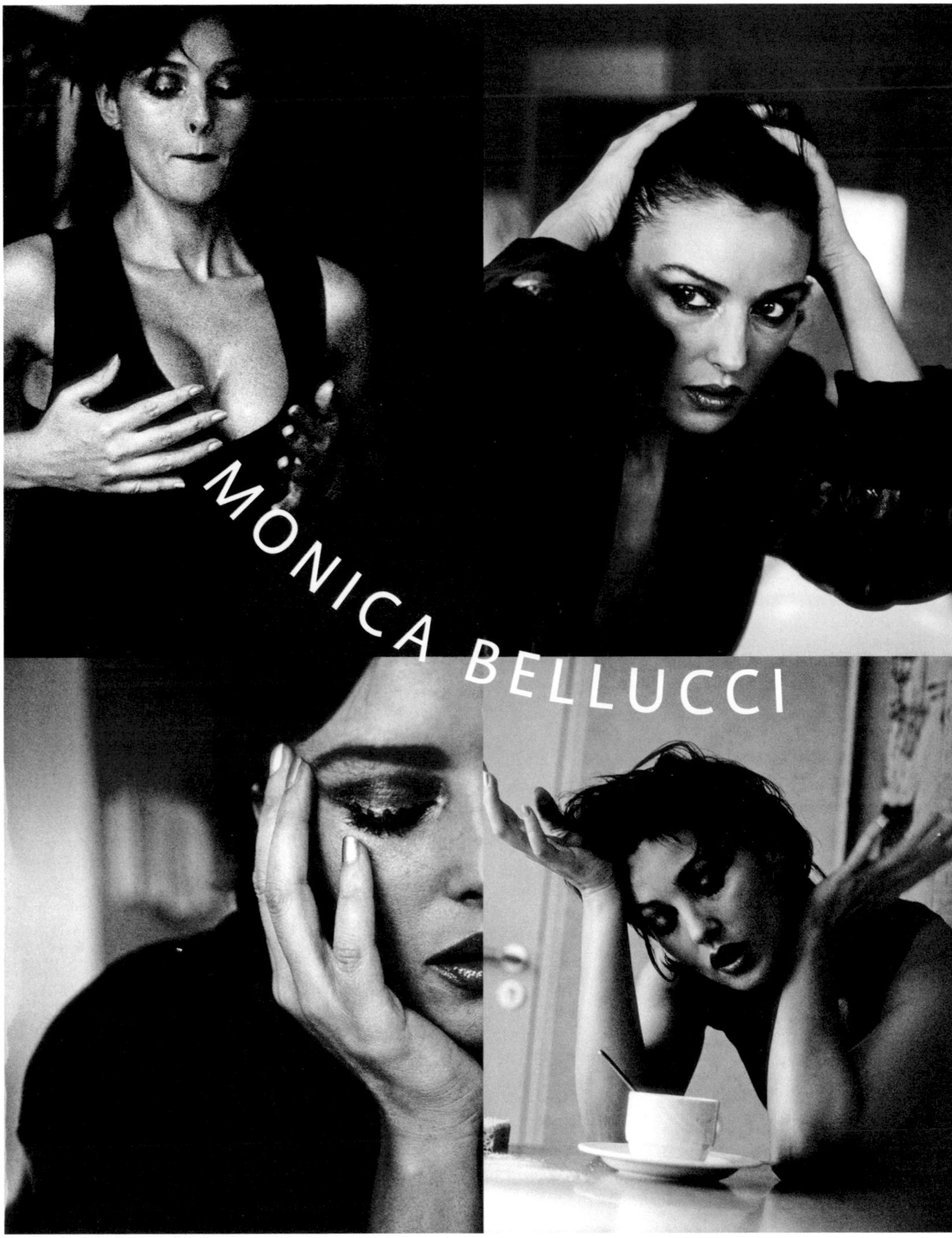

FAMOUS BROWS werden mit einem schwarzen Augenbrauenstift bis zum höchsten Punkt der Braue in kurzen Strichen ausgefüllt und die Farbe im letzten Drittel ausschattiert. Dann mithilfe eines sauberen Augenbrauenpinsels die Striche in die Brauenhaare einblenden.
Monicas Schönheit zog mich sofort in ihren Bann. Sie ist sehr erfolgreich als Model und Schauspielerin, dazu eine echte Beauty-Ikone. Eine aufregende Frau, die man nie mehr vergisst, wenn man einmal mit ihr gearbeitet hat – und dabei ist sie auch noch so unglaublich nett.

VIOLET BROW Die gewünschte Form wird mit einem lila Kajalstift vorgezeichnet. Zum Fixieren einen gleichfarbigen Lidschatten darüber auftragen.

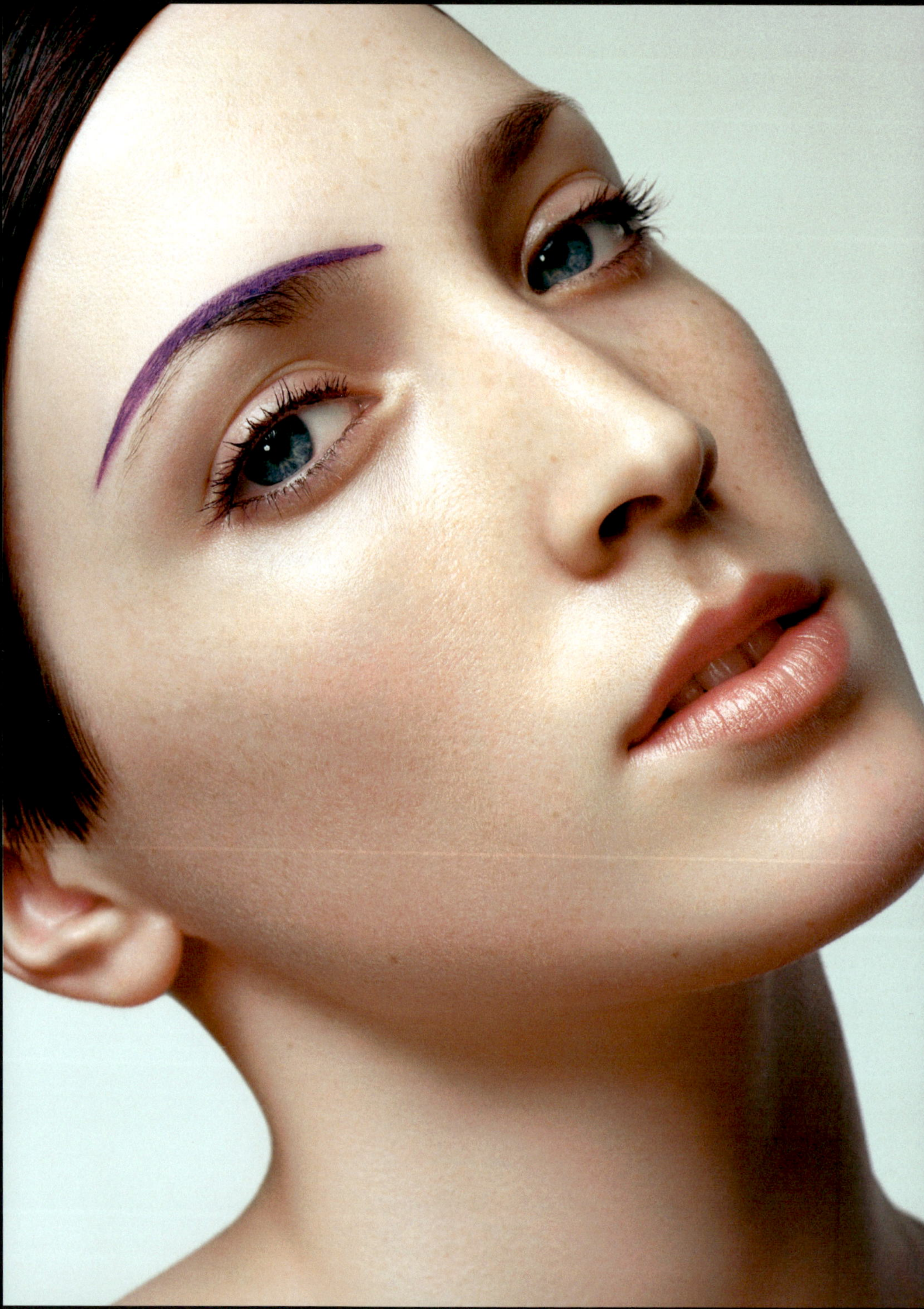

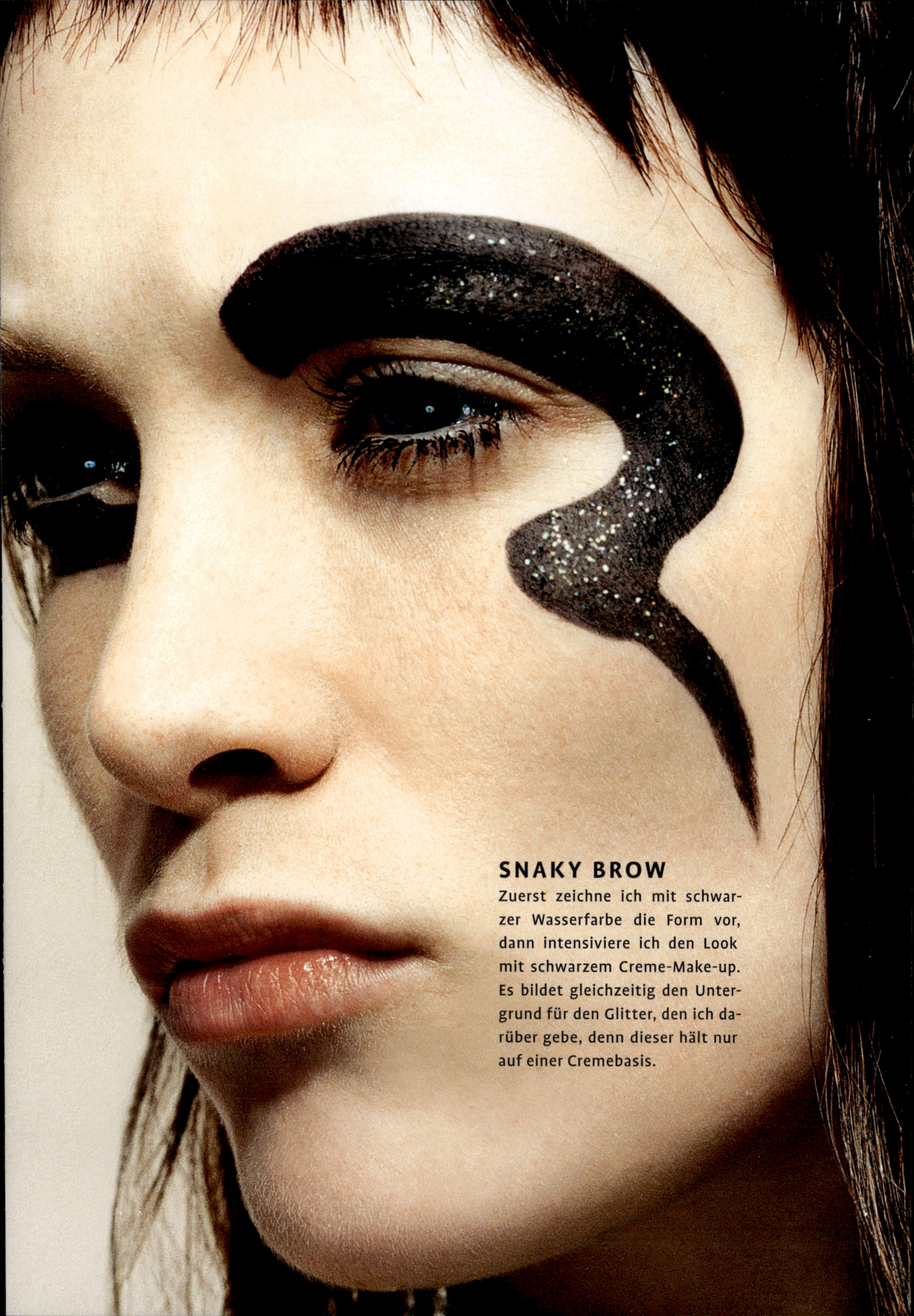

SNAKY BROW

Zuerst zeichne ich mit schwarzer Wasserfarbe die Form vor, dann intensiviere ich den Look mit schwarzem Creme-Make-up. Es bildet gleichzeitig den Untergrund für den Glitter, den ich darüber gebe, denn dieser hält nur auf einer Cremebasis.

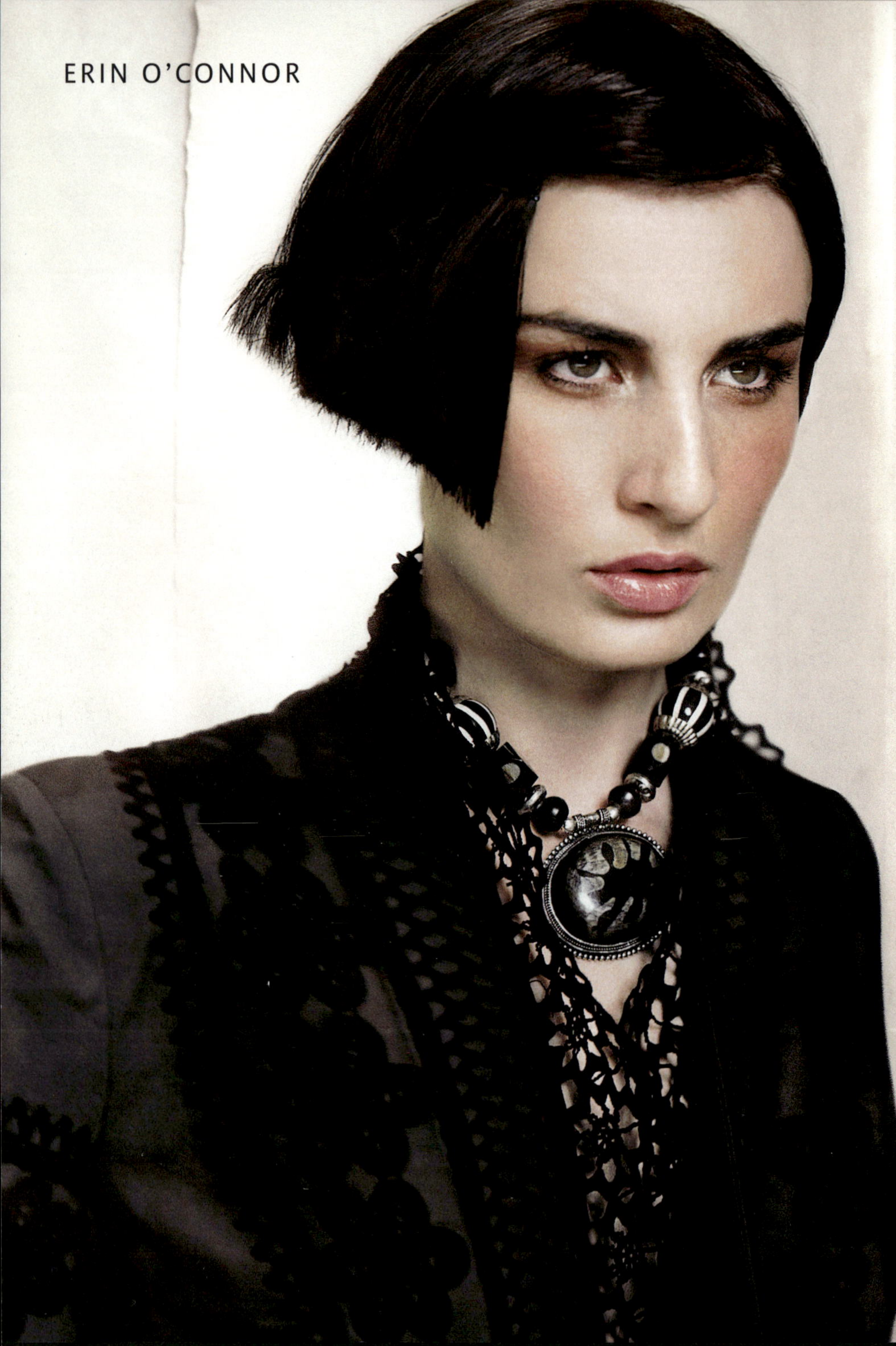

Zanna

ANOTHER FAMOUS BROW Erins schwarze Brauen sind ihr Markenzeichen Damit sie weicher wirken, habe ich dunkelbraune Augenbrauen-Mascara aufgetragen. Auf grund ihrer Statur wird Erin oft mit der Ikone Twiggy verglichen, und laut Karl Lagerfeld ist sie das beste Model der Welt. Ich finde, sie ist vor allen Dingen ein nettes, aufgeschlossenes Supermodel. Da sie außerdem so ein Freigeist ist wie ich, können wir über alles Mögliche plaudern.

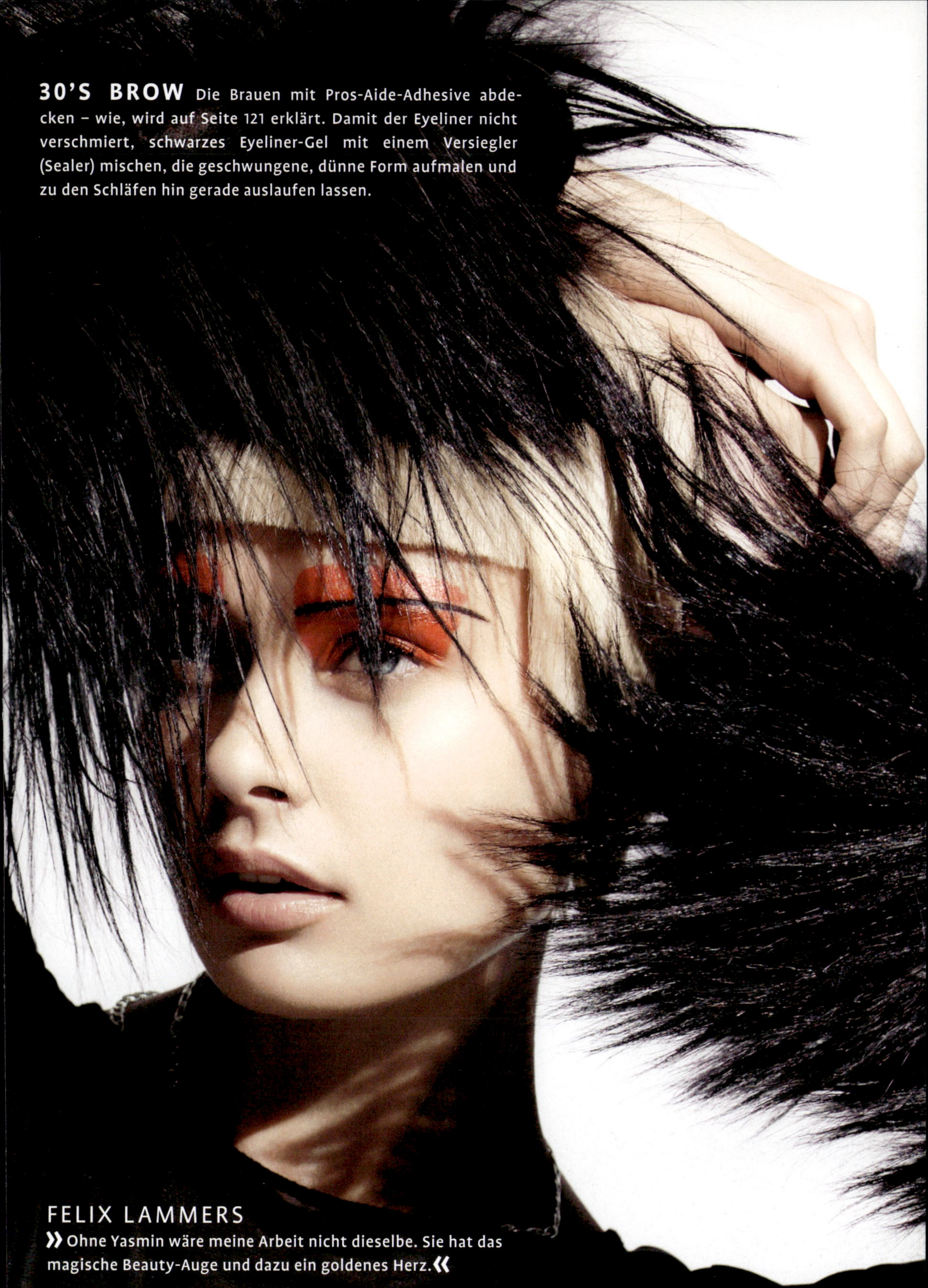

30'S BROW Die Brauen mit Pros-Aide-Adhesive abdecken – wie, wird auf Seite 121 erklärt. Damit der Eyeliner nicht verschmiert, schwarzes Eyeliner-Gel mit einem Versiegler (Sealer) mischen, die geschwungene, dünne Form aufmalen und zu den Schläfen hin gerade auslaufen lassen.

FELIX LAMMERS

» Ohne Yasmin wäre meine Arbeit nicht dieselbe. Sie hat das magische Beauty-Auge und dazu ein goldenes Herz. «

LA SIRÈNE BROW Mit einem gut gespitzten, dunkelbraunen Augenbrauenstift ziehe ich einen langen, dünnen »20er-Jahre-Strich« über der Braue, der im hinteren Drittel nach unten ausläuft. Zur Fixierung und Intensivierung des Stifts wird darauf flüssiger Eyeliner in Dunkelbraun aufgetragen. Das Supermodel Natasha V. ist für mich im wahrsten Sinne des Wortes atemberaubend dynamisch. Sie bewegt sich unglaublich gut und schlüpft bei Fotoshoots wahnsinnig gern in verschiedene Rollen.

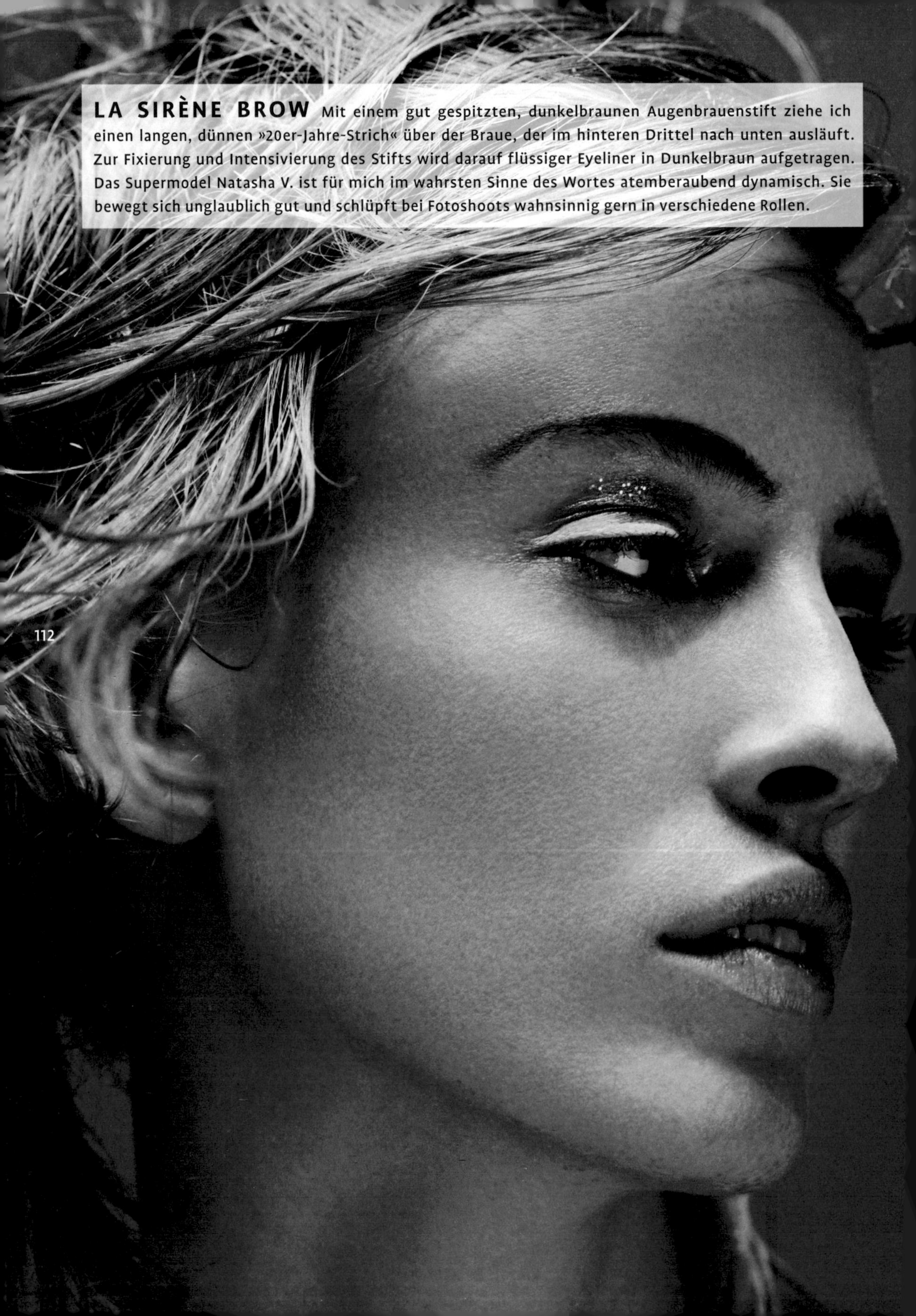

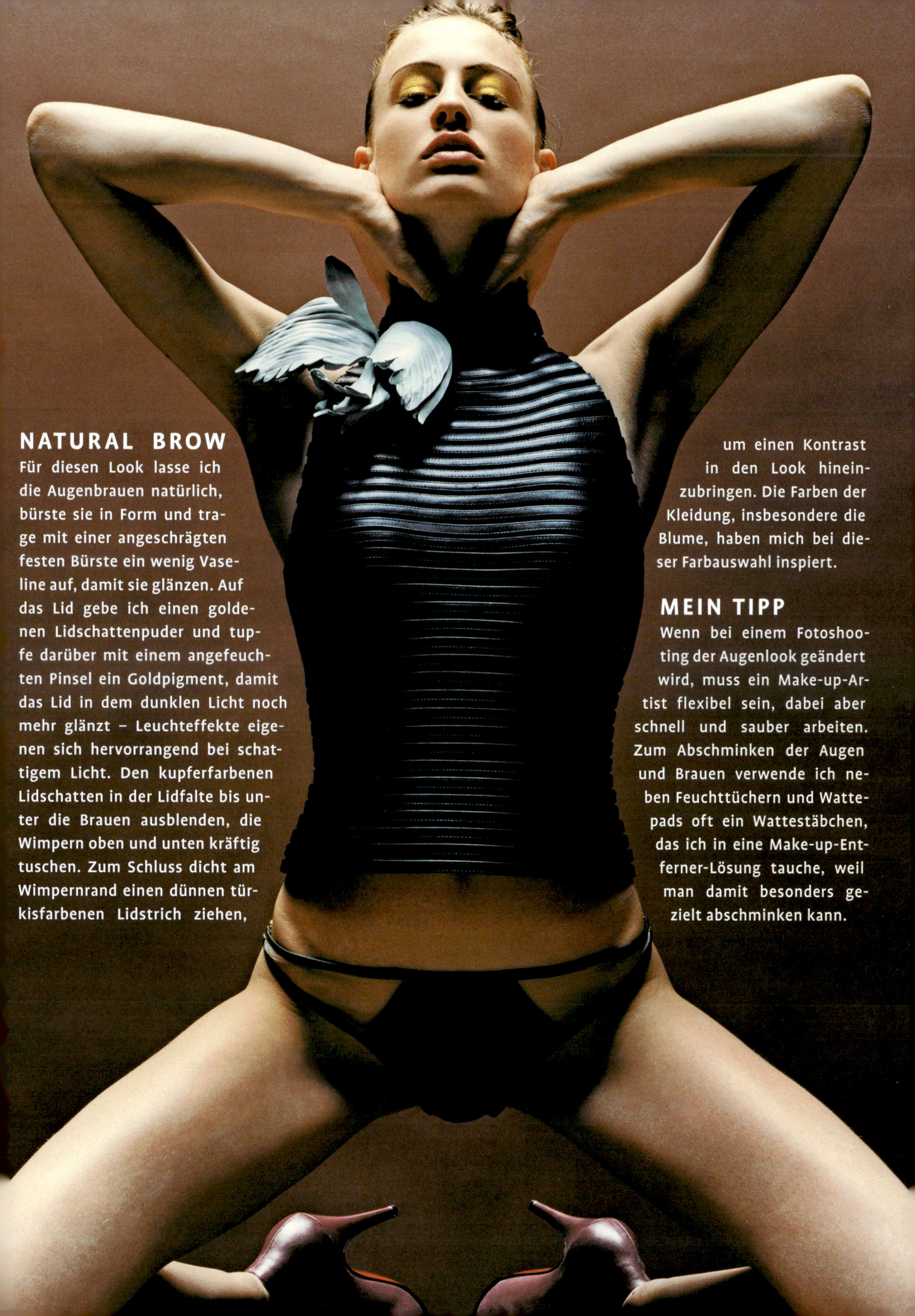

NATURAL BROW

Für diesen Look lasse ich die Augenbrauen natürlich, bürste sie in Form und trage mit einer angeschrägten festen Bürste ein wenig Vaseline auf, damit sie glänzen. Auf das Lid gebe ich einen goldenen Lidschattenpuder und tupfe darüber mit einem angefeuchten Pinsel ein Goldpigment, damit das Lid in dem dunklen Licht noch mehr glänzt – Leuchteffekte eignen sich hervorrangend bei schattigem Licht. Den kupferfarbenen Lidschatten in der Lidfalte bis unter die Brauen ausblenden, die Wimpern oben und unten kräftig tuschen. Zum Schluss dicht am Wimpernrand einen dünnen türkisfarbenen Lidstrich ziehen, um einen Kontrast in den Look hineinzubringen. Die Farben der Kleidung, insbesondere die Blume, haben mich bei dieser Farbauswahl inspiert.

MEIN TIPP

Wenn bei einem Fotoshooting der Augenlook geändert wird, muss ein Make-up-Artist flexibel sein, dabei aber schnell und sauber arbeiten. Zum Abschminken der Augen und Brauen verwende ich neben Feuchttüchern und Wattepads oft ein Wattestäbchen, das ich in eine Make-up-Entferner-Lösung tauche, weil man damit besonders gezielt abschminken kann.

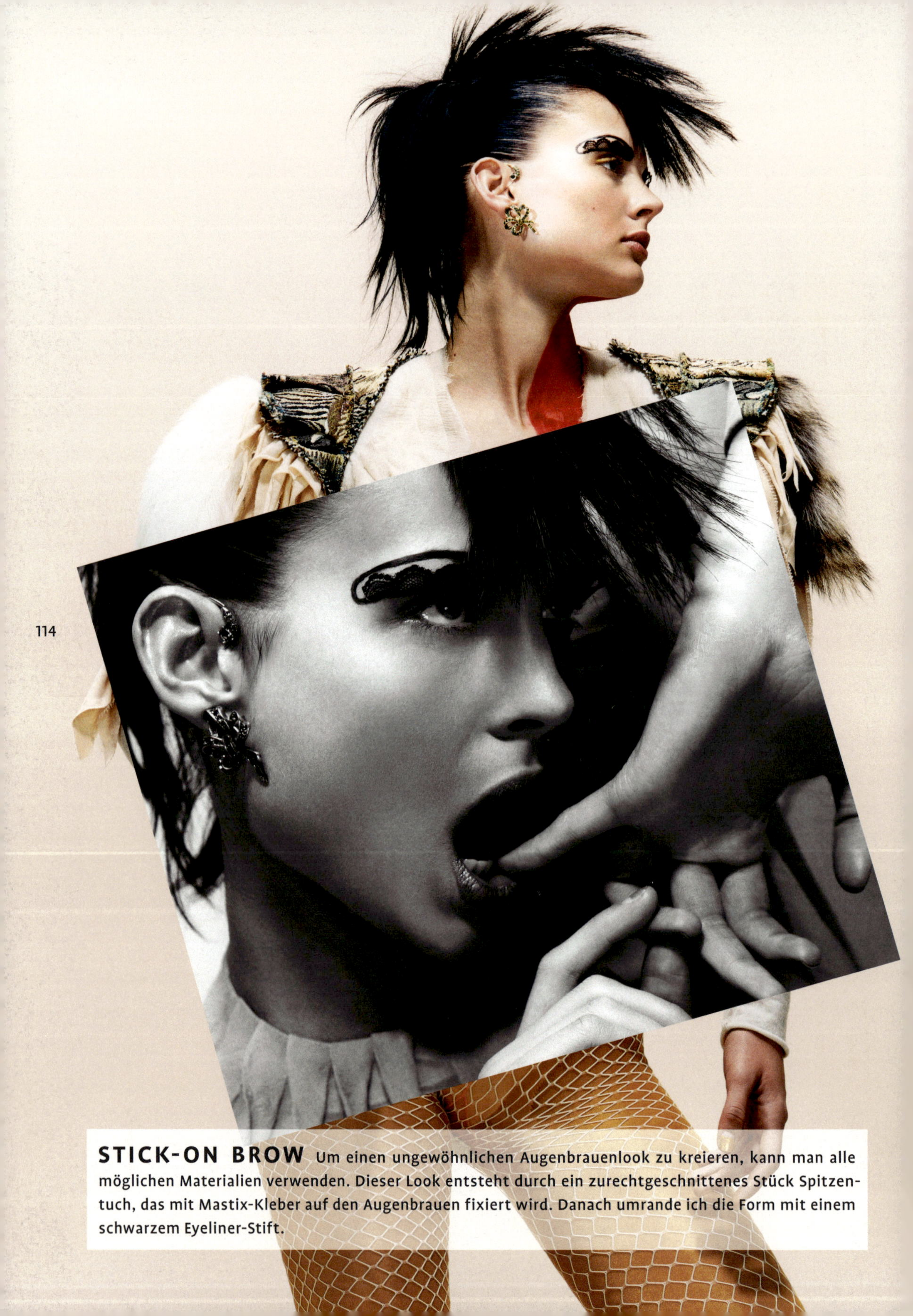

STICK-ON BROW Um einen ungewöhnlichen Augenbrauenlook zu kreieren, kann man alle möglichen Materialien verwenden. Dieser Look entsteht durch ein zurechtgeschnittenes Stück Spitzentuch, das mit Mastix-Kleber auf den Augenbrauen fixiert wird. Danach umrande ich die Form mit einem schwarzem Eyeliner-Stift.

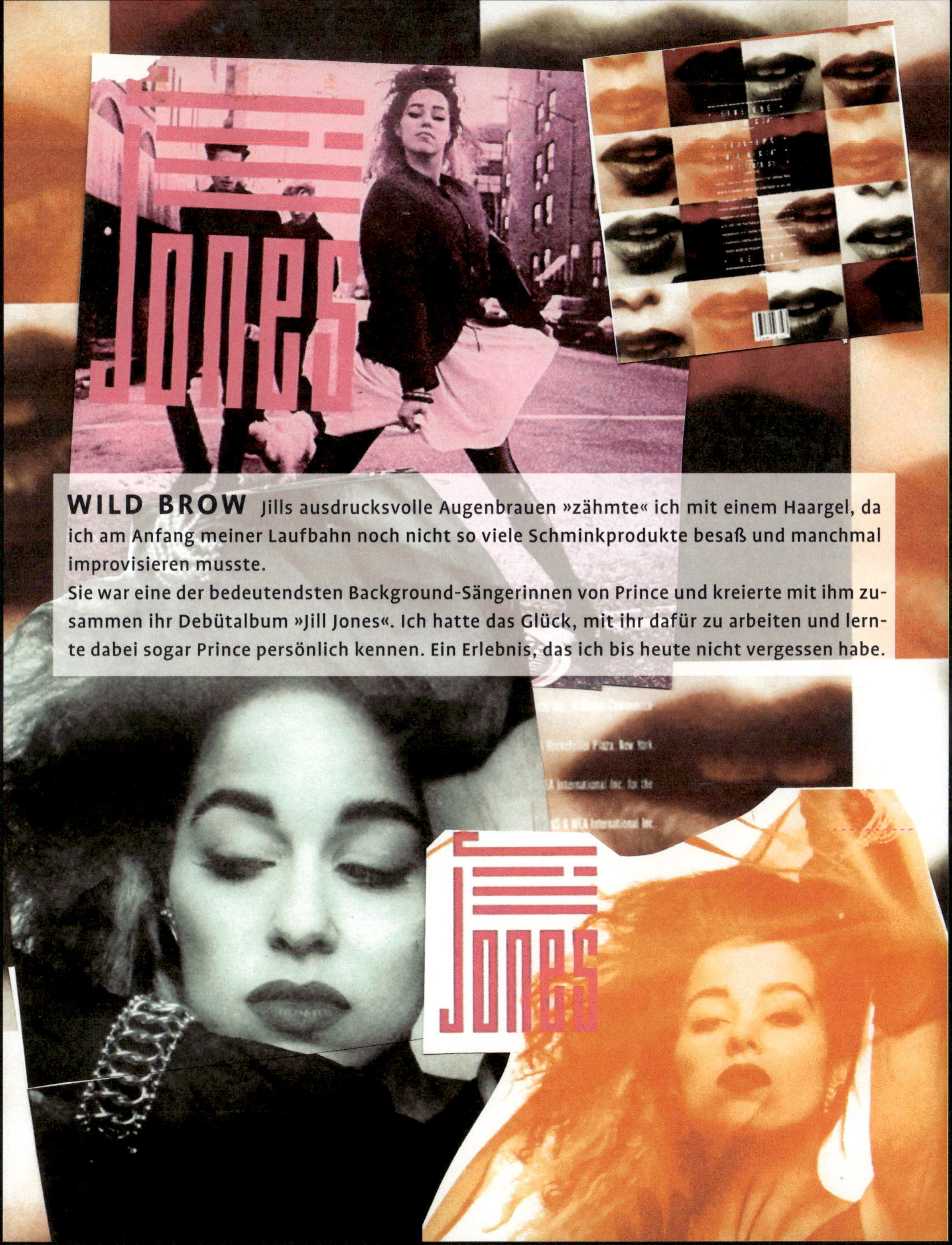

WILD BROW Jills ausdrucksvolle Augenbrauen »zähmte« ich mit einem Haargel, da ich am Anfang meiner Laufbahn noch nicht so viele Schminkprodukte besaß und manchmal improvisieren musste.

Sie war eine der bedeutendsten Background-Sängerinnen von Prince und kreierte mit ihm zusammen ihr Debütalbum »Jill Jones«. Ich hatte das Glück, mit ihr dafür zu arbeiten und lernte dabei sogar Prince persönlich kennen. Ein Erlebnis, das ich bis heute nicht vergessen habe.

ISABEL SNYDER

» Yasmin hat einen künstlerischen Draht zu ihrer Arbeit. Das ist nie »nur« Schminken, das ist immer ein Erlebnis, ein Suchen nach neuen Interpretationen der Gesichts- und Körperwelt. Und nebenbei hat sie das beste Lachen der Welt, da erhellt sich der Raum, denn man hat heimlich darauf gewartet. «

LATIN LOVER bedeutet für mich: Rudolph Valentino, einer der großen Schauspieler der 20er-Jahre. Die geschwungene Linie durch die Brauen ziehe ich mit einem Pinsel, den ich vorher in einen angefeuchteten schwarzen Cake-Eyeliner tupfe. Dunkelroter Nagellack vollendet den Look.

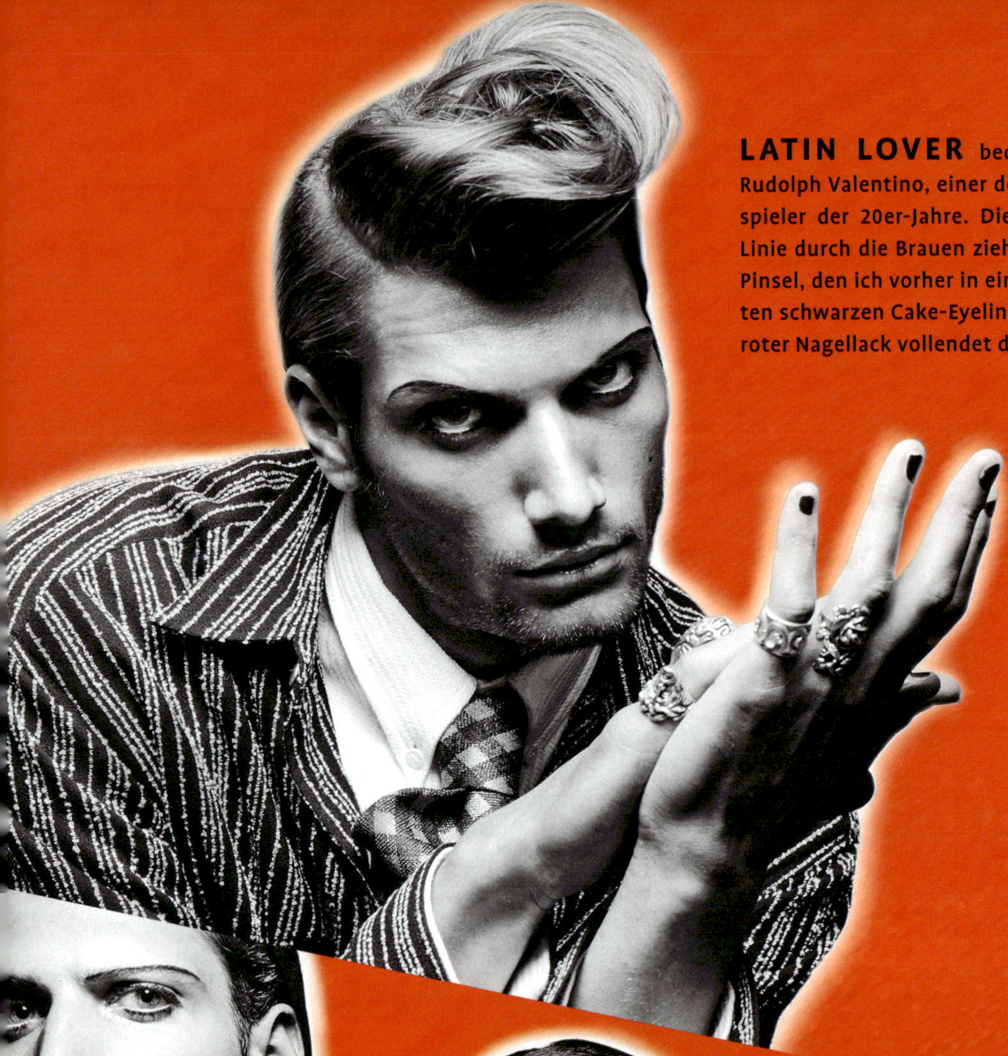

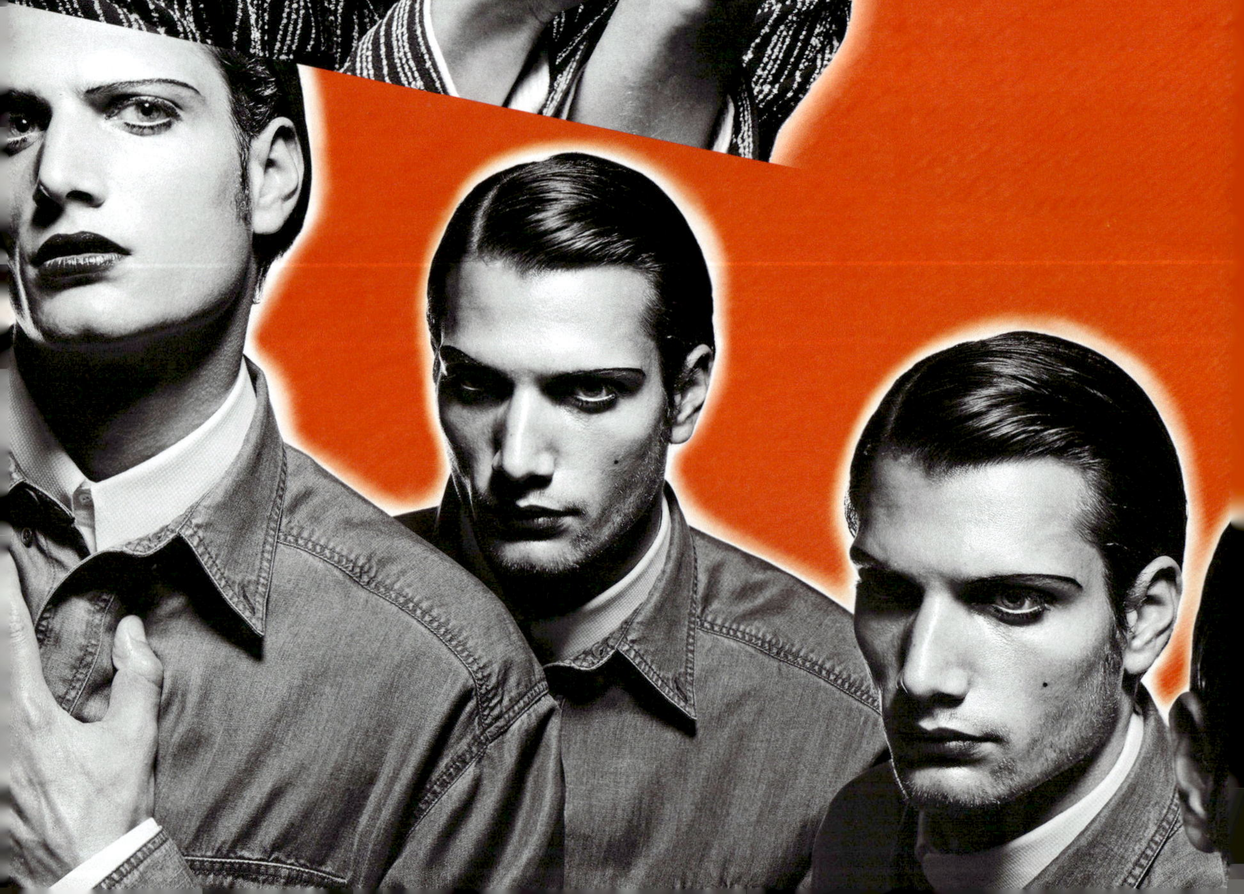

MASTIX BROW sieht toll aus und ist einfach zu machen. Ich reinige zuerst die Augenbrauen mit einem Feuchttuch, um überschüssiges Hautfett zu entfernen. Danach die Härchen hochbürsten. Zum Fixieren eine Spiralbürste mit Mastix-Kleber betupfen und die Brauen damit immer wieder hochkämmen, bis die Mastix-Masse klebrig und trocken wird. Zum Abschminken einen speziellen Mastix-Entferner verwenden.

ARMIN MORBACH

» Yasmin ist eine der wichtigsten Visagistinnen Europas. Ihre extreme Geschwindigkeit, Ideen in konkrete Make-ups umzusetzen, ist einzigartig. Denn nur wer Kreativität lebt, kann sie auch verstehen. Sie ist Inspiration pur und zieht mich mit ihrer ehrlichen und leicht verrückten Art immer wieder in ihren Bann. «

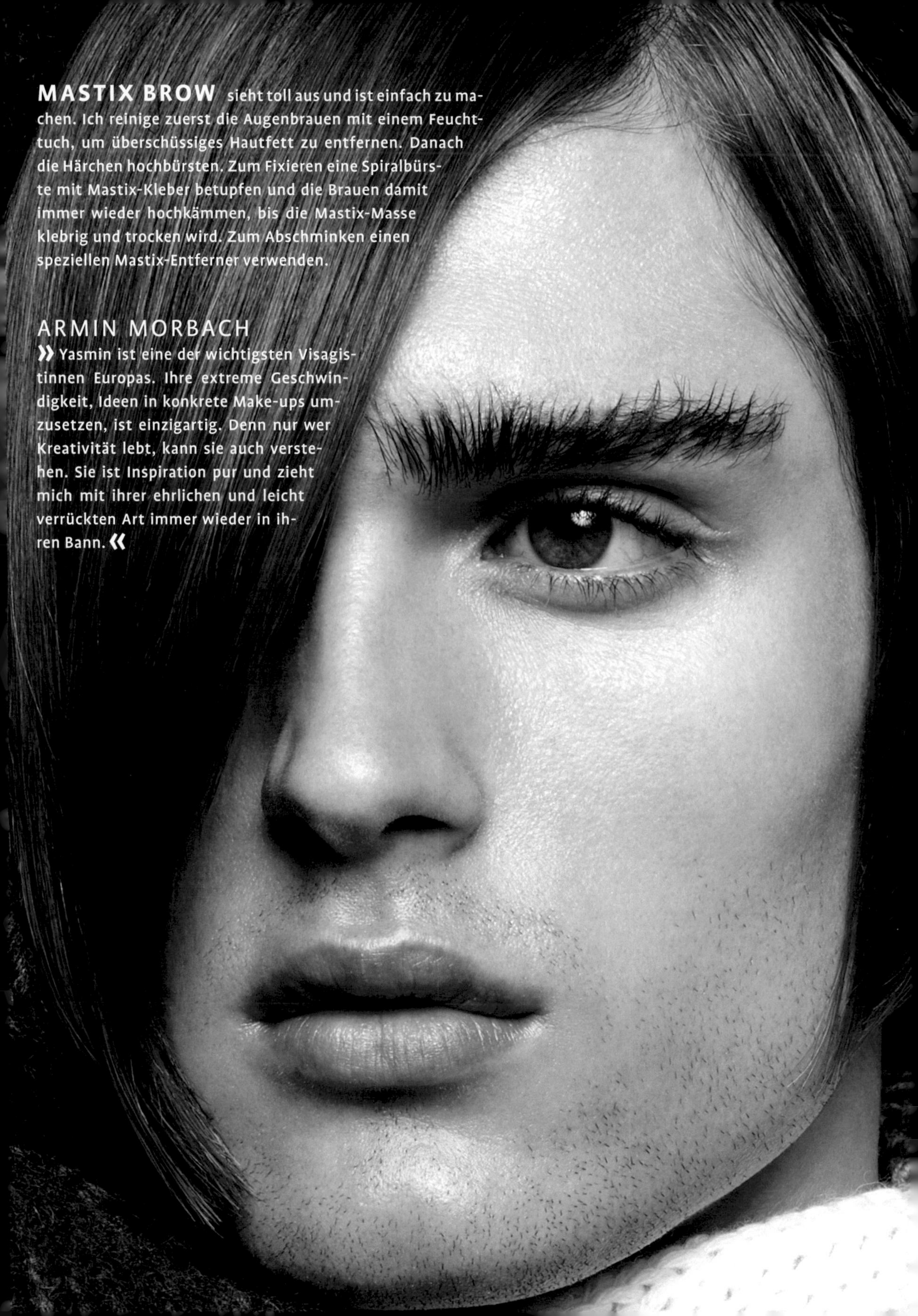

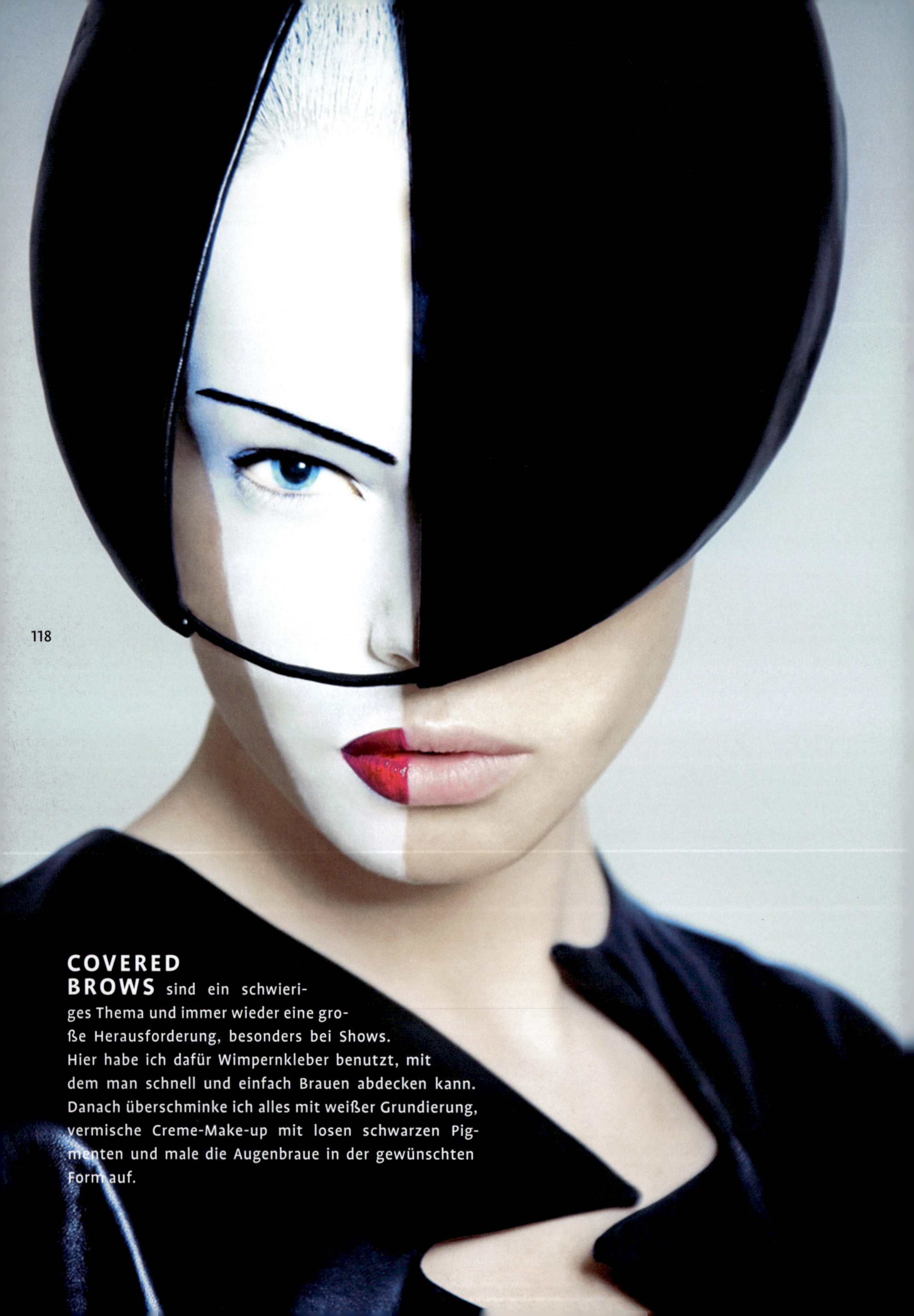

COVERED BROWS sind ein schwieriges Thema und immer wieder eine große Herausforderung, besonders bei Shows. Hier habe ich dafür Wimpernkleber benutzt, mit dem man schnell und einfach Brauen abdecken kann. Danach überschminke ich alles mit weißer Grundierung, vermische Creme-Make-up mit losen schwarzen Pigmenten und male die Augenbraue in der gewünschten Form auf.

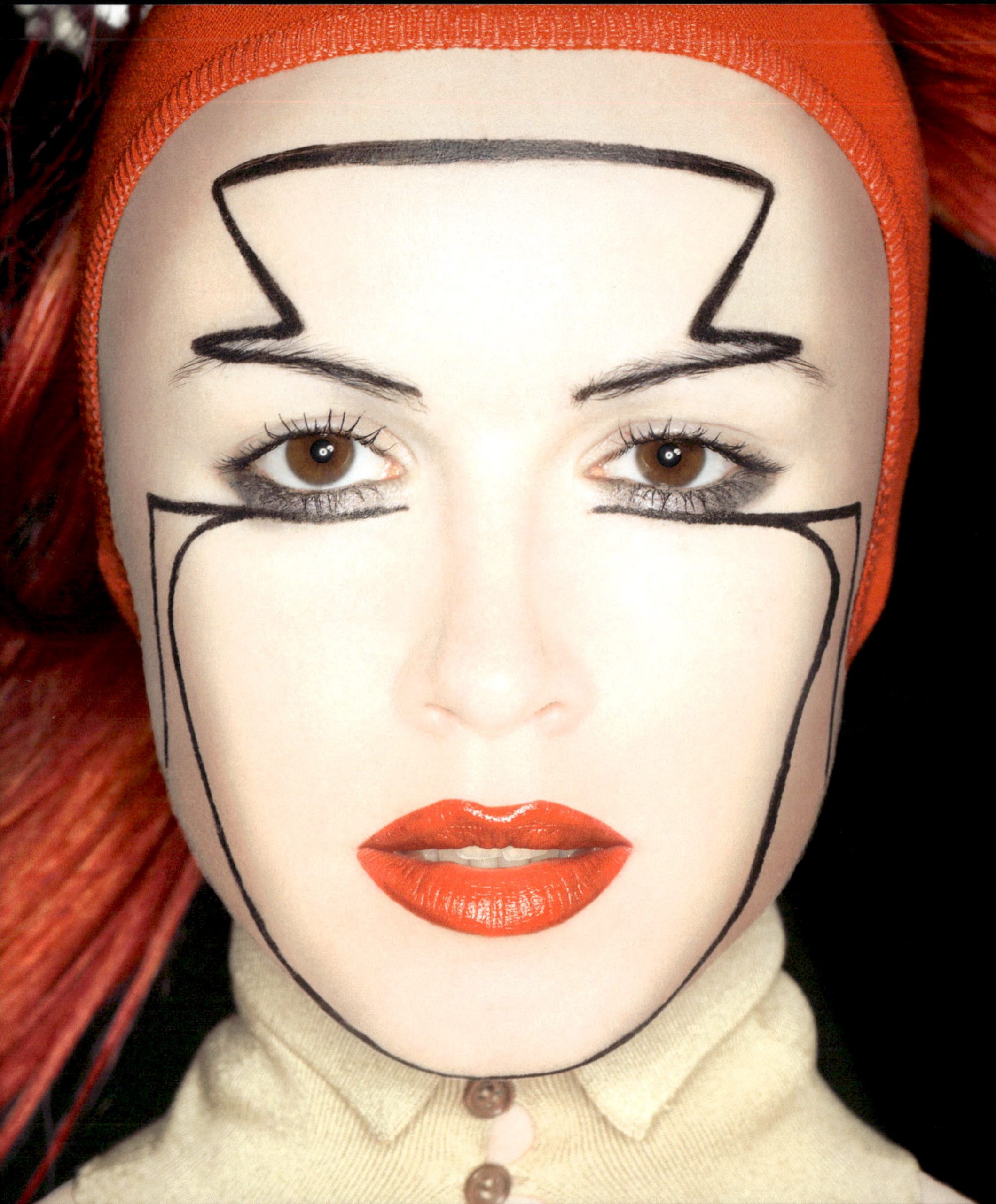

NO BROW Natalia wurde durch ihre Hauptrolle in »Das wilde Leben«, dem Film über das Leben Uschi Obermaiers, legendär. Schön, nett und liebreizend – dies trifft sie auf den Punkt. Bei dem Fotoshoot war sie super engagiert und fand mein Make-up toll, da es so ganz anders war. Ich habe ihr Gesicht wie eine Leinwand behandelt und großzügig mit einem schwarzen Khol Linien gemalt. Hinterher fragte mich meine Assistentin: »Warum hast du diese Linien so gemalt?« Ich konnte ihre Frage nur schwer beantworten, weil ich oft spontan aus dem Bauch heraus handle und mich von einer Stimmung oder Eingebung inspirieren lasse – in diesem Fall war es die amazonenhafte Ausstrahlung von Natalia.

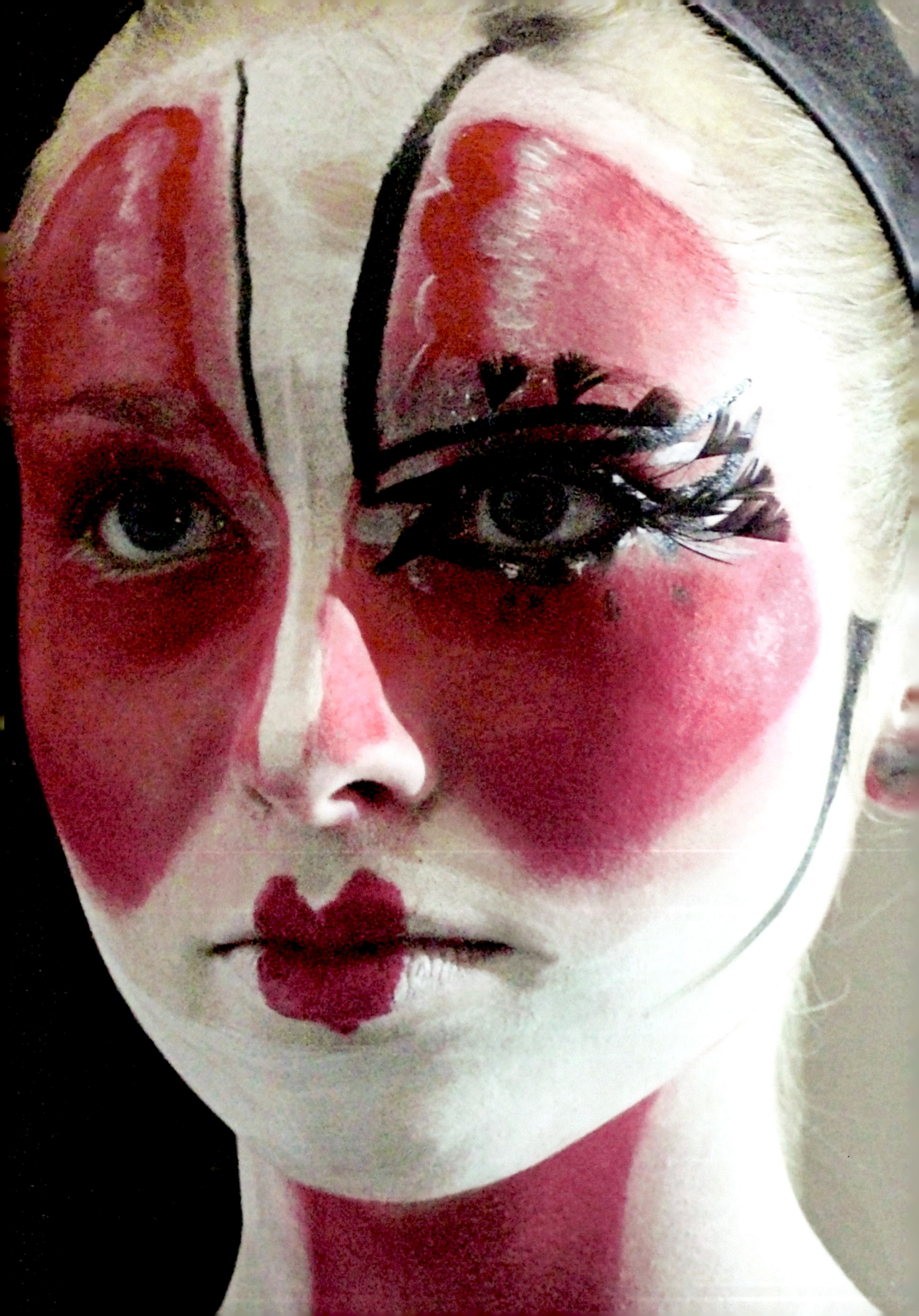

HIGH

Für perfekt geformte Augenbrauen gibt es Schablonen, die auf die Haut gelegt und ausgefüllt werden. Das erfordert ein wenig Übung und ist am Anfang mühsam, Ausprobieren lohnt sich aber. Zum Füllen eignet sich Puder besser als ein Stift – vorsichtig dosieren, sonst sehen die Brauen schnell künstlich gemalt aus. Das Bleichen ist ebenfalls Trend – man sieht es oft auf Shows, in Magazinen und an Celebrities. Für Visagisten ist es dann einfach, auf dieser entstandenen Leinwand die Farbe und Form so zu gestalten, wie es verlangt wird.

Mein Schlüsselerlebnis zum Thema Augenbrauen hatte ich, als ein Model weinend vor mir saß – mit nur einer Braue. Man hatte ihr für ein Close-up-Foto die andere abrasiert und gesagt, die Haare würden innerhalb einer Woche nachwachsen. Es war eine zeitaufwendige und schwierige Herausforderung, die andere optisch wiederherzustellen. Mit einem Stift habe ich sie in kleinen, kurzen Strichen nachgemalt, mit transparentem Puder mattiert und Lücken mit einem gleichfarbigen Puder ausgefüllt. Beim Verlängern von Brauen muss man aufpassen, dass das letzte Drittel gerade nach hinten ausläuft und nicht nach unten, weil diese Form ein Gesicht traurig aussehen lässt. Beim Ausfüllen ist es wichtig, dass die Striche in den Haaren hinterher mit einem Pencil-Pinsel oder einem Wattestäbchen weich ausgeblendet werden.

Der umgekehrte Fall – Augenbrauen abdecken – ist ebenfalls schwierig. Früher machte man das mit einem erwärmten Wachsstift, der auf die nach oben gebürsteten Haare aufgetragen wird. Ich finde das Ergebnis jedoch zu dick und nur schwer regulierbar. Die Technik kann man auch mit angefeuchteter Seife ausprobieren, die Seifenpartikel drücken die Haare flach an die Haut. Um blonde Augenbrauen aufzuhellen, genügt oft ein leichterer Trick: Mit einer Spiralbürste vorsichtig Concealer – eine Nuance heller – auf die Härchen auftragen und transparent abpudern. Für leichte Abdeckeffekte verwende ich oft Wimpernkleber, der einfach zu handhaben ist. Hinterher eine Camouflage-Paste auftragen, die aufgrund ihrer festen Konsistenz am besten hält, und abpudern.

Die effektivste Methode ist für mich aber die Verwendung von flüssigem Pros-Aide-Adhesive (Silikon-Latex), mit dem man aufgrund der dünnen Textur den Grad der Abdeckung sehr gut kontrollieren kann. Die Technik habe ich im Team von Pat McGrath bei einer Haute-Couture-Show gelernt.

Zur Vorbereitung reinigt man Brauen und umliegende Haut gründlich mit alkoholhaltigem Toner. Dann werden die Haare mit einer Spiralbürste nach oben gebürstet und die erste Schicht mit einer angeschrägten, harten Bürste in Wuchsrichtung von unten nach oben aufgetragen. Dabei müssen alle Härchen nach oben gerichtet und mit dem Holzstiel des Pinsels flach an die Haut gedrückt werden, damit keine Lücken entstehen. Und zwar so lange, bis das Silikon-Latex fester und klebriger wird. Dann ungefähr 20 Minuten warten, bis die erste Schicht getrocknet ist. Bei hellen Haaren genügt oft eine Schicht, bei dunklen muss man, je nach Stärke und Dichte der Augenbrauen, meist eine zweite Schicht auftragen. Auf diese Abdeckung tupft man mit einem Schwämmchen ein oder zwei Mal eine Camouflage-Paste. Diese sollte einen Ton heller als die Gesichtsfarbe sein. Zum Mattieren der abgedeckten Brauen Kompaktpuder verwenden, da loser Puder zu transparent ist. Abgeschminkt wird das Silikon-Latex nach Shooting oder Show mit einer speziell dafür hergestellten Lösung.

Zupfen ist eine Kunst für sich

BROW

E Y E F L Y

Farbe ist ein einfaches Mittel, um Augen ausdrucksvoller und lebendiger erscheinen zu lassen. Dabei gilt für mich: Jede Frau kann alle Töne tragen. Ich finde es überholt zu sagen, das bestimmte Nuancen nur zu dieser oder zu jener Augenfarbe passen. Es kommt immer darauf an, wie man sie aufträgt und mischt.

Die Kunst, Augen mit Farbe zu schmücken, ist seit Jahrtausenden bekannt: Archäologische Funde zeigen, dass bereits in der Kupfersteinzeit gemahlener Malachit als Lidschatten verwendet wurde. Im alten Ägypten zerrieb man neben Malachit auch Galenit oder Henna zu Pulver und mischte dieses mit Tierfett, um Schminke herzustellen.

Augen-Make-up bedeutet für mich, Farben lebendig changieren zu lassen. Sie sollen wie ein Spektrum wirken, egal wie viele Töne man verwendet. Dabei kann man wunderbar mit verschiedenen Kombinationen experimentieren, weil es fast unmöglich ist, sich zu »ver-«schminken. Gefällt eine Komposition nicht, gibt man einfach einen anderen Ton dazu oder blendet den »falschen« weg.

Als ich zum erste Mal bei einem Fotoshoot Augen schminkte, trug ich einen Goldton auf das ganze Lid bis hoch zu den Brauen auf. Die Farbe Gold inspiriert mich bis heute, weil sie so variabel ist und abhängig vom Licht entweder warm oder kalt wirken kann. Mit der Zeit verlor ich die Unsicherheit im Umgang mit Farben und gab immer mehr verschiedene Nuancen dazu, bis hin zu Gelb, Orange, Kupfer und Schwarz. Meine Absicht war und ist es bis heute, aktuelle Trends aufzugreifen, aber dabei neu zu interpretieren. Dafür mische ich Töne zu den »Modefarben« die andere Visagisten nicht verwenden, die jedoch effektvoll aussehen. Durch diesen Anspruch sind meine Looks zwar manchmal etwas abenteuerlich, aber nur so kann man sich einen persönlichen, unverwechselbaren Stil schaffen. Mein Tipp für junge Make-up-Artisten: Zunächst helle und unkomplizierte Töne verwenden und später, wenn man sich sicherer fühlt, farblich weiter experimentieren.

Grundlage eines perfekten Augen-Make-ups ist und bleibt aber das richtige Handwerkszeug. Ich brauche zum Schminken mehrere weiche Lidschatten-, Pencil- und Fächerpinsel, Schaumstoffapplikatoren, natriumarmes, stilles Mineralwasser, MAC Fix + Spray, Eye Seal, Augentropfen und Wattestäbchen.

Grundsätzlich trage ich einen Lidschatten-Primer als Grundierung auf und warte ein paar Minuten, bis er gut eingezogen ist. Diese Basis lässt die Farben ebenmäßig und farbecht erscheinen, außerdem haften sie dadurch länger und besser. Abgepuderte Grundierungen oder Concealer als Grundlage machen die Farben auf den Lidern oft zu kompakt und verändern die Töne.

Lidschatten gibt es in verschiedenen Konsistenzen – als Puder, Gel, Creme, Pigment oder Stift, die man alle miteinander kombinieren und mischen kann. Mineral-Make-up-Produkte eignen sich besonders gut für

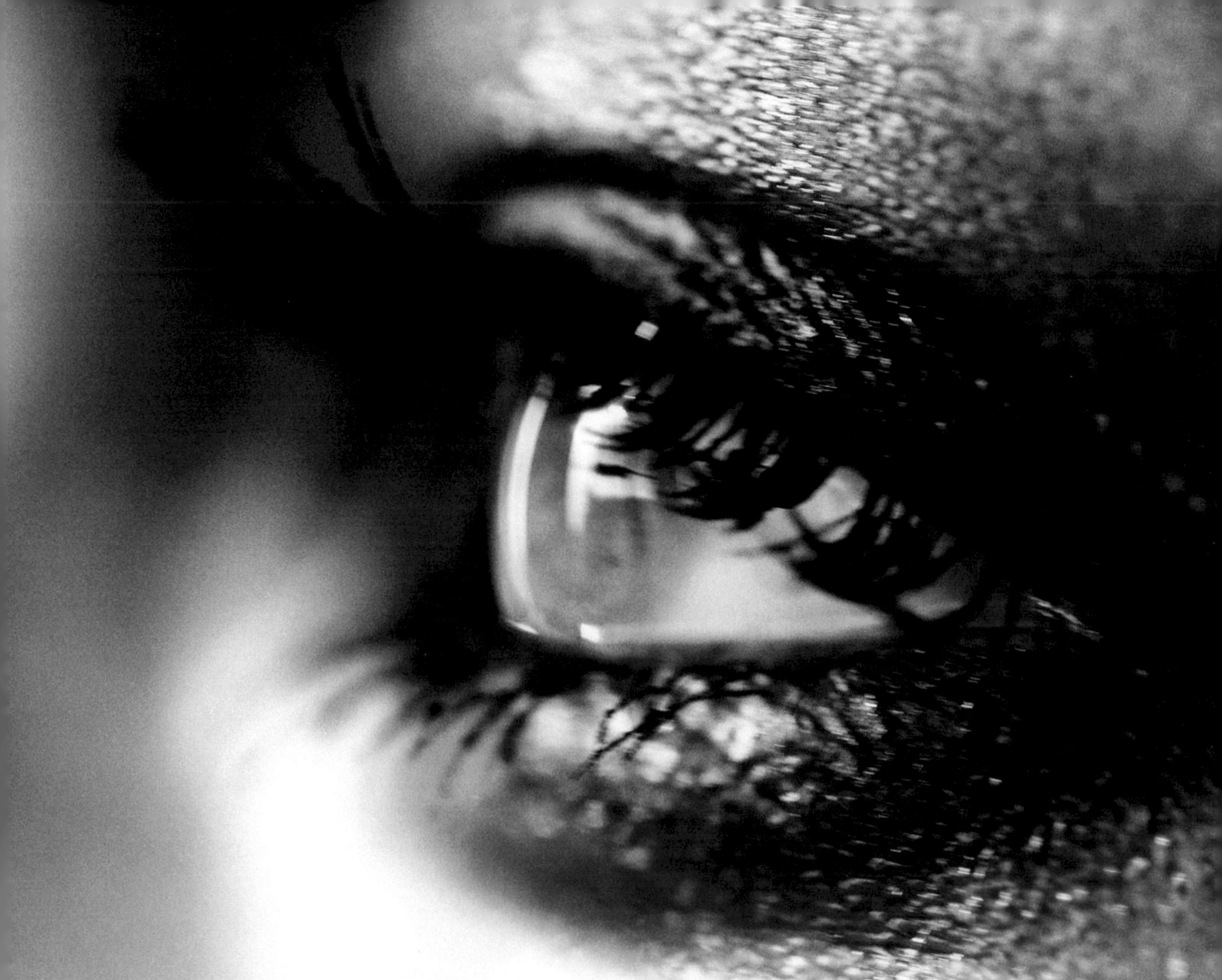

empfindliche Augen, Gel-Lidschatten und Pigmente wirken sehr intensiv und haften besonders lange.
Zum Auftragen verwende ich oft einen klassischen Schaumstoffapplikator, da sich die Farbe damit gut auftupfen, leicht einarbeiten und blenden lässt. Manchmal nehme ich auch einfach die Finger, zum Beispiel bei Creme-Lidschatten, oder wenn ich spezielle Effekte erzielen will. Die Leichtigkeit des Auftragens ist dabei sehr wichtig: Der Druck der Finger auf der Haut sollte nicht stärker als 20 Gramm sein. Um ein Gefühl dafür zu bekommen, kann man zum Testen die Finger einfach mal auf eine Briefwaage drücken – die meisten Menschen sind überrascht, wie wenig das ist.
Soll der Look natürlich und pur wirken, trage ich häufig nur einen Tupfer farbloses Gloss oder Vaseline in der Augenhöhle auf. Da beide Produkte sehr fetthaltig sind, können sie »spreiten« – das bedeutet, dass sie sich mit der Zeit von ganz allein auf dem Oberlid verteilen. Damit dabei nichts in die Augen gerät, darf man Produkte, die viel Fett enthalten, niemals zu dicht am oberen Lidrand auftragen.
Effektvoll wirkt es auch, wenn man das Gloss oder die Vaseline als Highlight zusätzlich ganz dünn an den Schläfen aufträgt. Dabei aber nicht zu großzügig und großflächig vorgehen, sonst sieht es aus, als ob die Person transpiriert.
Helle, matte oder glänzende Farben eignen sich ebenfalls gut für einen natürlichen Look. Man kann perlmuttfarbenes oder golden irisierendes Pigment dazu mischen oder dieses pur mit einem sehr kleinen Pinsel oder Wattestäbchen als Highlight in den inneren Augenwinkel tupfen.
Durch metallischen Highlight-Puder in Gold, Beige oder Silber, den man mit einem feuchten Pinsel auf die Mitte des Oberlides setzt und nach dem Trocknen in den schon aufgetragenen Lidschatten überblendet, erzielt man ebenfalls einen interessanten, die Augen betonenden Effekt.

THE SUN Ich bekam die Aufgabe gestellt, »Sonnen«-Make-up-Looks zu entwickeln. Dieser Look endet hier in einer verfremdeten silbernen »Sonnenbrille«. Ein weicher, breiter Malerpinsel ist dafür ideal.

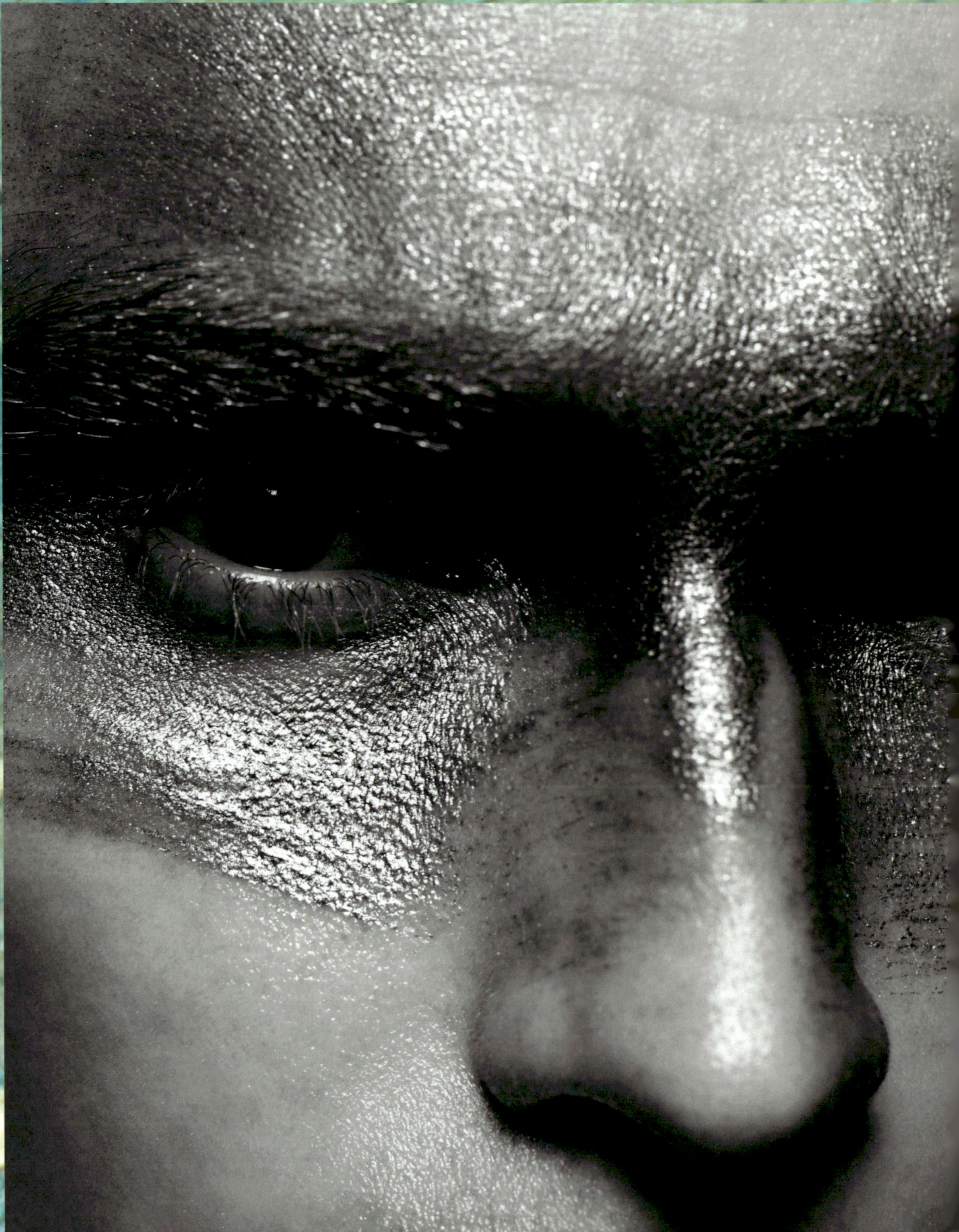

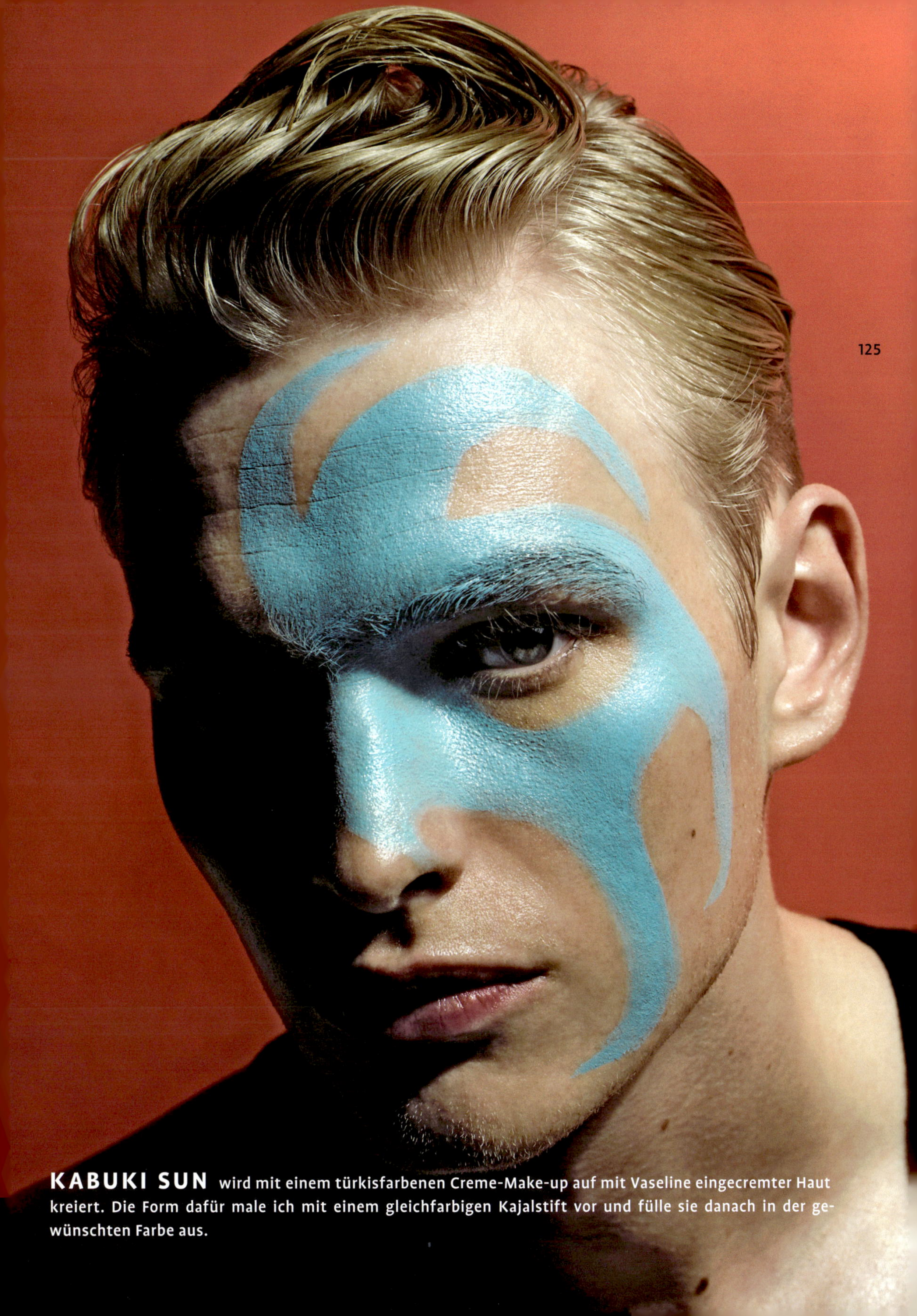

KABUKI SUN wird mit einem türkisfarbenen Creme-Make-up auf mit Vaseline eingecremter Haut kreiert. Die Form dafür male ich mit einem gleichfarbigen Kajalstift vor und fülle sie danach in der gewünschten Farbe aus.

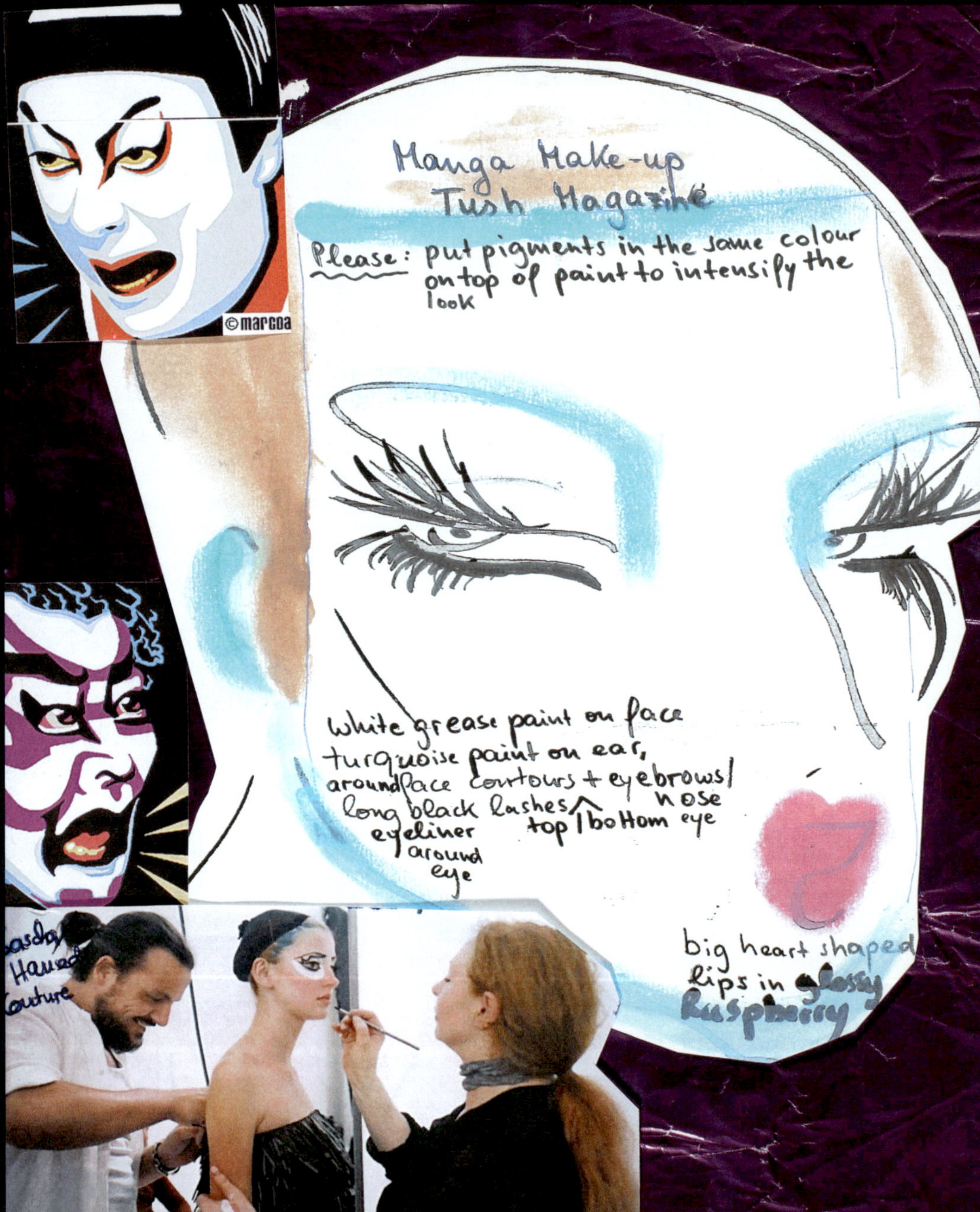
©marcoa
Manga Make-up
Tush Magazine
Please: put pigments in the same colour ontop of paint to intensify the look
white grease paint on face
turquoise paint on ear, aroundface contours + eyebrows / nose
long black lashes top / bottom eye
eyeliner around eye
big heart shaped lips in glossy Raspberry

MANGA-MAKE-UP

Tush Magazin

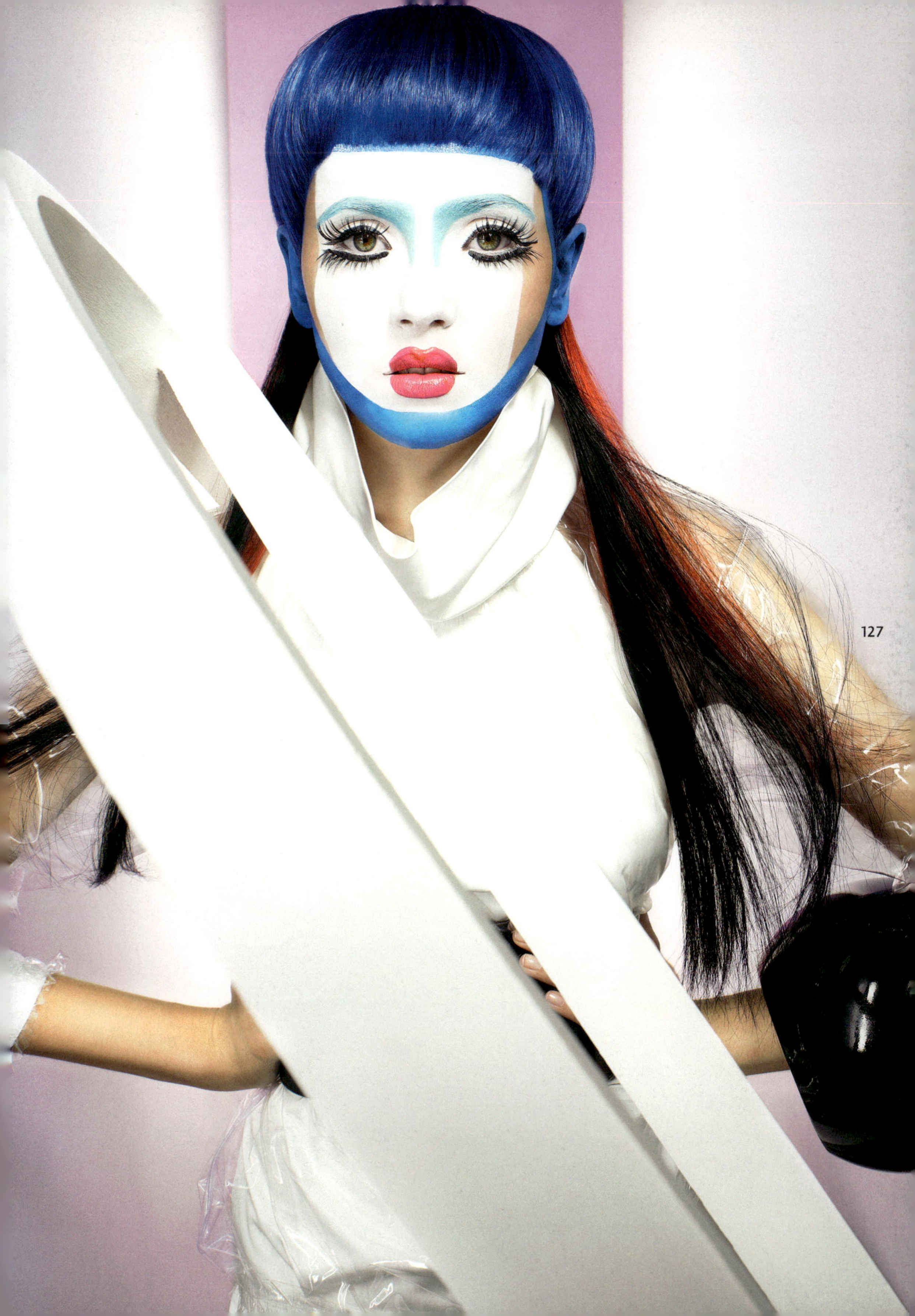

WENDY ILES

» Yasmin ist eine meiner liebsten Visagistinnen, Inspiration und Herausforderung pur. Sie ermutigt alle, mit denen sie arbeitet, über ihre Grenzen hinauszugehen. «

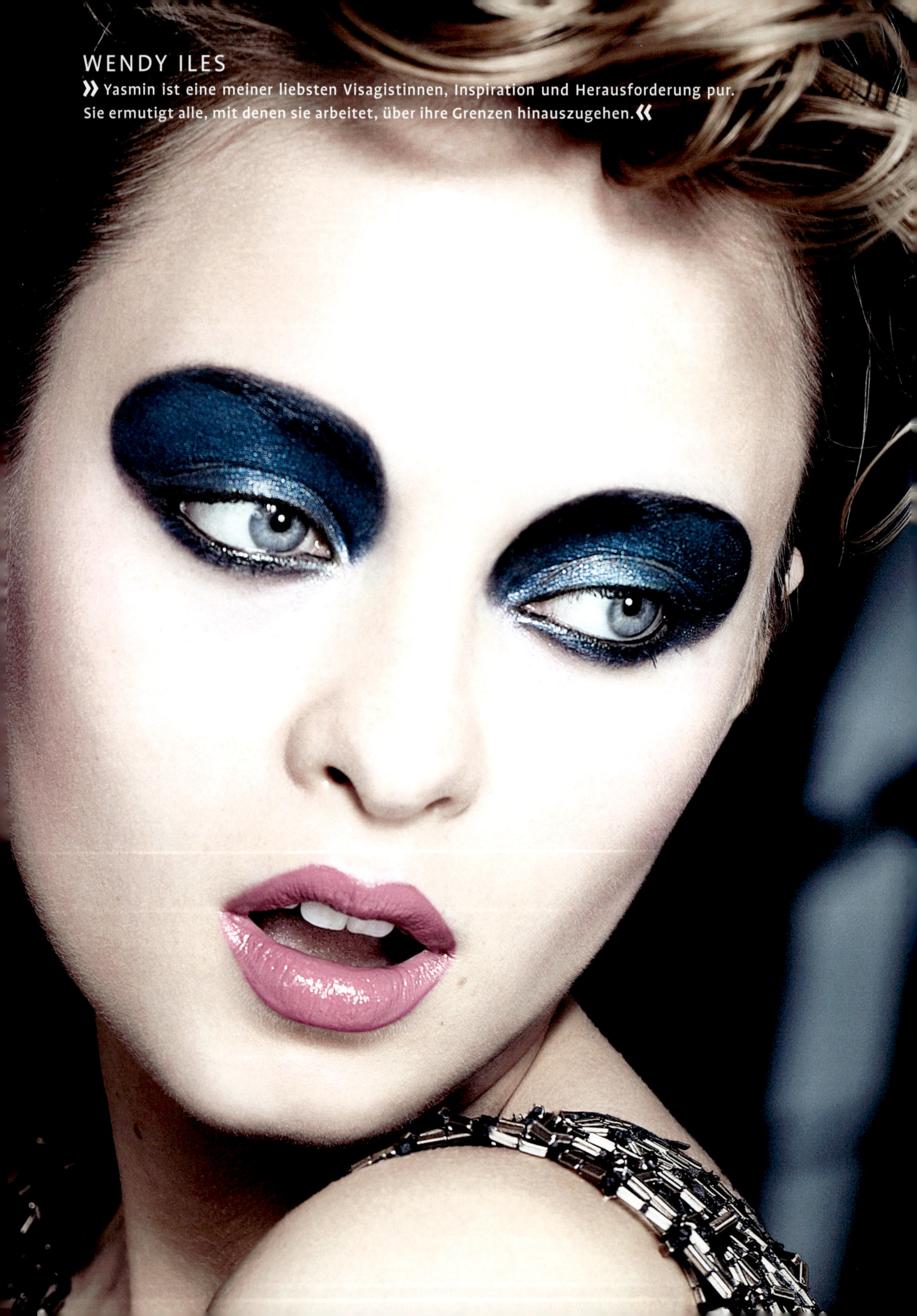

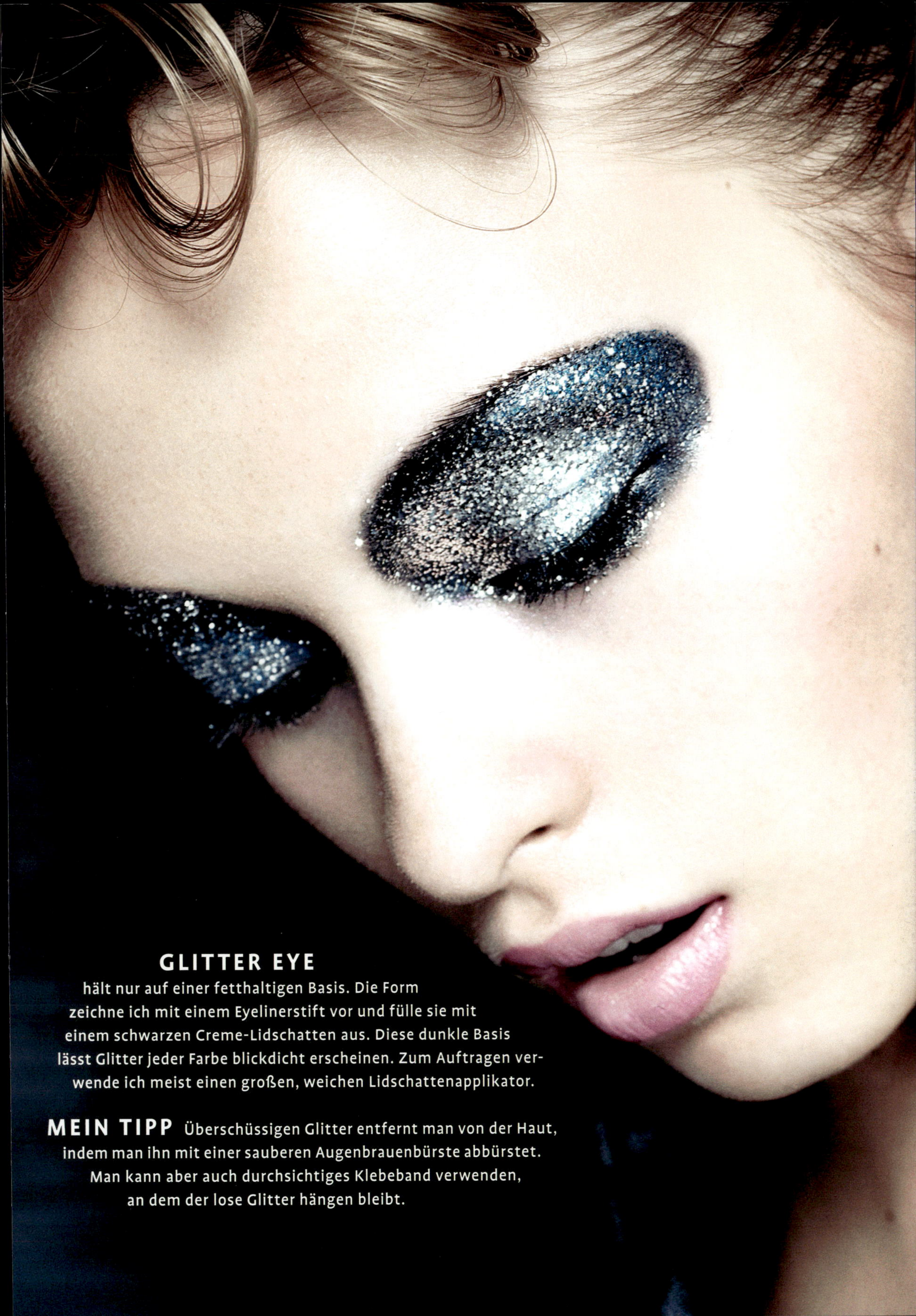

GLITTER EYE

hält nur auf einer fetthaltigen Basis. Die Form zeichne ich mit einem Eyelinerstift vor und fülle sie mit einem schwarzen Creme-Lidschatten aus. Diese dunkle Basis lässt Glitter jeder Farbe blickdicht erscheinen. Zum Auftragen verwende ich meist einen großen, weichen Lidschattenapplikator.

MEIN TIPP Überschüssigen Glitter entfernt man von der Haut, indem man ihn mit einer sauberen Augenbrauenbürste abbürstet. Man kann aber auch durchsichtiges Klebeband verwenden, an dem der lose Glitter hängen bleibt.

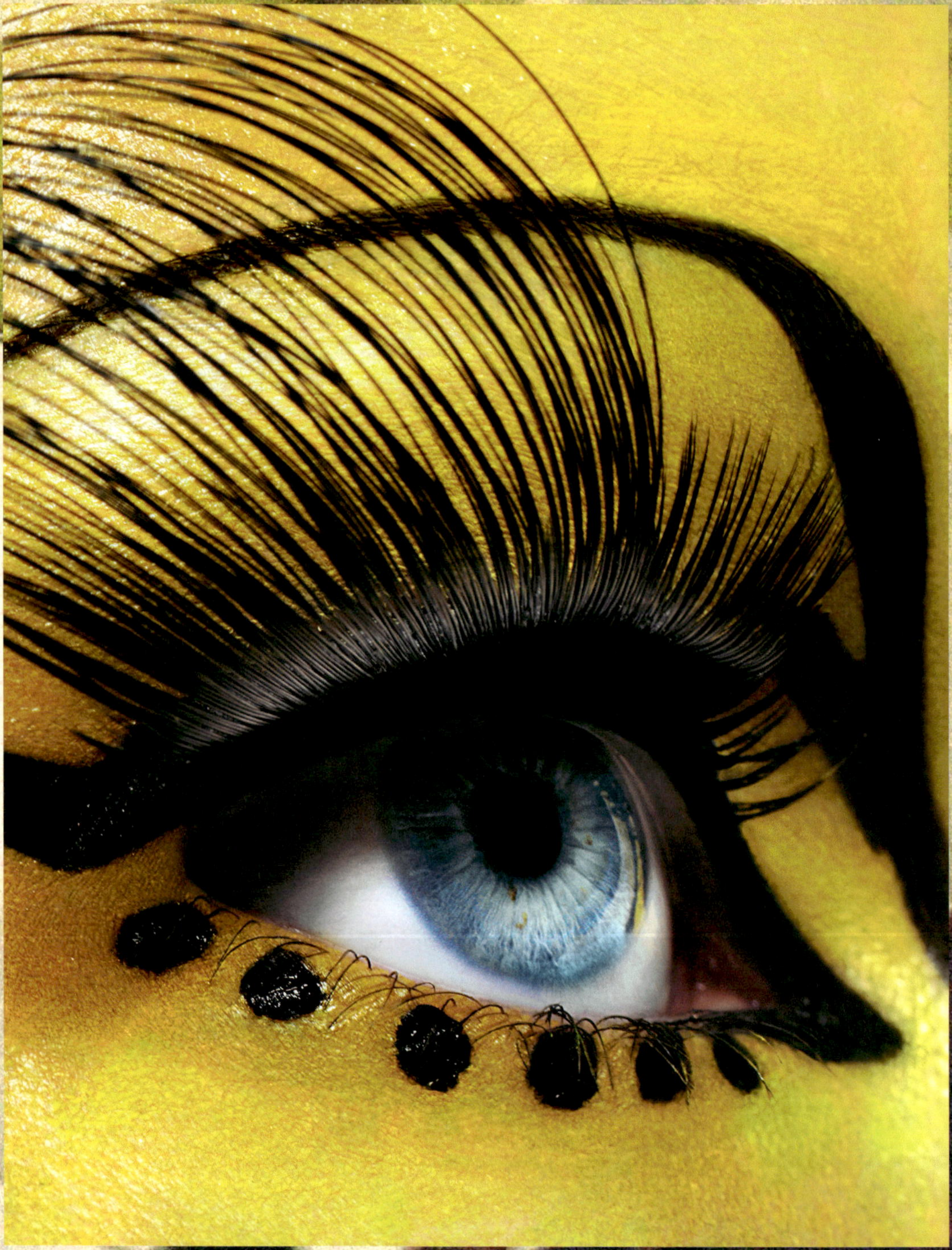

ANDREA GRABHER

» Was unterscheidet Yasmin von anderen Make-up-Artisten? Sie schafft auf unerklärliche Weise einen Wiedererkennungswert. Egal, welches Magazin man durchblättert, bei ihren Make-ups ist immer etwas Überraschendes und Unerwartetes dabei. Was habe ich von ihr gelernt? Wie man richtig Wimpern tuscht und dass man üben, üben, üben muss … «

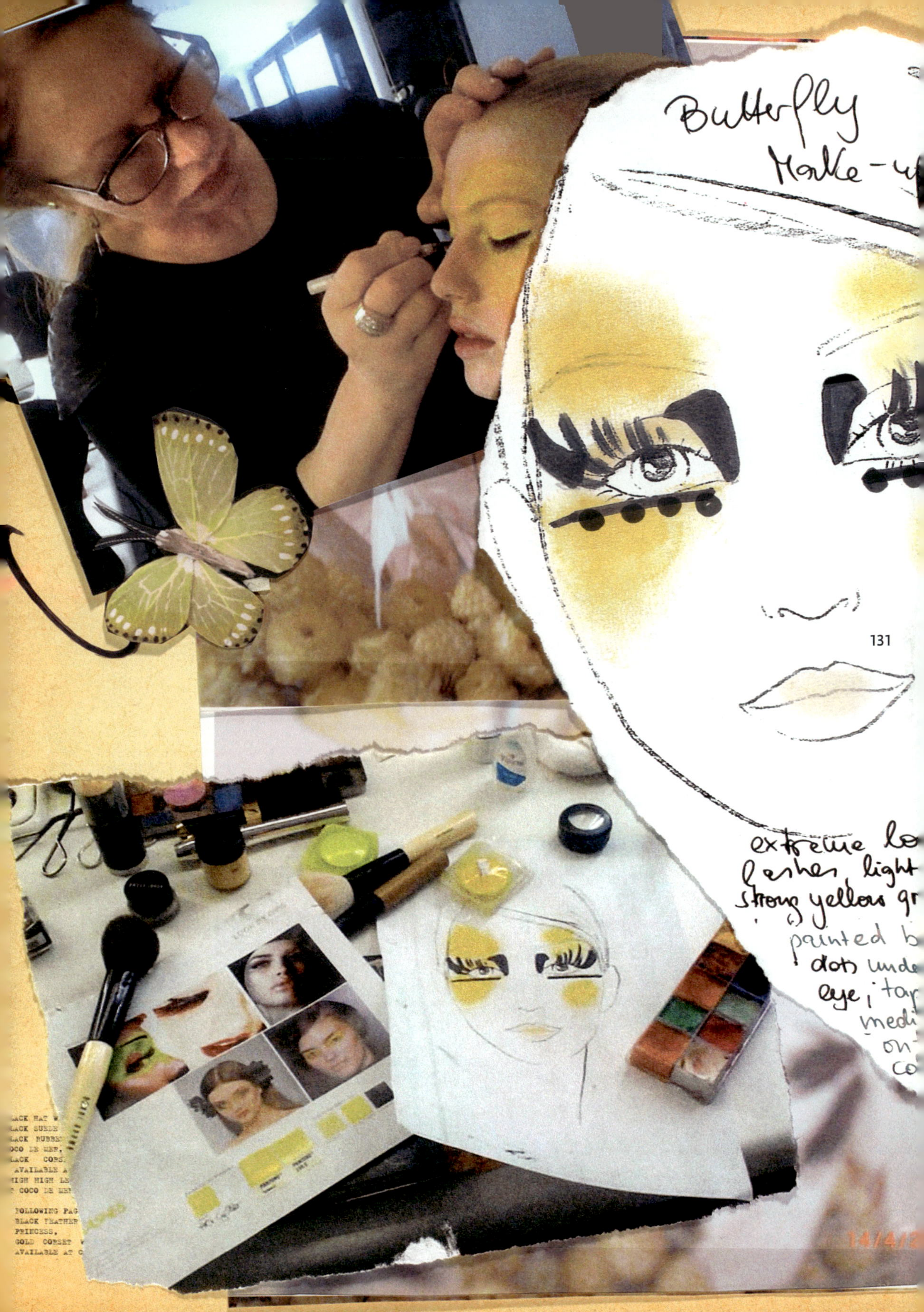
Butterfly
Make-u
131
extreme lo
lashes light
strong yellow gr
painted b
dots unde
eye; tap
medi
on
co
BLACK HAT W
BLACK SUEDE
BLACK RUBBE
COCO DE MER,
BLACK CORS
AVAILABLE A
HIGH HIGH LE
COCO DE MER
FOLLOWING PAG
BLACK FEATHER
PRINCESS,
GOLD CORSET W
AVAILABLE AT C
14/4/2

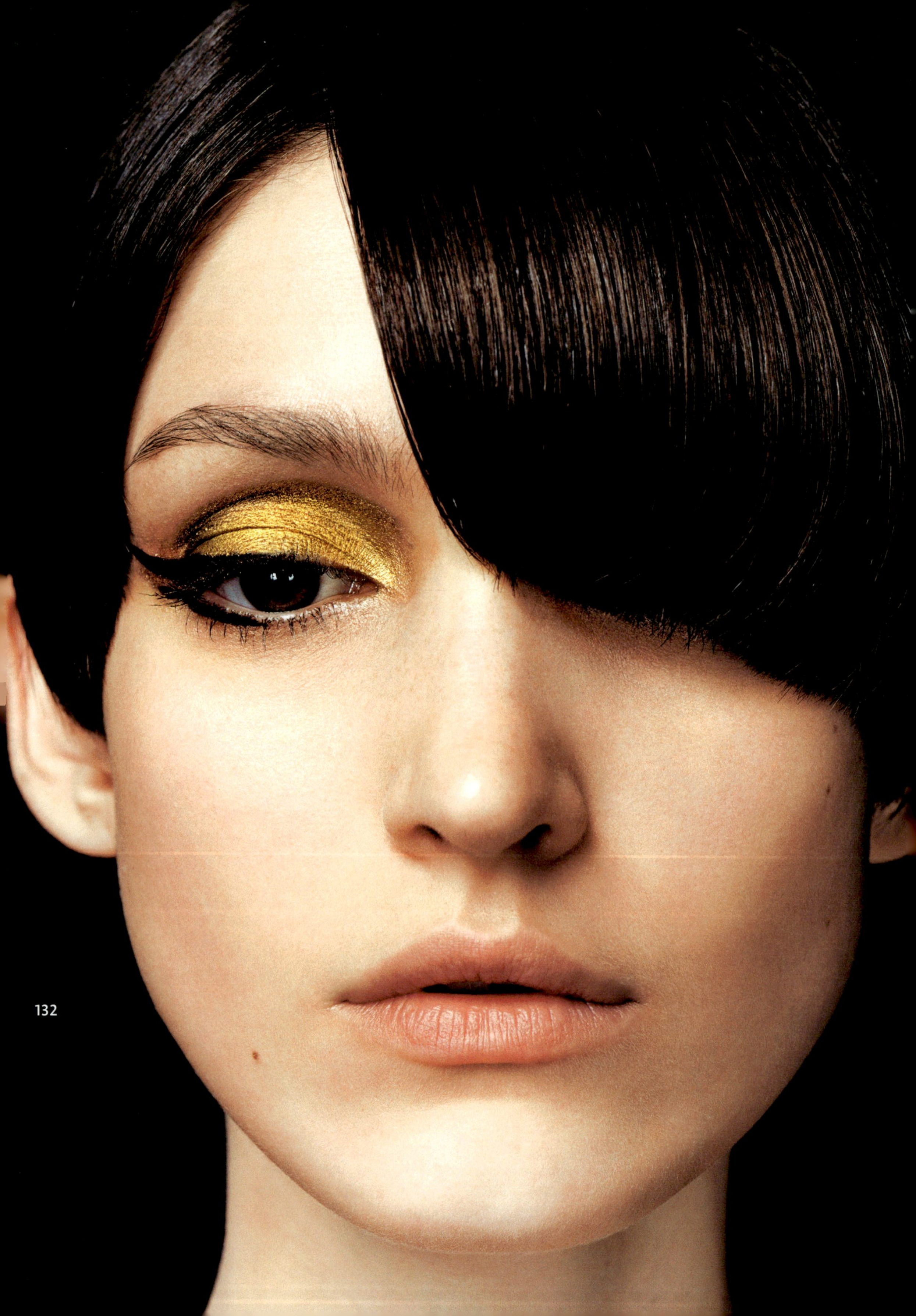

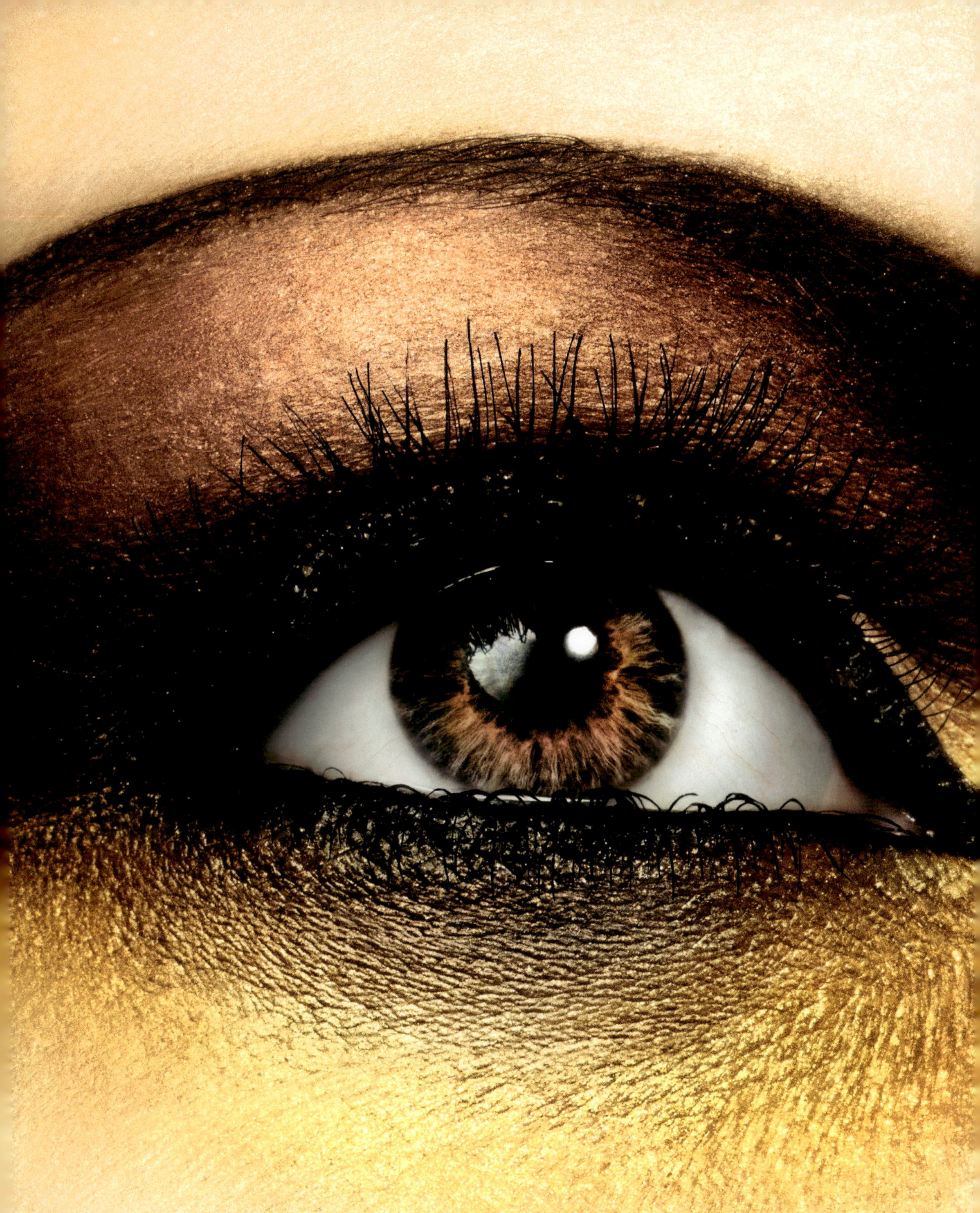

GOLDEN EYE Zuerst eine Lidschattenbasis auftragen, damit die Farben intensiver wirken und nicht verschmieren. Es ist sehr wichtig, diese gut einziehen zu lassen. Dann ein goldenes Pigment feucht auf das Lid tupfen und um das Unterlid herum großflächig ausblenden. Ein kupferfarbener Lidschatten rund um das Auge schafft zusätzliche Tiefe. Danach einen schwarzen Lidstrich um das Auge ziehen und oben sowie unten ausblenden. Viel Mascara und falsche Wimpern sorgen für einen strahlenden Ausdruck.

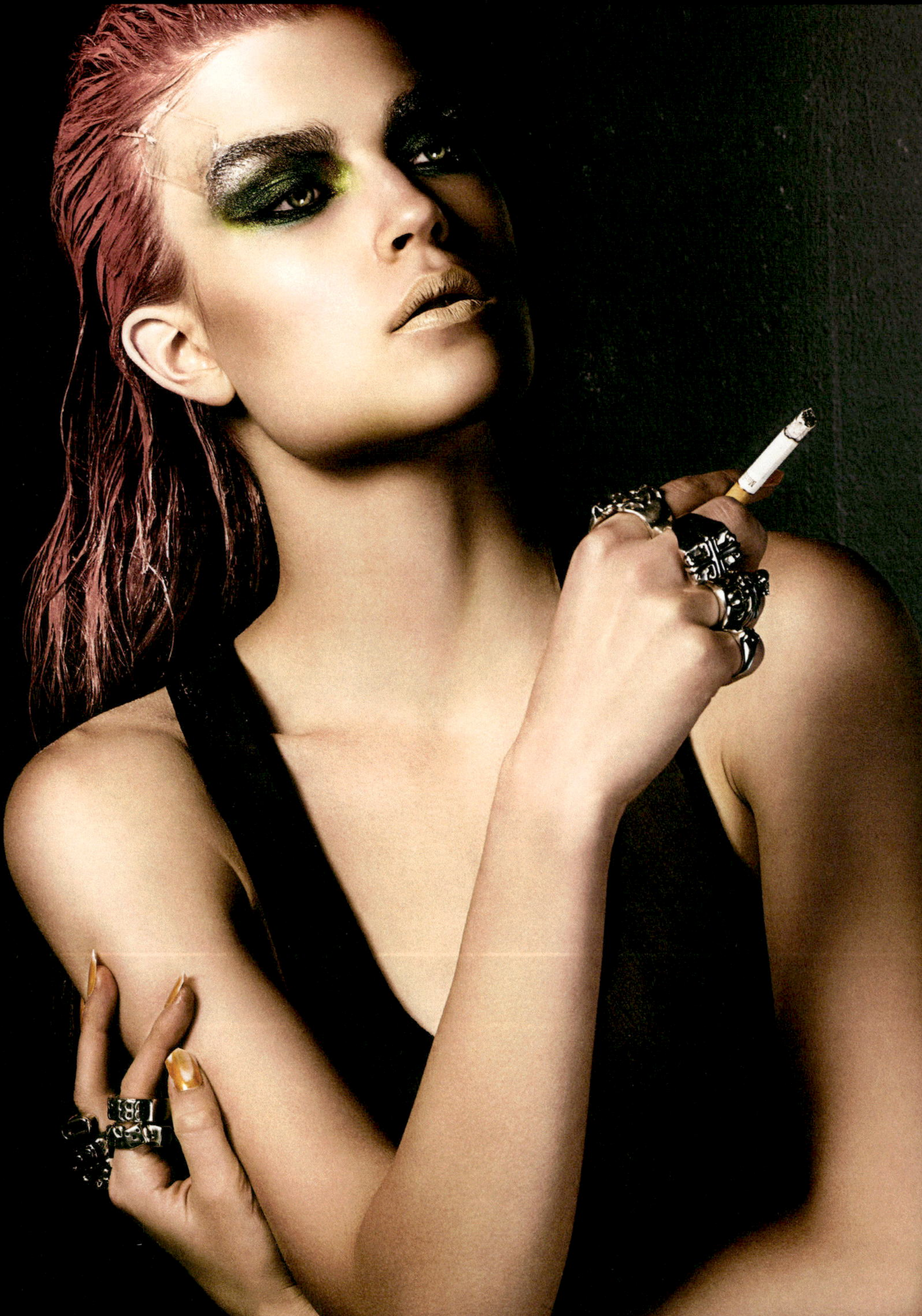

CAROLINE SIMS

» Yasmin ist eine angstlose und leidenschaftliche Künstlerin. Sie inspiriert mich, ungewöhnliche Farben auszuprobieren – frei nach dem Motto: Tue es einfach und relaxe. Es gibt keine Regeln. «

EYE OFF Während des Abschminkens bemerkte ich, dass das Make-up eine interessante Struktur annahm, und wir entschlossen uns spontan, diese zu fotografieren. So entstanden einige meiner Lieblingsfotos aus dieser Serie.

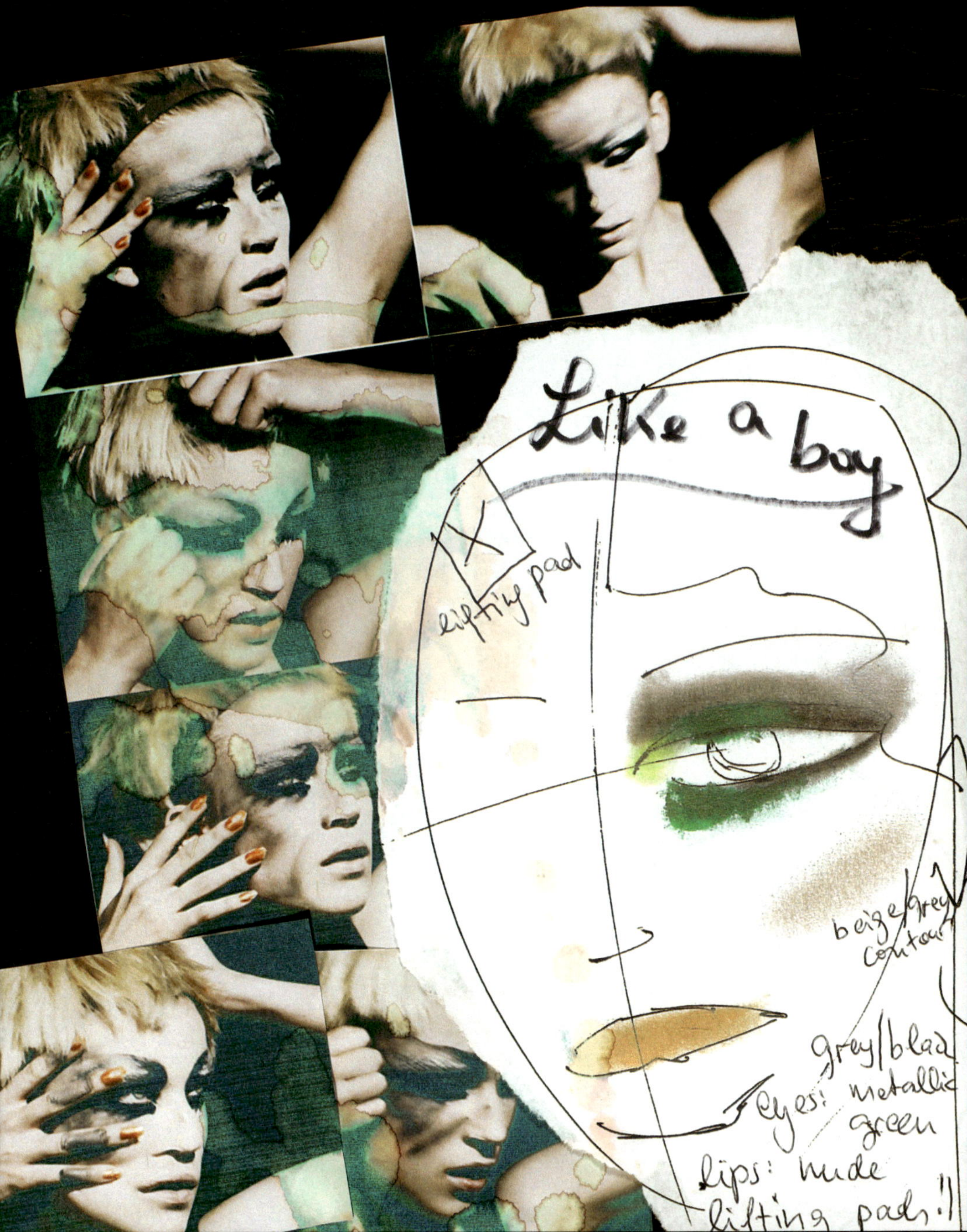

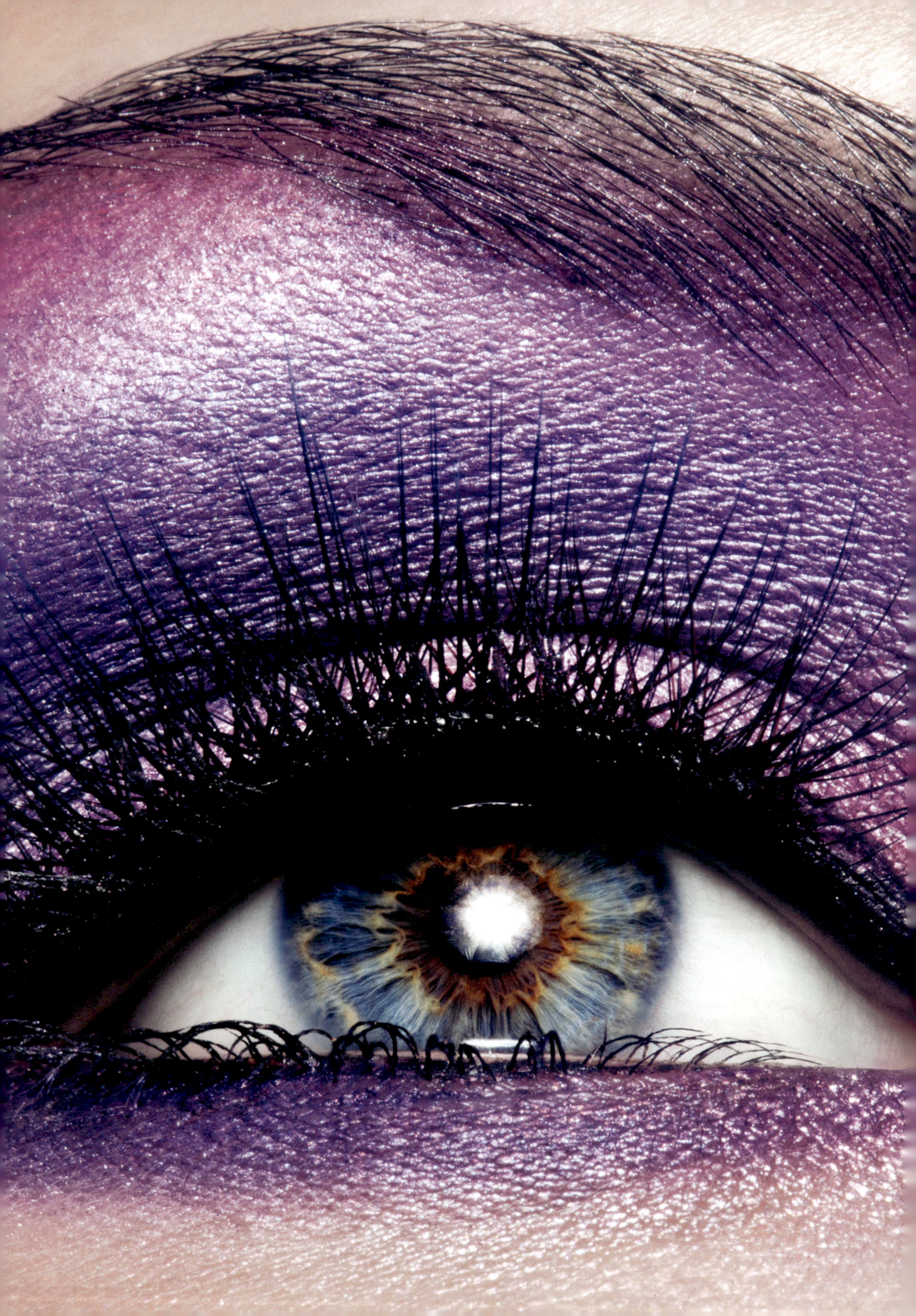

E Y E   F L Y

Die Schminktechnik entscheidet, wie ein Lidschatten wirkt: Trocken aufgetragen wirkt er weich und transparent, feucht aufgepinselt erscheint er intensiv und blickdicht.
Zum Auffrischen der Lidschattenfarbe tupfe ich ab und zu mit einem leicht angefeuchteten Wattestäbchen, auf das ich den gewünschten Ton auftrage, darüber.
Manchmal trage ich dieselbe Nuance zuerst trocken, dann noch einmal feucht am oberen Lidrand auf. Zum Feuchtschminken besprühe ich einen Lidstrichpinsel mit stillem Mineralwasser oder MAC Fix+Spray, tauche ihn in die Farbe, mit der ich vorher geschminkt habe, und fahre mit dem Pinsel dicht am Lid entlang. Nach dem Trocknen der Farbe den Lidschatten mit Wattestäbchen oder Pencil-Pinsel ausblenden.

dem Schminken wird diese dann einfach mitsamt den dunklen Partikeln mithilfe eines Fächerpinsels entfernt.
Beim Schminken dunkler Töne trage ich oft zuerst einen Eye-Pencil, Gel-Lidschatten oder eine Bodypaintingfarbe in Cremeform als Basis-Lidschatten auf. Dabei achte ich darauf, dass die Farbe bis dicht an den Wimpernrand heranreicht und auch in den Wimpernzwischenräumen gut verteilt wird, damit keine hellen Naturwimpernansätze oder Haut mehr zu sehen ist. Darüber tupfe ich Lidschattenpuder in derselben Farbe und blende mit einem sauberen Pinsel beide Konsistenzen ineinander, damit die Farbe blickdicht und intensiv wird. Um Abbröckeln oder Verschmieren zu vermeiden, sollte man dabei sanft aber zügig vorgehen.

Man kann sich gar nicht verschminken

Für einen markanteren, intensiveren Blick trage ich zusätzlich eine um wenige Töne dunklere Farbe in die Augenhöhle und am unteren Lidrand auf. Dabei blende ich den Lidschatten oft bis an die Nasenwurzel aus. Das ergibt einen dreidimensionalen Effekt und schafft einen noch intensiveren, plastischeren Blick. Zur Akzentuierung kann man zusätzlich noch einen Kajalstrich in Weiß, Beige oder Braun im unteren Lidrand auftragen.
Lose Pigmente lassen sich ebenfalls trocken oder feucht als Lidschatten verwenden. Ich setze sie häufig für spezielle Effekte ein, zum Beispiel platziere ich ein knallgelbes Pigment auf dem inneren Augenwinkel, der Mitte des Oberlides oder unter den Brauen. Pigmente haben eine intensive Leuchtkraft und es gibt sie in unendlich vielen Nuancen.
Wenn man sehr dunkle Farben verwenden möchte, ist es besser, zuerst die Augen zu schminken, bevor man mit der Grundierung beginnt. Beim Auftragen fallen nämlich häufig überschüssige Lidschattenpartikel auf die Haut unter den Augen, wo sie dann dunkle Flecken hinterlassen, die sich sofort mit der Grundierung oder dem Puder vermischen und nur schwer wieder zu entfernen sind. Will man trotzdem vorher grundieren, sollte man danach mit einer Quaste eine dünne Schicht losen Puder unter die Augen tupfen. Nach

Je dunkler die Farben werden, desto mehr setze ich weiche Pinsel oder Wattestäbchen ein, um die Töne so zu mischen und zu schattieren, dass sie schön »satt« wirken. Am wichtigsten sind weiche Übergänge – es dürfen auf keinen Fall Ränder oder Absätze auf der Haut zu sehen sein. Welche Produkte und Farben ich wähle, hängt in erster Linie von dem Look ab, den ich schaffen möchte. Für alle aber gilt: Immer an beiden Augen gleichzeitig arbeiten, um das Make-up symmetrisch zu entwickeln.
Eines meiner liebsten Produkte ist »Eye Seal« ohne Alkoholanteil. Er versiegelt alle Arten von Augen-Make-up wasserfest und hitzebeständig, egal ob Lidschatten, Pigment oder Stift. Außerdem wirken die Farben nach dem Versiegeln sehr viel intensiver und leuchtender.
Bei der Arbeit mit Stiften gilt stets: Zuerst die Augen schminken, danach einen Pinsel leicht mit »Eye Seal« benetzen und damit über das Augen-Make-up gehen. Um Puderprodukte oder Pigmente zu versiegeln, werden sie vorher mit »Eye Seal« vermischt: ein paar Tropfen in einen kleinen Behälter oder einfach auf den Handrücken geben. Dann einen kleinen, sauberen Pinsel zuerst in den Versiegler, anschließend in den Lidschatten oder das Pigment tupfen und die Farbe damit auftragen.

EYE LINE

Eyeliner gibt dem Auge eine magische Form und Kontur und lässt die Wimpern voller erscheinen. Ein Look wird durch ihn vollkommen – oder auch entscheidend verändert.

Schon auf Darstellungen aus dem alten Ägypten findet man Frauen mit ausdrucksstarken schwarzen Linien um die Augen. Die Farbe schmückt aber nicht nur, sie hat auch eine schützende Funktion: Die dunklen Pigmente absorbieren das Licht und lassen den Träger bei Sonneneinstrahlung besser sehen. Nicht umsonst wurde der Kajal in den heißen Ländern Ägypten und Indien »erfunden«. Damals stellte man den Eyeliner noch aus Ruß, Manganoxiden, Bleiglanz, Magnetit und schwarzem Eisenoxid her. Dadurch enthielt er aber auch giftige Bleiverbindungen in niedrigen Konzentrationen. Heute wird vermutet, dass eine solche Minidosis Blei das Immunsystem anregt und dadurch Augeninfektionen vorbeugen kann.

Die Ägypter und Inder schminkten ihre Augen jedoch nicht nur aus optischen, sondern auch aus religiösen Gründen: Im Land am Nil glaubte man, dass das Tragen eines Lidstrichs den Sonnengott Ra gnädig stimmte. In Indien wird Kajal noch heute zur »Erweckung« von Götterstatuen bei hinduistischen Ritualen verwendet.

Der Unterschied zwischen dem arabischen Khol und dem Kajal aus Indien besteht in der Rezeptur. »Kajal« ist das indische Wort für Kohlenstoff. Er wird sogar heute noch nach einer jahrtausendealten Methode hergestellt. Dafür tränkt man kleine Baumwolltücher mehrmals mit Sandelholzöl oder ayurvedischen Pflanzenextrakten und lässt sie trocknen. Anschließend werden die Tücher verbrannt und der entstandenen Ruß mit Ghee, dem ayurvedischen Butterschmalz, vermischt. In Indien tragen Frauen wie Männer bis ins hohe Alter Kajal.

Das Wort »Khol« stammt dagegen von dem arabischen Wort »kuhul« für Augenschminke ab – im Türkischen sagt man »sürme«, im Persischen »somé« oder »someh«. In der arabischen Welt ist Khol als Pulver oder Stift bekannt. Je nach Herstellungsart besteht er aus verschiedenen Mineralien und Pflanzenölen wie Mandel-, Pfirsich- oder Aprikosenkernöl. Das Pulver bewahrt man in einem Behälter aus Holz, Silber, Leder oder Elfenbein, dem sogenannten »Mikhala«, auf. Aufgetragen wird der Khol mit einem dünnen Stäbchen aus Holz, Horn oder Metall, das man zuerst in Wasser oder Rosenwasser, dann ins Mikhala taucht und bei geschlossenem Auge vom einen zum anderen Lidende zieht, bis beide Lidränder bemalt sind.

Im alten Persien wurde Khol manchmal schon bei Neugeborenen als Schutz vor dem »bösen Blick« aufgetragen und in einigen arabischen Ländern ist diese Tradition bis heute erhalten geblieben.

Arabische Khols haben eine andere Farbe und Konsistenz als die in Deutschland erhältlichen Kajals. Meist sind sie fettiger und leuchten bläulich-intensiv. 1840 brachte die französische Kosmetikfirma Guerlain mit »Pyromée« den ersten europäischen Khol auf den Markt, der auf einem ägyptischen Rezept basierte. Er verkaufte sich ausgesprochen gut, obwohl Make-up zu jener Zeit in unseren Breiten noch in erster Linie von Schauspielerinnen und Prostituierten getragen wurde.

In den 1950ern stellte Guerlain die Produktion von »Pyromée« ein und legte erst 2003 den Kajal nach orientalischem Vorbild mit dem »Terracotta Khôl« neu auf. Bereits 1922 hatte es jedoch mit »Lynx« den ersten Stift-Kajal auf den Markt gebracht, der in den Farben Blau, Braun, Hellbraun und Schwarz zu haben war. Die Entdeckung und Öffnung des Grabs des altägyptischen Königs Tutanchamun im selben Jahr, dessen Augen auf der Maske mit leuchtend blauem Lidstrich verziert waren, löste in Europa und den USA einen regelrechten Eyeliner-Boom aus. Dementsprechend gab es ab 1927 den ersten Kosmetikstift von Schwan-

Stabilo zu kaufen, der wie ein Bleistift aussah und auch so benutzt werden konnte.

Von den 30er- bis 50er-Jahren bestimmten Hollywoodschauspielerinnen zunehmend die Make-up-Trends. Stars wie Marilyn Monroe, Elizabeth Taylor, Audrey Hepburn und Brigitte Bardot betonten ihre Augen gern mit Lidstrich – ihre Looks wurden vielfach kopiert und sind bis heute legendär.

In den 60ern gab es die ersten flüssigen Eyeliner, mit denen man im Stil von Mary Quant breite weiße und schwarze Linien rund um die Augen zog. Im 21. Jahrhundert wurde Eyeliner durch die Gothic-, Punk- und Emo-Subkulturen auch in der westlichen Welt bei Männern salonfähig.

Heute besteht Eyeliner, ob er nun als »Khol«, »Kajal« oder »Augenkonturenstift« bezeichnet wird, aus Pflanzenölen, Wachsen, Fetten, Talkum, Glimmer, Vitaminen, Kohle oder Eisenoxidpigmenten. Je nachdem, welche Konsistenz der Eyeliner haben soll, werden diese Zutaten unterschiedlich gemischt.

Zum Schminken benötigt man einen dünnen, kurzen und einen angeschrägten, kurzen Pinsel, einen Pencil-Pinsel, Wattestäbchen sowie einen kleinen Handspiegel zur Kontrolle. Eyeliner gibt es flüssig, cremig, als Gel, als gepressten Puder in Cake-Form oder als Stift, entweder wasserlöslich oder wasserfest. Die verschiedenen Konsistenzen haben alle ihre Vor- und Nachteile und wirken auf den Augen ganz unterschiedlich. Generell gilt: Die Eyeliner-Linie wird immer von außen nach innen gezogen. Für mich sieht sie dann am besten aus, wenn der Strich im letzten hinteren Drittel leicht nach oben geschwungen verläuft. Dadurch wird das Auge optisch angehoben, wirkt offen und positiv.

Zu Beginn meiner Visagisten-Laufbahn hatte ich große Schwierigkeiten, den Lidstrich auf beiden Augen symmetrisch zu schminken, da dies wirklich viel Übung erfordert. Kaum waren die Linien gezogen, sah ich, dass die eine etwas mehr nach unten, die andere aber mehr nach oben verlief; manchmal war die eine auch breiter als die andere oder schmaler. Mein Tipp, um solche Fehler ganz einfach zu korrigieren: etwas Feuchtigkeitscreme auf ein Wattestäbchen auftragen und den Lidstrich damit ausbessern.

Mit dem Handspiegeltrick, den ich von meinem Lehrer in New York gelernt habe, kann man den Verlauf der Linien schon während des Schminkens sehr gut kontrollieren: Ich stehe hinter der Person und platziere den Spiegel so in der Augenhöhe des Models, dass ich beide Lidstriche gleichzeitig darin sehe und genau erkenne, wo die Symmetrie noch nicht stimmt. Damit der Spiegel dabei wie eine Lupe wirkt, muss man ihn nah genug vor die Augen des Models halten – und zwar so, dass sich die Person nicht selbst darin sehen kann. Diese Spiegeltrickkontrolle kann man auch gut beim Konturieren von Lippen anwenden.

Mit flüssigem Eyeliner wird der Lidstrich am präzisesten definiert. Um ihn aufzutragen, ziehe ich mit einem sehr dünnen Pinsel dicht am oberen und/oder am unteren Wimpernrand eine schwungvolle Linie. Dabei die Haut des Oberlids vorsichtig so zurechtziehen, dass man gut auf der entstandenen Fläche malen kann. Danach sollte das Auge ein paar Sekunden geschlossen bleiben, bis der Lidstrich völlig getrocknet ist.

Oft setze ich zur Intensivierung und längeren Haltbarkeit einen gleichfarbigen Gel-Eyeliner oder Khol auf die Linie, damit sie nicht so schnell auseinanderreißt oder krümelt. Zum Blenden der beiden Texturen verwende ich einen Pencil-Pinsel.

Man kann den flüssigen Eyeliner auch nur zwischen die Wimpernansätze auftragen, um sie voller erscheinen zu lassen. Diese Technik ist besonders gut für dünne oder helle Wimpern geeignet.

Gel-Eyeliner ist etwas einfacher aufzutragen – am besten klappt das mit einem sehr kleinen, angeschrägten Pinsel. Der Eyeliner wirkt aufgrund seiner Textur glänzender und bleibt »dehnbar« – ein großer Vorteil, da die Haut an den Augen durch die Lidschläge immer in Bewegung ist. Weil das Gel aber sehr schnell trocknet, muss man die Linie zügig ziehen. Ungeübte können für das Auftragen zuerst die »Stift-Methode« ausprobieren: Dafür einen weichen Eyeliner-Stift in derselben Nuance vorsichtig in dem Gel drehen, bis die Spitze dünn mit Farbe bedeckt ist. Danach lässt es sich mit dem Stift relativ einfach dicht am oberen oder unteren Wimpernrand auf die Lidränder geben.

Eyeliner in cremiger Form läuft nicht aus, lässt sich leichter und schneller auftragen und sehr gut blenden. Außerdem fallen kleine Patzer nicht auf – gelingt die Linie nicht auf Anhieb, wischt man sie einfach wieder weg.

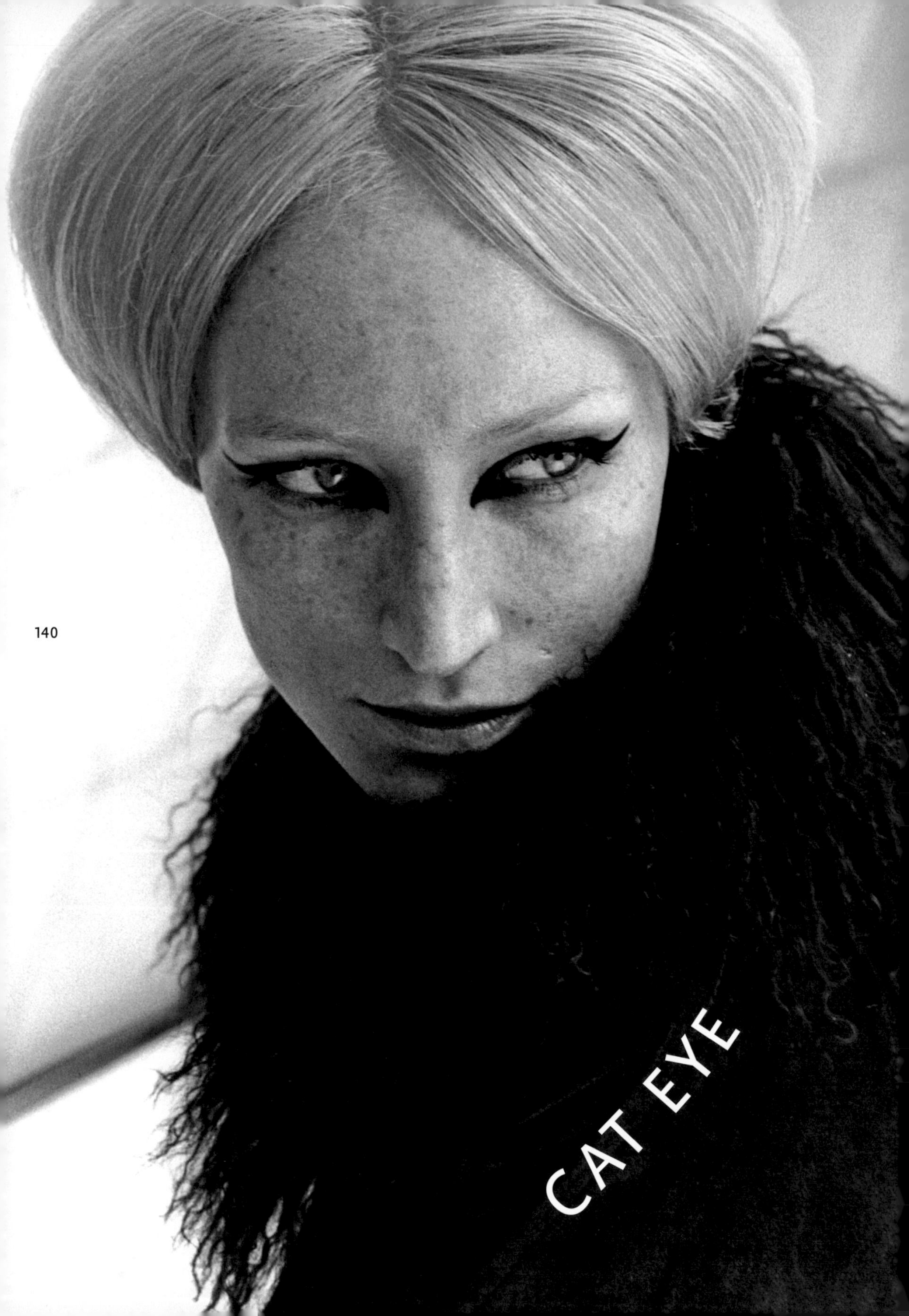
CAT EYE

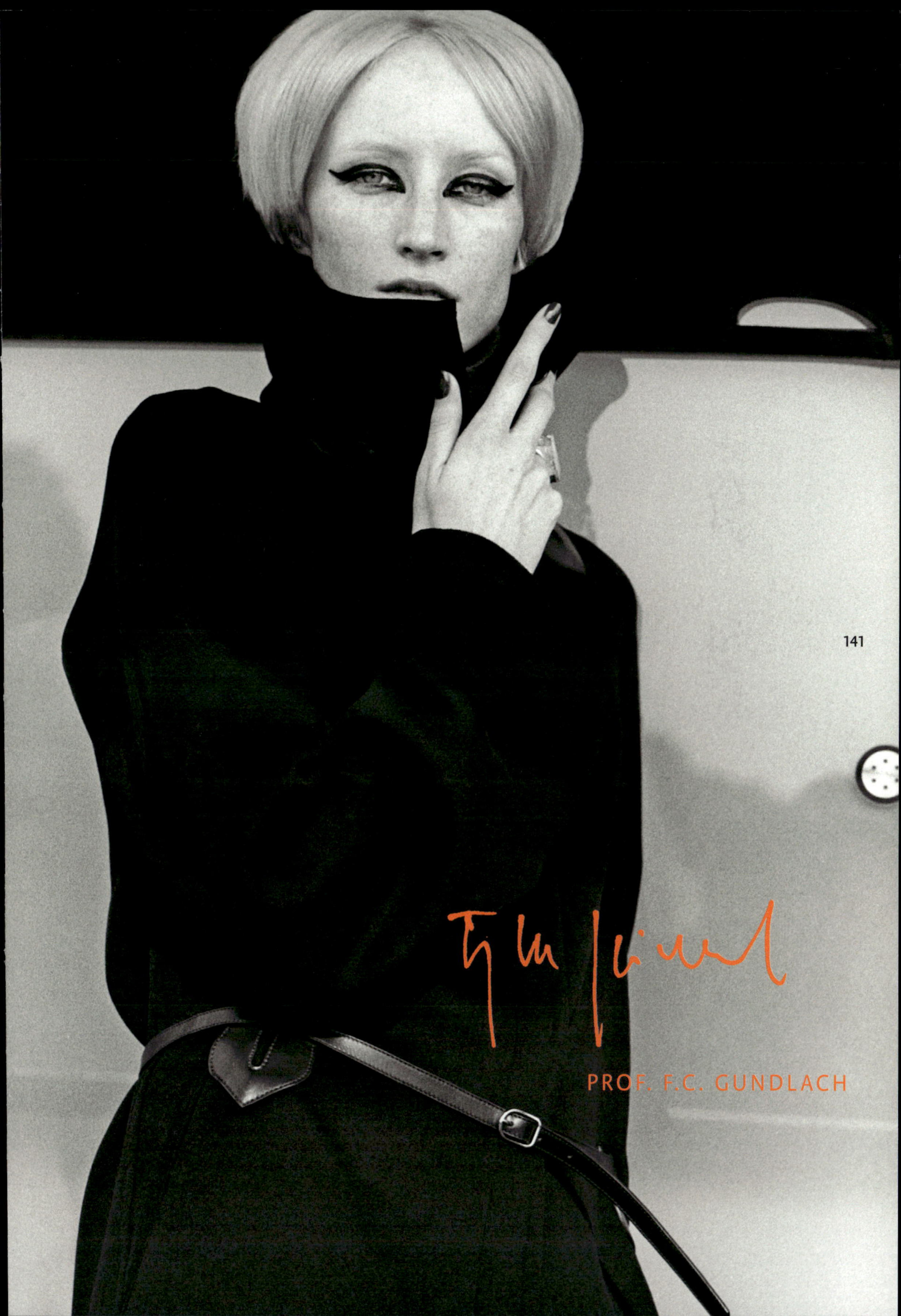

PROF. F.C. GUNDLACH

INDIA Eyeliner ist hier ein wichtiger Fokus. Er wird mit einem schwarzen Gel-Liner dicht am Wimpernrand gezogen und etwas verwischt. Das macht den Blick weicher und die Wimpern optisch dichter.
Die Augenbrauen gut in Form bürsten. Brauner Lidschatten, viel Mascara, falsche Wimpern und karamellfarbener Lippenstift lassen das Gesicht in seiner natürlichen Schönheit erstrahlen ohne abzulenken.

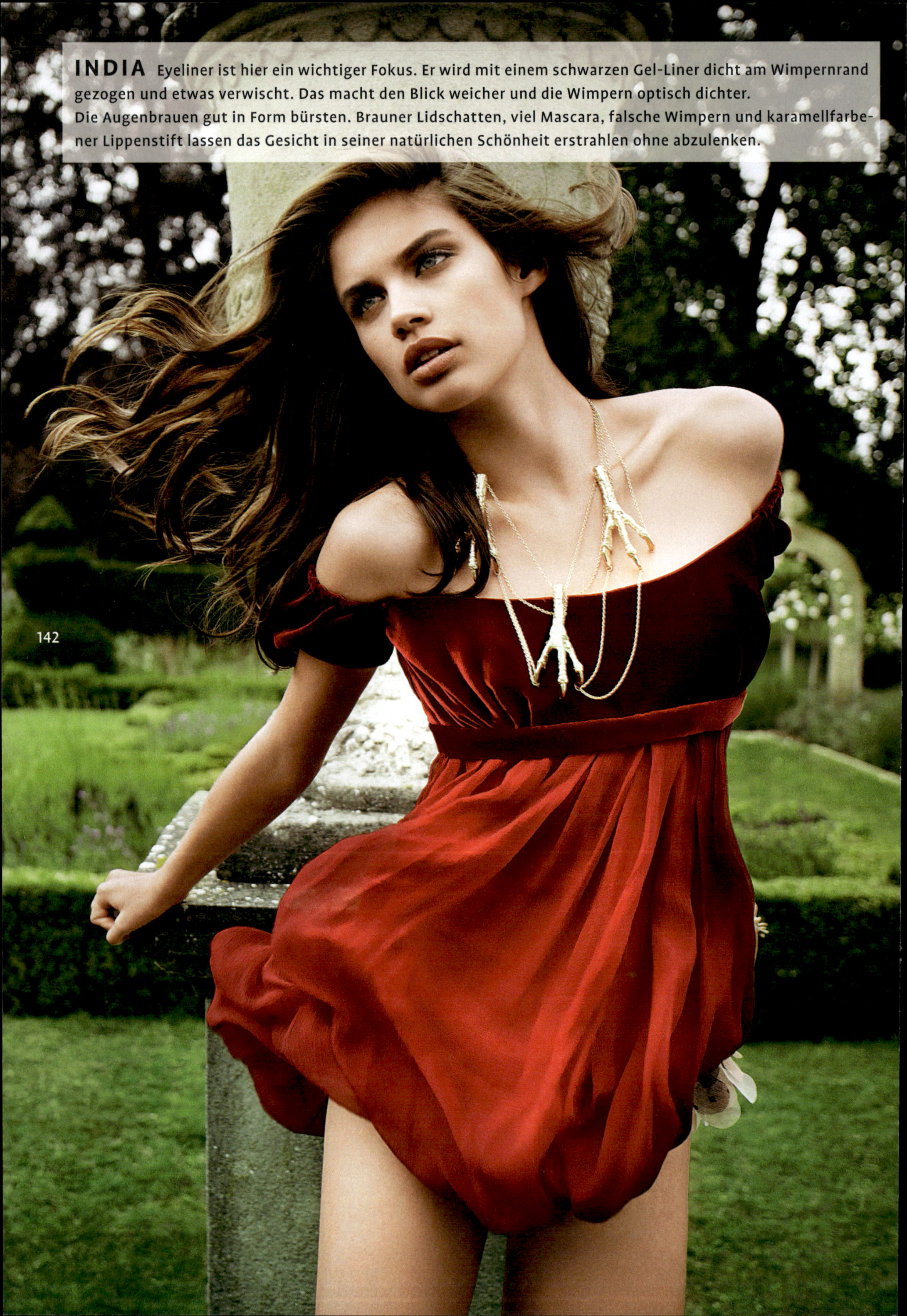

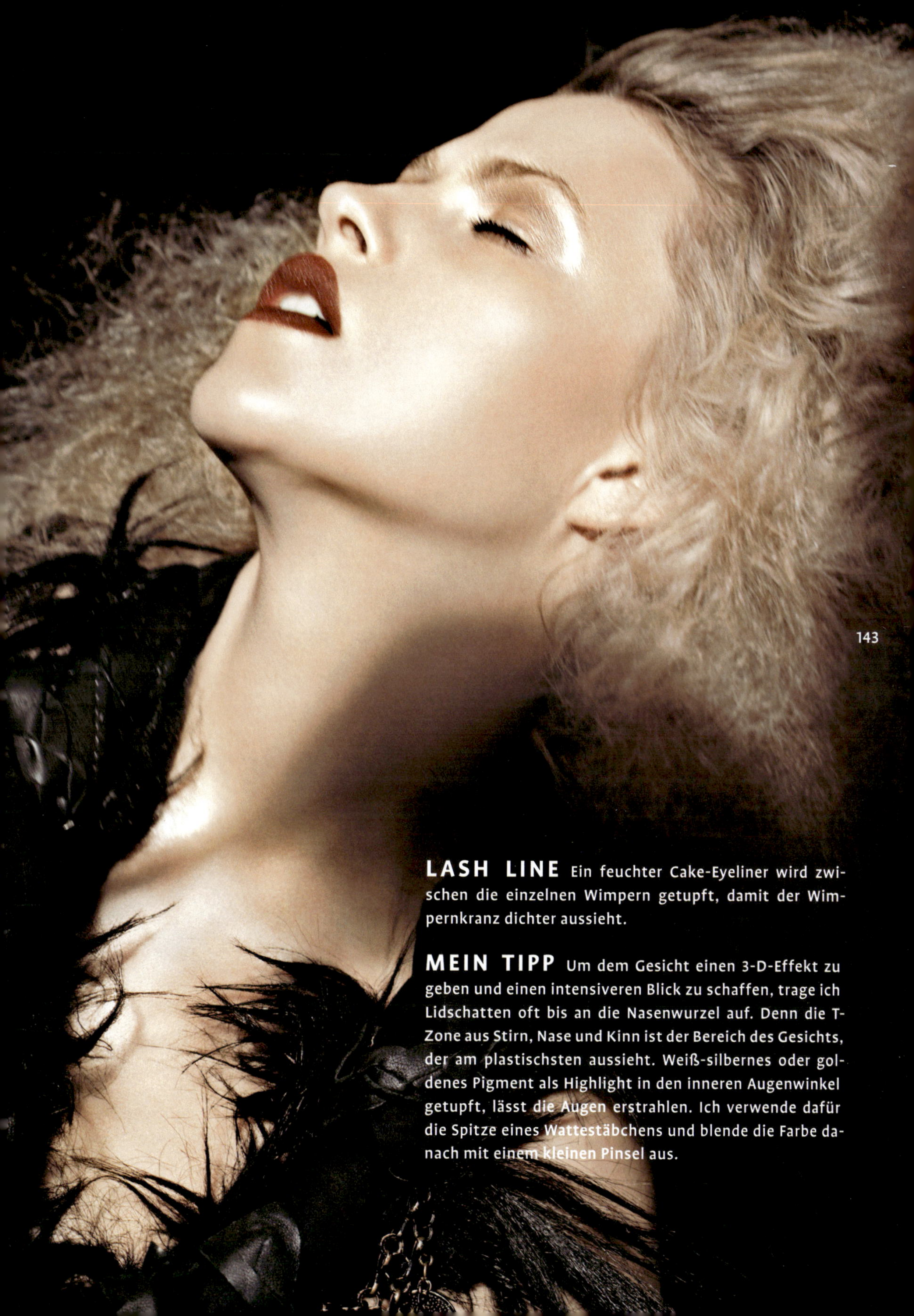

LASH LINE Ein feuchter Cake-Eyeliner wird zwischen die einzelnen Wimpern getupft, damit der Wimpernkranz dichter aussieht.

MEIN TIPP Um dem Gesicht einen 3-D-Effekt zu geben und einen intensiveren Blick zu schaffen, trage ich Lidschatten oft bis an die Nasenwurzel auf. Denn die T-Zone aus Stirn, Nase und Kinn ist der Bereich des Gesichts, der am plastischsten aussieht. Weiß-silbernes oder goldenes Pigment als Highlight in den inneren Augenwinkel getupft, lässt die Augen erstrahlen. Ich verwende dafür die Spitze eines Wattestäbchens und blende die Farbe danach mit einem kleinen Pinsel aus.

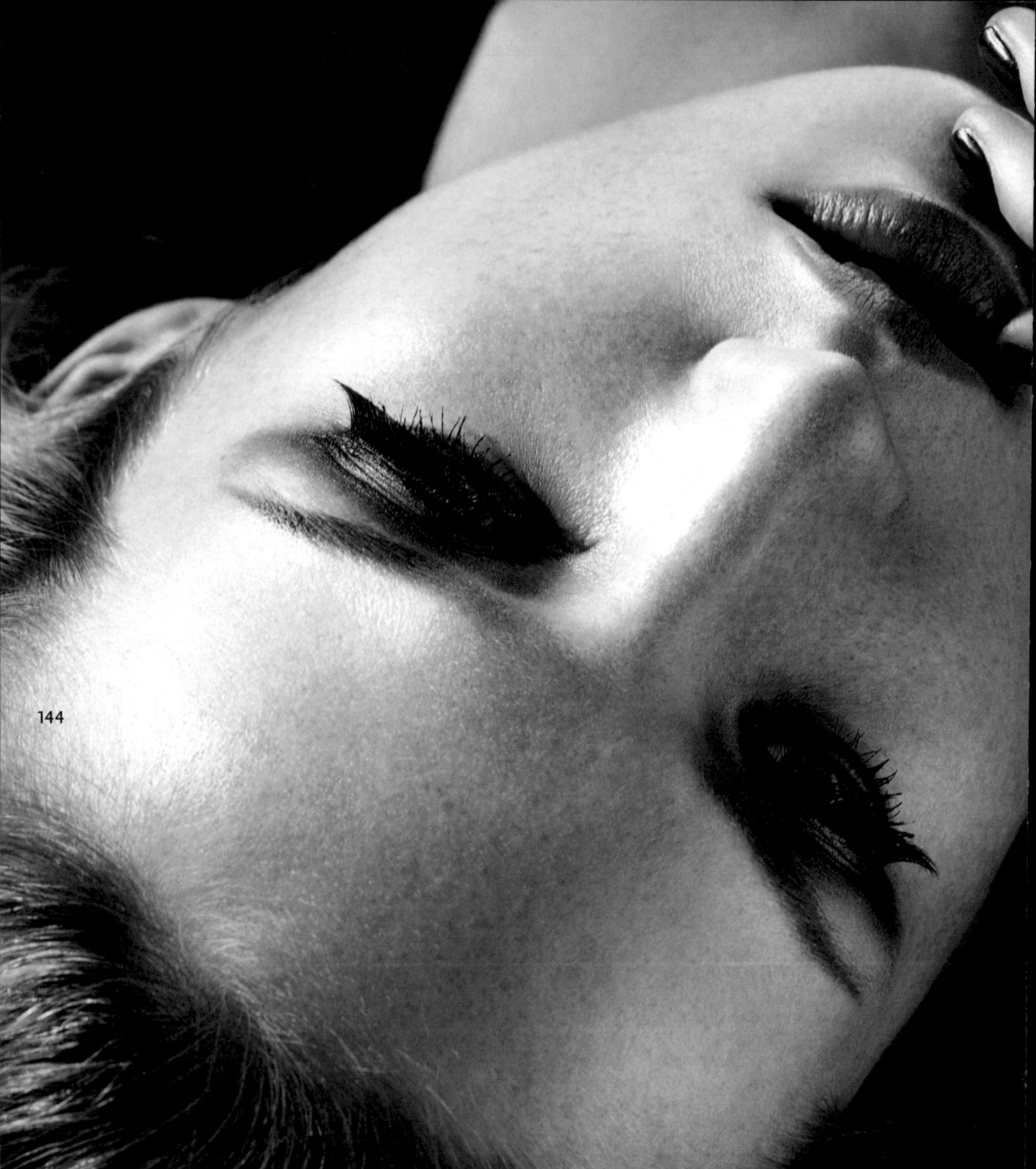

ICON LINER Lidschattenbasis auf das gesamte Lid tupfen. Nach dem Einziehen einen matten beigefarbenen Lidschatten bis unter die Brauen ausblenden. Darüber trage ich dunkelgrauen Lidschatten auf und lasse ihn außen katzenförmig nach oben hin auslaufen. Ein schwarzer Eyeliner gibt dem Blick magische Tiefe. Am Unterlid ziehe ich diesen bis fast zum inneren Augenwinkel. Viel Mascara und falsche Wimpern machen den Look komplett.

MEIN TIPP Falsche Wimpern sollte man immer an die Länge der echten Wimpern anpassen und den überstehenden Rest abschneiden, damit sie nicht zu künstlich wirken – es sei denn, es ist so gewollt.

BALLOON LINER heißt: seiner Kreativität mit einem schwarzen und türkisfarbenen Eyeliner freien Lauf zu lassen. Intensiviert wird die Farbe durch ein gleichfarbiges Creme-Make-up aus dem Bodypainting-Bereich.

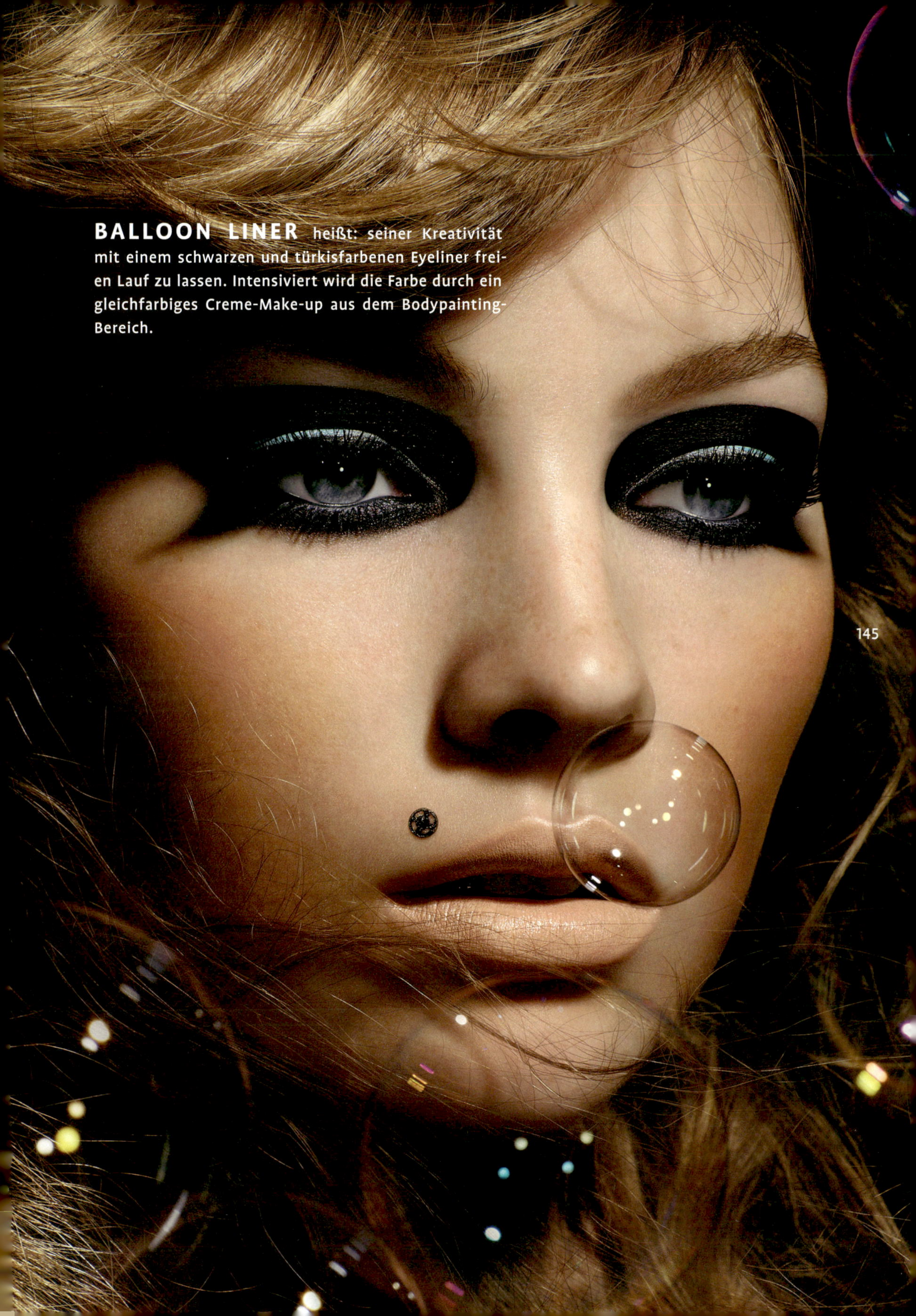

WING LINER Die weiße Wasserfarbe auf dem Oberlid intensiviere ich hier mithilfe eines gleichfarbigen Pigments. Dann male ich mit einem türkisfarbenen Eyeliner eine geschwungene Form um das Auge herum.

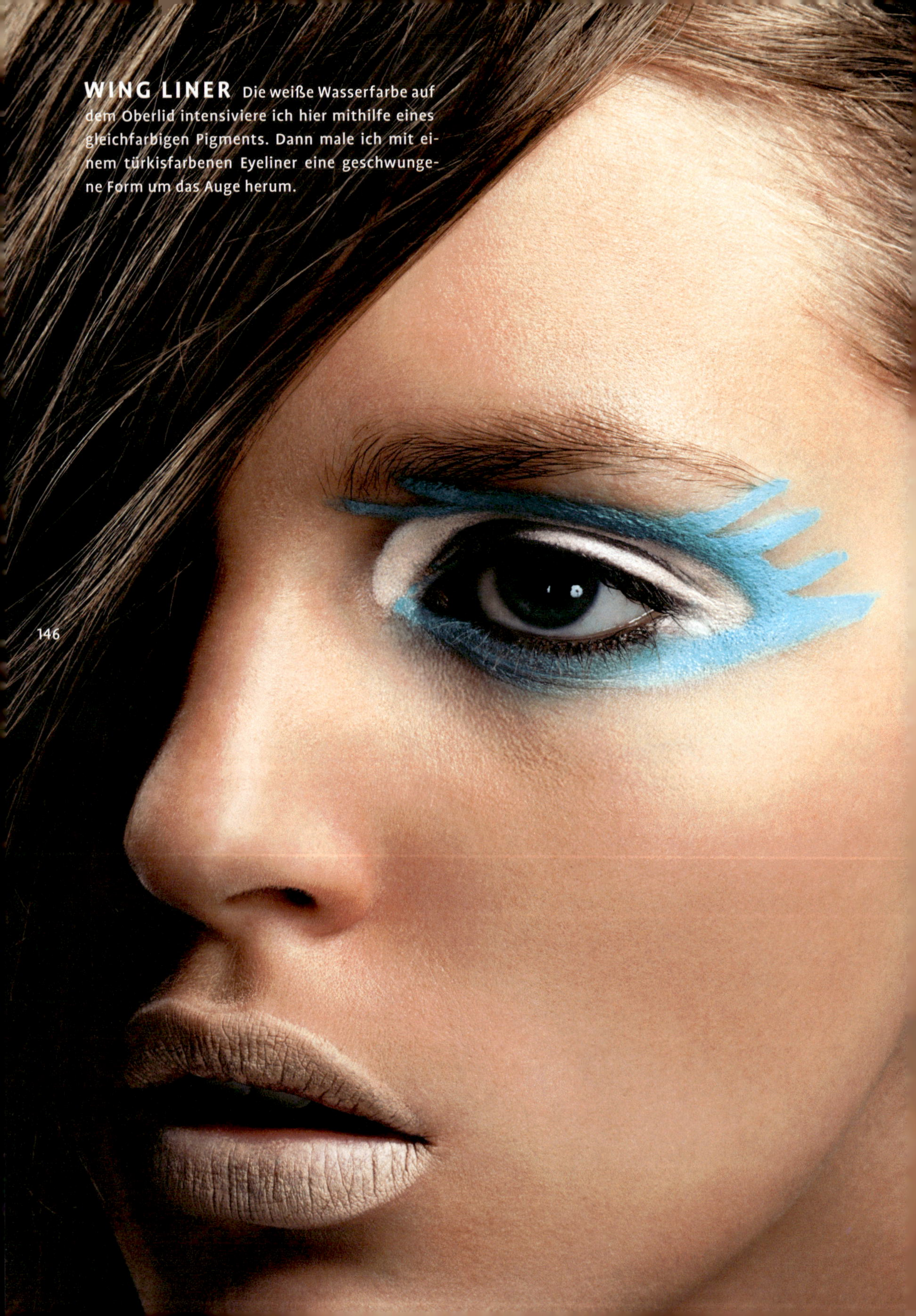

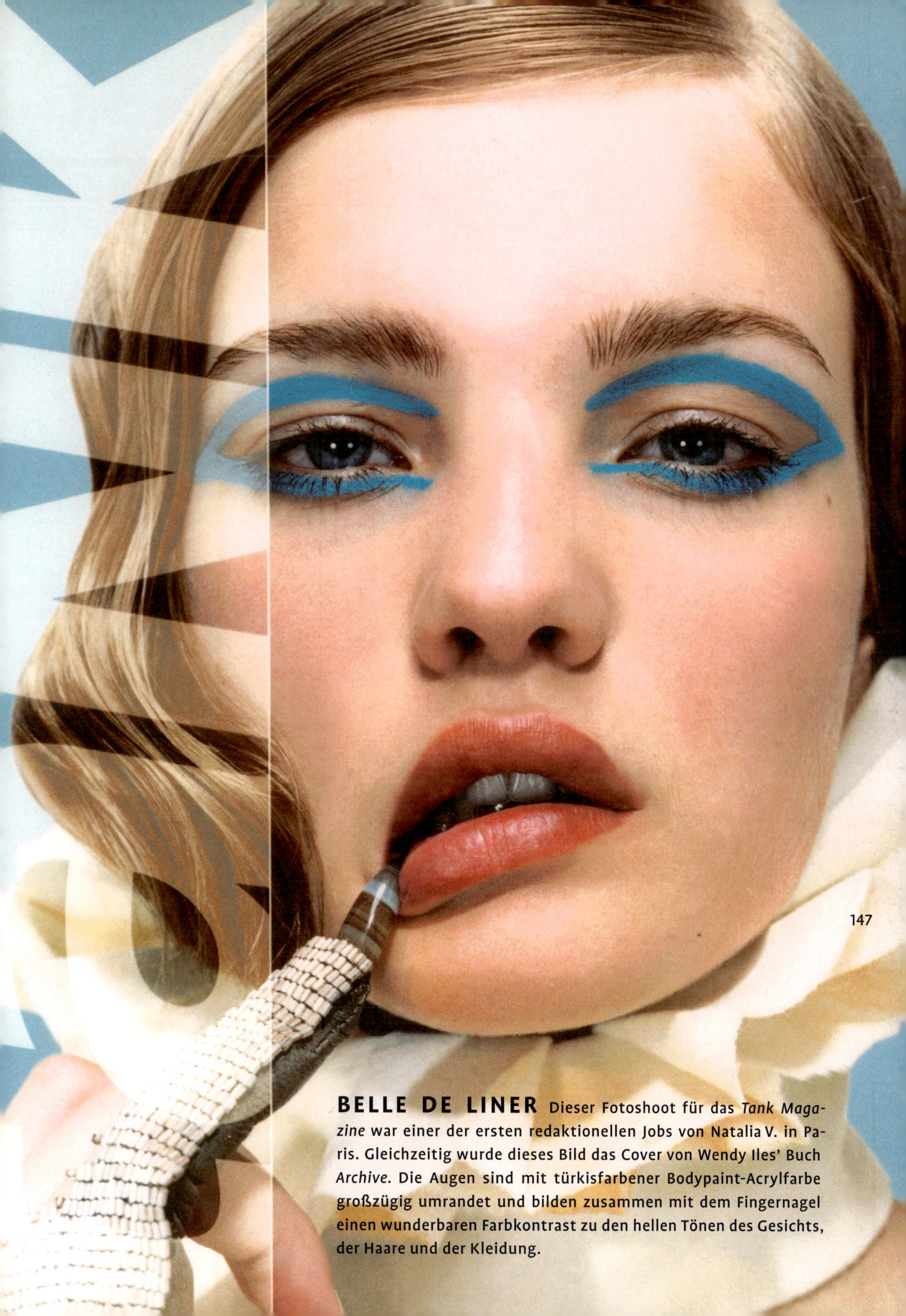

BELLE DE LINER Dieser Fotoshoot für das *Tank Magazine* war einer der ersten redaktionellen Jobs von Natalia V. in Paris. Gleichzeitig wurde dieses Bild das Cover von Wendy Iles' Buch *Archive*. Die Augen sind mit türkisfarbener Bodypaint-Acrylfarbe großzügig umrandet und bilden zusammen mit dem Fingernagel einen wunderbaren Farbkontrast zu den hellen Tönen des Gesichts, der Haare und der Kleidung.

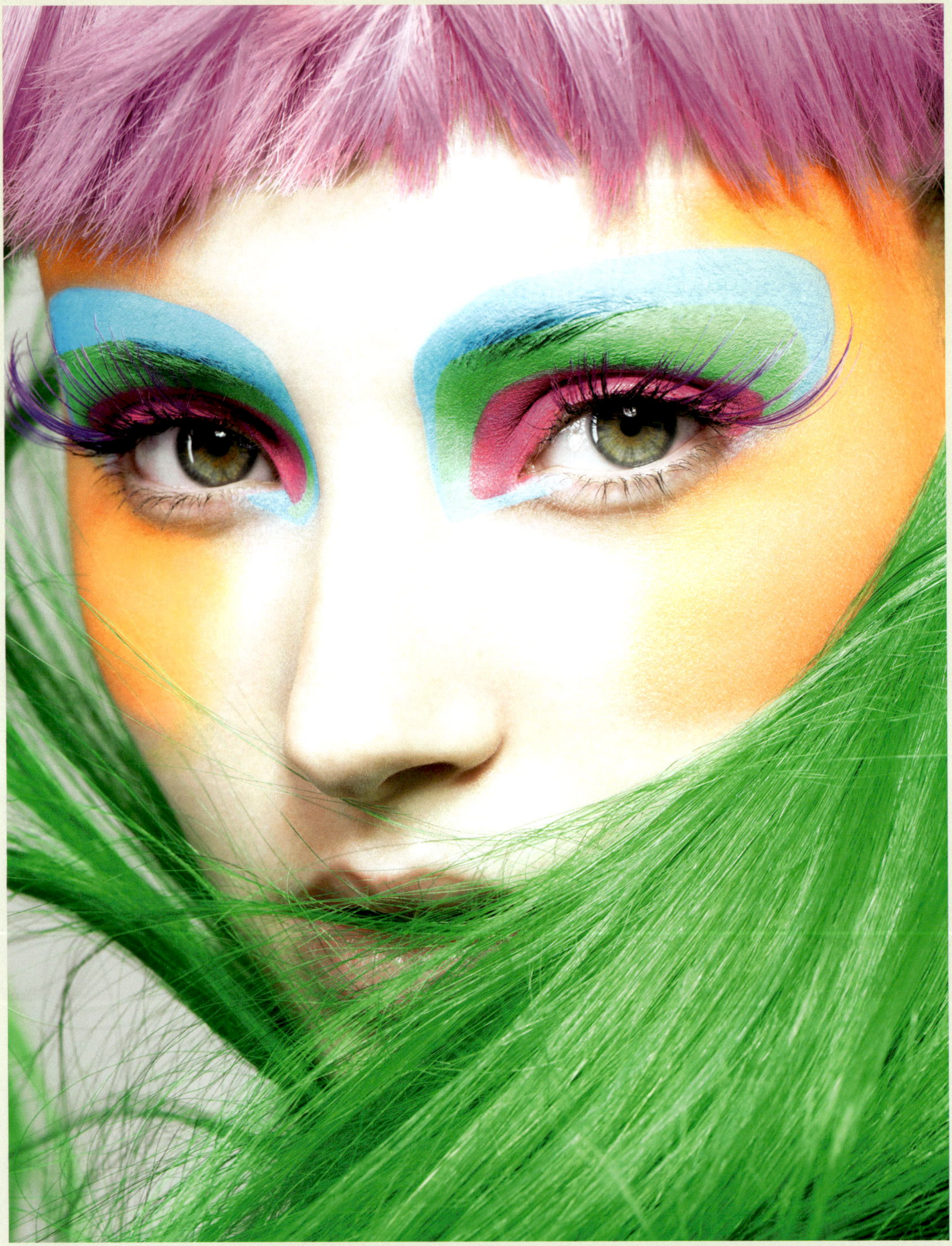

MANGA Einen pinkfarbenen flüssigen Eyeliner bis zur Lidfalte ziehen und dann diese Form mit grünem und hellblauem Creme-Make-up bis über die Brauen hoch erweitern. Schwarze und violette künstliche Wimpern und farblich passende Perücken vervollständigen den Look.
Wenn ich wie bei diesem Shoot am Set unter Zeitdruck stehe, fertige ich zur Vorbereitung schon vorher Make-up-Skizzen an. Meine Manga-Inspiration kam aus dem Internet, wo ich tagelang recherchiert hatte.

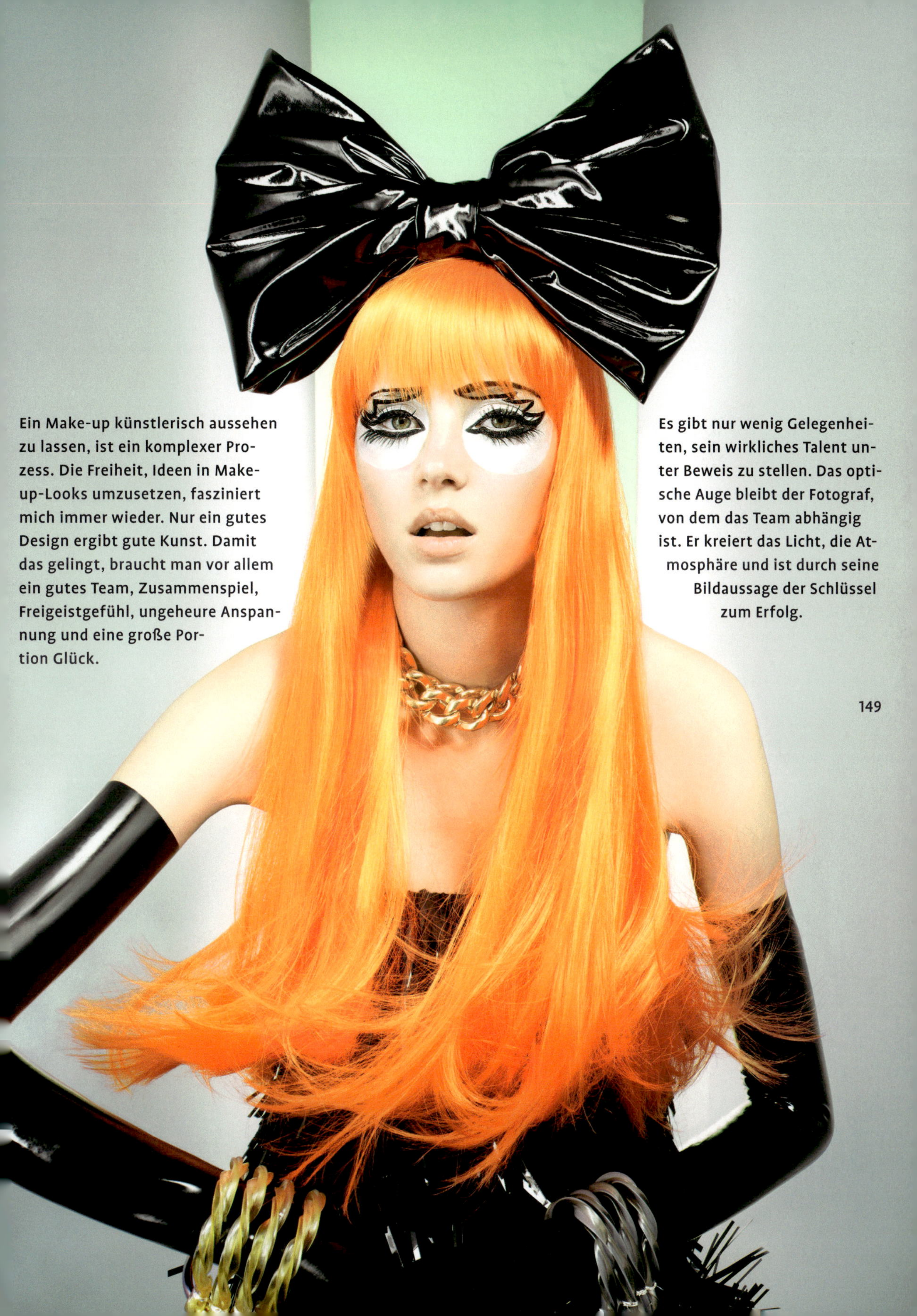

Ein Make-up künstlerisch aussehen zu lassen, ist ein komplexer Prozess. Die Freiheit, Ideen in Make-up-Looks umzusetzen, fasziniert mich immer wieder. Nur ein gutes Design ergibt gute Kunst. Damit das gelingt, braucht man vor allem ein gutes Team, Zusammenspiel, Freigeistgefühl, ungeheure Anspannung und eine große Portion Glück.

Es gibt nur wenig Gelegenheiten, sein wirkliches Talent unter Beweis zu stellen. Das optische Auge bleibt der Fotograf, von dem das Team abhängig ist. Er kreiert das Licht, die Atmosphäre und ist durch seine Bildaussage der Schlüssel zum Erfolg.

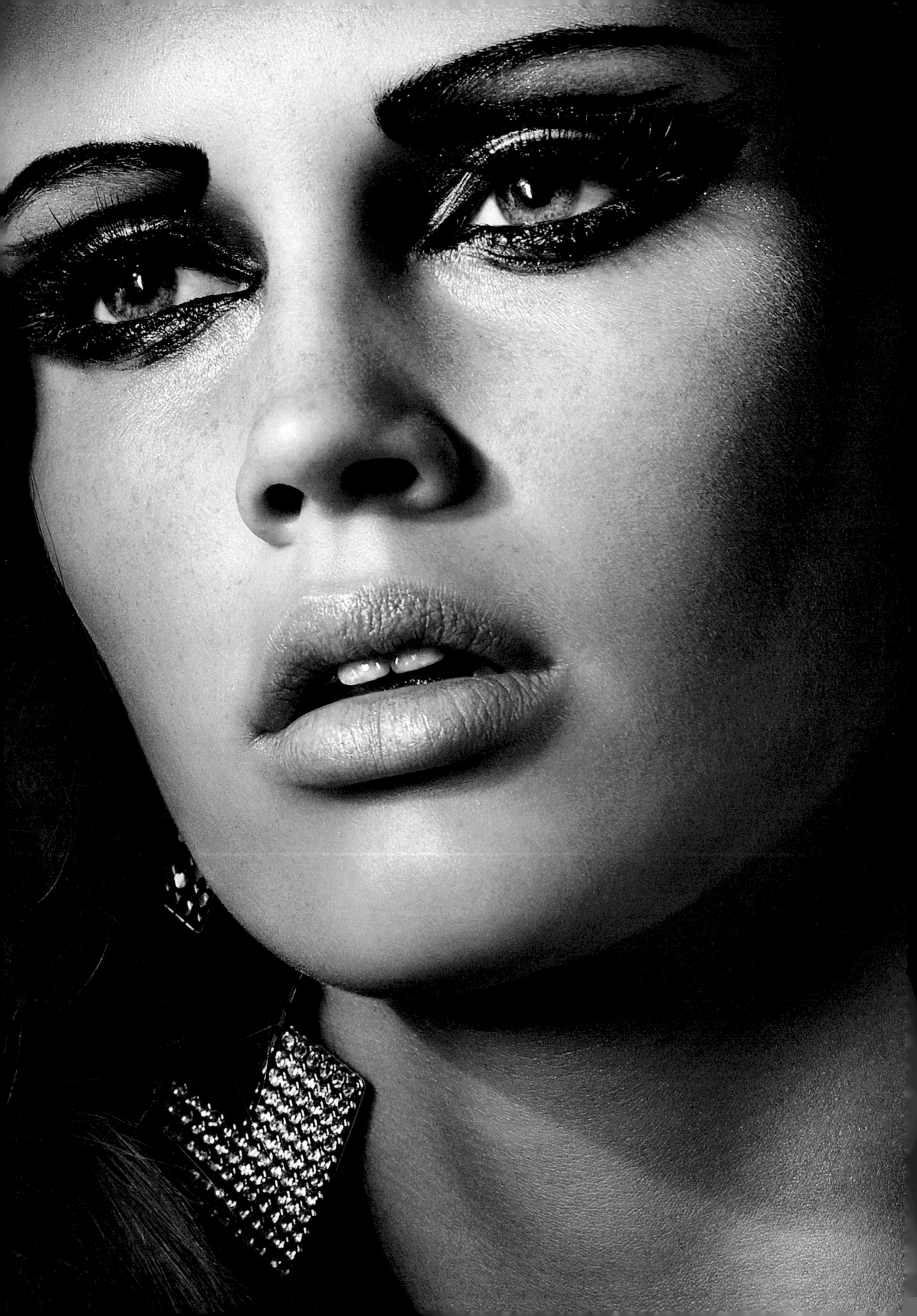

EYE LINE

Cake-Eyeliner definiert weicher als ein flüssiger Eyeliner. Zum Schminken feuchtet man einen Pinsel mit stillem Mineralwasser oder transparentem Versiegler (Sealer) an und tupft ihn dann in den Cake, sodass dieser flüssig wird.

Ein Lidstrich aus Lidschattenpuder sieht besonders natürlich und weich aus. Man kann ihn trocken oder feucht auftragen, er wirkt dabei aber nicht ganz so farbintensiv wie ein Cake-Eyeliner. Dafür gibt es den Puder in unendlich vielen Nuancen, die man zudem unbegrenzt mischen kann.

Eyeliner-Stifte lassen den Lidstrich cremig und weich erscheinen. Weil sie in ihrer Konsistenz immer gleich bleiben und nicht trocknen, eignen sie sich zudem besonders gut für Anfänger. Die Linie beim Auftragen möglichst dicht am Wimpernrand entlang von außen nach innen ziehen. Oft setze ich zuerst kurze Striche und blende sie mit einem spitzen Wattestäbchen oder einem Pencil-Pinsel so ineinander, dass keine Lücken entstehen. Ein Eyeliner-Stift muss immer gut angespitzt sein und vor dem Schminken zusätzlich desinfiziert werden. Dafür verwende ich ein Feuerzeug und halte die Spitze nur eine Sekunde lang über der Flamme, damit die Mine nicht anschmilzt.

Kajal und Khol, die klassischen Arten des Lidstrichs, sind besonders weich und lassen sich daher gut verwischen. Inzwischen gibt es Kajal in allen erdenklichen Farbnuancen von Weiß über Nude bis hin zu Schwarz, mit denen man wunderbare Effekte erzielen kann.

Ich liebe es, Kajal auf dem unteren Lidrand zu verwenden: Weiß lässt die Augen größer erscheinen. Nude oder Beige machen einen weichen, offenen Blick und wirken roten Lidern entgegen. Die Farbe Braun intensiviert den Ausdruck der Augen, wirkt dabei aber soft und ist besonders gut für dunkle Haut und für Männer geeignet. Schwarz kreiert dagegen Dramatik. Für alle Farben aber gilt: Auf den inneren Lidrand nur einen Kajal auftragen, der ins Auge gelangen darf, und bei Kontaktlinsen lieber ganz darauf verzichten.

Mit Farben wie Violett, Blau und Grün bin ich vorsichtiger. Ich verwende sie eher auf dem oberen und nicht im inneren Augenlid, es sei denn, es soll ein spezieller Effekt erzielt werden.

Jeder Eyeliner erscheint weicher, wenn man ihn nach dem Auftragen blendet. Trägt man die Linie auf dem Oberlid pur und ohne zusätzliche Farbe auf, wirkt sie durch das Blenden natürlich und unterstreicht die Augenform. Einen präzisen Lidstrich am unteren Wimpernrand blendet man mithilfe eines Pencil-Pinsels oder Wattestäbchens aus.

Wie man Eyeliner anwendet, liegt natürlich letztlich an der Aufgabenstellung beim Shooting. Man kann fantastische Formen kreieren, kurze oder lange Wimpern, Punkte, lange Striche malen und und und …

Kreativ werden und einfach ausprobieren!

Oder man experimentiert mit Make-up-Produkten, die gar nicht speziell dafür gemacht sind, um einen Lidstrich zu ziehen. Manchmal verwende ich aufgrund ihrer Vielfarbigkeit zum Beispiel cremige oder flüssige wasserlösliche Bodypainting-Farben. Man trägt sie entweder mit einem Pinsel oder einem Airbrushgerät auf.

Auf einer Show in New York habe ich damit tolle Effekte erzielt. Die Aufgabe war es, Augen im Stil einer modernen Kleopatra zu schminken. Als Vorlage dienten mir verschiedene Folien, die ich auf die geschlossenen Augen des Models legte. Ich sprühte die schwarzen Linien mit Bodypainting-Farbe in Airbrushtechnik auf, doch leider wirkten sie nur trocken und stumpf. Dann kam ich auf die Idee, sie mit Creme-Make-up in derselben Farbe per Hand nachzuzeichnen, was den Ton enorm intensivierte. Außerdem vermischten sich die beiden Konsistenzen sehr gut, und das Augen-Make-up haftete dadurch sehr lange.

Eyeliner lässt sich natürlich auch völlig anders einsetzen: man kann mit ihm dünne oder breite Linien oder Formen durch die Augenbrauen ziehen, Schönheitspunkte malen, unterhalb des Auges Akzente setzen, mit Schablonen auf der Haut zeichnen – die Möglichkeiten sind unendlich.

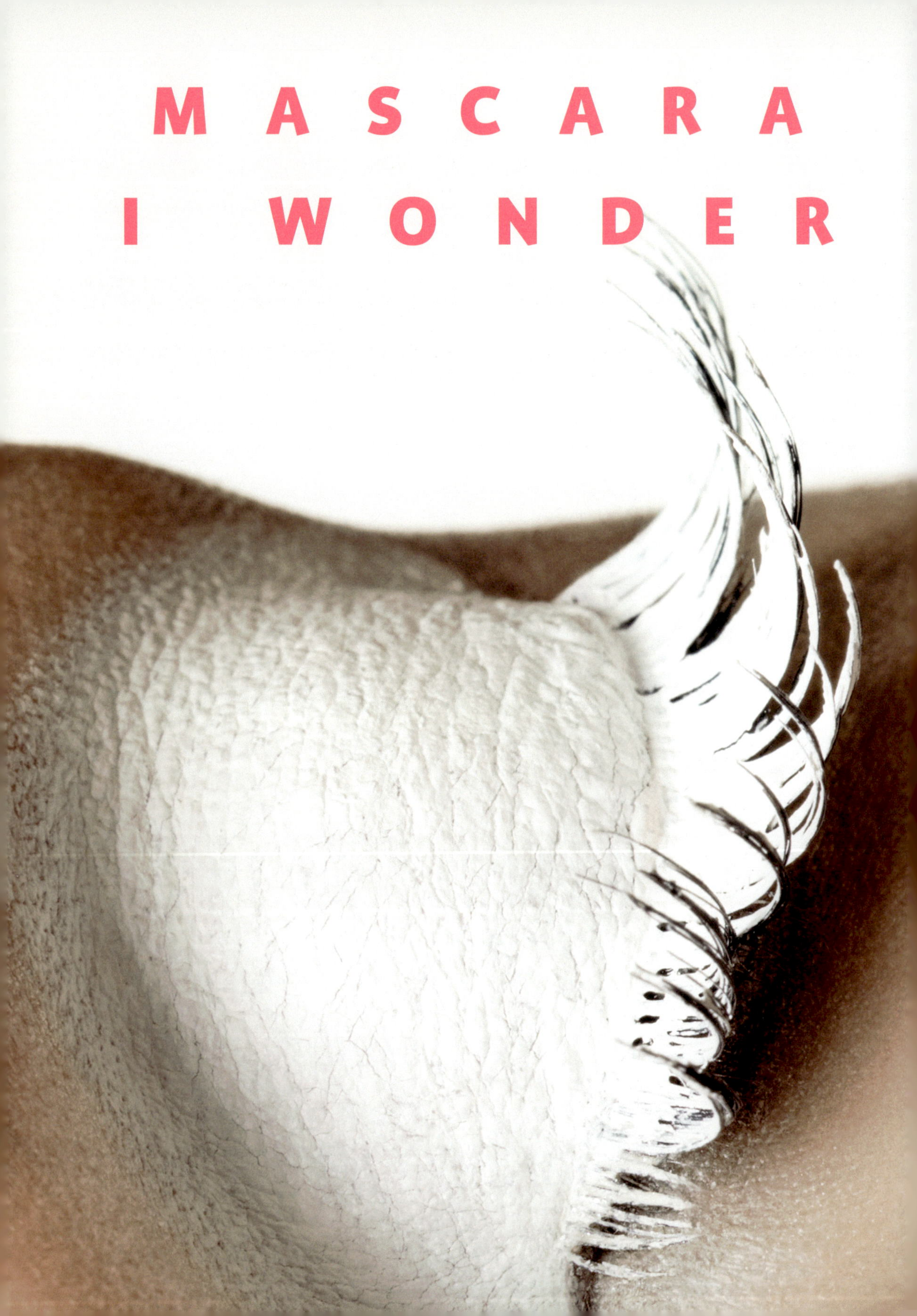
MASCARA
I WONDER

Mascara ist das am häufigsten verwendete Schminkprodukt der Welt. Auch wenn man sonst kein Make-up trägt, so verwendet man doch fast immer Wimperntusche. Volle und dichte Wimpern lassen die Augen sofort größer und ausdrucksvoller erscheinen, perfektionieren das Make-up und machen einen glamourösen Blick.

Dabei ist Mascara eines der jüngeren Kosmetikprodukte: 1860 entwickelte der damals in London lebende, französische Parfumeur Eugène Rimmel die erste käufliche Mascara. Sie wurde ein großer Erfolg – im Italienischen bedeutet das Wort »rimmel« noch heute »Wimperntusche«. In den USA mischte der Chemiker und Gründer der Firma Maybelline, T. L. Williams, 1913 für seine Schwester Mabel Vaseline mit Kohlenstaub zu einer Mascara und brachte sie bald darauf nach fast dem gleichen Rezept auf den Markt.

1933 ersetzte man schließlich den englischen Namen für Wimperntusche, »eyelash darkener«, durch das elegantere Wort »Mascara«, abgeleitet vom italienischen »maschera« für Maske.

Bis zu den frühen 50er-Jahren gab es Wimperntusche nur in Cake- oder Cremeform, die man mit einer Extrabürste auftrug. Weil das Ergebnis aber immer leicht schmierte, entwickelte eine Mrs. Brown 1933 die permanente Mascara »Lash Lure«, nach deren Verwendung einige Frauen erblindeten, weil sie Paraphenylenediamine enthielt. Dieser Vorfall war einer der Gründe, warum 1938 in den USA die Food and Drug Administration (FDA) entstand, die bis heute Kosmetik vor der Zulassung zum Verkauf auf ihre Unbedenklichkeit hin prüft.

1958 präsentierte Helena Rubinstein mit ihrer »Mascara Matic« die erste Tusche mit Applikator in einer Transporthülse. Kurz darauf entwickelte die Kosmetikfirma Revlon ihre »Roll-on Mascara« mit einer Spiralbürste in der Tube.

Wasserfeste, wimpernverlängernde, transparente und volumengebende Produkte folgten. Heute gibt es Mascara in allen erdenklichen Farben, Formen und Zusammensetzungen, wasserlöslich oder wasserfest. In fast jeder Tusche finden sich inzwischen auch Wimpern-Pflegestoffe wie Aloe Vera, Bienenwachs oder Panthenol.

Mascara ist aber nicht die einzige Möglichkeit, Wimpern dichter und länger wirken zu lassen. 1916 verwendete der amerikanische Regisseur David W. Griffith in seinem Film »Intoleranz« die ersten falschen Wimpern der Welt, die er aus Haaren herstellen ließ. Richtig in Mode kamen sie aber erst in den 30er-Jahren, als sie Schauspielerinnen wie Marlene Dietrich, Greta Garbo und Bette Davis zu einem glamourösen Blick auf der Leinwand verhalfen.

Eine andere Möglichkeit, Wimpern dichter zu machen, sind Extensions. Dafür werden künstliche Härchen eingefügt, die nach einer gewissen Zeit wieder ausfallen. Sie halten bis zu zwei Monate, sollten für optimale Effekte aber alle zwei Wochen neu aufgefüllt werden. Die neueste Möglichkeit, mehr Volumen zu erzielen, kommt aus der ästhetischen Chirurgie: die Wimperntransplantation.

Seit Jahrtausenden versuchen Frauen, Wimpern durch das tägliche Pflegen mit Öl zum Wachsen zu bringen – meist mehr oder weniger erfolglos. Ein Mittel, das erstaunliche Ergebnisse bringt, wurde eher zufällig entdeckt: der Wirkstoff Bimatoprost. Er steckt unter anderem in dem Medikament Lumigan, das den Augeninnendruck senkt. Die Patienten stellten bei der Verwendung fest, dass das Mittel die Wimpern wachsen lässt, da das Hormon die Wachstumsphase der Haare verlängert. 2009 kam »Latisse« mit Bimatoprost auf den Markt, das die Wimpern in sechs Wochen deutlich länger und dichter macht. Da während der Behandlung der Augeninnendruck unter Kontrolle sein muss, bekommt man »Latisse« aber nur auf Rezept vom Augenarzt.

Bald darauf kamen in den USA und in Deutschland nebenwirkungsfreie Wachstumsmittel wie »RevitaLash« oder »Eyesential Lashes« auf den Markt, die als Hauptwirkstoff eine Abwandlung von Bimatroprost enthalten.

Mittlerweile gibt es Mascaras, deren verstärkende und verlängernde Inhaltsstoffe auch gegen Haarausfall wirksam sind. Für alle wachstumsfördernden Mittel aber gilt: Der Effekt hält nur so lange an, wie sie verwendet werden.

1923 entwickelte der Amerikaner William Beldue die erste Wimpernzange, und obwohl das Formen der Wimpern damit noch sehr mühsam war, fand »Kurlash« reißenden Absatz. Auch heute noch ist so eine Zange ein wichtiges Werkzeug für jeden Visagisten.

Wimpern kann man, genau wie die Haare auf dem Kopf, mit einer Dauerwelle formen. In den 90er-Jahren kamen Kosmetikerinnen in den USA auf die Idee, sie mit einer Dauerwellflüssigkeit zu behandeln, nach oben zu biegen und in dieser Form dauerhaft zu fixieren – seit dem Jahr 2000 ist diese Art von Dauerwelle auch in Europa zu haben.

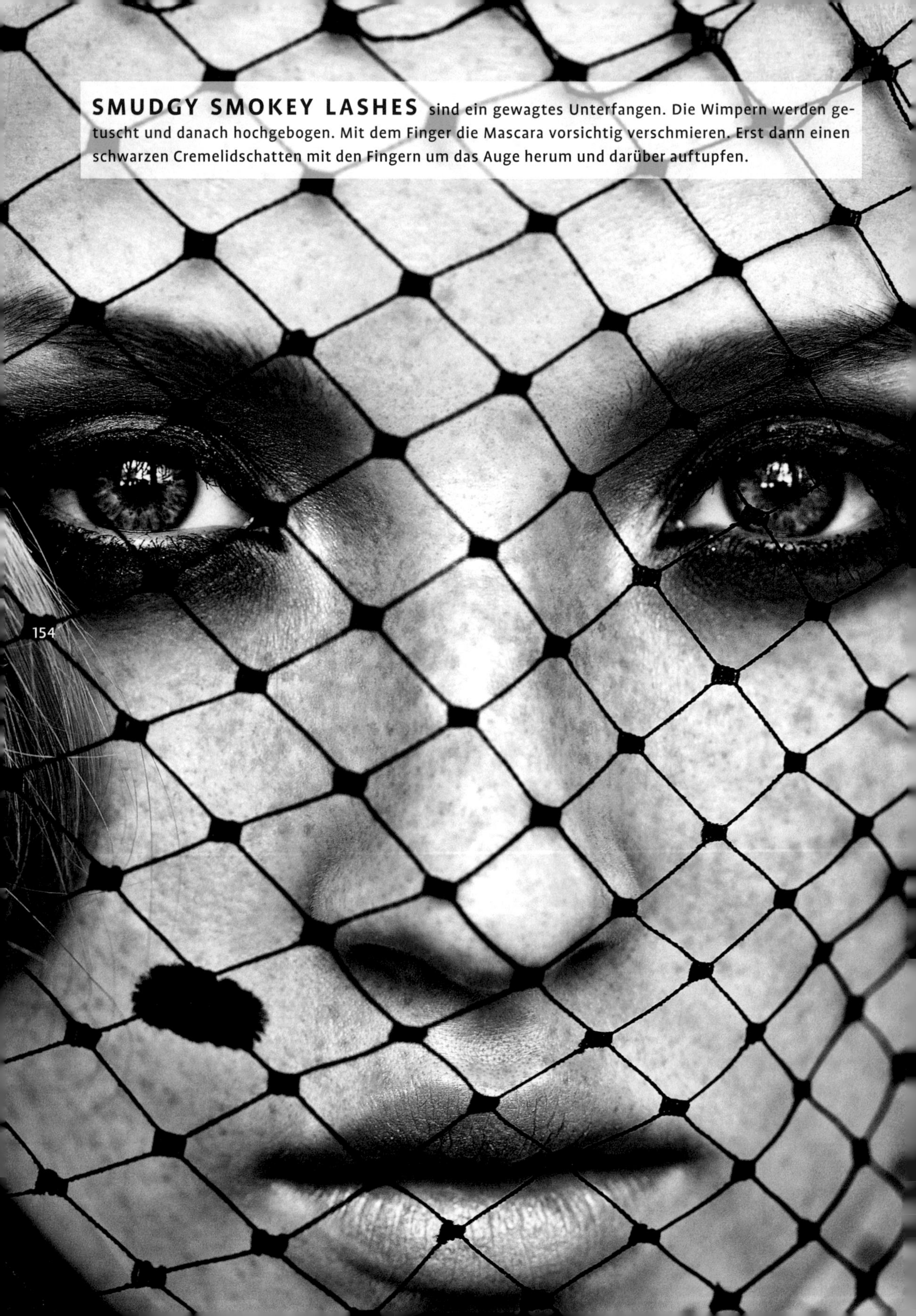

SMUDGY SMOKEY LASHES sind ein gewagtes Unterfangen. Die Wimpern werden getuscht und danach hochgebogen. Mit dem Finger die Mascara vorsichtig verschmieren. Erst dann einen schwarzen Cremelidschatten mit den Fingern um das Auge herum und darüber auftupfen.

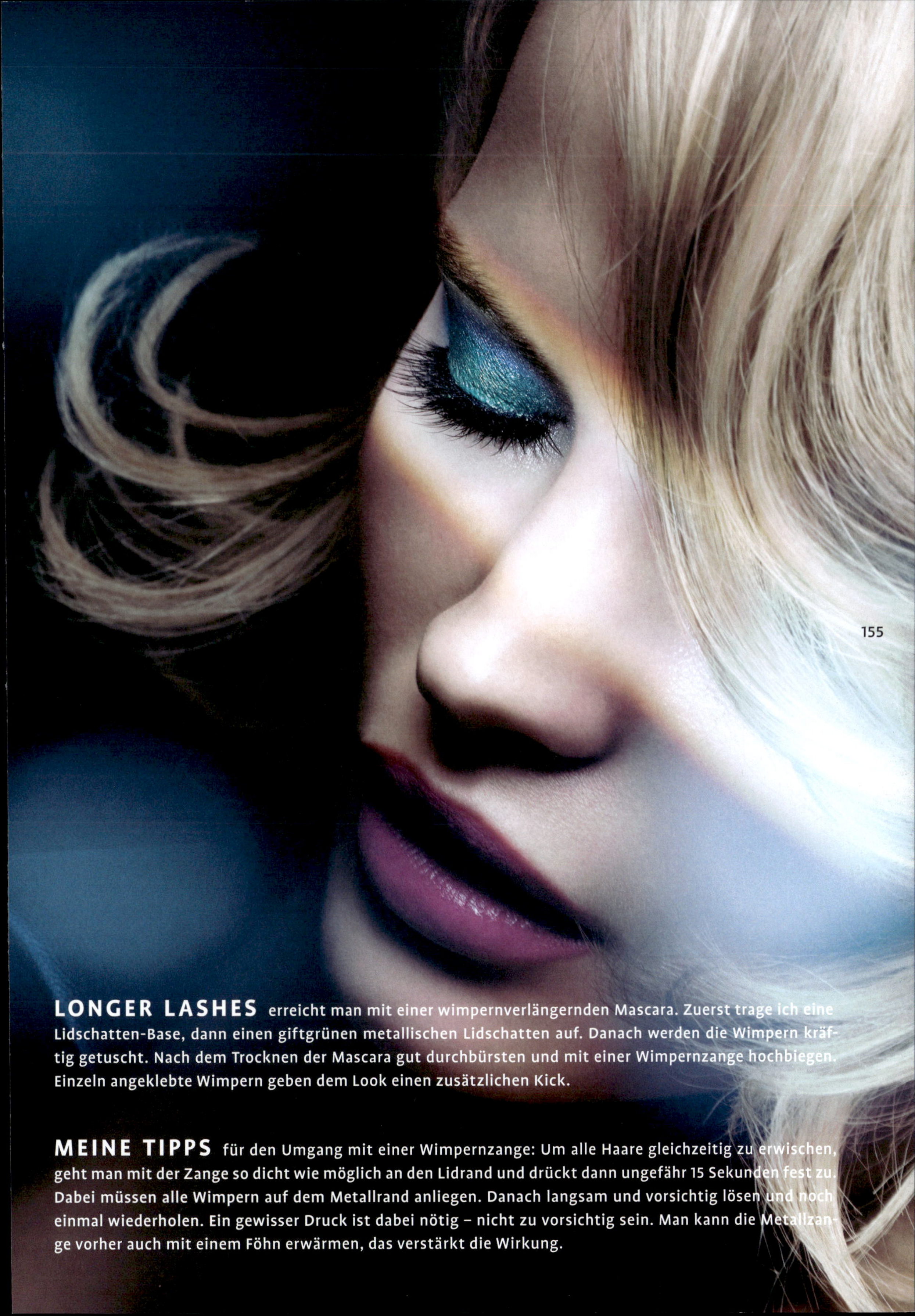

LONGER LASHES erreicht man mit einer wimpernverlängernden Mascara. Zuerst trage ich eine Lidschatten-Base, dann einen giftgrünen metallischen Lidschatten auf. Danach werden die Wimpern kräftig getuscht. Nach dem Trocknen der Mascara gut durchbürsten und mit einer Wimpernzange hochbiegen. Einzeln angeklebte Wimpern geben dem Look einen zusätzlichen Kick.

MEINE TIPPS für den Umgang mit einer Wimpernzange: Um alle Haare gleichzeitig zu erwischen, geht man mit der Zange so dicht wie möglich an den Lidrand und drückt dann ungefähr 15 Sekunden fest zu. Dabei müssen alle Wimpern auf dem Metallrand anliegen. Danach langsam und vorsichtig lösen und noch einmal wiederholen. Ein gewisser Druck ist dabei nötig – nicht zu vorsichtig sein. Man kann die Metallzange vorher auch mit einem Föhn erwärmen, das verstärkt die Wirkung.

SCHÖNHEIT IST NICHTS KONKRETES, MAN MUSS SIE IM AUGENBLICK WAHRNEHMEN. ES IST NUR EIN MOMENT, UND SO VIELE DINGE ERSCHEINEN SCHÖN WIE ZUM BEISPIEL MENSCHEN, NATUR ODER EINE SITUATION, DIE MAN GERADE ERLEBT.

HEAVENLY LASHES Malin hat in meinen Augen eines der schönsten Gesichter, die es gibt. Es lädt direkt zum Schminken ein. Braune Mascara mit der Spiralbürste auf einen kleinen Fächernpinsel (Mascara Fan Brush) auftragen und damit die Wimpern tuschen.

MEIN TIPP Wenn man einen natürlichen Effekt erzielen möchte, sollte man den Mascara Fan Brush unbedingt ausprobieren. Mit ihm kann man sehr gut die Wimpern am inneren und äußeren Augenwinkel oder nur die Ansätze tuschen. Außerdem ist er besonders gut für Männerwimpern geeignet.

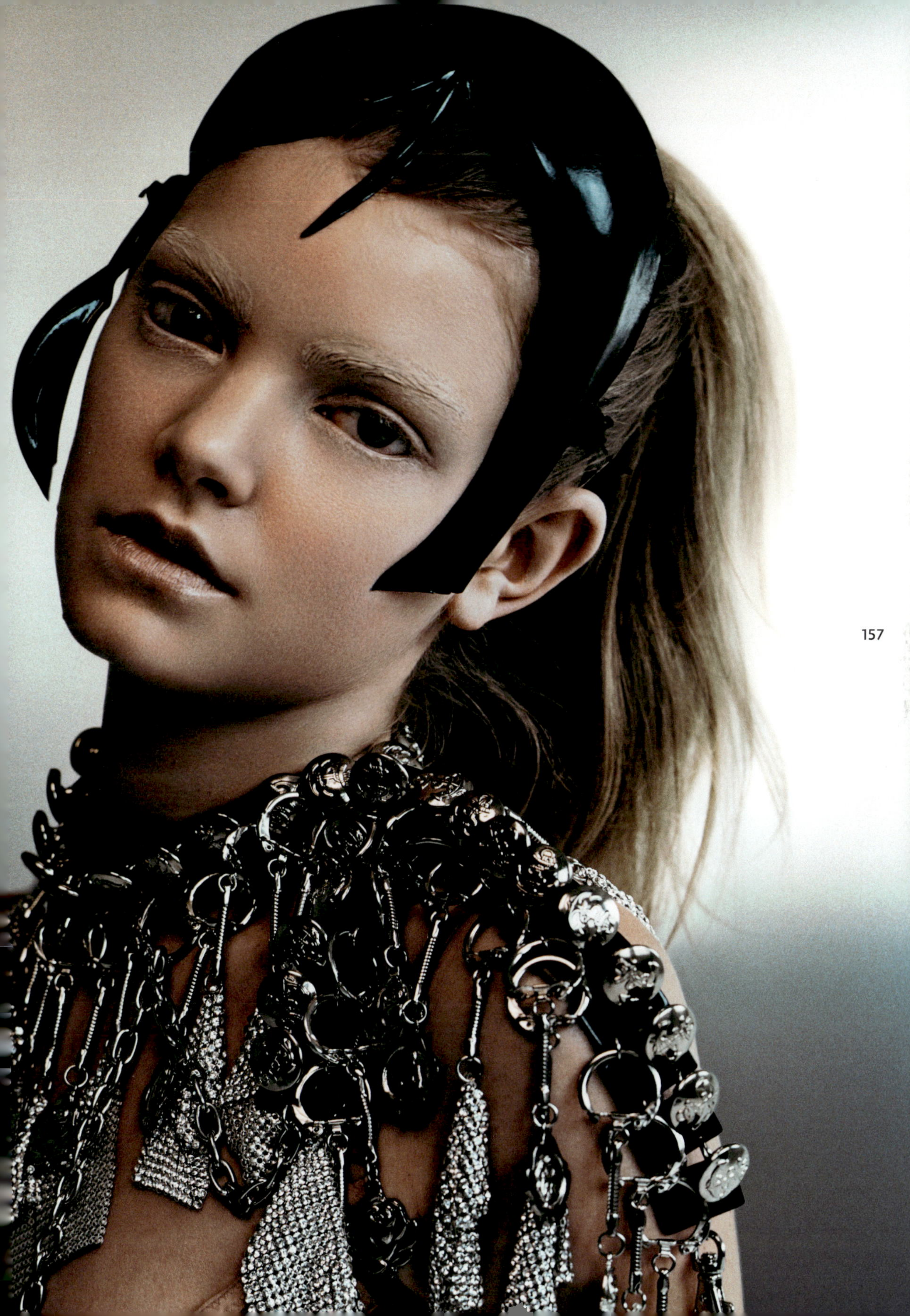

THE VAMPIRE benötigt eine wasser- und schmierfeste Mascara. Häufig biege ich die Wimpern nach dem Tuschen – die Mascara muss unbedingt trocken sein! – noch einmal hoch. Damit die Härchen dabei nicht ausgerissen werden, die Zange ganz langsam und vorsichtig lösen.

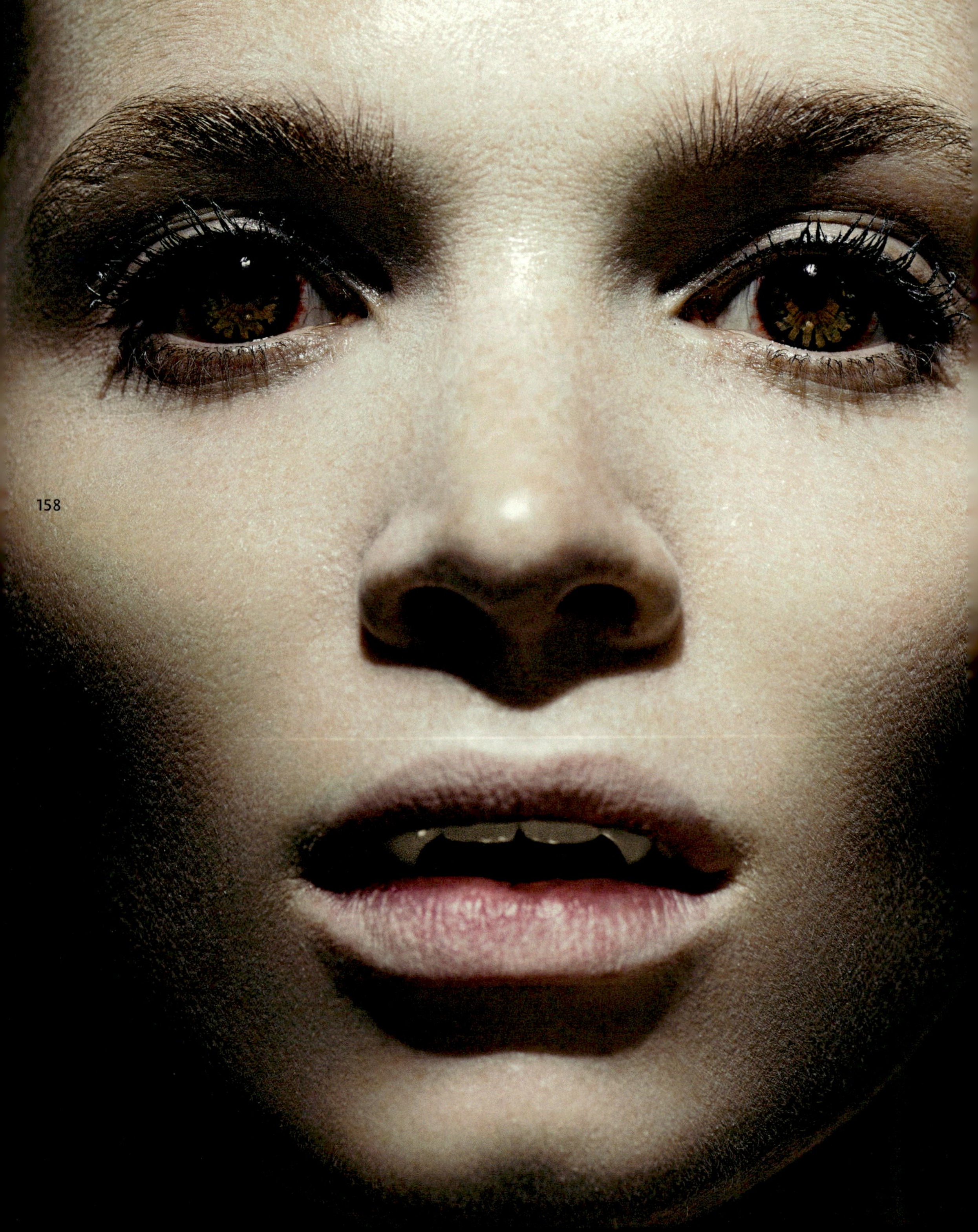

DEEP WATER erfordert konzentriertes Arbeiten. Bei Unterwasseraufnahmen sollte man nur wasserfeste Mascara und andere wasserfeste Produkte benutzen. Make-up insgesamt stärker und intensiver als üblich auftragen, da die Farben im Wasser reduziert wirken. Beim Shoot immer dabei bleiben und in jeder Pause das Make-up kontrollieren. Wichtig: Augentropfen nicht vergessen.

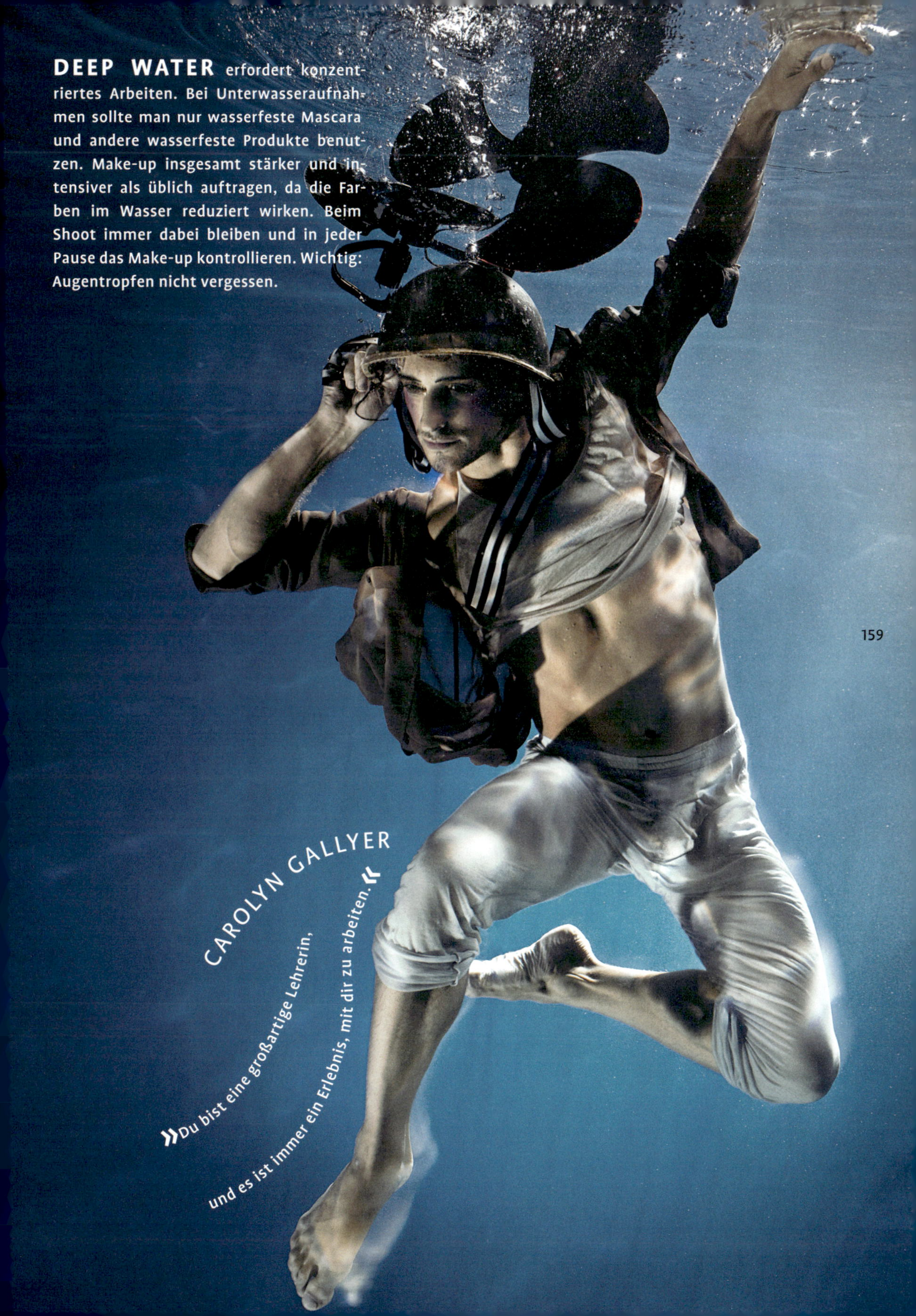

»Du bist eine großartige Lehrerin, und es ist immer ein Erlebnis, mit dir zu arbeiten.«

CAROLYN GALLYER

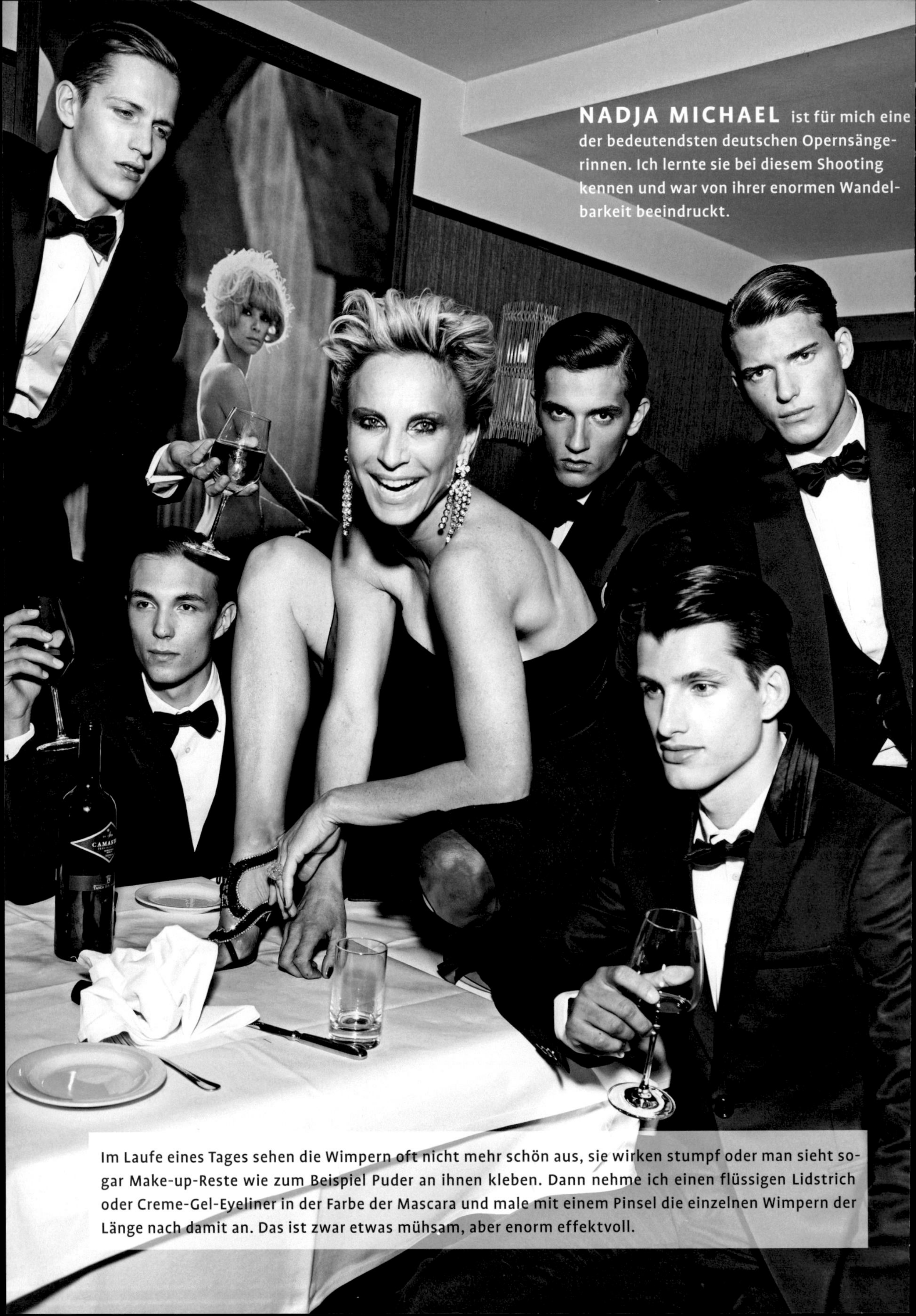

NADJA MICHAEL ist für mich eine der bedeutendsten deutschen Opernsängerinnen. Ich lernte sie bei diesem Shooting kennen und war von ihrer enormen Wandelbarkeit beeindruckt.

Im Laufe eines Tages sehen die Wimpern oft nicht mehr schön aus, sie wirken stumpf oder man sieht sogar Make-up-Reste wie zum Beispiel Puder an ihnen kleben. Dann nehme ich einen flüssigen Lidstrich oder Creme-Gel-Eyeliner in der Farbe der Mascara und male mit einem Pinsel die einzelnen Wimpern der Länge nach damit an. Das ist zwar etwas mühsam, aber enorm effektvoll.

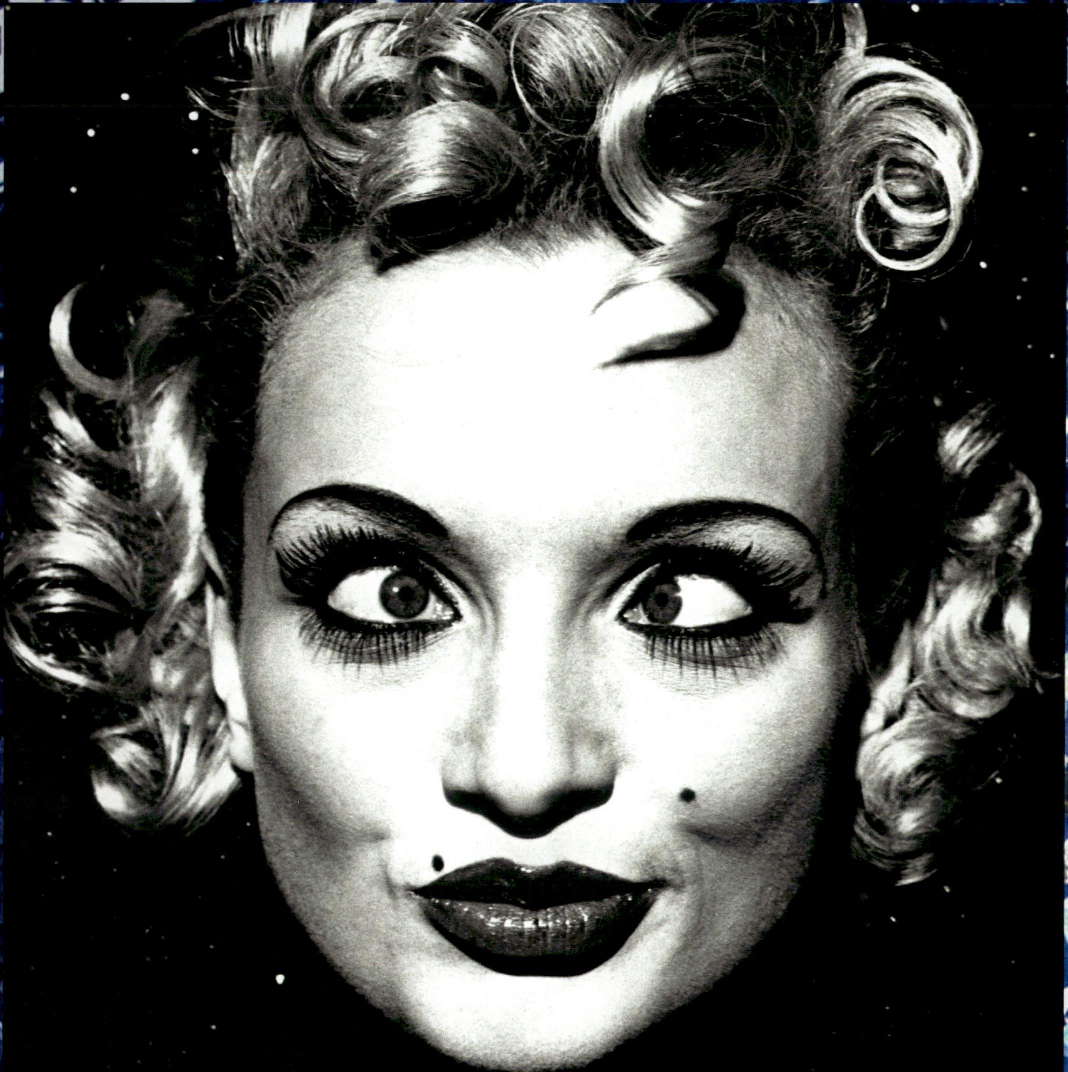

Ein schnelles Hilfsmittel für einen tollen Augenaufschlag sind künstliche Wimpern. Sie lassen die Augen selbst mit wenig Mascara akzentuierter erscheinen oder vervollständigen einen Look, den man so mit Wimperntusche allein niemals erzeugen könnte. Es gibt sie in unglaublich vielen Variationen und Farben, da sind der Fantasie keine Grenze gesetzt.

Zum Auftragen des Klebers verwende ich immer meinen Handrücken, nehme den künstlichen Kranz mithilfe einer speziellen Pinzette (auch »Wimpern-Applikator« genannt) auf und betupfe ihn vorsichtig mit der Klebemasse. Dann drücke ich ihn leicht – immer von außen anfangen – und so dicht wie möglich auf den natürlichen Wimpernrand. Ich bin ein großer Fan von schwarzem Kleber, da man damit den künstlichen Kranz nicht mehr so deutlich erkennen kann. Außerdem trocknet dunkler Kleber schneller als weißer und lässt sich leichter wieder entfernen.

Oft benutze ich auch einzelne Wimpern, die ich in einem Abstand von zwei Millimetern von der Mitte ausgehend mithilfe einer Pinzette zwischen die natürlichen setze, um das Auge größer wirken zu lassen. Nach dem Aufkleben sollte man sie noch einmal leicht tuschen, um sicherzugehen, dass die natürlichen Haare sich gut mit den künstlichen Wimpern verbinden. Ein dünn aufgetragener Eyeliner versteckt zusätzlich den künstlichen Kranz und eventuell noch sichtbare Klebestellen.

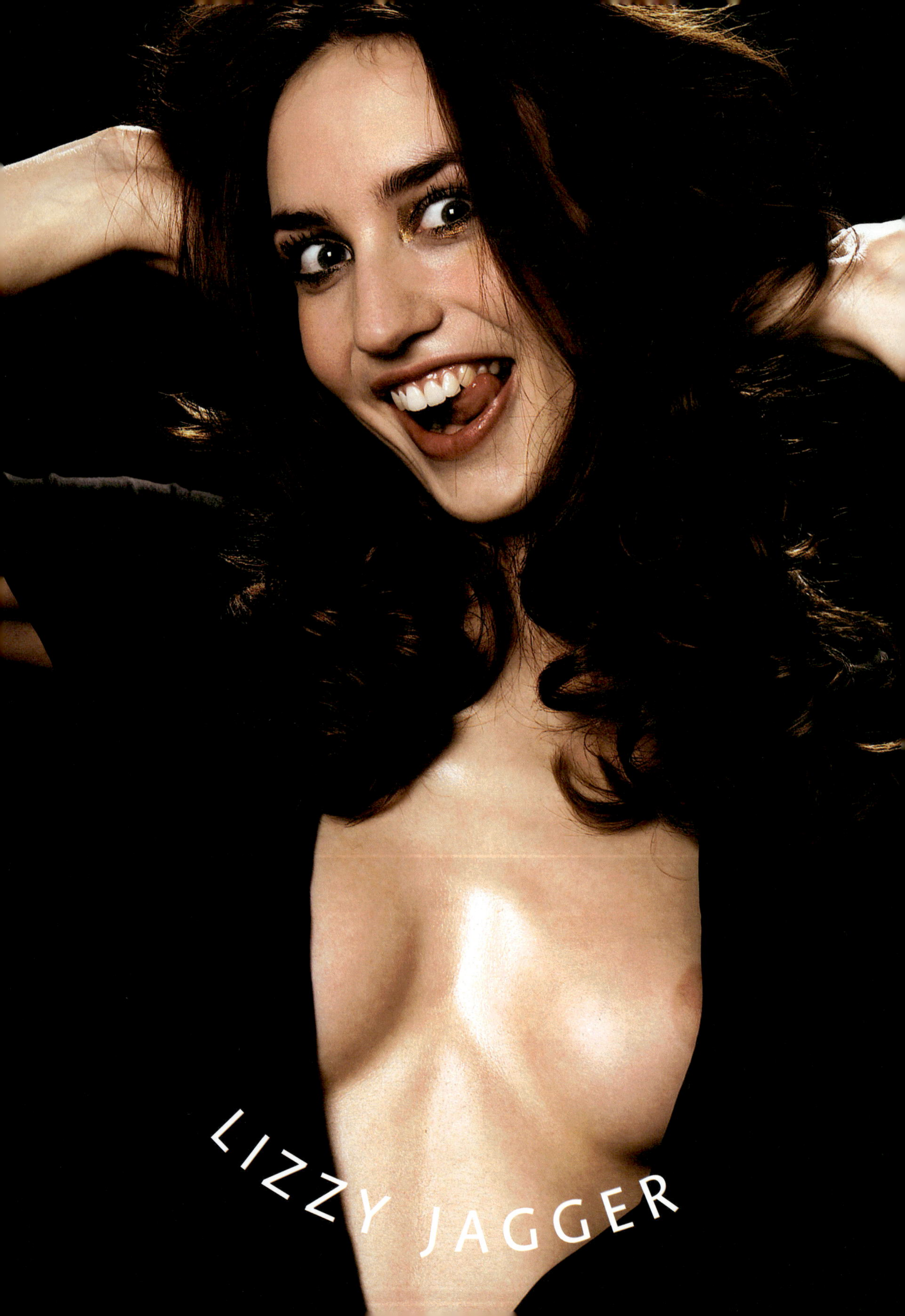
LIZZY JAGGER

M A S C A R A

In meinem Schminkkoffer befinden sich immer eine breite und eine kurze Wimpernzange, eine Spiralbürste, ein kleiner, angeschrägter Pinsel, ein Metallkämmchen, schwarzes Creme-Make-up, Vaseline, Gloss, künstliche Wimpern und Kleber.

Vor und meistens auch noch einmal nach dem Tuschen biege ich die Wimpern mit einer Zange nach oben. Durch den Schwung erscheint das Auge sofort klarer und offener.

Es gibt viele Arten von Zangen und Methoden, um die Wimpern hochzubiegen. Eine uralte ist der »Löffeltrick«, der während des Zweiten Weltkriegs populär wurde und den ich bei hartnäckigen Härchen heute noch manchmal verwende: Ein Teelöffel wird mit heißem Wasser erhitzt, an den Wimpernrand angelegt und etwa eine Minute hochgedrückt gehalten, damit die Wimpern mehr Schwung bekommen. Etwas mühsam, aber super!

Neben der klassischen Form der breiten Wimpernzange gibt es elektrische Metallzangen, die sich mit einer Batterie erhitzen lassen. Für die äußeren Härchen, sehr gerade oder einzelne eigenwillige Wimpern verwende ich eine kurze Zange, mit der man individuell arbeiten kann. Ich habe einmal versucht, absichtlich nur einzelne Partien damit hochzubiegen. Sie nahmen dann ganz unterschiedliche Formen von sehr hoch bis normal gebogen an und bildeten keine einheitliche Reihe mehr – außergewöhnlich und aufregend!

Für natürliche Effekte verwende ich klare, braune oder schwarze Mascara, für besondere Jobs manchmal auch farbige Tuschen. Man kann natürlich auch beides kombinieren. Allerdings sollte man mit der Anwendung von Farben wie Weiß oder Rot vorsichtig sein, da sie sehr speziell wirken können.

Menschen mit sehr hellen Wimpern empfehle ich das Färben bei der Kosmetikerin oder einem Friseur. Aber auch dunkle Wimpern wirken gefärbt viel dichter und länger. Den oberen Kranz tusche ich immer, unabhängig davon, ob der Look natürlich oder glamourös wirken soll. Um Blickdichte zu schaffen, töne ich die Ansätze der Naturhaare dabei mit – das ist besonders wichtig bei hellen Wimpern. Nach jedem Tuschvorgang sollte man sie mit einer Spiralbürste oder einem Metallkamm vorsichtig trennen, damit sie nicht zusammenkleben.

Mascara ist und bleibt unersätzlich

Um Wimpern noch dichter erscheinen zu lassen, trage ich vor dem Tuschen oft etwas losen Puder mit einem kleinen Pinsel auf, wodurch die Mascara auch länger haftet. Bin ich mit meinem Ergebnis nicht zufrieden, tupfe ich einen schwarzen Flüssig- oder Creme-Gel-Eyeliner mit einen Lidstrichpinsel auf die Wimpernansätze und auch dazwischen auf.

Beim unteren Kranz gehe ich noch individueller vor: Wenn ich ihn tusche, dann meist nur die Ansätze, nicht aber generell die ganze Länge. Um dabei gezielter arbeiten zu können, verwende ich nur die Spitze des Mascara-Bürstchens.

Bei großen Augen töne ich die unteren Wimpern nicht komplett, da dies die Augen optisch runder und herabhängend aussehen lässt. Stattdessen tusche ich nur das äußere Drittel, das erzeugt einen schönen »Katzenblick«.

Bei schmalen Augen betone ich die unteren Wimpern dagegen meist in der ganzen Länge, um sie runder wirken zu lassen – das hängt aber auch davon ab, wie lang und dicht die Härchen sind. Für einen besonders intensiven Blick das äußere Drittel der unteren Haare voller tuschen.

Bis heute gibt es leider kein spezielles Glanzprodukt für Wimpern. Ich verwende daher manchmal ein wenig Gloss, Vaseline oder schwarzes Bodypainting-Creme-Make-up mit einem Eyeliner-Pinsel und betupfe die einzelnen Spitzen. Dadurch verschwindet der matte Effekt der Mascara und auftreffendes Licht wird reflektiert.

I W O N D E R

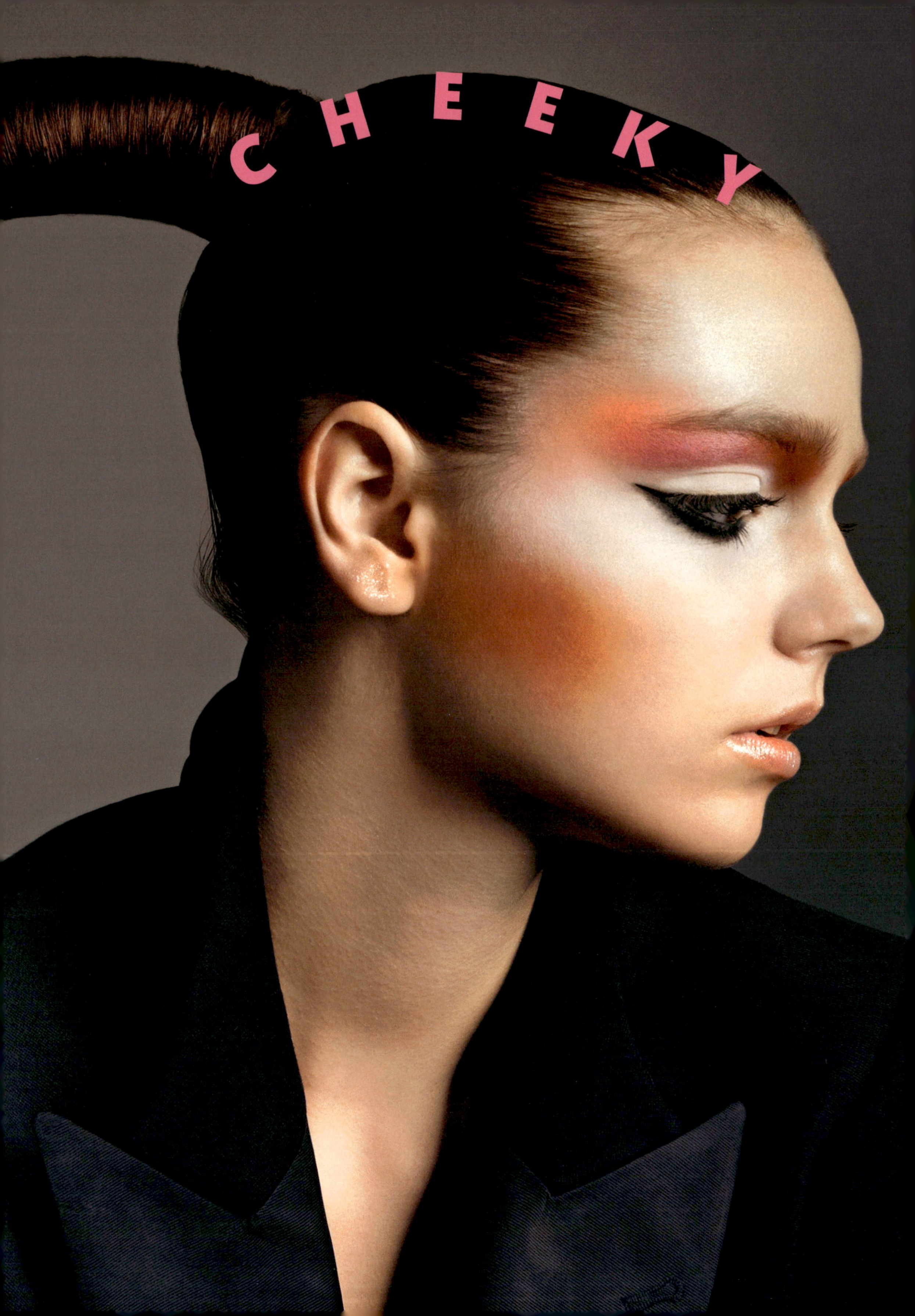
CHEEKY

Rouge, Konturen und Highlights können wunderschöne Effekte erzeugen, die Gesichter frischer, markanter und plastischer wirken lassen. Das Geheimnis dieser Schminkkunst ist das Spiel von Licht und Schatten, das man natürlich auch auf den Körper übertragen kann. Der Farbwahl sind dabei keine Grenzen gesetzt. Schon im antiken Griechenland betonten die Frauen ihre Wangen mit Farben aus dem Saft von Maulbeeren, Roter Bete und Erdbeeren. Im 16. Jahrhundert entwickelte Königin Elisabeth I. das erste komplette Make-up: Die Haut wurde mit weißem Puder mattiert, die Wangen mit Rouge betont und die Lippen auffallend rot geschminkt. Am Hof des »Sonnenkönigs« Ludwig XIV. entstand dann das Wort »Rouge« für Wangenrot: das »Rougieren«, abgeleitet vom französischen Wort für die Farbe Rot, stammt aus der Zeit, als eine vornehme Blässe zwar als adeliges Standesmerkmal galt, Abwechslungen aber auch zur Mode gehörten. Auf die weiß gepuderten Gesichter tupfte man deshalb ein wenig Rot auf. Die Schminke färbte man dafür mit Saflor, Koschenille, Rotholz, Sandelholz und Zinnober. In der englischen Regency-Ära wurde Rouge von fast jedem verwendet, auch von Männern.

Am Ende des 18. Jahrhunderts war Make-up dann aber für »anständige« Frauen verpönt. Stattdessen kniffen sie sich in die Wangen, um diese zu röten. Das änderte sich erst, als die Frauen zu Beginn des 19. Jahrhunderts begannen, für ihre Rechte zu demonstrieren – darunter auch für das Recht, Make-up zu tragen.

Passend zu diesem Zeitgeist gründete der immigrierte Pole Maksymilian Faktorowicz unter seinem neuen amerikanischen Namen Max Factor 1909 eine Kosmetikfirma in Los Angeles. 1910 eröffnete Elizabeth Arden in New York ihren ersten »Red Door«-Beauty-Salon und brachte 1912 farbigen Puder sowie das erste Rouge auf den Markt. In den 60er-Jahren kreierte die Designerin Mary Quant nicht nur Mode, sondern auch Make-up: Ihre Highlighter- und Rouge-Puder enthielten eine genaue Anleitung, wo man sie platzieren musste, um die berühmten »Twiggy-Wangen« zu erhalten.

Zum Schminken verwende ich einen weichen, angeschrägten Pinsel, einen runden, länglichen Pinsel (gut für Apfelbäckchen oder aufzutupfende Farben), einen Kabuki-Pinsel, einen Duo-Fibre-Pinsel und MAC Fix+Spray.

Rouge und Konturenfarben gibt es in vielen unterschiedlichen Konsistenzen: in Cremeform oder flüssig, als Gel, matter oder glänzender Puder. Highlights gibt es als lose Pigmente, Creme oder Puder.

Puderrouge wird auf einer grundierten, mattierten Haut mit einem abgeschrägten Pinsel aufgetragen. Danach von innen nach außen mit dem Pinsel blenden, damit keine Ränder zu sehen sind. Finde ich keine passende Farbe, greife ich häufig auf Lidschattenpuder zurück, denn mit ihm lassen sich in der Farbigkeit großartige Effekte erzielen.

Cremerouge verwendet man auf einer noch ungepuderten, nur grundierten oder natürlichen, puren Haut. Man trägt es am besten mit den Fingern oder einem Gummiporen-Schwämmchen auf und blendet die Farbe aus. Für eine größere Farbauswahl kann man auf Creme-Make-up aus dem Bodypainting-Bereich zurückgreifen.

Gelrouge wird genau wie Cremerouge mit einem Schwämmchen auf die pure, nicht gepuderte Haut aufgetupft. Es ist besonders geignet für einen sehr natürlichen Look, reife Haut und für das Schminken von Männern. Die Farbe sieht im Container sehr intensiv aus, wirkt beim Auftragen aber fast transparent.

Flüssiges Rouge ist schwierig zu verwenden. Es wird mit einem Gummiporen-Schwämmchen oder einem Wattebausch vorsichtig auf die pure Haut aufgetupft, und zwar so, dass dabei kein Rand entsteht, der sich nach dem Trocknen nicht wieder wegschminken lässt.

Je nach Farbton und Auftragetechnik erzielt man mit Rouge unendlich viele Effekte. Die Wahl der Farbnuance hängt dabei nicht nur vom Make-up-Look, sondern auch vom Teint des Models ab.

Bei heller Haut erzielen apricot- und rosafarbene Töne eine zarte Frische, wenn man sie auf den höchsten Punkt der Wangen setzt und einen Tupfer auf die Nasen- und Kinnspitze gibt. Gebräunte Haut erscheint durch beigefarbene und braungoldene Töne satter. Zu schwarzer oder dunkler Haut passen rote und kupferbraune Farben sehr gut.

Erscheint ein Gesicht müde, wirkt es mit Rouge sofort frischer. Dafür trägt man es an den Schläfen, unter den Brauen, dicht unter dem Haaransatz auf der Stirn, neben den Nasenflügeln, an der Kinnspitze und entlang der Gesichtskonturen auf. Oft setze ich noch etwas Rouge auf beide Seiten des Halses und das Dekolleté. Verwendet man dafür ein rundes Wattepad, ist der Effekt sanfter.

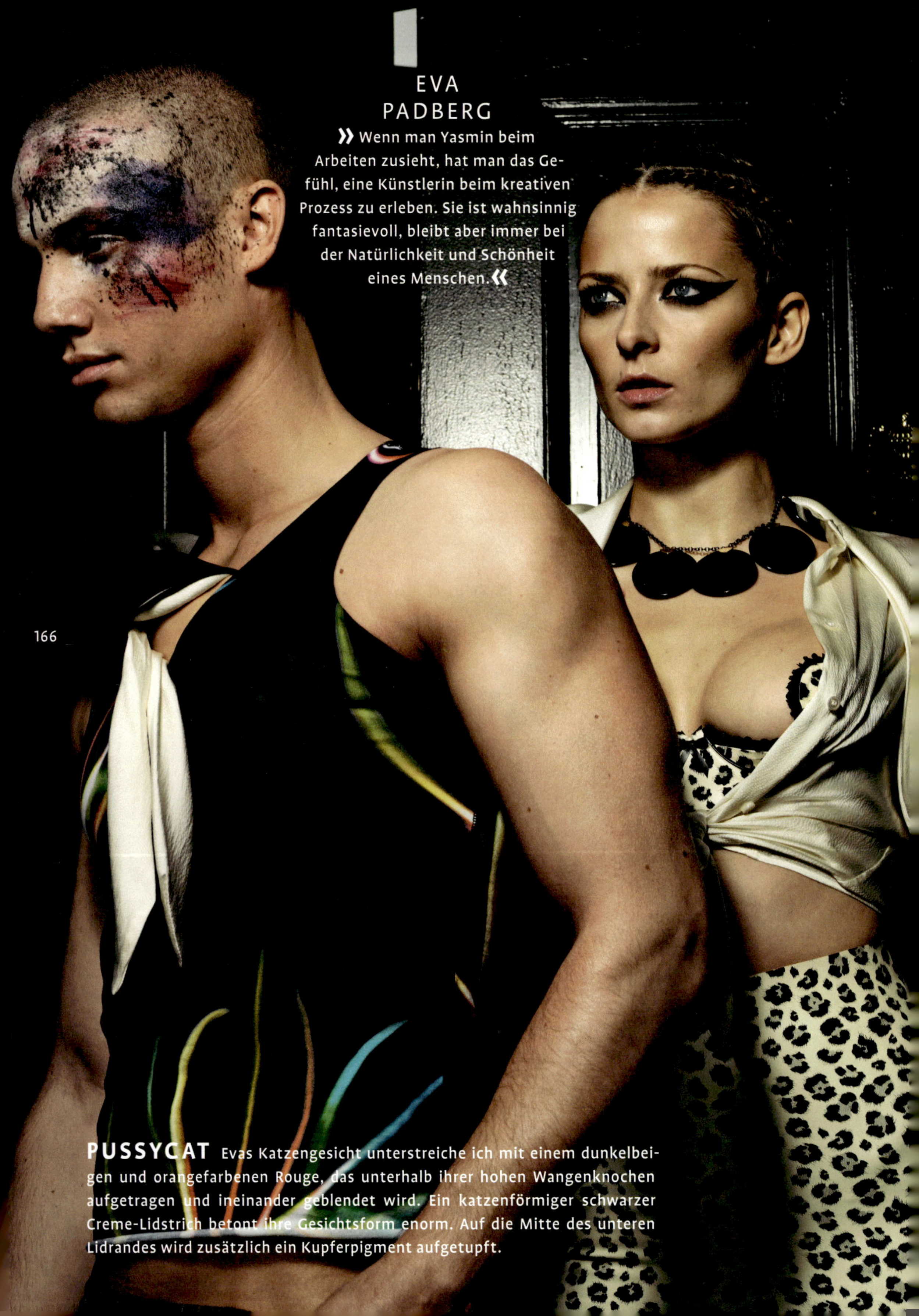

EVA PADBERG

» Wenn man Yasmin beim Arbeiten zusieht, hat man das Gefühl, eine Künstlerin beim kreativen Prozess zu erleben. Sie ist wahnsinnig fantasievoll, bleibt aber immer bei der Natürlichkeit und Schönheit eines Menschen. «

PUSSYCAT Evas Katzengesicht unterstreiche ich mit einem dunkelbeigen und orangefarbenen Rouge, das unterhalb ihrer hohen Wangenknochen aufgetragen und ineinander geblendet wird. Ein katzenförmiger schwarzer Creme-Lidstrich betont ihre Gesichtsform enorm. Auf die Mitte des unteren Lidrandes wird zusätzlich ein Kupferpigment aufgetupft.

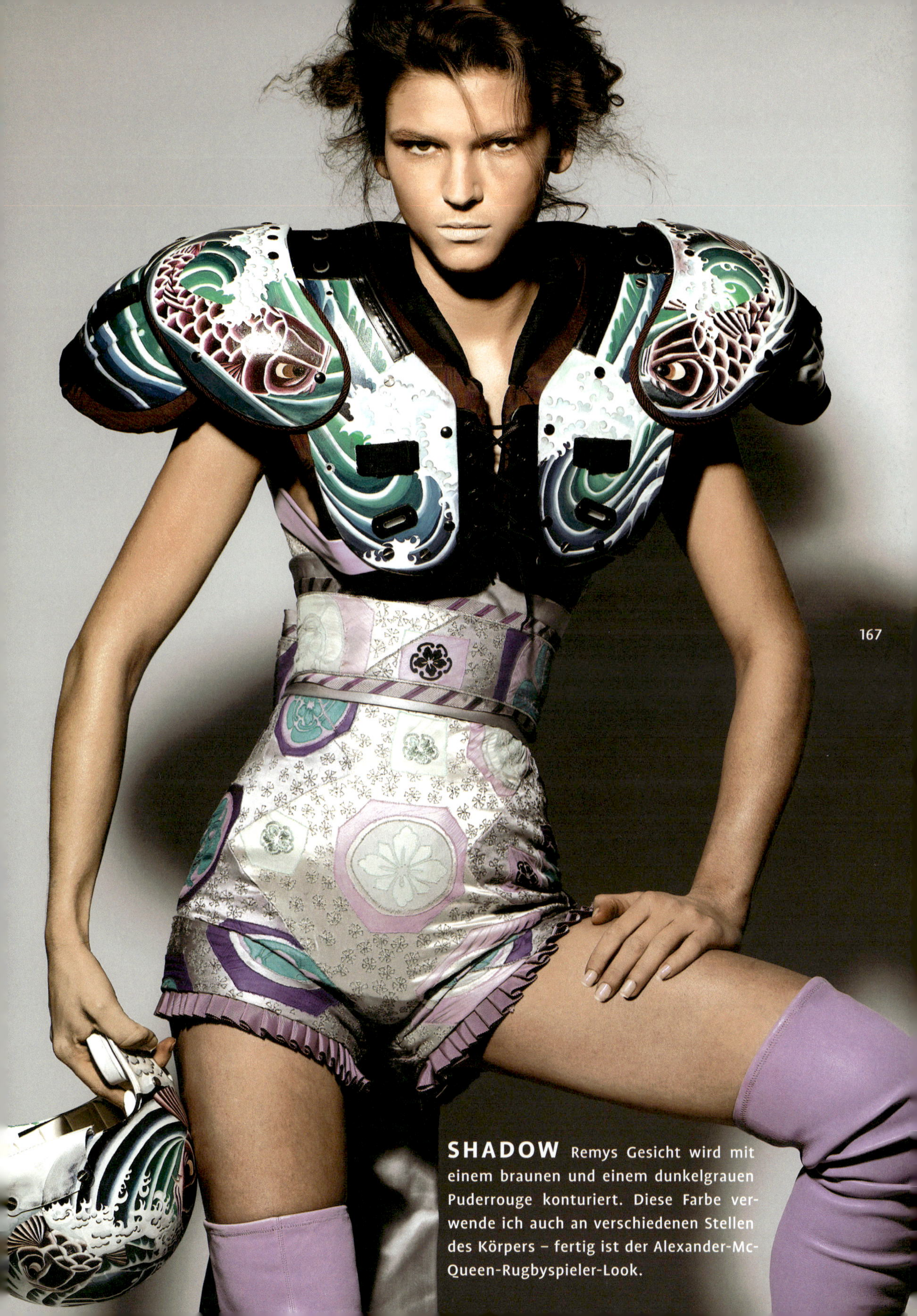

SHADOW Remys Gesicht wird mit einem braunen und einem dunkelgrauen Puderrouge konturiert. Diese Farbe verwende ich auch an verschiedenen Stellen des Körpers – fertig ist der Alexander-McQueen-Rugbyspieler-Look.

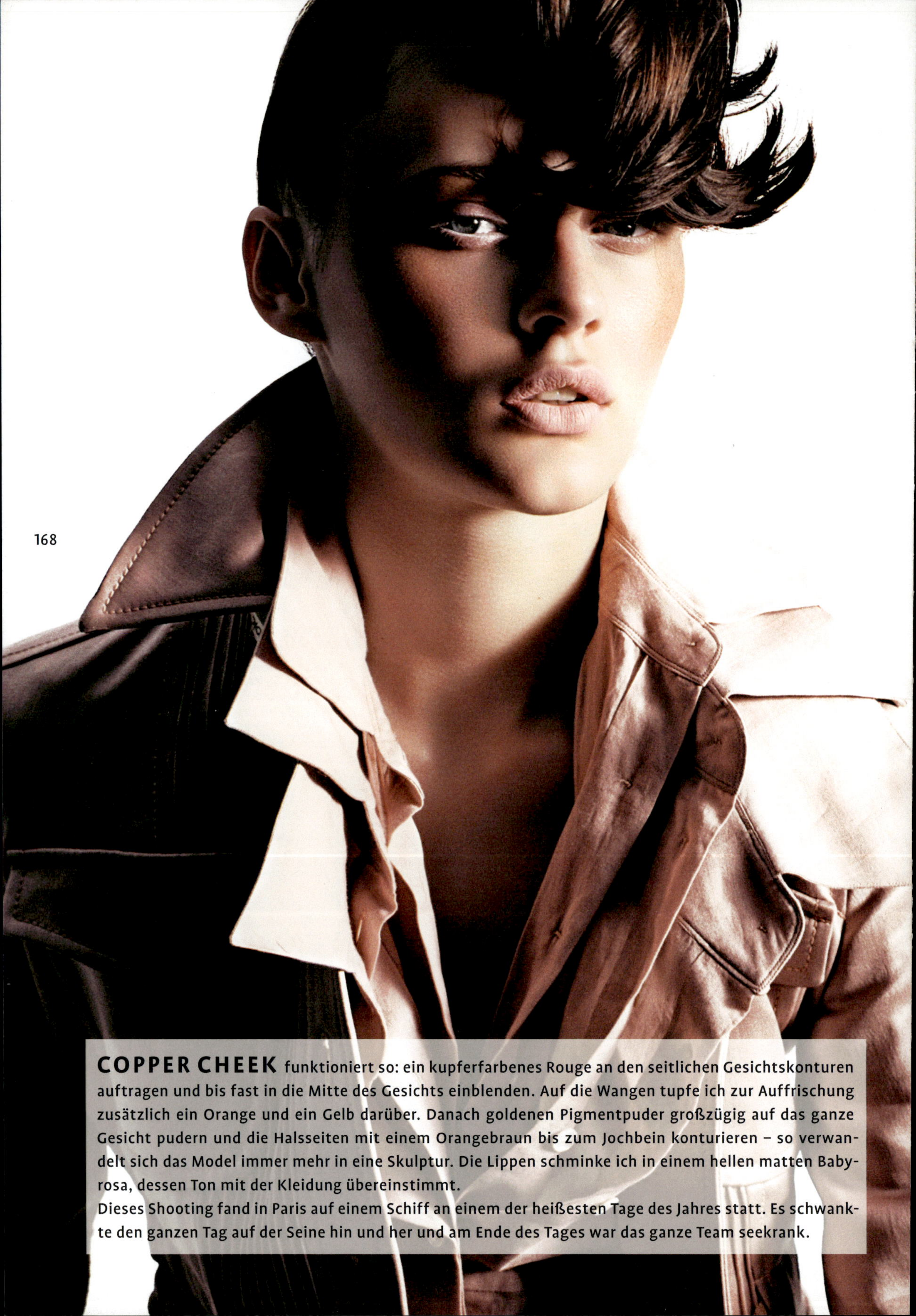

COPPER CHEEK funktioniert so: ein kupferfarbenes Rouge an den seitlichen Gesichtskonturen auftragen und bis fast in die Mitte des Gesichts einblenden. Auf die Wangen tupfe ich zur Auffrischung zusätzlich ein Orange und ein Gelb darüber. Danach goldenen Pigmentpuder großzügig auf das ganze Gesicht pudern und die Halsseiten mit einem Orangebraun bis zum Jochbein konturieren – so verwandelt sich das Model immer mehr in eine Skulptur. Die Lippen schminke ich in einem hellen matten Babyrosa, dessen Ton mit der Kleidung übereinstimmt.

Dieses Shooting fand in Paris auf einem Schiff an einem der heißesten Tage des Jahres statt. Es schwankte den ganzen Tag auf der Seine hin und her und am Ende des Tages war das ganze Team seekrank.

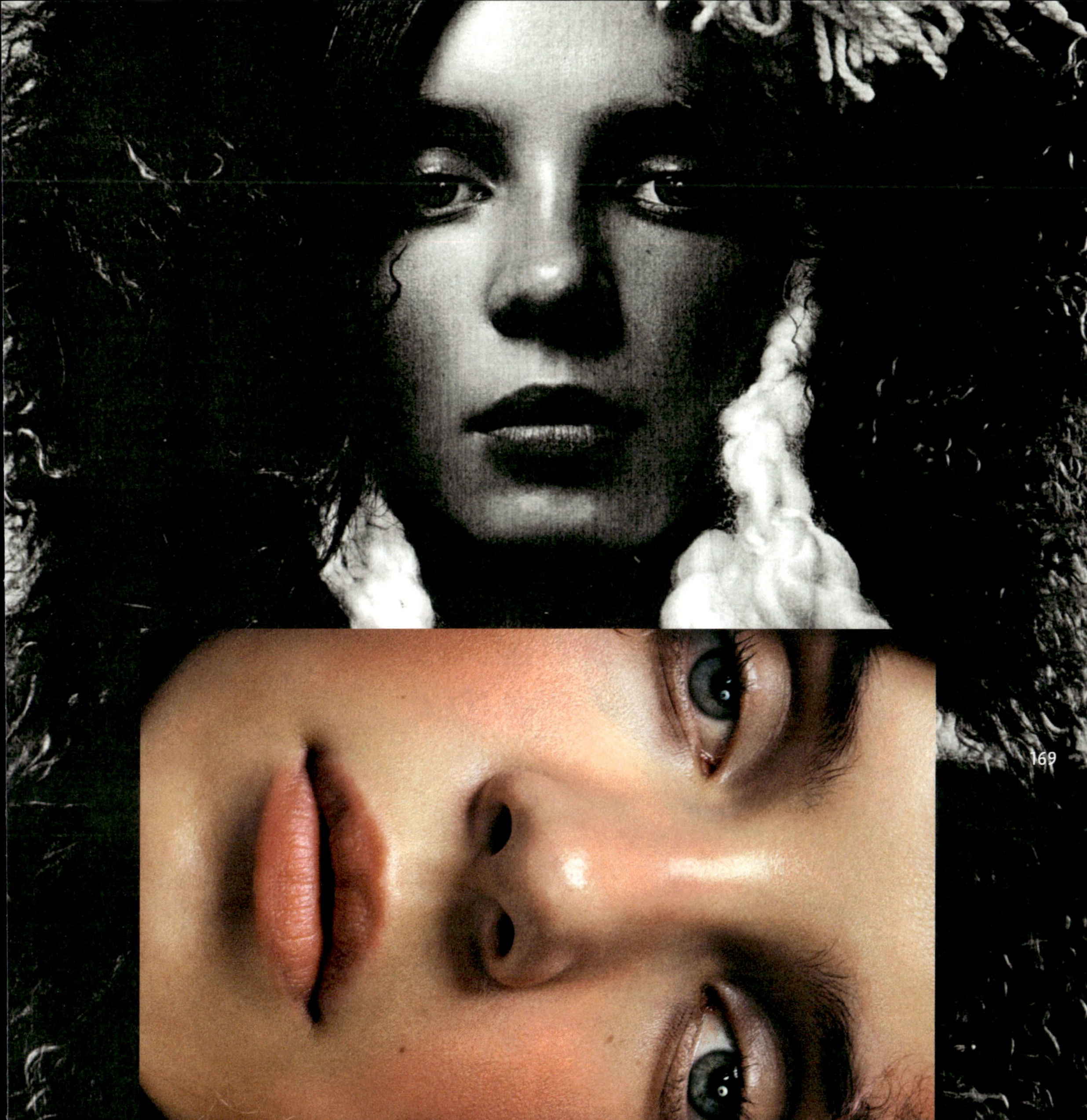

COLD CHEEK erinnert an ein Wangenrot, das sich oft entwickelt, wenn man aus der Kälte in die Wärme kommt. Zur Vorbereitung die Haut mit einer Mischung aus Vaseline und einer Perlmuttlotion eincremen. Um den gewünschten Effekt mithilfe von Rouge exakt nachzuahmen greife ich manchmal zu einem Trick: Ich sage den Models, sie sollen sich mit den Fingern in die Wangen kneifen und diese reiben, um die Blutzirkulation anzuregen. Auf die rosige Fläche, die dabei entsteht, tupfe ich zur Intensivierung rotes Creme-Rouge. Dazu trage ich roséfarbenes Creme-Make-up partiell auf den Nasenrücken, die Stirn und das Dekolleté auf.

BUTTERFLY entsteht, wenn ich orangefarbenen Pigmentpuder als Lidschatten, Konturenfarbe und Rouge zugleich verwende: zuerst das Lid bemalen und um das Unterlid herum ausblenden, dann die Wangen und das Gesicht konturieren. Auf das linke Lid tupfe ich zusätzlich ein loses Fuchsia-Pigment und blende es über die Braue hinaus bis an den Haaransatz hoch. Ein dunkler Kupferton auf dem Ober- und um das Unterlid herum schafft Tiefe, eine Goldnuance im inneren Augenwinkel einen Lichtreflex. Zum Schluss male ich mit schwarzer und weißer Wasserfarbe kleine Tupfer über eine Augenbraue – inspiriert von den Flügeln eines Schmetterlings.

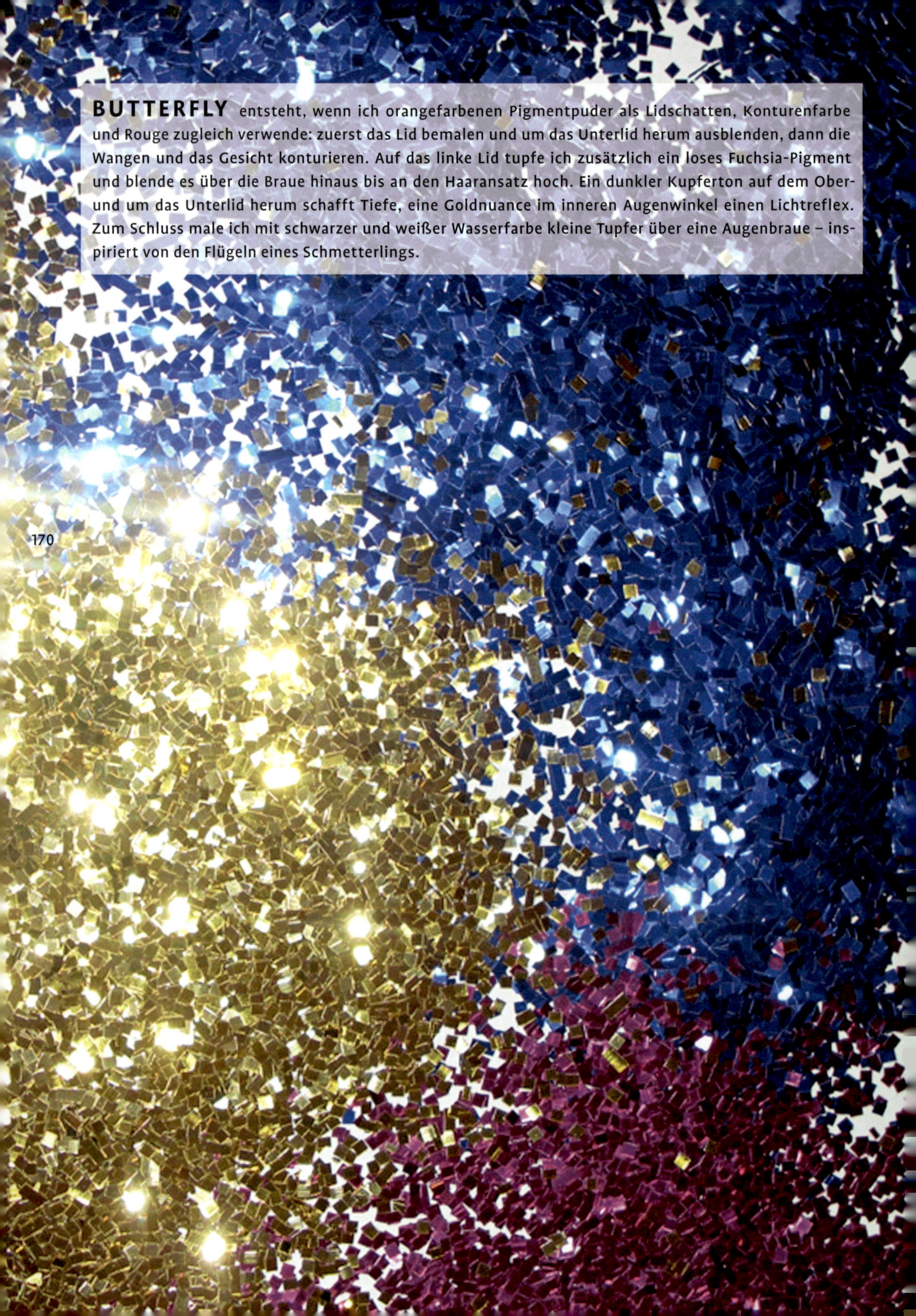

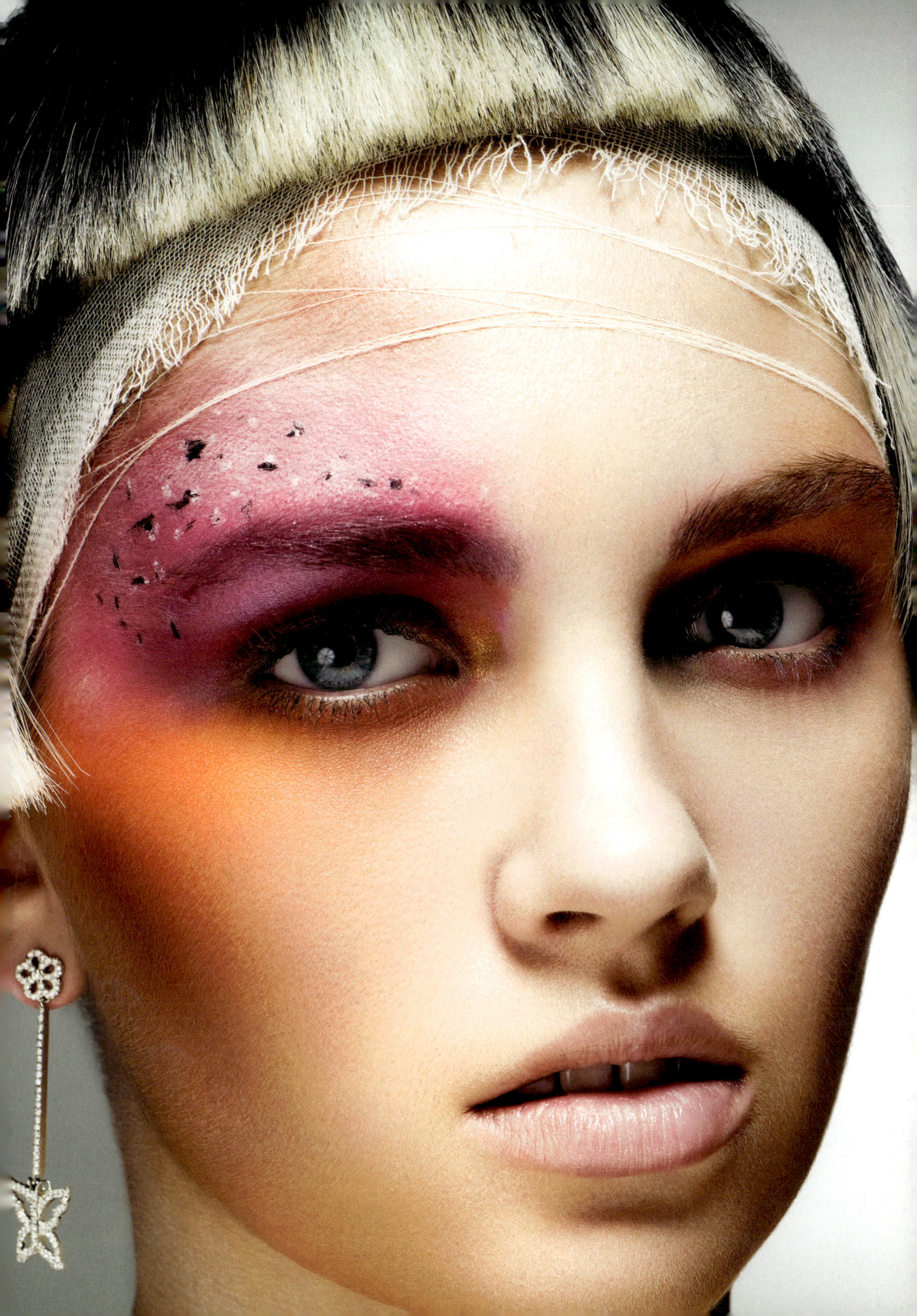

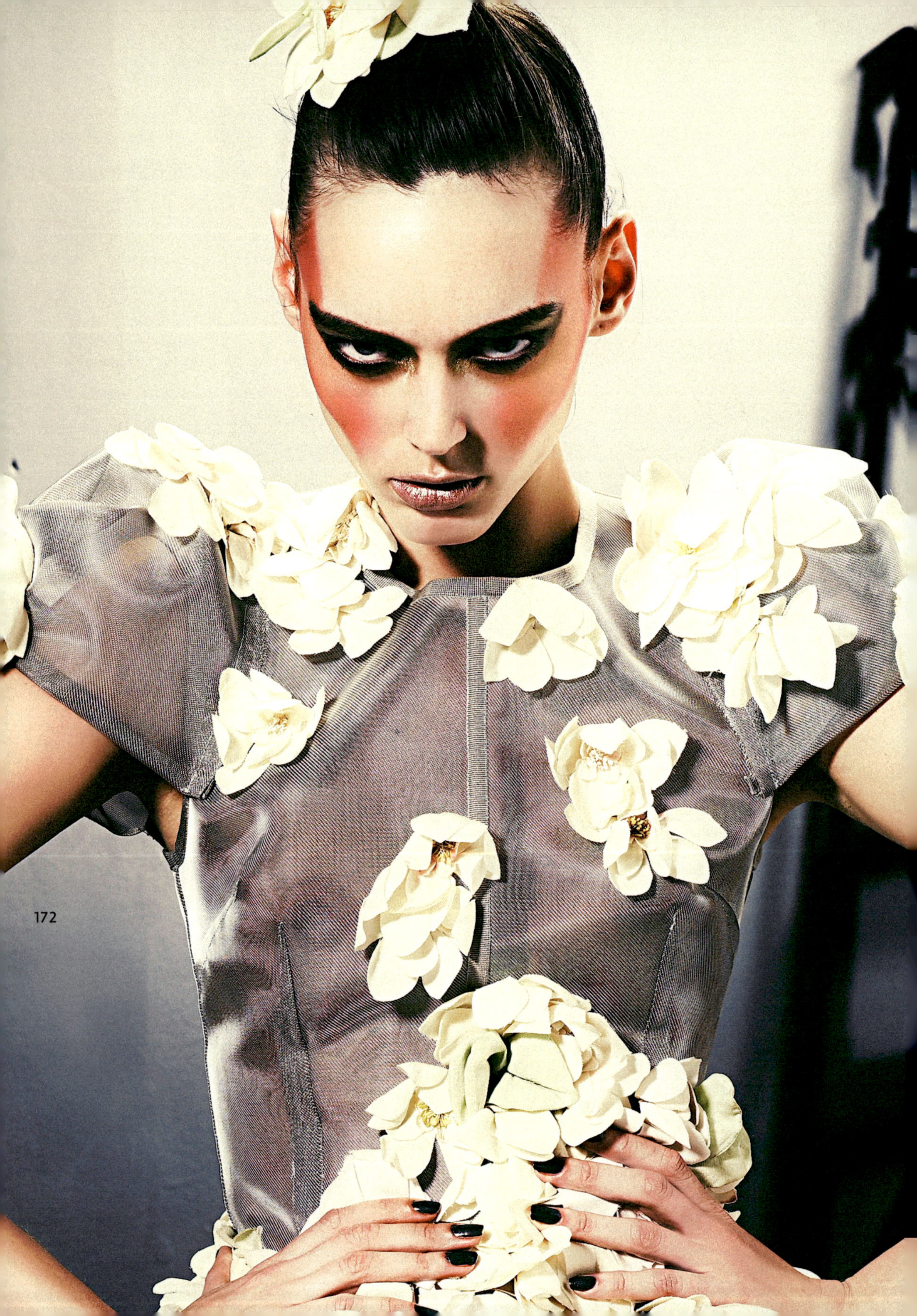

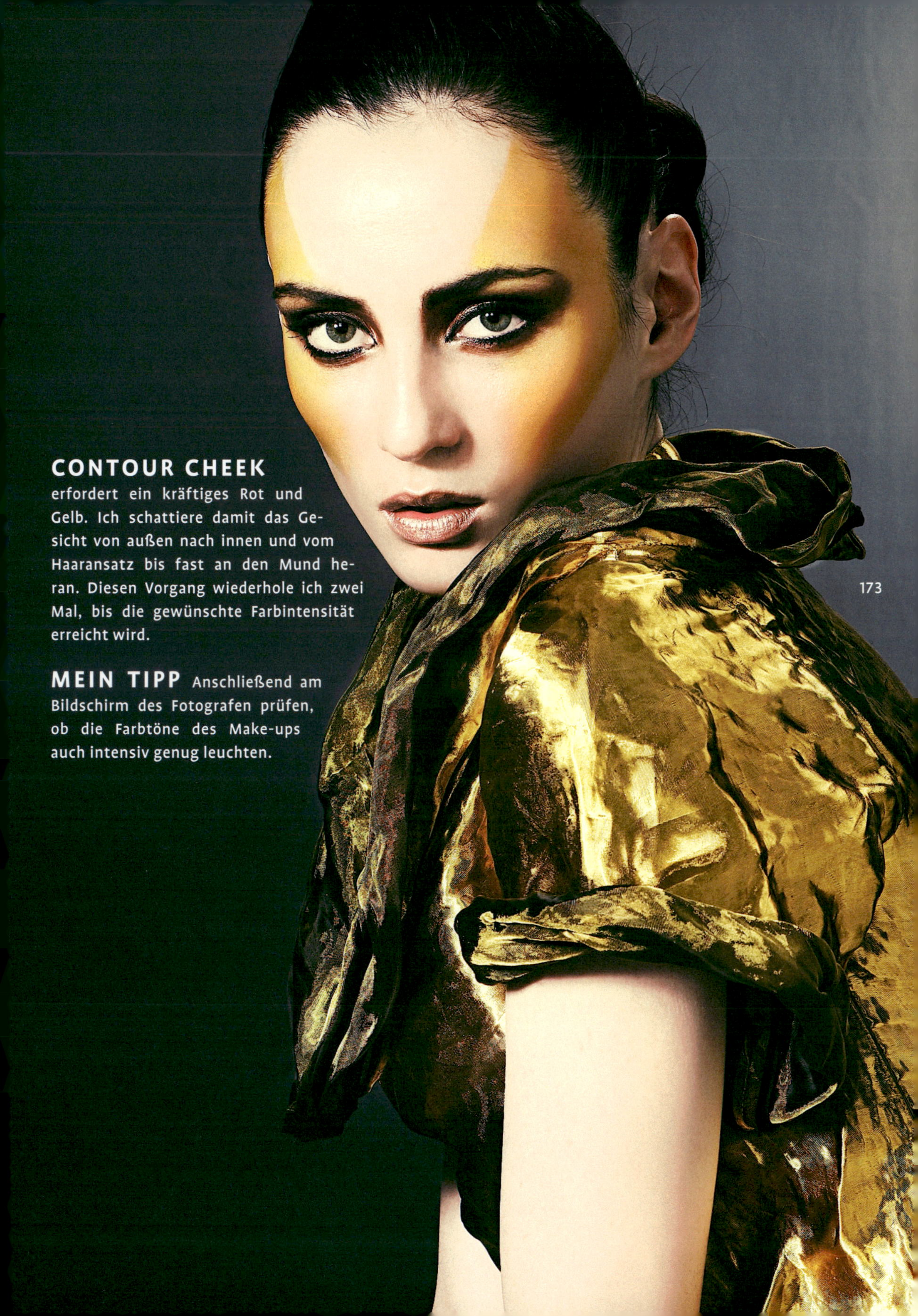

CONTOUR CHEEK erfordert ein kräftiges Rot und Gelb. Ich schattiere damit das Gesicht von außen nach innen und vom Haaransatz bis fast an den Mund heran. Diesen Vorgang wiederhole ich zwei Mal, bis die gewünschte Farbintensität erreicht wird.

MEIN TIPP Anschließend am Bildschirm des Fotografen prüfen, ob die Farbtöne des Make-ups auch intensiv genug leuchten.

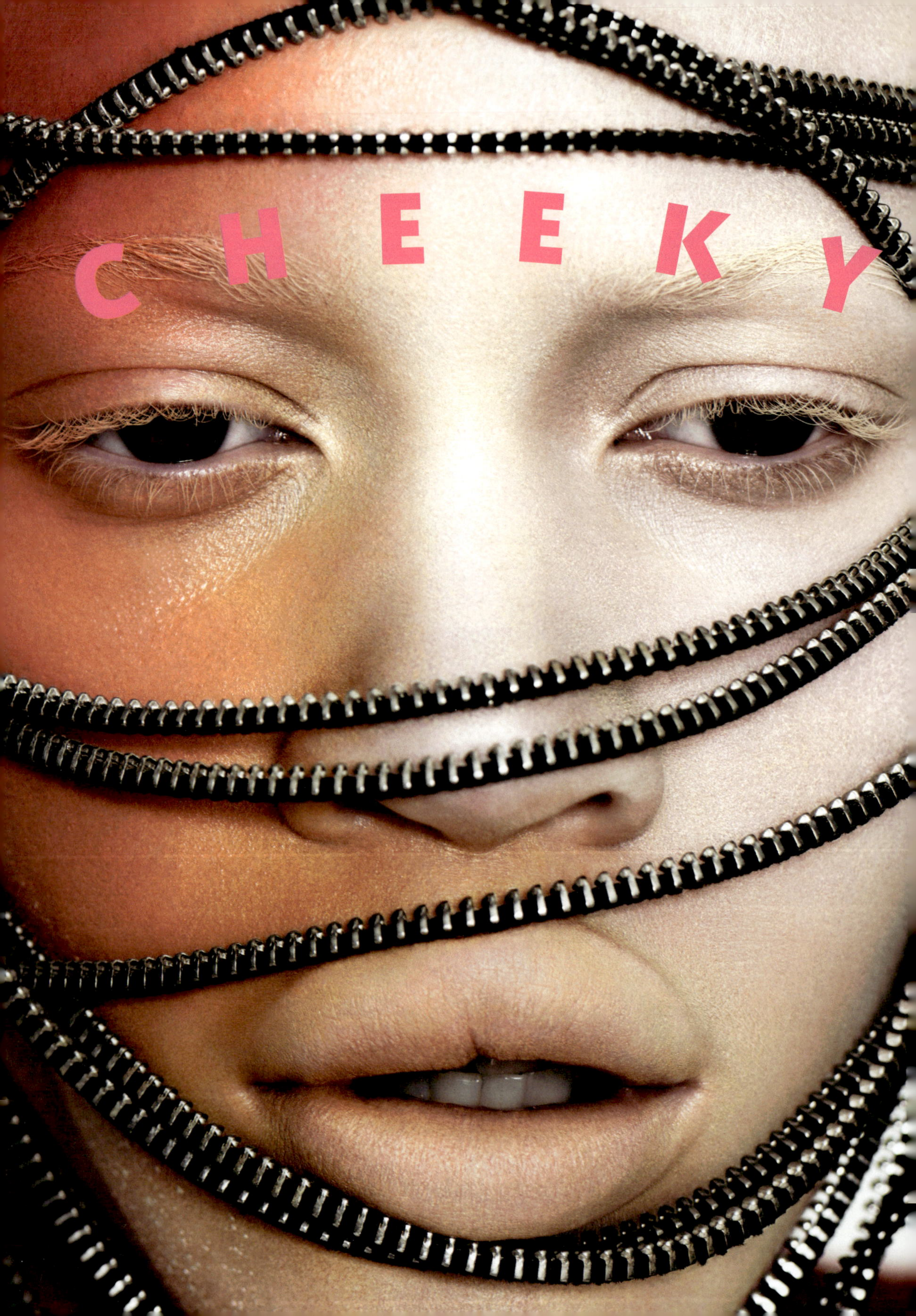
CHEEKY

Damit ein Gesicht plastischer und markanter erscheint, trage ich rosa-, apricot-beigefarbenes oder bräunliches Rouge auf die Schläfe, dicht unter den Haaransatz auf die Stirn oder auch unter das Kinn auf. Direkt über dem Rouge auf dem Wangenknochen setze ich oft eine irisierende Metallfarbe in hellem Gold oder Perlmutt und blende sie bis an die Augen hoch. Das ergibt im Bild sofort Spannung, lässt das Gesicht leuchten und Augenränder optisch verschwinden.

Manchmal gebe ich auch mehrere Rougetöne übereinander. Dafür verwende ich einen angeschrägten Pinsel zum Auftragen der Grundfarbe und einen runden, länglichen Pinsel, um die zusätzliche Farbe auf die Wangenknochen zu tupfen. Beispielsweise wähle ich als Grundfarbe Gelb und setze in die Mitte des gelben Rouges einen Tupfer in Apricot. Oder ich kombiniere einen roten Ton mit Ockergelb. Oder ... – die Möglichkeiten sind einfach unbegrenzt.

den, länglichen Pinsel an beiden Nasenflügeln und unter der Nasenspitze auf. Bei einer zu hohen Stirn trage ich den Ton direkt unter dem Haaransatz auf.

Soll das Make-up ungepudert erscheinen, modelliere ich ein Gesicht mit einer flüssigen Grundierung oder einer cremigen Konturenfarbe, die ein bis zwei Töne dunkler als der natürliche Hautton ist. Ich trage sie an denselben Stellen wie den Puder auf, aber mit einem Schwamm oder Pinsel. Danach modelliere und blende ich die Grundierung mit einem Pinsel und unter kreisenden Bewegungen so über die dunklere Farbe, dass eine einheitliche Fläche entsteht und die Konturen weich und geblendet aussehen. Zum Schluss die Haut mit einem Kosmetiktuch mattieren.

Anstatt dunklere Konturenfarben zu verwenden, kann man ein Gesicht auch mit helleren Highlights modellieren – oder beide Techniken kombinieren. Glänzende Lidschatten, zum Beispiel in Gold, Perlmutt oder Kupfer, eignen sich ebenfalls dafür.

Man kann alle Farbtöne verwenden

Man kann mit Rouge und Konturenfarben das Gesicht und den Körper auch modellieren oder markanter erscheinen lassen, indem die Farbe partiell oder flächig aufgetragen wird. Dabei arbeite ich meist mit matten beige- bis dunkelbraunen Tönen. Je nach Aufgabenstellung kann man aber ebenso andere Nuancen verwenden, denn im Prinzip eignen sich fast alle Farben zum Konturieren bis hin zu Dunkelgrau und Schwarz für Spezialeffekte. Dabei ist es wichtig, durch das Ausblenden mit einem großen, weichen Pinsel stets ineinander laufende Übergänge zu schaffen.

Beim Auftragen auf das Gesicht lasse ich die zu schminkende Person das sogenannte »Fischgesicht« machen: Die Wangen werden nach innen gesaugt. Blendet man dabei gleichzeitig die Farbe mit kreisenden Bewegungen bis an die Schläfen hoch aus, wirkt das Gesicht schmaler. Schattiert man nur die Schläfen und um die Konturen herum, erscheint es kantiger. Konturenpuder direkt unter den Wangenknochen aufgetragen, lässt diese höher wirken. Man kann damit auch Gesichtspartien optisch verkürzen: Erscheint eine Nase zu lang, trage ich die Farbe mit einem run-

Für das Arbeiten mit losen Pigmenten einen Duo-Fibre-Pinsel leicht mit einem natriumarmen stillen Mineralwasser besprühen. Dadurch haften die Pigmente besser am Pinsel und erzeugen einen stärkeren Glanz. Allein aufgetragen wird Highlighter überall dort, wo Partien optisch hervortreten sollen, um einen dreidimensionalen Effekt zu schaffen, zum Beispiel unter dem Haaransatz, unterhalb oder oberhalb der Braue, auf dem inneren Augenwinkel, auf dem Lid, direkt über dem Wangenknochen, auf dem Nasenrücken, im Herz der Oberlippe, am unteren Lippenrand oder auf der Kinnspitze.

Über ein mattes Puderrouge gesetzt ergibt der Highlighter einen schönen Schimmer.

Es gibt unendlich viele Möglichkeiten, den Teint und den Körper mit Rouge, Konturen und Highlights plastischer zu schminken. Dabei ist es sehr wichtig, auf das Licht zu achten, das auf die Person fällt – egal in welcher Umgebung sie sich befindet. Das Spiel von Licht und Schatten zeigt genau an, wo man die gewünschten Effekte setzen muss. Ein aufmerksamer Blick ist hierbei der Schlüssel zum Erfolg.

S E C R E T

Lippen sind der lebendigste Teil des Gesichts – sie drücken die Stimmung aus, die wir empfinden. Der für sie gewählte Farbton macht ein Make-up erst vollkommen. Die Sitte, den Mund zu schminken, ist fast so alt wie die Menschheit: Bei Ausgrabungen im heutigen Irak wurde eine gelbrote Zinnoberpaste aus dem Jahr 3500 vor Christus entdeckt. Frauen, hochrangige Männer und Krieger färbten sich damit die Lippen, um sie zu schützen – aber auch, um ihre Stärke und ihren Rang zu zeigen.

Im Verlauf der Geschichte tauchten rote Lippen ebenfalls zuerst bei Königinnen und Adeligen, aber auch bei Prostituierten auf: Im alten Griechenland mussten die käuflichen Damen, »Hetären« genannt, sich den Mund bemalen, damit sie nicht mit »anständigen« Frauen verwechselt werden konnten. In Europa war die englische Königin Elisabeth I. Entdeckerin des Lippen-Make-ups: Sie schminkte ihren Mund mit einem Mix aus Alabaster, Gips und Farbpartikeln. Die adeligen Frauen machten es ihr nach – reiche Damen konnten es sich leisten, dafür aus Schildläusen gewonnenes Carmin zu verwenden, ärmere verwendeten zum Schminken der Lippen dunklen Traubensaft.

1828 importierte der Franzose Pierre-François Pascal Guerlain einen »Liquid Bloom of Roses« aus England, der die Lippen rosa tönte, und ein paar Jahre später kreierte er das »Flüssige Rosenextrakt« für haltbare Lippenfarbe. Im Jahre 1870 entwarf Guerlain mit »Ne m'oubliez pas« den ersten Lippenstift aus pinkfarbenem Wachs und das erste Aufbewahrungsröhrchen für Lippenschminke in der Geschichte des Make-ups. Dennoch gilt 1883 als Geburtsstunde des Lippenstifts, weil Pariser Parfumeure in diesem Jahr auf der Amsterdamer Weltausstellung den »Rhodopis-Serviteur«, was so viel wie »Diener für rosiges Aussehen« heißt, präsentierten. Er bestand aus gefärbtem Rizinusöl, Hirschtalg und Bienenwachs, eingewickelt in ein Stück Seidenpapier.

Aber erst in den 20er-Jahren konnte der Lippenstift seine ersten großen Erfolge feiern. Dabei wurde er auch zum Symbol für die Emanzipation der Frauen, die zunehmend berufstätig waren und über eigenes Geld verfügten: Die Münder der Suffragetten leuchteten signalrot, als sie 1912 für das Frauenwahlrecht kämpfend durch New York zogen.

Das neu entdeckte Medium Film spielte bei der Verbreitung des Lippenrots ebenfalls eine große Rolle. Die französische Schauspielerin Sarah Bernhardt gab dem Stift den Namen »Stylo d'Amour« (Stift der Liebe), Stummfilmstars wie Clara Bow und Theda Bara schmückten ihre Lippen mit dem »Amorbogen« oder traten mit »Vamp-Lippen« auf. 1920 brachte Helena Rubinstein ihren »Lip-Lustre« in New York auf den Markt, drei Jahre später entwickelte James Bruce Mason in den USA den Vorgänger des Drehlippenstifts, und 1929 folgte mit dem »Rouge-Baiser« aus Frankreich der erste »kussechte« Lippenstift, der aber später verboten wurde, da er Schwermetalle enthielt. 1930 erfand Max Factor in den USA das erste Lipgloss, das die Lippen für Filmaufnahmen glänzend machen sollte, und brachte ihn unter dem Namen »X-Rated« auf den Markt.

Den endgültigen Durchbruch zum Massenprodukt gelang der Lippenschminke aber erst mit dem Drehlippenstift, den die Amerikaner 1948 in die eigenen Läden und dann nach Europa brachten. Komplettiert wurde der Look durch einen Konturenstift, der im gleichen Jahr in London erfunden wurde. Als die amerikanische Chemikerin Hazel Bishop 1950 das Wollfett Lanolin, das Farbstoffe bindet und dabei die Lippen pflegt, als preiswerte Grundlage für den Lippenstift entdeckte, war die Idee für den »Volkslippenstift« geboren. Der hieß in den 50er-Jahren wirklich so, wurde von Hildegard Knef beworben und kostete 1,50 DM.

Eine andere Form der Lippenfarbe, eine wachsfreie, semipermanente Flüssigkeit, wurde in den 90er-

Jahren von der Firma Lip-Ink International in den USA erfunden. Andere Unternehmen ahmten diese Idee nach und brachten ihre eigenen Versionen einer flüssigen Lippenfarbe auf den Markt, die sich aber nie großflächig durchsetzen konnten.

Heute ist Lippenstift zum Hightech-Produkt geworden, das die Lippen nicht nur färbt, sondern auch pflegt, da ihre zarte Haut nur wenige fettspendende Talgdrüsen enthält. Die Stifte bestehen in erster Linie aus Wachsen, Ölen und Weichmachern. Es gibt aber auch Produkte, die keine oder nur wenige Pigmente enthalten und vorwiegend zur Pflege gedacht sind. Die Rezeptur hängt natürlich auch vom optischen Effekt ab, der erzielt werden soll: Creme-Lippenstifte enthalten mehr Wachse und Öle, Glosse mehr Öl als Wachs, schimmernde Lippenschminke Glimmer- oder synthetische Perlenpartikel, matte Stifte dagegen mehr Füllstoffe wie Kieselsäure. Gloss gibt es ebenfalls in verschiedenen Farben und Konsistenzen – transparent, mit Farbe oder Glimmerpartikeln.

Die geläufigsten Produkte zum Schminken sind farbloser und getönter Balsam, Gloss, Lippenstifte sowie Pigmentfarben für malerische bis dramatische Effekte. Konturenstifte definieren den Mund und verhindern das Auslaufen der Farbe. Damit das Make-up perfekt wird, benötige ich außerdem einen runden und einen kantigen Pinsel, einen Handspiegel, Augen-Make-up-Entfernerlotion, parfümfreie Feucht- und Kosmetiktücher, eine Pinzette, losen Puder und einen weichen Pinsel.

Zum Vorbereiten den Mund grundsätzlich mit einem transparenten Lippenbalsam eincremen. Um ihn von Make-up-Resten zu reinigen oder lose Hautschuppen von trockenen und spröden Lippen zu entfernen, trage ich eine dicke Schicht Eight-Hour-Creme oder Vaseline auf und lasse sie zehn Minuten einwirken. Danach kann man mit einem Kosmetik- oder Feuchttuch die überschüssige Haut abrubbeln. Oder man nimmt einen Augen-Make-up-Entferner, trägt ihn auf ein Kosmetiktuch auf und entfernt damit die losen Schüppchen.

Um einen weichen, natürlich wirkenden Effekt zu erzielen, tupfe ich mit dem Finger einen farblosen oder leicht getönten Balsam auf den Mund. Häufig lege ich auch ein Kosmetiktuch auf die Lippen und tupfe mit einem Pinsel losen Puder darauf. Das Tuch funktioniert wie ein Sieb – nach dem Abnehmen wirkt der Mund natürlich, aber halbmatt. Sollen die Lippen absolut matt erscheinen, einfach zwei Schichten Puder auf diese Weise auftragen.

Gloss macht einen Mund plastischer und voller. Man kann ihn entweder allein oder über dem Lippenstift auftragen. Ich habe auch schon mal mithilfe eines Eyeliner-Pinsels ein farbloses, dickflüssiges Gloss sehr dünn auf die fast unsichtbare, zweite helle Lippenlinie gesetzt, um einen optisch voller wirkenden Mund zu schminken.

Für einen farbig geschminkten Mund gibt es unendlich viele Möglichkeiten: Die Töne können einzeln, vermischt oder übereinander aufgetragen werden, egal ob glänzend oder matt.

Da Lippen sehr selten symmetrisch sind, ist es schwer, einen gleichmäßigen Mund zu schminken. Man braucht dafür eine ruhige Hand, mit der man locker und ausschließlich aus dem Gelenk heraus arbeitet. Das erfordert einige Übung.

Am Anfang meiner Karriere riet mir mein Lehrer: »Spitz Bleistifte an, arbeite dabei aus dem Handgelenk heraus und halte den Oberarm still. Nur so kannst du lernen, perfekt einen Lippenstiftpinsel zu halten, ohne zu zittern.« Ich hielt ihn zwar für etwas verrückt, kaufte mir aber eine Packung Bleistifte und tat, was er sagte. Wochenlang übte ich jeden Abend und versuchte dabei, den Oberarm ruhig zu halten. Nach mehreren Monaten stellte sich dann der Erfolg ein, und ich verstand, wozu das Training gut gewesen war.

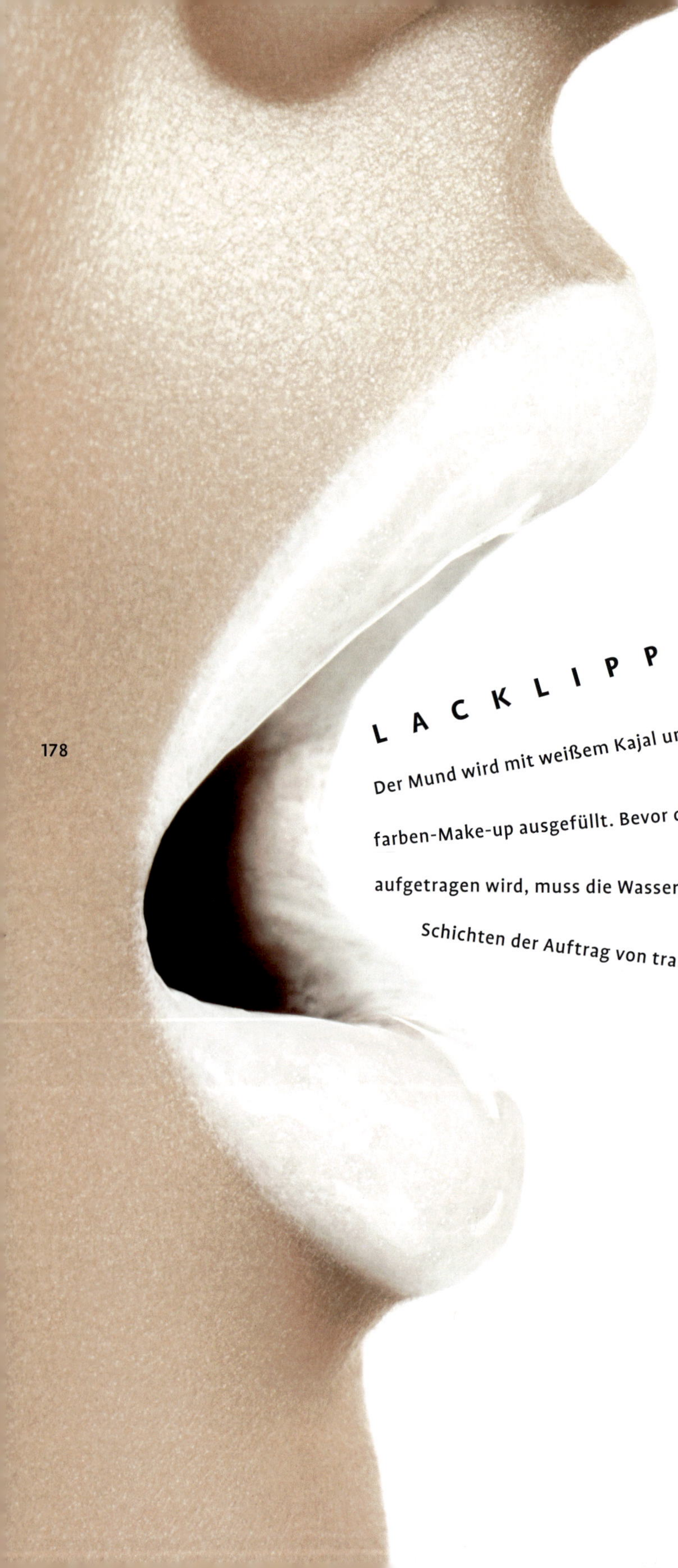

L A C K L I P P E N

Der Mund wird mit weißem Kajal umrandet, danach mit weißem Wasserfarben-Make-up ausgefüllt. Bevor die nächste Schicht, weißes Creme-Make-up, aufgetragen wird, muss die Wasserfarbe getrocknet sein. Es folgt in mehreren Schichten der Auftrag von transparentem Gloss.

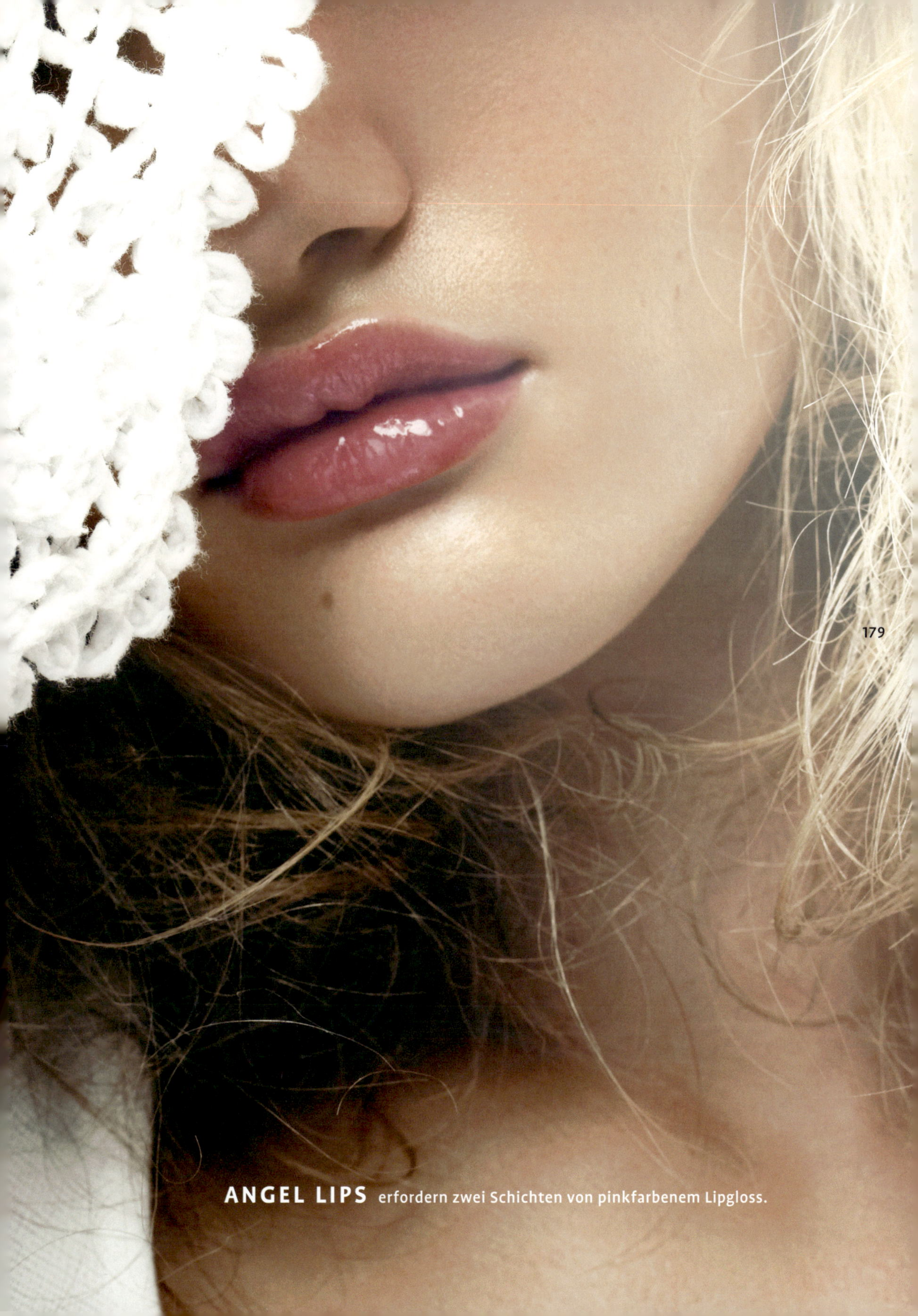

ANGEL LIPS erfordern zwei Schichten von pinkfarbenem Lipgloss.

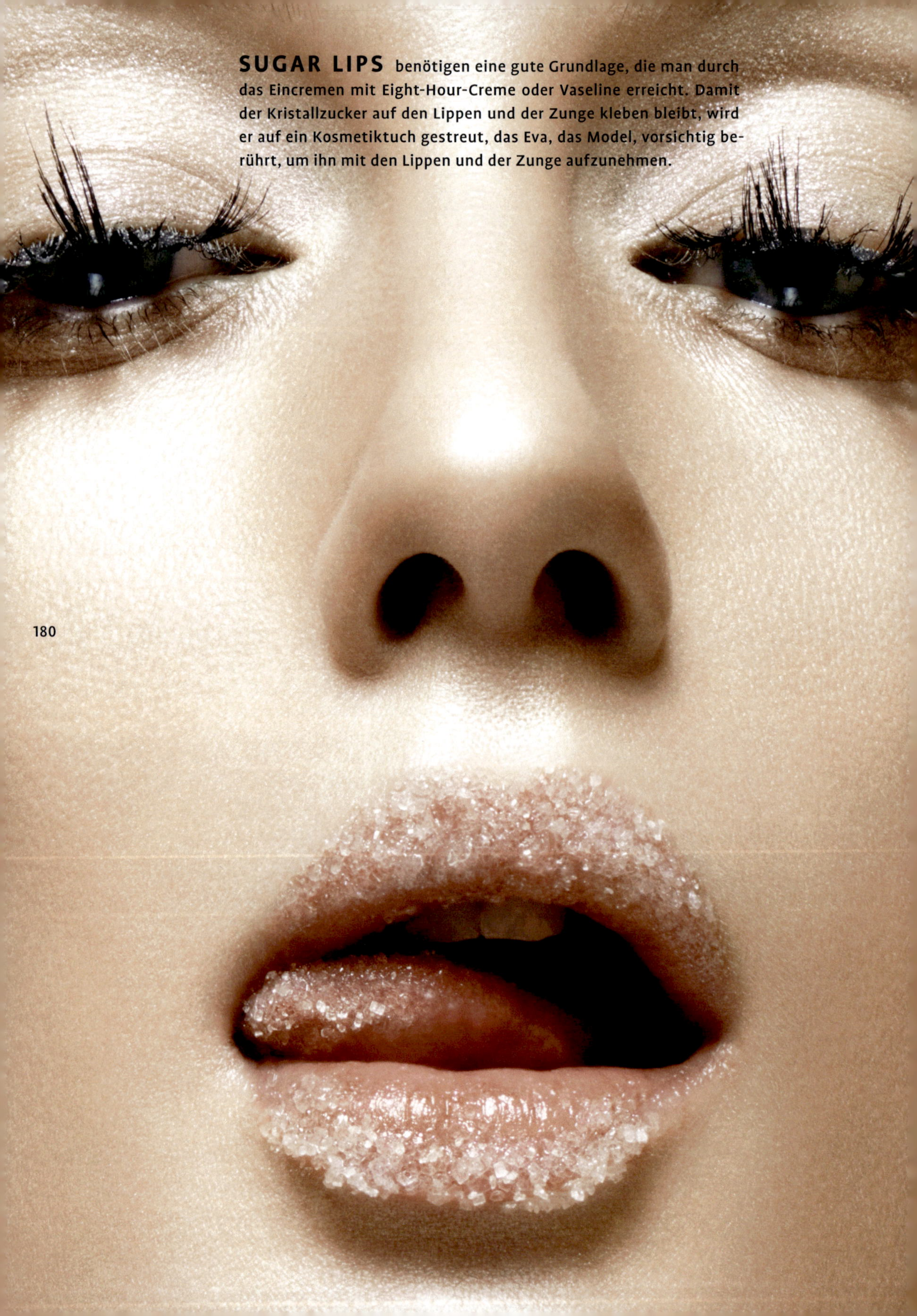

SUGAR LIPS benötigen eine gute Grundlage, die man durch das Eincremen mit Eight-Hour-Creme oder Vaseline erreicht. Damit der Kristallzucker auf den Lippen und der Zunge kleben bleibt, wird er auf ein Kosmetiktuch gestreut, das Eva, das Model, vorsichtig berührt, um ihn mit den Lippen und der Zunge aufzunehmen.

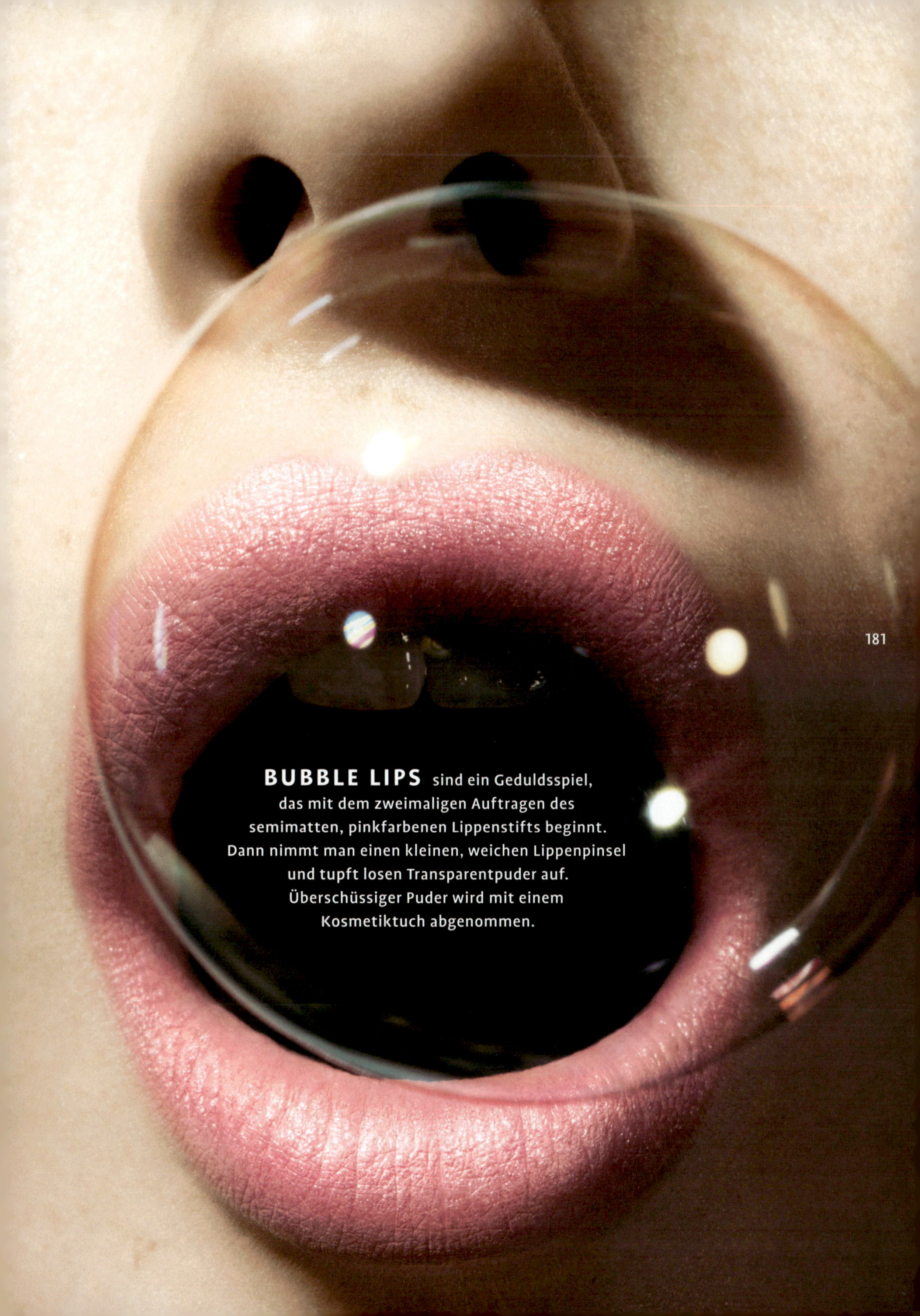

BUBBLE LIPS sind ein Geduldsspiel, das mit dem zweimaligen Auftragen des semimatten, pinkfarbenen Lippenstifts beginnt. Dann nimmt man einen kleinen, weichen Lippenpinsel und tupft losen Transparentpuder auf. Überschüssiger Puder wird mit einem Kosmetiktuch abgenommen.

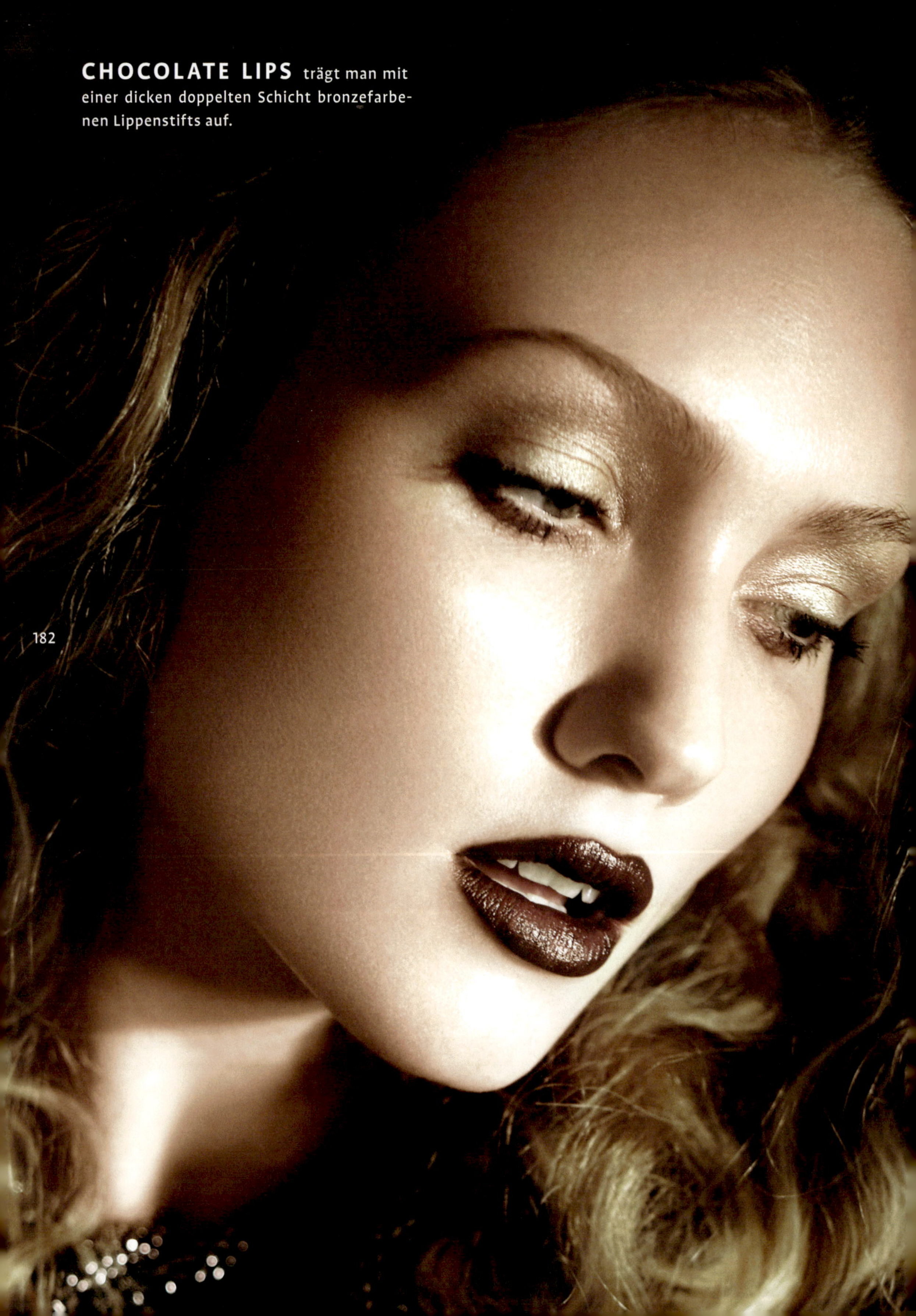

CHOCOLATE LIPS trägt man mit einer dicken doppelten Schicht bronzefarbenen Lippenstifts auf.

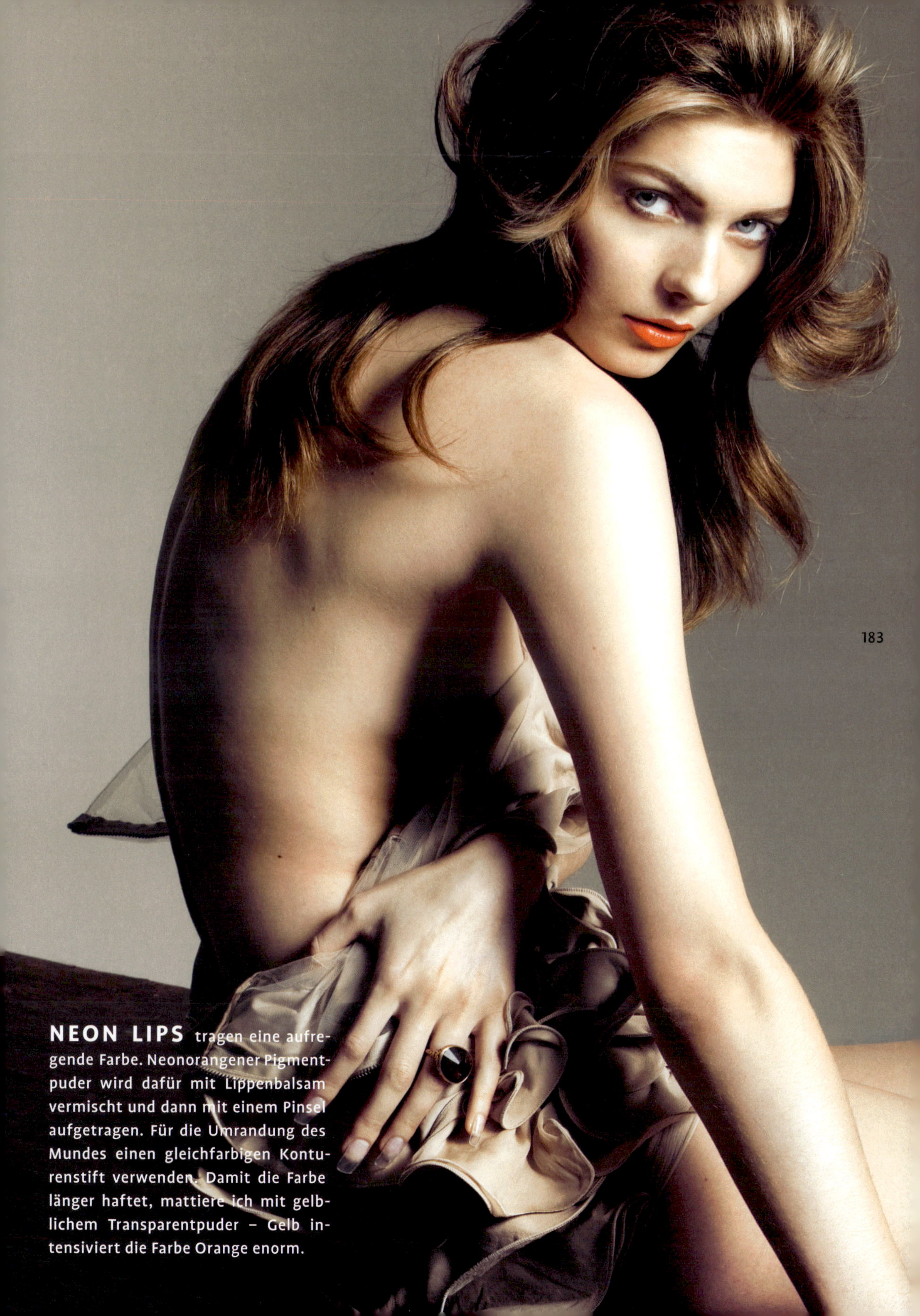

NEON LIPS tragen eine aufregende Farbe. Neonorangener Pigmentpuder wird dafür mit Lippenbalsam vermischt und dann mit einem Pinsel aufgetragen. Für die Umrandung des Mundes einen gleichfarbigen Konturenstift verwenden. Damit die Farbe länger haftet, mattiere ich mit gelblichem Transparentpuder – Gelb intensiviert die Farbe Orange enorm.

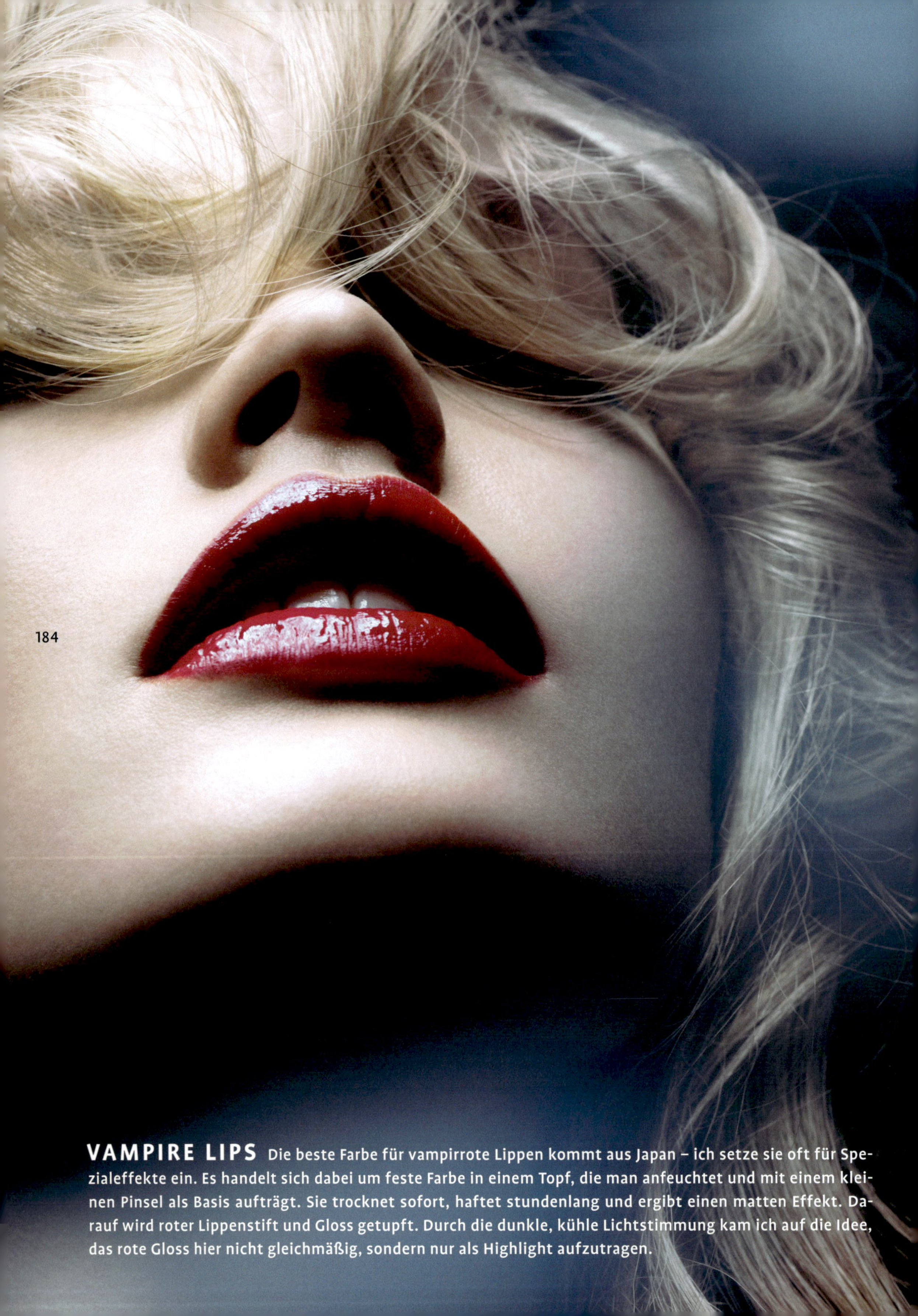

VAMPIRE LIPS Die beste Farbe für vampirrote Lippen kommt aus Japan – ich setze sie oft für Spezialeffekte ein. Es handelt sich dabei um feste Farbe in einem Topf, die man anfeuchtet und mit einem kleinen Pinsel als Basis aufträgt. Sie trocknet sofort, haftet stundenlang und ergibt einen matten Effekt. Darauf wird roter Lippenstift und Gloss getupft. Durch die dunkle, kühle Lichtstimmung kam ich auf die Idee, das rote Gloss hier nicht gleichmäßig, sondern nur als Highlight aufzutragen.

OBSESSION sind spektakuläre Lippen, die trotz wenigen Lichts leuchten und nur über gezielte Effekte zu realisieren sind. Der Farbkontrast wird durch mehrere Schritte und Schichten erzeugt. Die Haut um die Lippen herum mit Vaseline eincremen und mit weiß-perlmuttfarbenem Glitter bestäuben. Für die Lippen selbst bildet weißes Creme-Make-up die Grundlage. Darauf gezielt türkisfarbene, dunkelblaue und schwarze Farbflächen bis unter den Rand der Unterlippe auftragen, um eine optisch geschlossene Verbindung von Lippen und Haut herzustellen. Plastizität erreiche ich durch die Zugabe von Pink, Orange und Gelb, die optisch mit der roten Farbe auf der Oberlippe korrespondieren.

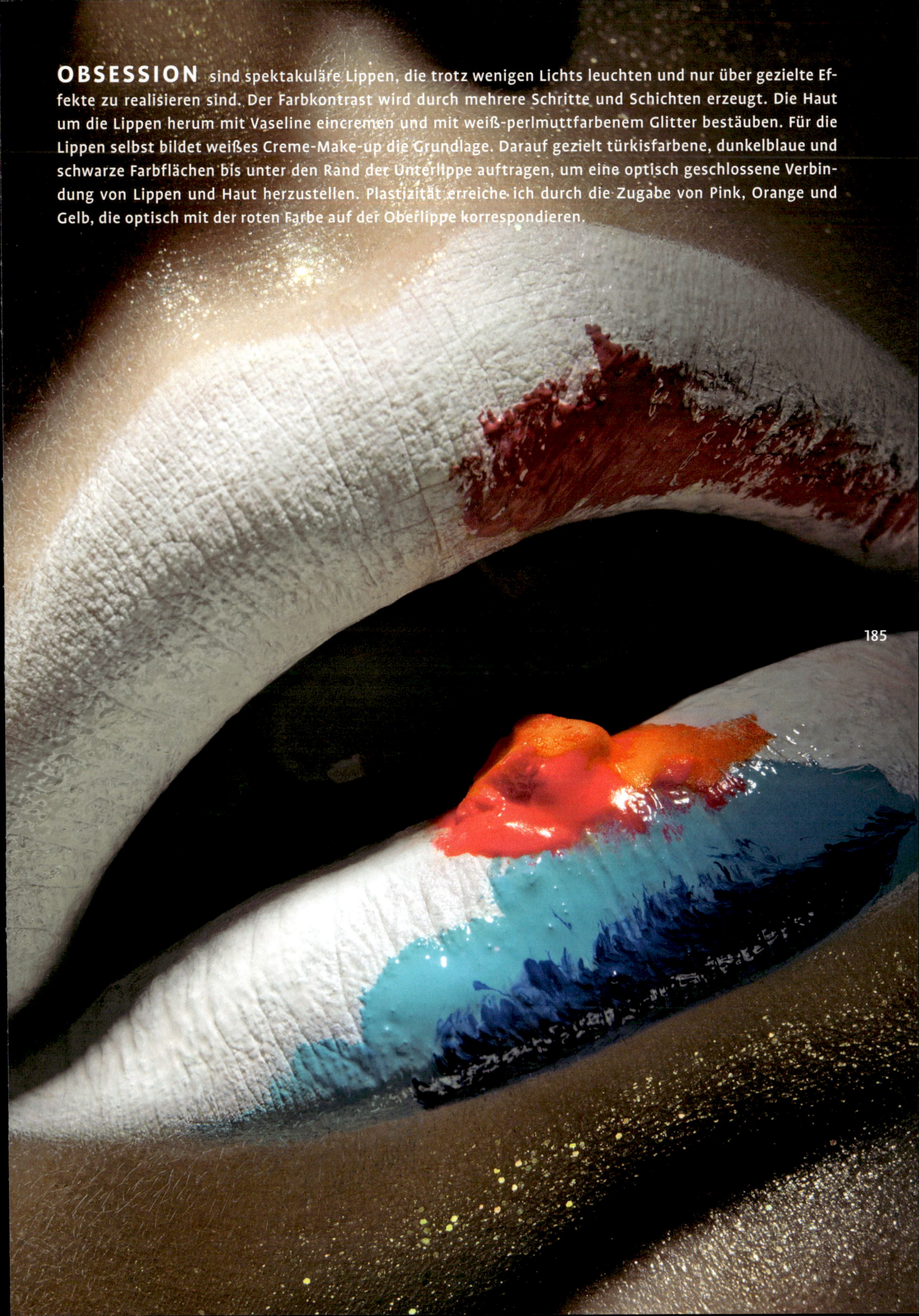

WINDY LIPS werden mit dem Finger und einer Mischung aus türkisfarbenem Lippenstift und gleichfarbigem Creme-Make-up partiell auf die Lippen getupft. Diese Farbe verwische ich mit einem eckigen Schwämmchen, um eine Symbiose des Make-ups zur Haarbewegung im Wind zu kreieren.

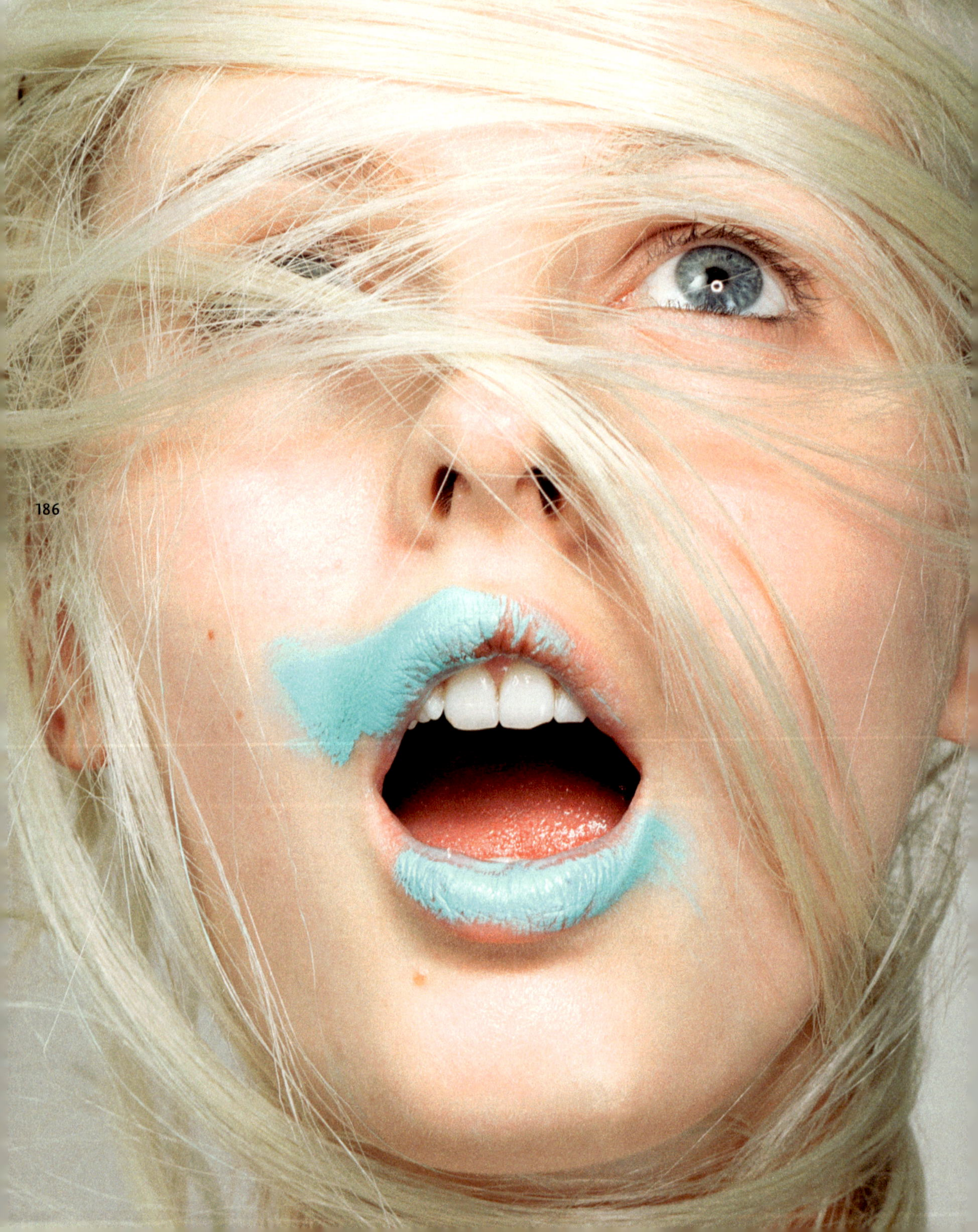

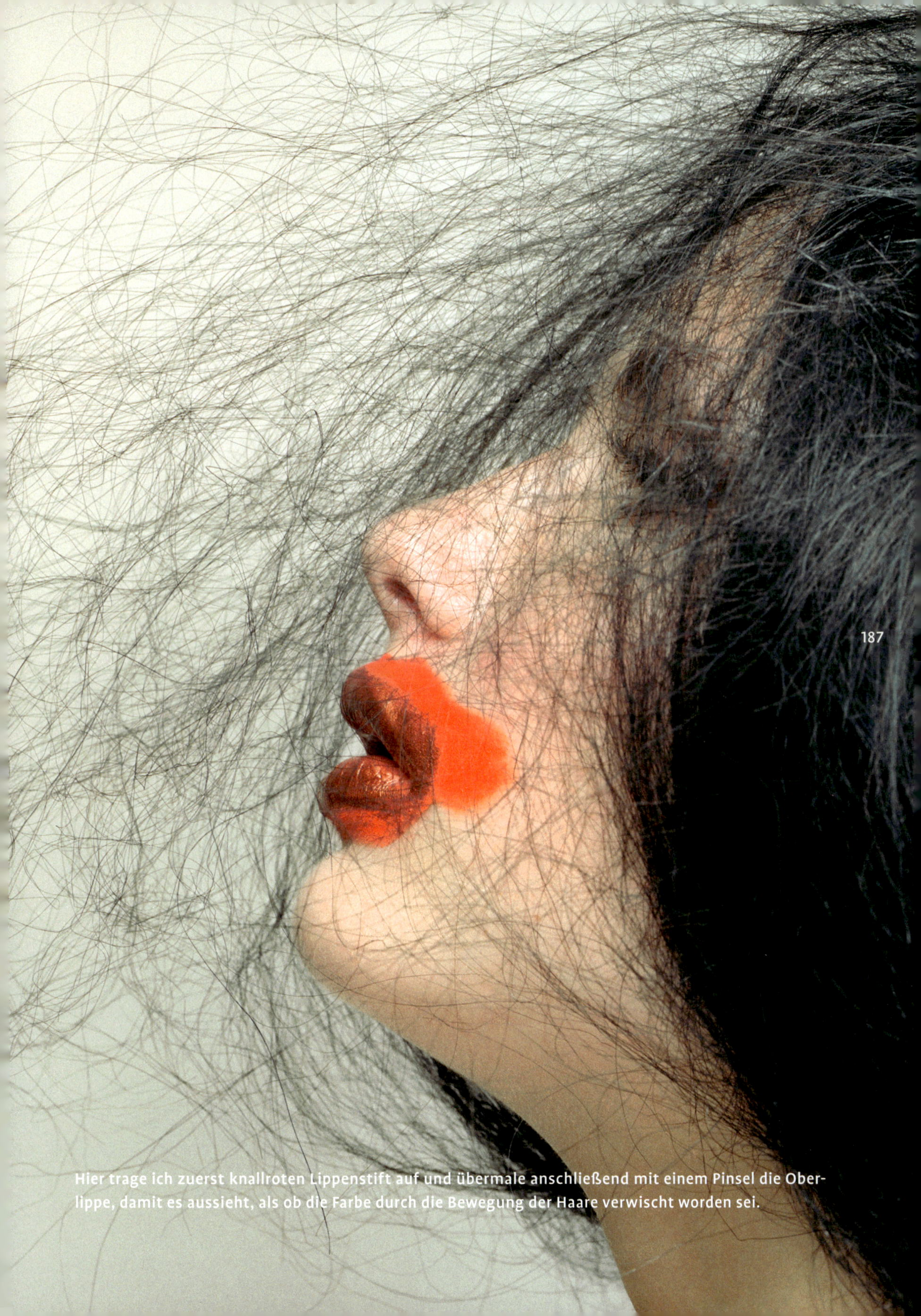

Hier trage ich zuerst knallroten Lippenstift auf und übermale anschließend mit einem Pinsel die Oberlippe, damit es aussieht, als ob die Farbe durch die Bewegung der Haare verwischt worden sei.

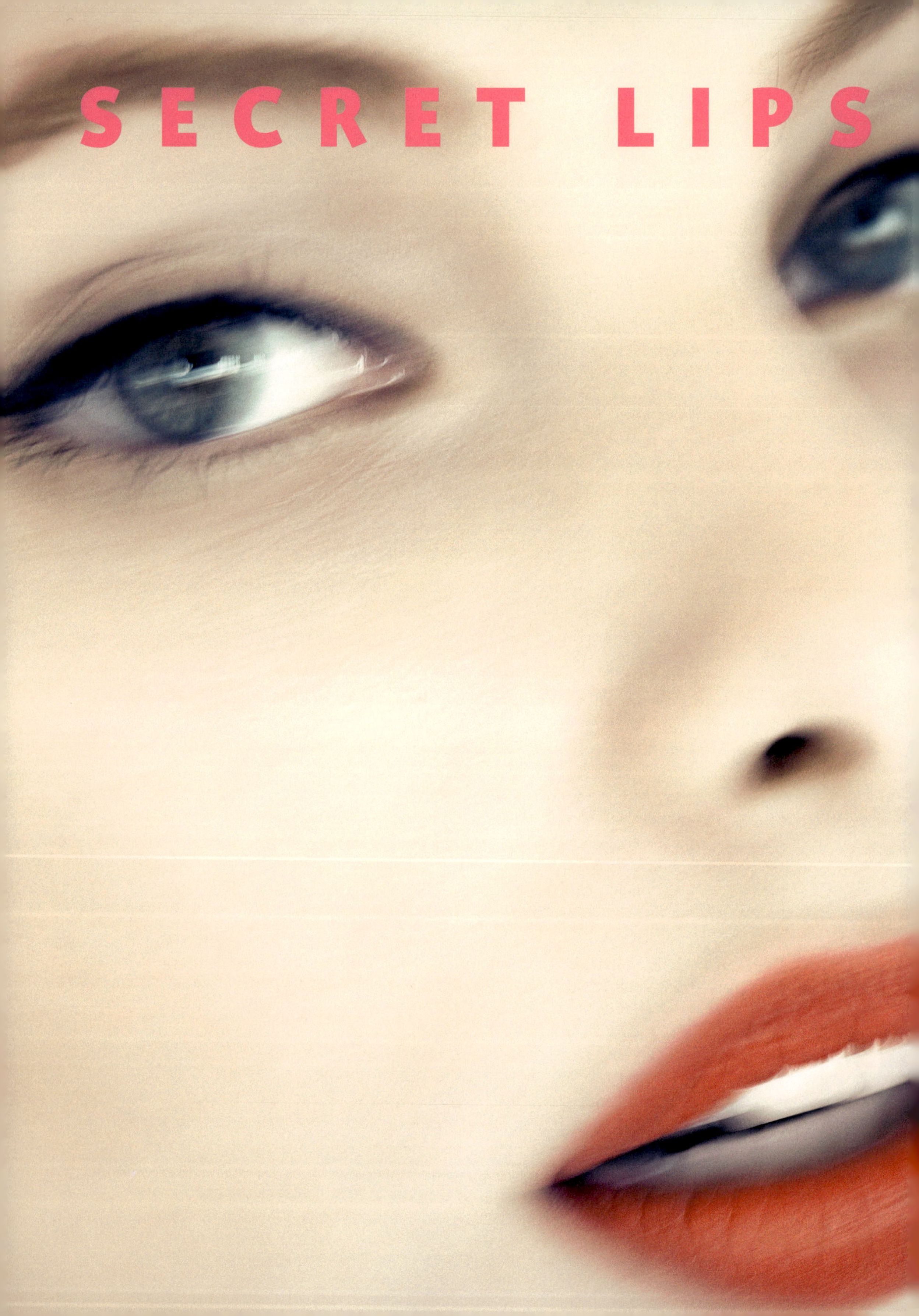
SECRET LIPS

Mit Konturenstiften zu arbeiten ist ebenfalls nicht einfach und erfordert Übung. Jeder Make-up-Artist hat seine eigene Methode. Die meisten fangen im mittigen V der Lippen an, ich jedoch an den äußeren Mundwinkeln, indem ich mit kurzen Strichen eine Linie bis in das V der Lippen ziehe. Dabei hebe ich manchmal die äußeren Mundwinkel der Oberlippe optisch etwas an, damit der Ausdruck des Gesichts positiver und der Mund üppiger wirkt. Bei der Unterlippe arbeite ich genauso.

Danach schließe ich die Konturen der gestrichelten Linien mit einem angeschrägten Pinsel und vervollständige und überpudere den Mund zusätzlich vorsichtig mit etwas losem Puder, damit der Lippenstift garantiert nicht ausläuft.

Mit einem glossigen oder glänzenden Konturenstift kann man den Mund auch komplett schminken, indem man ihn zuerst umrandet und dann von außen nach innen ausfüllt. Will man dafür einen matten Stift verwenden, sollte man die Lippen in der Mitte sparsam mit farblosem Balm eincremen, bevor man sie mit dem Konturenstift ausfüllt.

Um die Lippen voller erscheinen zu lassen, zeichnet man die zweite, fast unsichtbar helle Kontur des Mundes mit einem Konturenstift nach. Dabei aufpassen, dass man nicht über diese Linie hinausgeht.

Damit Lippen schmaler aussehen, umrande ich mit einem Corrector-Pencil zuerst die Konturen, pudere diese Linie ab und trage dann den Lippenstift innerhalb dieser vorgezeichneten Linie auf.

Das Herz in der Mitte der Oberlippe sieht am besten aus, wenn es schön geschwungen ist. Durch ein perlmuttfarbenes oder golden irisierendes Pigment, das mit einem Wattestäbchen direkt über dem Herz sowie in der Mitte der Unterlippe aufgetragen wird, erstrahlt der Mund und wirkt effektvoller. Schwierig wird es, wenn jemand ein sehr spitzes oder gar kein richtiges Herz, sondern nur eine recht gerade Linie hat. Ich empfehle dann, nur die vorhandene Kontur zu ummalen, alles andere sieht nicht gut aus – außer für Shows oder spezielle Effekte.

Thema Damenbart: Damit das Make-up zur Geltung kommt, sollte man die Härchen über der Oberlippe immer vorher durch Bleichen oder Zupfen entfernen – niemals abschneiden oder rasieren.

Lippenstifte gibt es in glänzend, glossy, semimatt und matt. Um sie zu testen, trage ich die Farbe in der Handinnenfläche auf, da die Haut dort der Struktur der Lippen am meisten ähnelt. Der Ton wirkt auf dem Mund allerdings etwas anders als auf der Hand, weil er sich dort mit dem natürlichen Rot vermischt. Hat man einen Konturenstift aufgetragen, muss die Farbe damit identisch sein.

Mit Lippenstiften lässt sich so viel machen: Man kann verschiedene Farben übereinander auftragen, sie miteinander vermischen oder sogar mit Lidschattenpuder oder Rouge kombinieren. Gefällt die aufgetragene Farbe nicht, gibt man eine andere darüber und blendet die beiden Töne. Oder man setzt für spezielle Effekte eine Komplementärfarbe partiell auf die Mitte der Ober- und Unterlippe.

Erscheint mir ein Ton zu kühl, trage ich einen wärmeren darüber auf, ist die Farbnuance zu warm, mische ich einfach eine kühlere hinzu.

Für farbig geschminkte Lippen gibt es unendlich viele Möglichkeiten

Mit einem Lippenstift lässt sich sogar ein ganzer Look kreieren. Auf diese Idee kam ich, nachdem mein Make-up-Koffer nach einem Flug nicht gleichzeitig mit mir ankam. Deshalb trug ich beim Fotoshooting den einzigen pinkfarbenen Stift, den ich dabei hatte, auf Lippen, Lider und Wangen des Models auf. Zum Mattieren wurde die Haut mit einem Kosmetiktuch abgetupft – das sah so gut aus, dass ich dieses Make-up seitdem noch öfter wiederholt habe.

Mit Kosmetiktüchern lassen sich ebenfalls interessante Effekte für die Lippen erzielen. Man kann zum Beispiel einen zu glänzenden Ton mit ihnen mattieren oder einen zu intensiven weicher aussehen lassen. Dafür das Tuch auflegen, leicht andrücken, abnehmen und sehen, wie die Farbe wirkt. Oder man reibt den aufgetragenen Lippenstift sanft und vorsichtig damit ab – dadurch verringert sich seine Intensität, und es ergibt einen völlig anderen Look.

Lippenpigmente sind die intensivsten Farben. Man muss beim Auftragen sehr präzise sein, da sie sofort einziehen und danach nur schwer wieder zu verändern und auch nicht so leicht abzuschminken sind. Durch ihre Konsistenz lassen Pigmente die Haut oft nach kurzer Zeit trocken aussehen. In diesem Fall am besten einen halbmatten Lippenstift oder Gloss in derselben Farbe darüber schminken.

BODY LICIOUS

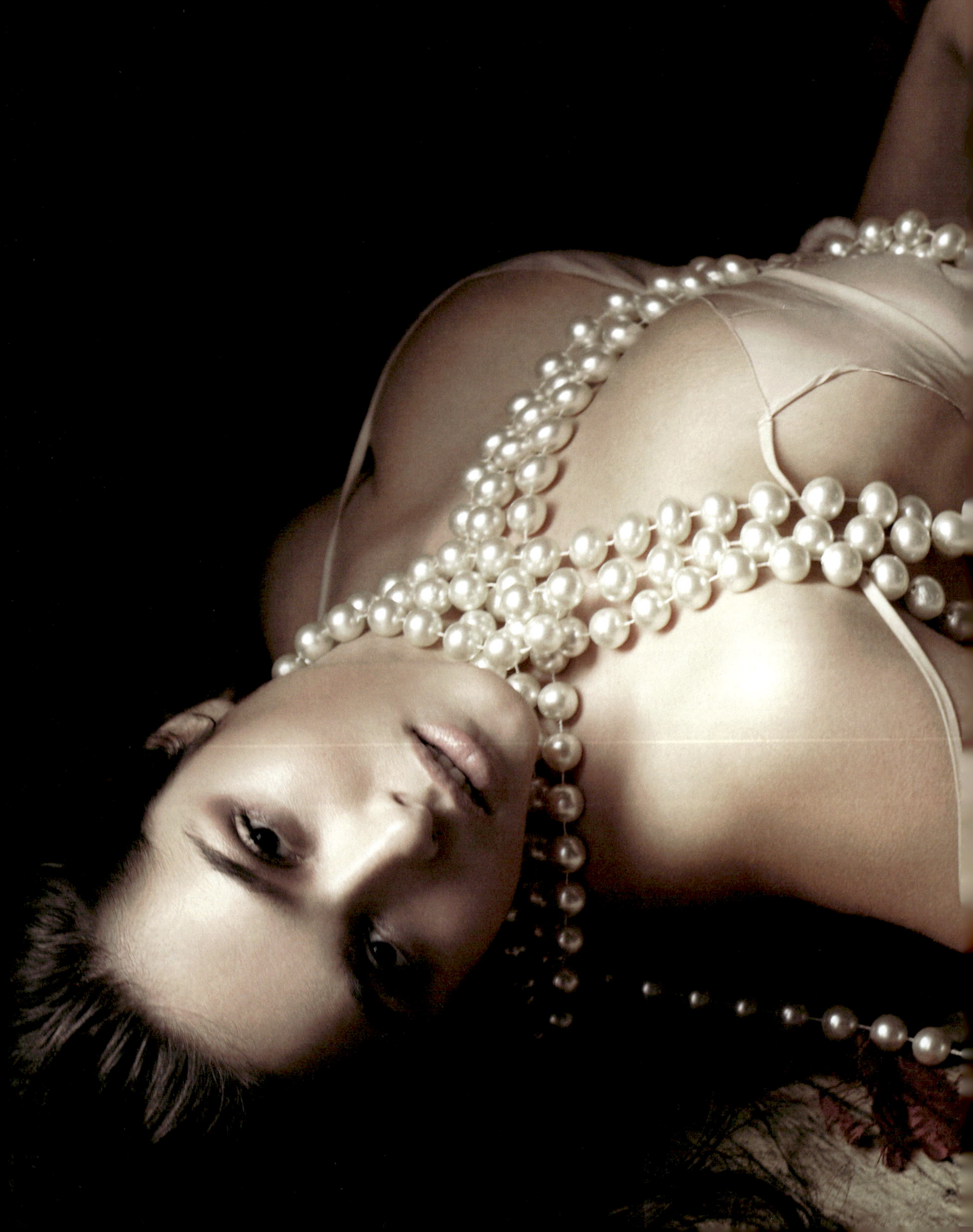

Körper bedeutet für mich, eine faszinierende, unendliche Landschaft zu schminken oder zu bemalen. Der Kreativität sind dabei keine Grenzen gesetzt. Seit den 60er-Jahren wird der menschliche Körper als Arbeitsfeld zur (Selbst-)Gestaltung eingesetzt und durch abstrakte Kunst zum Sprachrohr der Gegenwart gemacht. Meine Lieblingskünstler auf diesem Gebiet sind Timm Ulrichs, der sich als lebendes Kunstwerk gern selbst ausstellte, und Spencer Tunick, der nackte Menschen als Projektionsfläche in Szene setzt.

Nur der Mensch ist imstande, sich selbst und seinen Körper bewusst zu erkennen. Der Haut als Grenze zwischen dem Ich und der Welt kommt dabei seit Beginn der Menschheit eine besondere Bedeutung zu. In der Steinzeit bemalte man sie zu feierlichen und religiösen Anlässen wie Opferfesten oder Beerdigungen mit farbiger Erde, die mit Wasser, Ölen oder Fetten zu einer Paste verrührt wurde. Oft hatte die Körperbemalung auch medizinische und hygienische Zwecke – einige Farben enthielten ätherische Öle, die gegen Insekten-, Schlangen- und Spinnenbisse wirksam waren.

Eine besondere Funktion hatte das Bodypainting als Kriegsbemalung. Sie diente entweder der Tarnung, um im Gelände weniger aufzufallen, oder sollte dem Gegner Furcht und Respekt einflößen. Viele Indianerstämme färbten zur Abschreckung von Feinden ihre Gesichter rot, wodurch auch der Name »Rothaut« entstand.

Bei Naturvölkern dient die Körperbemalung immer noch dazu, die Position der einzelnen Mitglieder in der Gemeinschaft nach außen hin sichtbar zu machen: Das Stammesoberhaupt trägt in der Regel die aufwendigste und farbenfroheste Körperbemalung. Die faszinierenden Make-ups aus dem Film »Apocalypto« von Mel Gibson aus dem Jahr 2006 beflügeln mich bis heute in meiner Arbeit. Nachhaltig inspiriert hat mich auch die in den 60er-Jahren stattgefundene, liberalisierende und freizügige Hippie-Bewegung. Sie führte zu einem Wiederaufleben der Körperbemalung, dem Bodypainting und der Body-Art, bei der der Körper zum Kunstobjekt avanciert.

Schminken ist eine einfache Möglichkeit, den Ausdruck und die Körpersprache zu verstärken oder in der gleichen Haut etwas Neues zu erleben und dabei für eine Zeit seine gewohnte Rolle aufzugeben. Besonders ausgeprägt ist dies in der Pantomime, unter Ravern, Wrestlern, im Zirkus und beim Karneval.

Die ursprüngliche Technik, den Körper mit farbiger Schminke zu bemalen, ist bis heute erhalten geblieben. Je nach Maltechnik verwende ich dafür Farben auf Wasser- oder Cremebasis. Mit zunehmender Professionalisierung in diesem Bereich kamen viele weitere Techniken hinzu. Beim alljährlich in Österreich stattfindenden World-Bodypainting-Festival informiere ich mich gern über neue Verfahren und Trends. Besonders interessant sind für mich dabei die Aktionskünstler, die oft mit mehr und anderen Hilfsmitteln arbeiten als nur mit Pinsel und Farbe: Um aus einem Körper ein Gesamtkunstwerk zu machen, verwenden sie auch spezielle Kontaktlinsen, Prothesen, Perücken und Haarteile, künstliche Zähne und Fingernägel oder sogar völlig körperfremde Gegenstände wie Flügel, Roboterteile, Tiergliedmaßen oder dekorative Elemente aus Glas und Stein.

Beim modernen Airbrushverfahren sprüht man die Farben mit einer Miniatur-Lackierpistole auf die Haut. Diese Spritzpistole geht auf eine Erfindung des amerikanischen Arztes Allen DeVilbiss aus dem Jahr 1890 zurück, der ein Hilfsgerät entwickelte, um Medikamente direkt im Rachenraum zu zerstäuben. Um der Haut nicht zu schaden und das Risiko von allergischen Reaktionen so gering wie möglich zu halten, verwendet man für die Airbrushtechnik meist Lebensmittelfarben oder Aquarelllacke auf Wasserbasis. Die Pistole zerstäubt diese flüssige Farbe mit Druckluft in feinste Partikel. Dadurch werden einerseits sehr homogene Oberflächen, andererseits aber auch besonders feine Farbverläufe erreicht – eine Grundvoraussetzung für die fotorealistische Malerei. Einziger Nachteil bei der Airbrushtechnik ist der ständige Luftstrom, dem das Model beim Auftragen der Farbe ausgesetzt ist.

Im Gegensatz zum Bodypainting ist Körperschmuck mit Piercing, Branding oder einer Tätowierung dauerhaft und bis heute oft ein Zeichen der Zugehörigkeit zu einer bestimmten Generation, Religion oder Gruppe, aber auch ein Ausdruck des Wunsches nach Abgrenzung und Provokation.

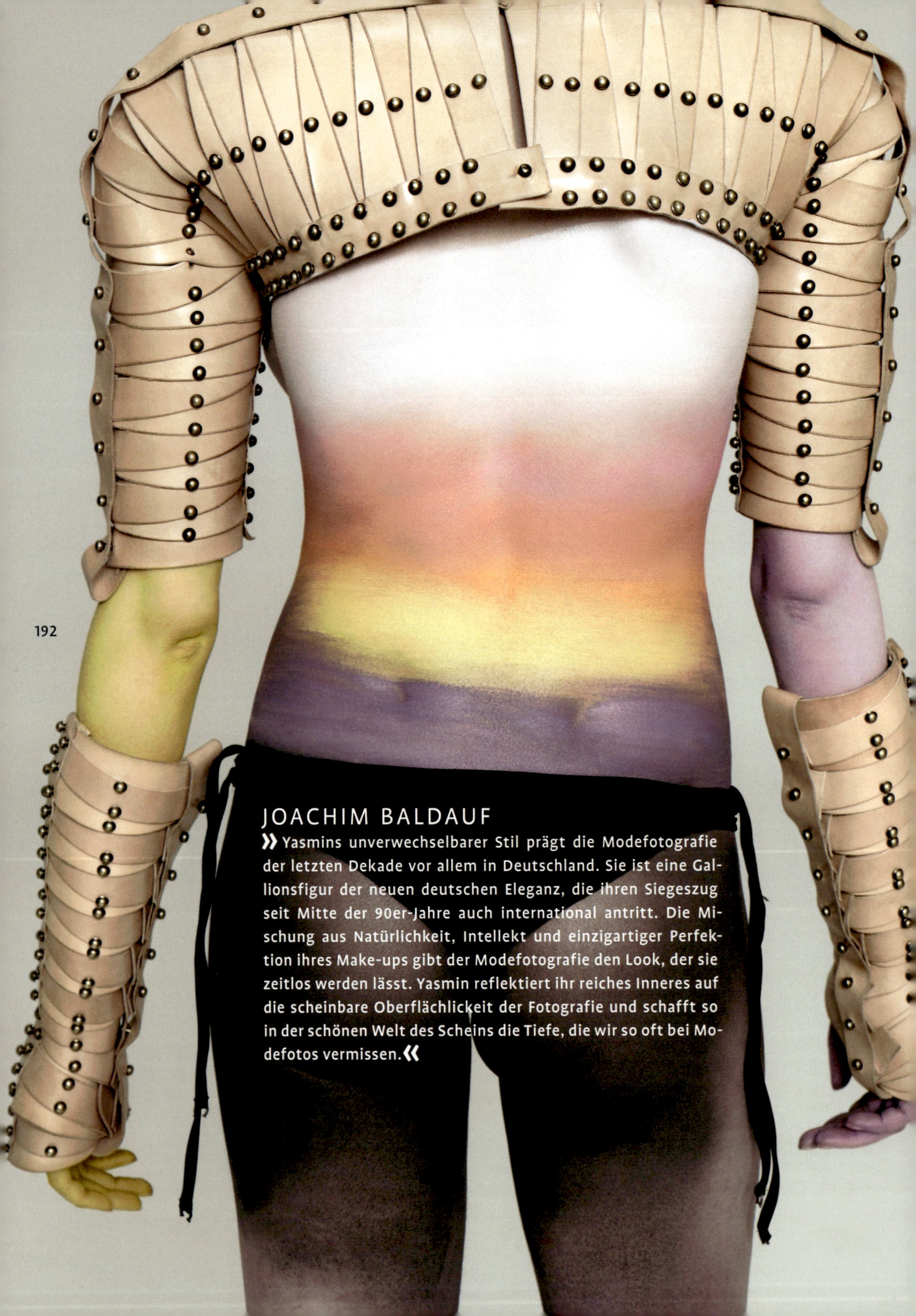

JOACHIM BALDAUF

» Yasmins unverwechselbarer Stil prägt die Modefotografie der letzten Dekade vor allem in Deutschland. Sie ist eine Galionsfigur der neuen deutschen Eleganz, die ihren Siegeszug seit Mitte der 90er-Jahre auch international antritt. Die Mischung aus Natürlichkeit, Intellekt und einzigartiger Perfektion ihres Make-ups gibt der Modefotografie den Look, der sie zeitlos werden lässt. Yasmin reflektiert ihr reiches Inneres auf die scheinbare Oberflächlickeit der Fotografie und schafft so in der schönen Welt des Scheins die Tiefe, die wir so oft bei Modefotos vermissen. «

AMAZONE lebt von den abstrakten, sich leicht überlappenden breiten Farbverläufen. Die Grundierung ist farbiges Creme-Make-up. Der matte Glanz entsteht durch verschiedene Wasserfarben, die ich mit einem großen Malerpinsel und einem Korallenschwamm darüber auftupfe.

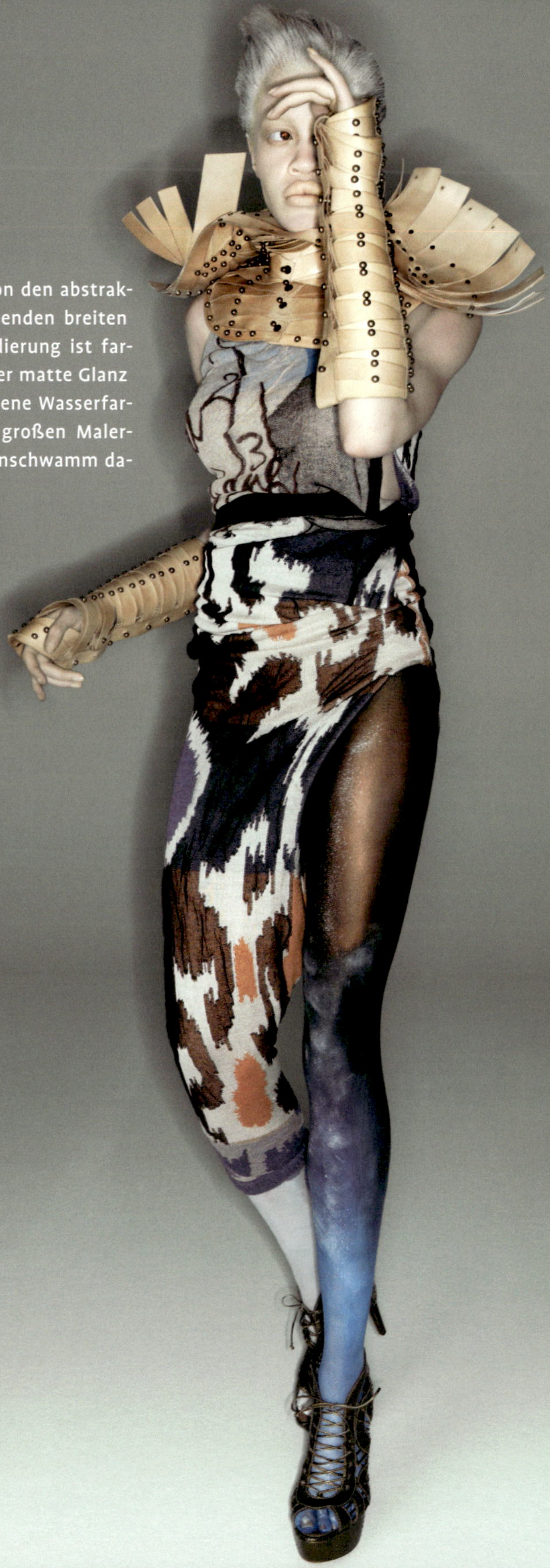

NIGHT SKY erfordert ein mit einem Korallenschwamm aufgetragenes dunkelblaues und weißes Creme-Make-up, das bis zum Hals hinauf heller werdend ausläuft. Eine weiche, kleine Zahnbürste ermöglicht die mit weißer Wasserfarbe aufgesprühten, an Sterne erinnernden Sprenkel.

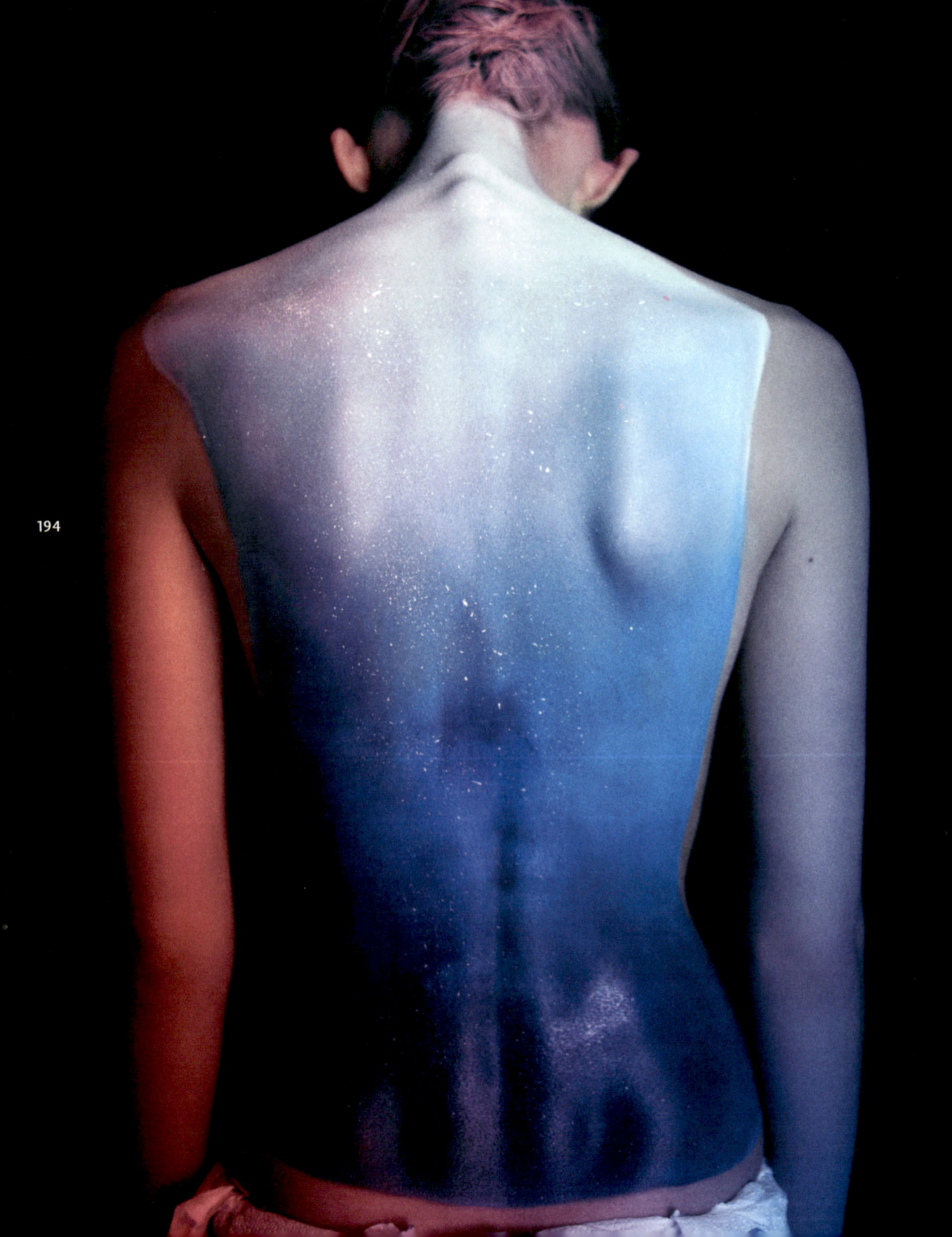

RAINBOW inspiriert mich zu diesen Farben. Auf das vorher mit Vaseline eingecremte Gesicht und den Körper trage ich mit einem breiten Malerpinsel Creme-Make-up auf und tupfe mit einem weichen, hohen Schwamm farblich ineinanderlaufende Übergänge. Wichtig hierbei: Beim Eincremen des Körpers die Ohren und Achselhöhlen nicht vergessen, sonst wirken diese Hautzonen auf Fotos trocken und stumpf.

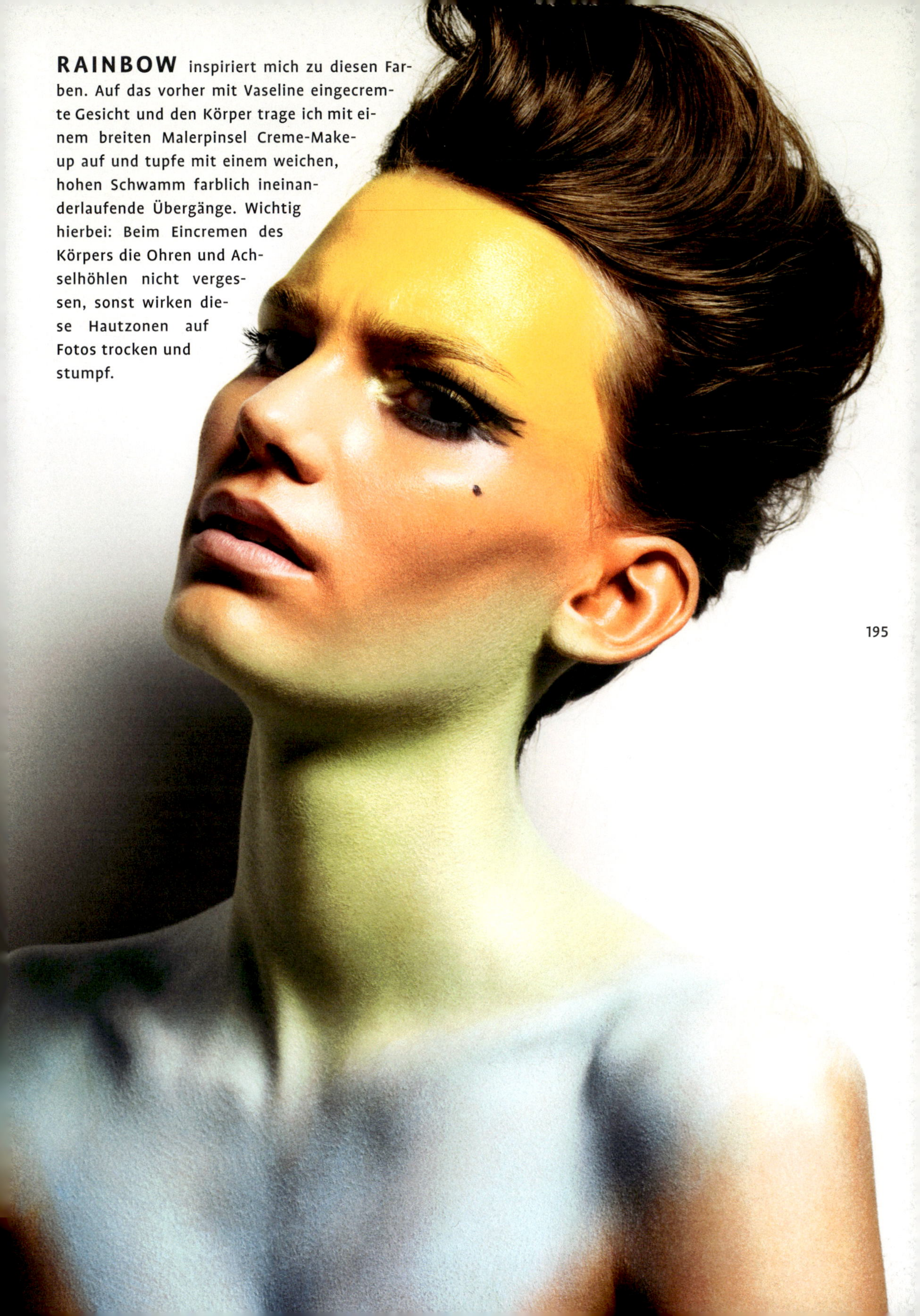

GREEK BODY bedeutet eine weiße stark glänzende Skulpturhaut. Dafür wird ein Ölgel mit weißem Pigmentpuder gemischt. Durch das Auftupfen der Mischung mit einem hohen Schwamm entstehen unregelmäßige Farbverläufe, die ich so lasse, wie sie sind.
Darüber mit schwarzem Creme-Make-up eine Linie, die wie ein Riss von der Taille aus nach unten verläuft, aufmalen – fertig ist die Skulptur.

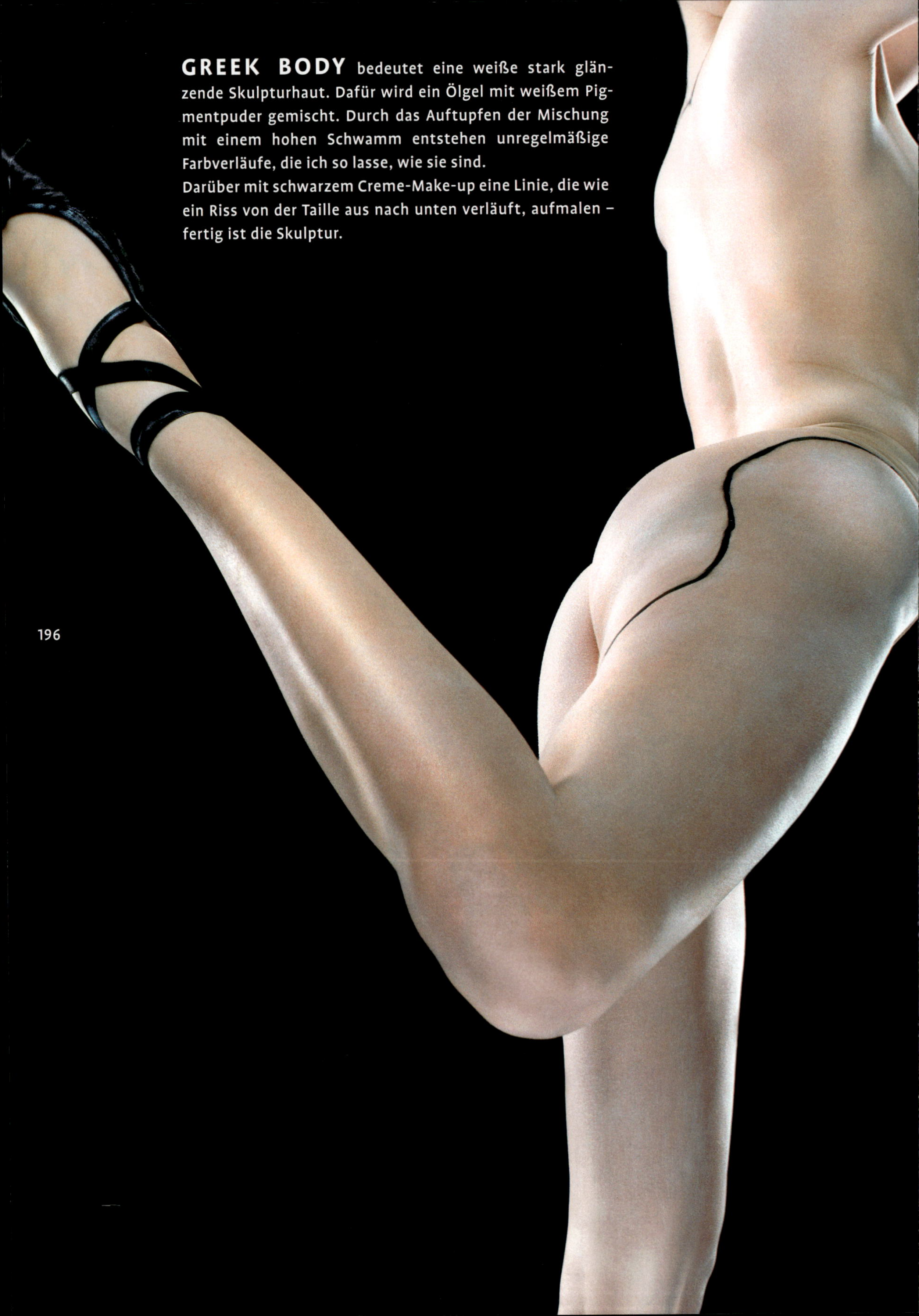

EINE FUSSREFLEXZONENMASSAGE
IST DAS SCHÖNSTE FÜR MICH.
JUST ENJOY IT …

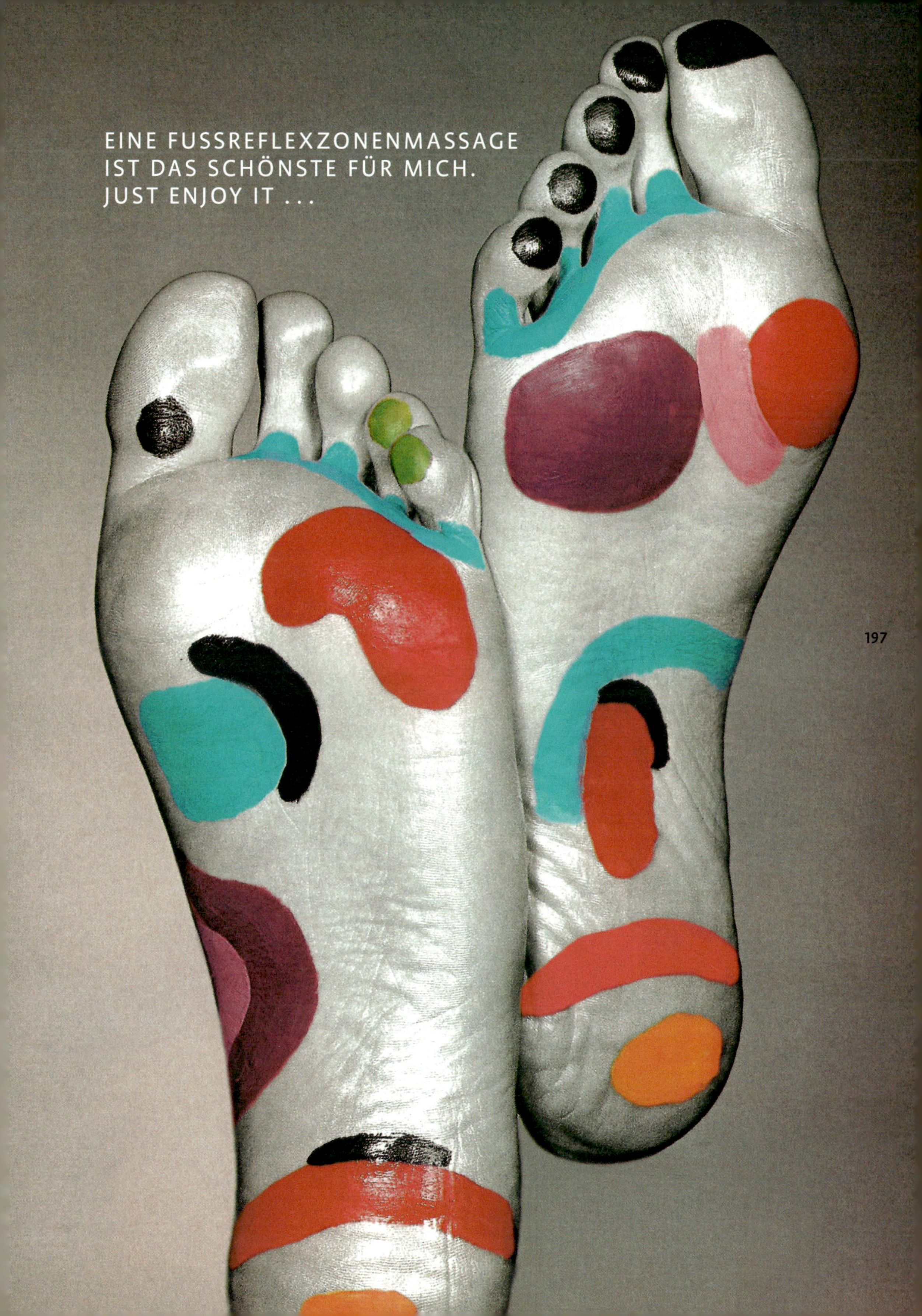

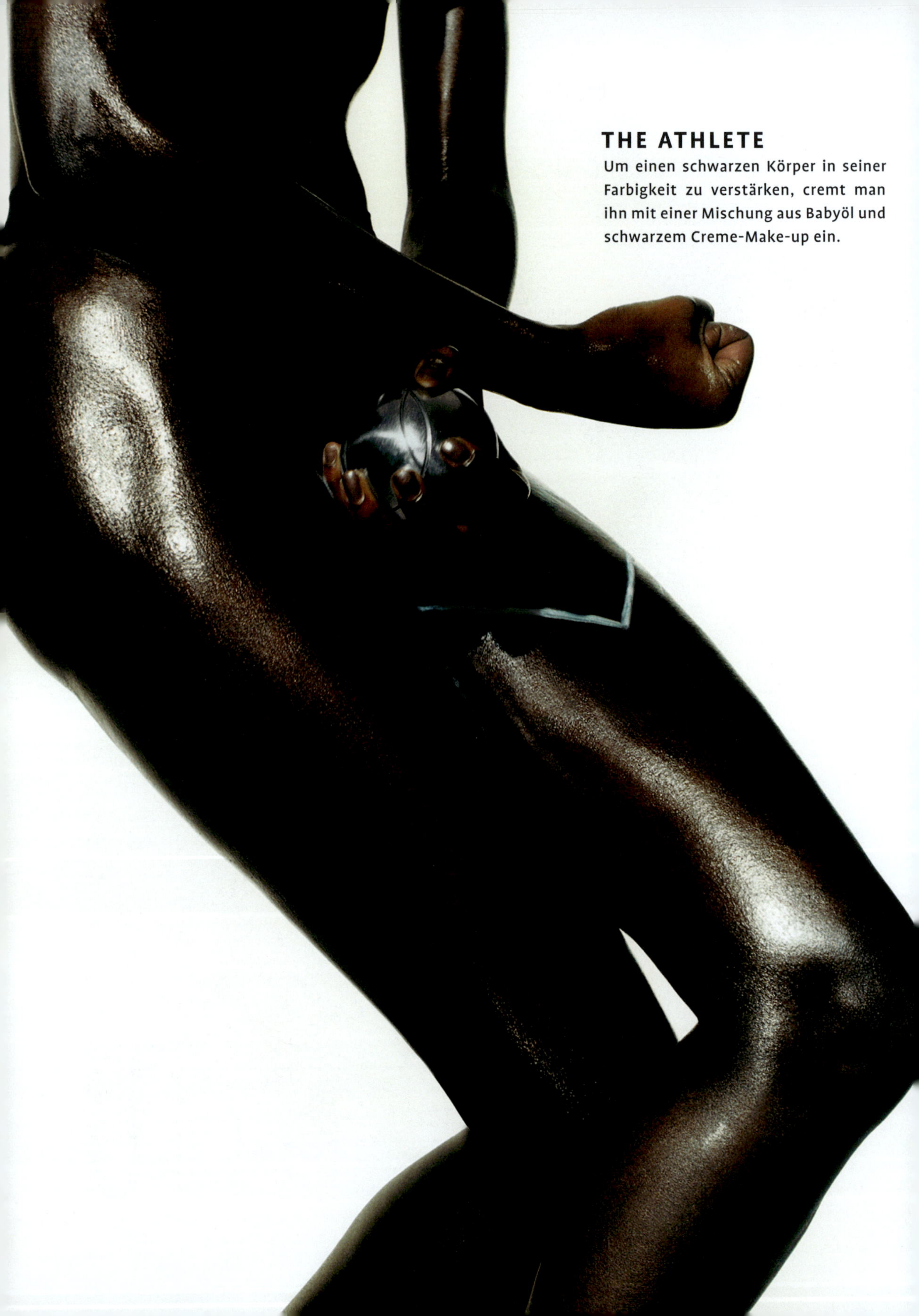

THE ATHLETE

Um einen schwarzen Körper in seiner Farbigkeit zu verstärken, cremt man ihn mit einer Mischung aus Babyöl und schwarzem Creme-Make-up ein.

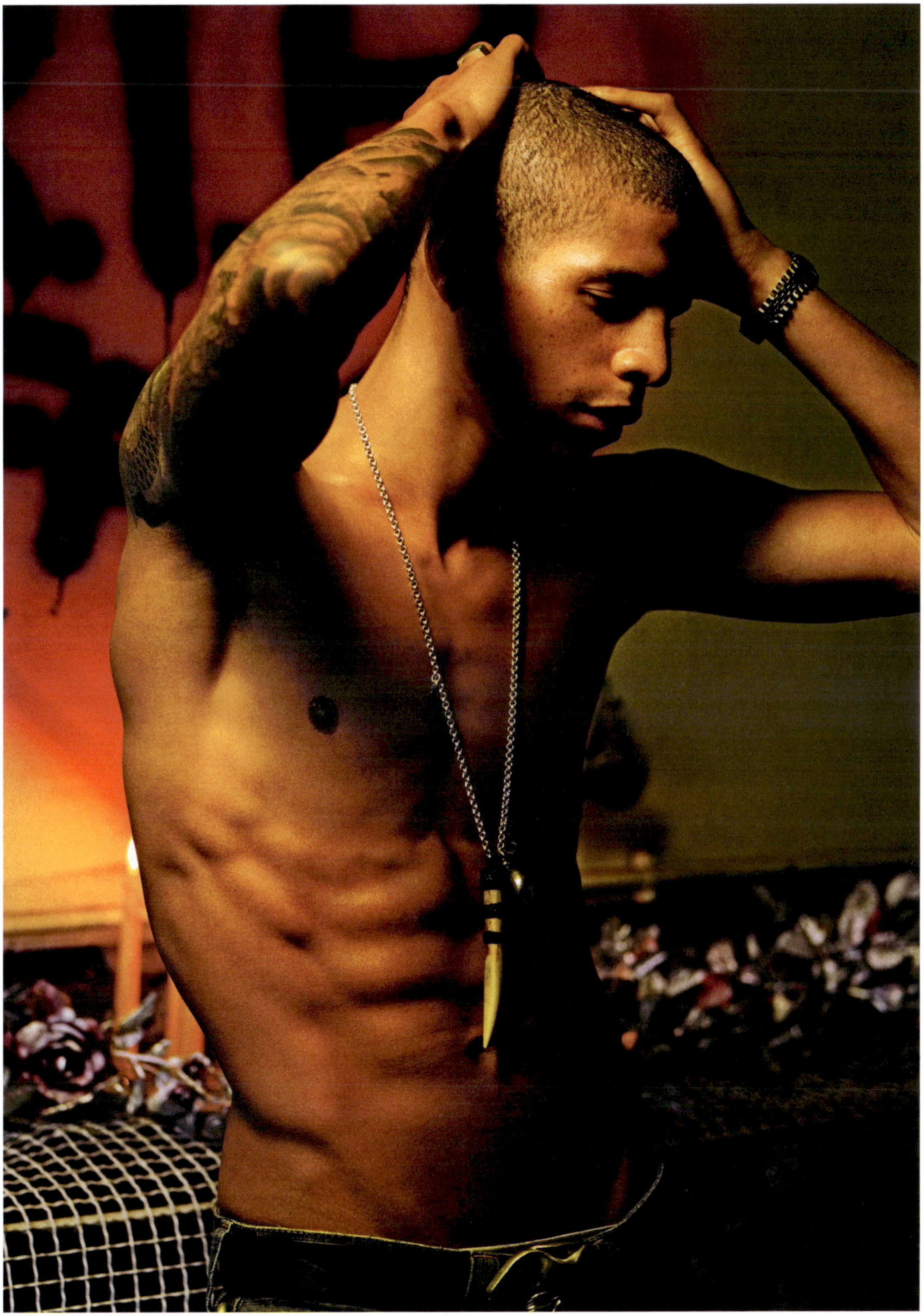

THE BEAUTIFUL SHANE

CHOCOLATE ersetzt hier einen Handschuh. Ich erhitze eine große Menge dunkler Schokolade in einem Topf, bis sie flüssig wird. Das Model taucht seine Hand so oft in die Masse, bis das perfekte Foto entsteht. Zum Schutz werden Hand und Unterarm vorher mit Ölgel eingecremt.

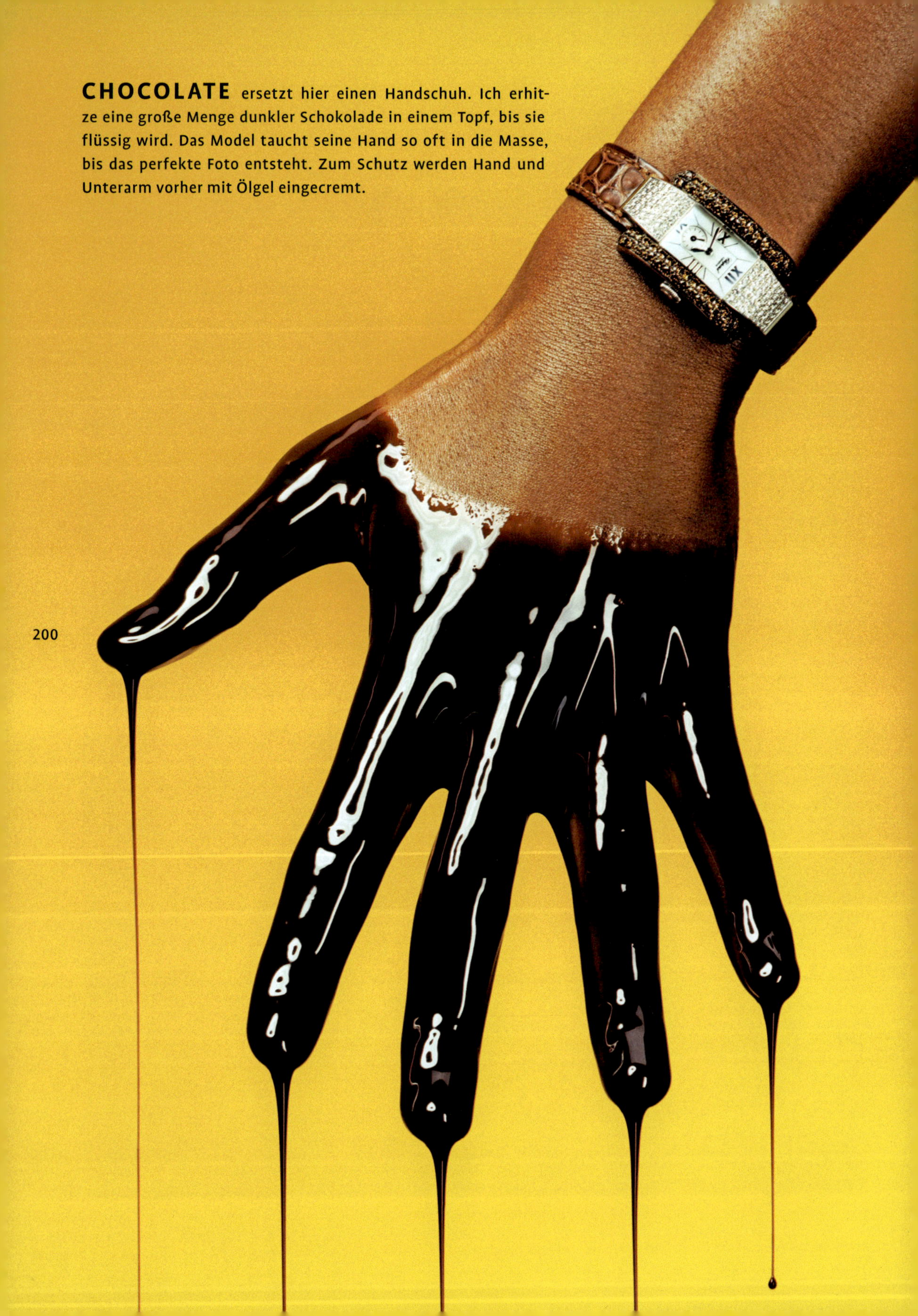

THE FEET verlangen Pedikürekenntnisse. Als Make-up-Artist ist man verantwortlich für alle Körperteile, die auf einem Foto erscheinen. Außerdem muss man darauf achten, dass auf Kleidung und Accessoires keine Make-up- oder Cremeflecken entstehen. Den Nagellack trage ich zwei Mal auf und fixiere ihn mit Überlack. Bei einem Close-up wie diesem den Fuß zuerst mit einer Mischung aus Vaseline und Grundierung eincremen – dabei die Zehen nicht vergessen! Dann zuerst Wasser und darüber vorsichtig Glycerin auf die Haut sprühen, um einen stärkeren Lackeffekt zu erhalten.

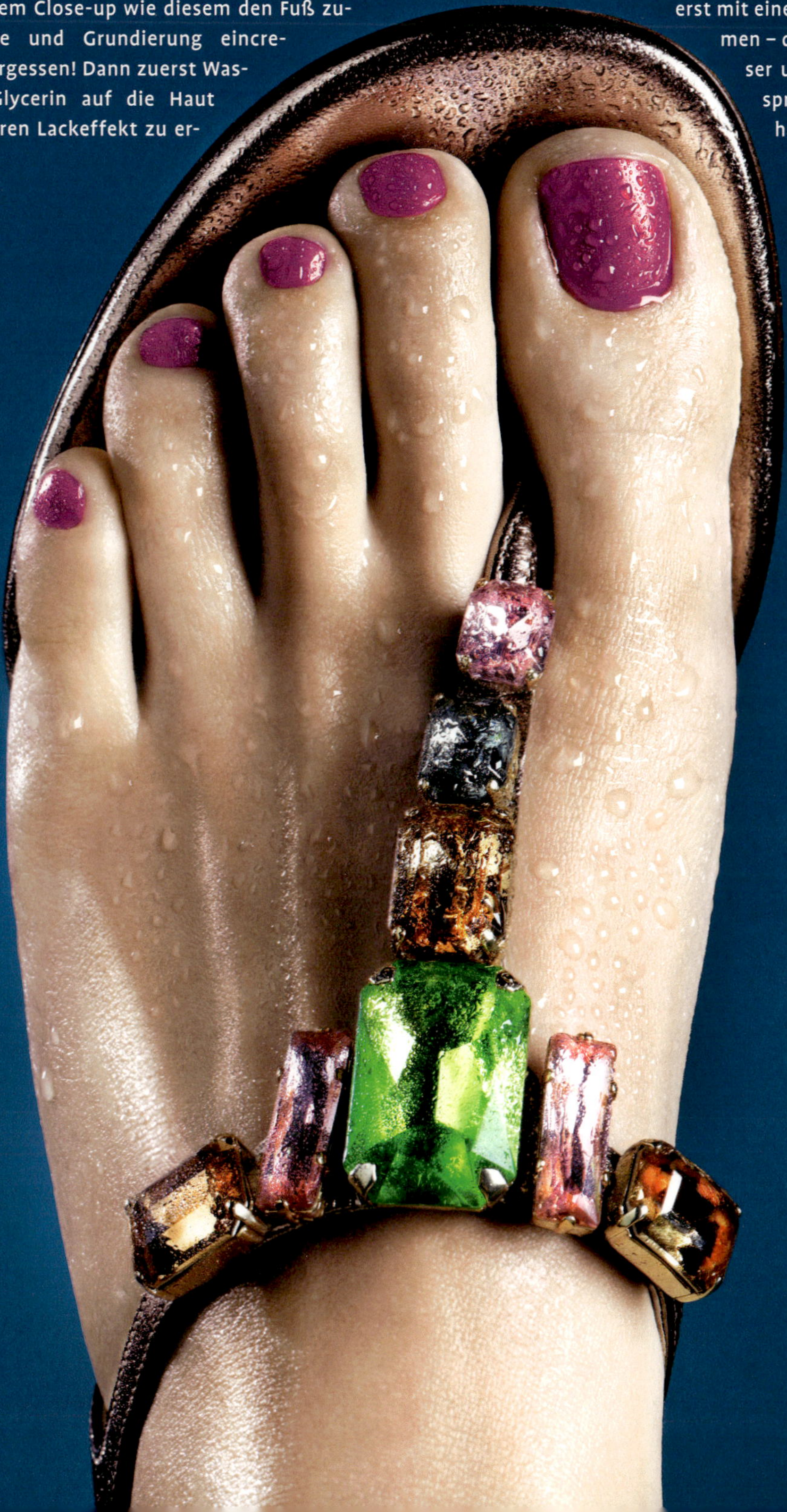

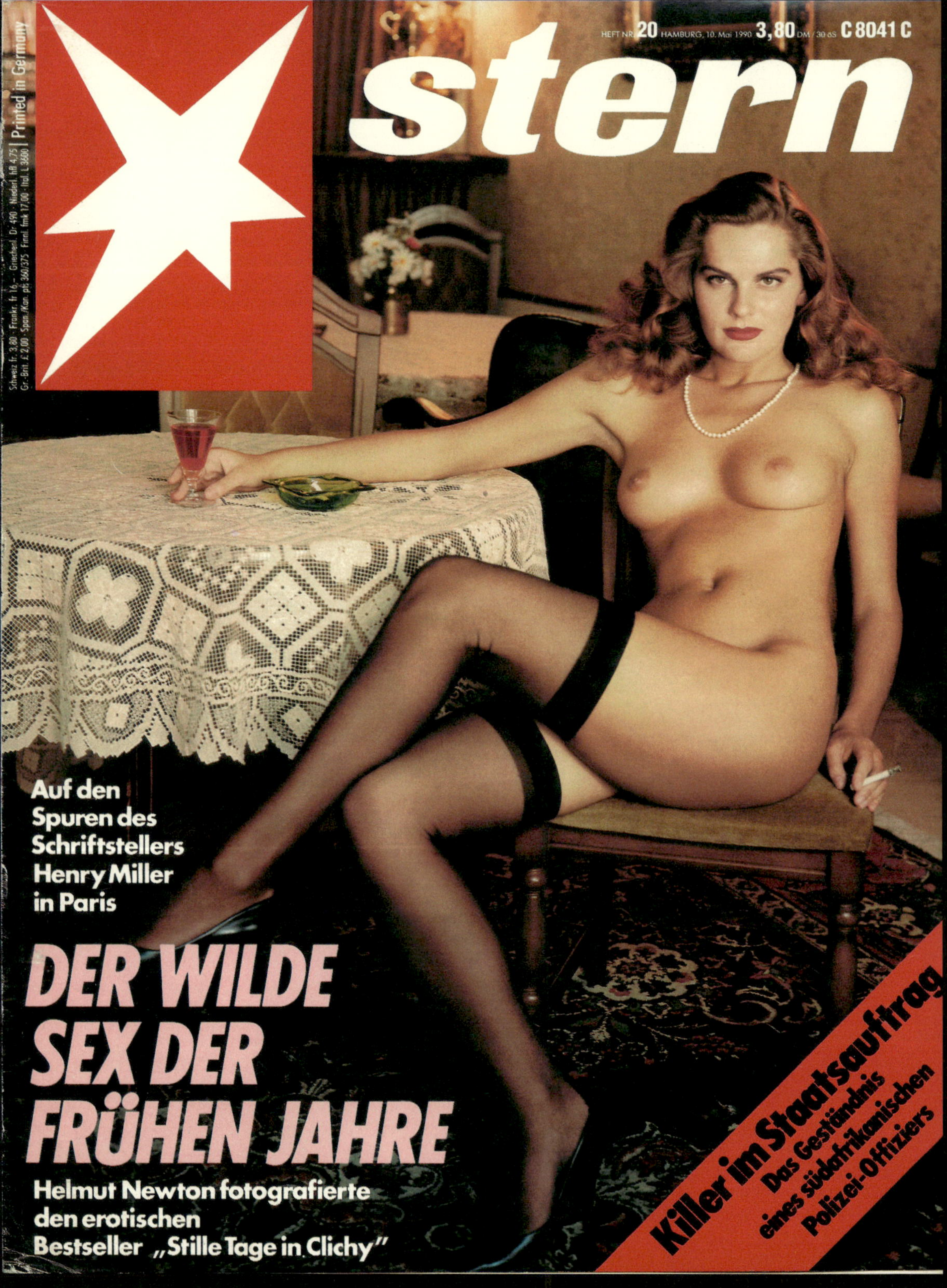
HEFT NR. 20 HAMBURG, 10. Mai 1990 3,80 DM / 30 öS C 8041 C
stern
Schweiz fr. 3,80 · Frankr. fr 16,– · Griechenl. Dr 490 · Niederl. hfl 4,75 | Printed in Germany
Gr.-Brit. £ 2,00 · Span./Kan. pts 360/375 · Finnl. fmk 17,00 · Ital. L 3600
Auf den Spuren des Schriftstellers Henry Miller in Paris
DER WILDE SEX DER FRÜHEN JAHRE
Helmut Newton fotografierte den erotischen Bestseller „Stille Tage in Clichy“
Killer im Staatsauftrag
Das Geständnis eines südafrikanischen Polizei-Offiziers

B O D Y

Beim Tätowieren wird mithilfe feiner Nadeln dauerhaft Farbe in die zweite Hautschicht (Dermis) eingebracht. Wegen der vielfältigen und über den gesamten Erdball verstreuten Hinweise auf den Ursprung und die Anwendung dieser Technik kann man davon ausgehen, dass sie sich bei verschiedenen Völkern unabhängig voneinander entwickelt hat.
Waren zu Beginn des 20. Jahrhunderts Tätowierungen fast nur bei Seeleuten, Soldaten, Gangstern oder Häftlingen zu sehen, so wurden sie in den späten 1980er-Jahren zum Modetrend und für einige Musikszenen zum Bestandteil ihrer Subkultur. Dass sich daraufhin die Beauty- und Modewelt auf aufsprüh- oder aufklebbare und damit wieder entfernbare Tattoos stürzte, machte diesen Trend salonfähig – inzwischen ist ein Viertel der Frauen und Männer quer durch alle Gesellschaftsschichten tätowiert.
Eine Sonderform der Tätowierung ist das Permanent-Make-up, mit dem beispielsweise Augenbrauen, Lidstrich oder Lippen dauerhaft hervorgehoben, nachgezeichnet oder schattiert werden. Mit dieser Art Make-up lassen sich auch Operationsnarben kaschieren oder ein Brustwarzenhof rekonstruieren.
Aber nicht nur das Schmücken der Haut, auch das Verändern ihrer Farbe kann man als Body-Make-up bezeichnen. In westlichen Kulturen wie den USA, Europa und Australien gilt als Schönheitsideal eine leicht gebräunte, gesund wirkende Haut. Im asiatischen Raum und in vielen Teilen Afrikas hingegen ist helle Haut ein Zeichen für eine höhere Stellung in der Gesellschaft. Während man in diesen Ländern also Whitening-Cremes verwendet, um die Haut zu bleichen, hat sich in den westlichen Ländern mehr denn je eine Bräunungskultur etabliert.
Die meiner Meinung nach beste und gleichzeitig auch neueste Methode für eine künstliche Bräune, die sehr natürlich wirkt, ist das »Spray-Tanning«. Dabei wird in einem speziellen Studio mit feinen Airbrushpistolen eine Bräunungslotion als »Nebel« auf die Haut aufgetragen, der sich bei richtiger Anwendung absolut gleichmäßig auf der Hautoberfläche verteilt. Außerdem lässt sich das Spray gezielt so dosieren, dass Hautpartien, die in der Sonne schlechter oder fast gar nicht bräunen, wie die Innenseiten der Arme oder die Achseln, heller bleiben, wodurch ein besonders natürlicher Effekt erzielt wird.
In der Körperhaltung und einem gepflegten Erscheinungsbild spiegelt sich auch immer das persönliche Befinden einer Person wider. Beides wird heute oft mit den Begriffen »Wellness« und »Fitness« verbunden. Dabei spielt die Pflege der Haut eine zunehmend wichtigere Rolle. Damit sie durch die inzwischen übliche, tägliche Reinigung mit Seifen oder Duschgels nicht zu stark entfettet wird und spannt, braucht sie Feuchtigkeit und Fett. Mit zunehmendem Alter produziert sie selbst nicht mehr so viel davon und wird zudem dünner. Um diesem Effekt entgegenzuwirken und ihn zu verzögern, ist es ratsam, die Haut nach jedem Baden und Duschen mit Lotionen oder Ölen zu pflegen.
Auch ein weitestgehend enthaarter Körper spielt in unserer westlichen Welt eine immer größere Rolle. Übernommen wurde diese Tradition, der ein hygienischer Aspekt zugrunde liegt, aus dem orientalischen Raum. Passend dazu werden auch die orientalischen Methoden, die Härchen schmerzarm zu depilieren, in immer mehr »Sugaring-Salons« bei uns angeboten: Gesichtshärchen entfernt man dort mit zwei Fäden, die über die Haut gezwirbelt werden, Haare am Körper mit einer Paste aus Zucker und Zitrone.
Bei meiner Arbeit als Visagistin bin ich auf einen perfekt vorbereiteten Körper angewiesen. Auf diesem kann ich dann mit kleinen Tricks wie einer schimmernden Lotion in Gold, Silber oder Perlmutt, mit Öl, Glyzerin oder Vaseline sowie verschiedenfarbigen Make-ups je nach Aufgabenstellung ganz besondere Effekte beim Fotoshooting erzielen.

Körperschminke ist die Möglichkeit, in seiner Haut etwas Neues zu erleben

L I C I O U S

MAN FAN

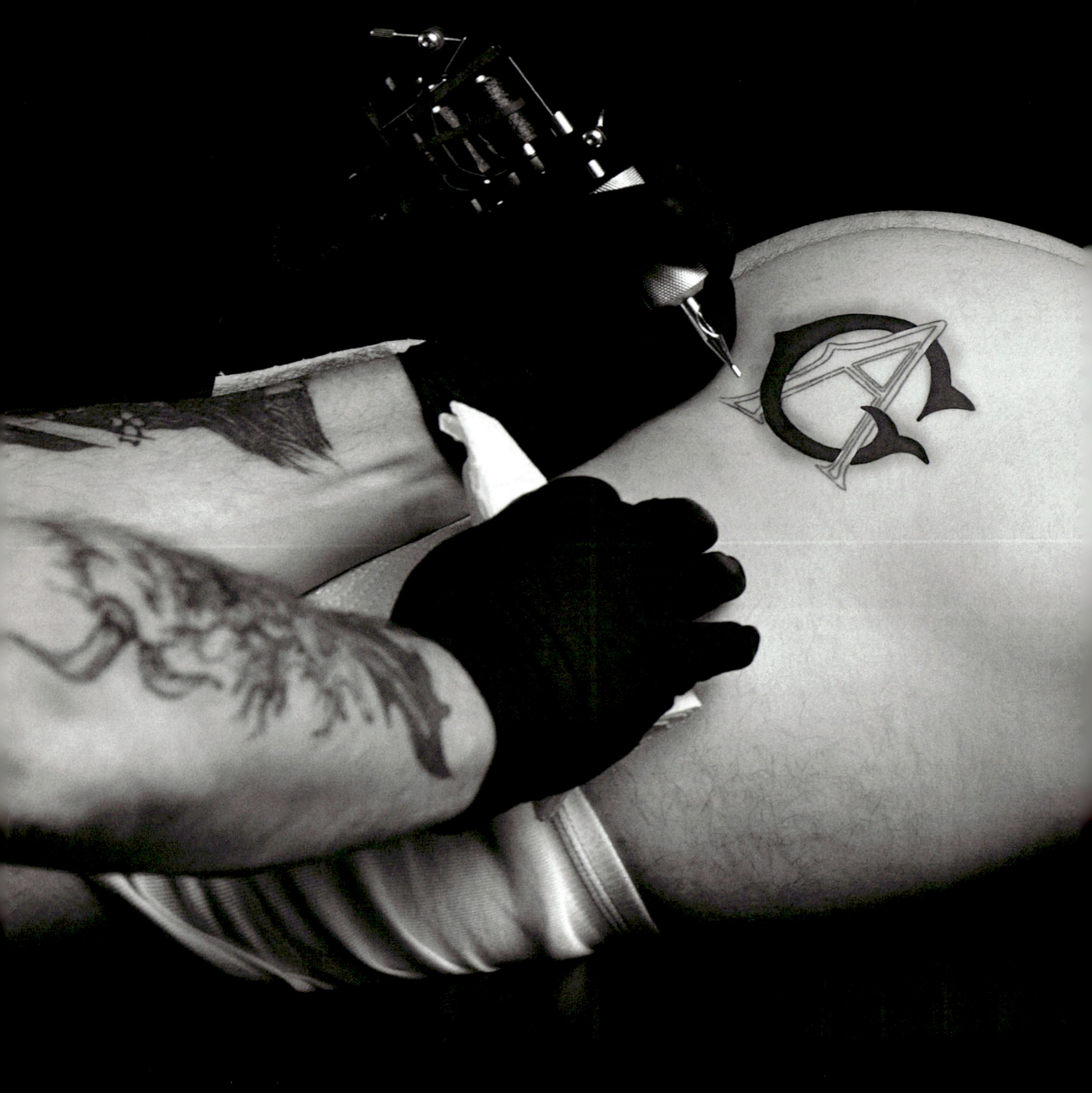

Ob Männer Make-up verwenden oder nicht, war schon immer in erster Linie eine Frage der Kultur: In der Bronzezeit von circa 3000 bis 800 vor Christus schminkten sie sich in Ägypten genau wie die Frauen Lippen, Wangen und Nägel mit rotem Ocker und die Augen mit Kajal. Auch aus dem Buch Hesekiel des Alten Testaments, das etwa um 600 vor Christus in Babylonien entstand, geht hervor, dass Schminken für einen Mann zu diesen Zeiten etwas ganz Normales war. Die Römer übernahmen viele der ägyptischen Bräuche, wie das Schminken der Augen, das Einreiben der Haut mit duftenden Pflegeölen, um sie geschmeidig zu halten und vor der Sonne zu schützen, oder das Entfernen unerwünschter Härchen durch Depilation.

In Europa griffen die Menschen erst nach der Rückkehr der Kreuzritter ab dem 15. Jahrhundert zu Make-up. Wie der »Sonnenkönig« Ludwig XIV. beweist, verwendeten damals auch Männer Puder und Rouge. Diese vom Adel gepflegte Mode fand mit der Französischen Revolution jedoch ein Ende, und Mann beschränkte sich im Folgenden auf ein natürliches Aussehen, bei dem Make-up keine große Rolle spielte.

Bis zum Aufkommen der Filmindustrie: In den 20er-Jahren brach der Hollywoodstar Rudolph Valentino mit geschminkten Lippen und dramatisch schwarz umrandeten Augen die Herzen der Frauen. Die ersten europäischen Männer mit modernem Make-up waren allerdings Rockstars: David Bowie wurde in den 70er-Jahren zum Idol einer ganzen Generation, gefolgt von Musikern wie Ozzy Osbourne und den Mitgliedern der Band KISS.

Ich erinnere mich an eine Männershow von John Galliano in Paris, auf der ich die Models weiß puderte, schwarzen Kholpuder um die Augen herum auftrug und dunkelrote Puppenmünder schminkte. Auch Jean Paul Gaultier schickte seine Models sichtbar geschminkt über den Catwalk und brachte 2007 sogar eine eigene Make-up-Linie mit dem Namen »Le Male – Tout Beau Tout Propre« auf den Markt.

Heute hat die metrosexuelle Welle viel in der Welt verändert – Kosmetik ist »in«. Mann schminkt sich, stylt sich modisch oder trendgerecht und ist informiert darüber, wie und mit welchen Kosmetikprodukten die Haut gesund und lange jung bleibt. Körperbewusst und sicher im Umgang mit Kosmetika geworden, möchte er sich wohlfühlen und dabei gepflegt und modisch aussehen. Früher wurden für diesen Lebensstil gern Celebrities wie David Beckham als Vorzeigemodels genommen; heute betrifft es fast jeden Mann.

Keiner regt sich mehr auf, wenn er sich die Haare färbt oder Make-up trägt. Auch die Verwendung von Selbstbräuner, das Zupfen der Augenbrauen oder der Gang zur Kosmetikerin und Maniküre sind für ihn selbstverständlich geworden. Allerdings gehen Männer anders an Beautyprodukte heran als Frauen: Alles muss praktisch, einfach anzuwenden, möglichst multifunktional und dabei doch auch immer cool sein.

Das Entfernen der Körperbehaarung ist heutzutage modern und besonders bei jungen Männern sehr angesagt. Die Möglichkeiten der ästhetischen Chirurgie werden ebenfalls zunehmend genutzt: Die Topdrei der Eingriffe sind die Entfernung der Tränensäcke, des Doppelkinns und Fettabsaugung in der Lenden- und Bauchregion. Mann will also keine grundsätzliche Typveränderung erwirken, sondern sich von seiner besten Seite zeigen. Das Ideal von makelloser Schönheit spielt bei den meisten jedoch keine Rolle. Ihnen ist vor allem wichtig, in Beruf und Privatleben sportlich, stilvoll und gepflegt aufzutreten.

Männerhaut hat mehr Spannkraft als die von Frauen und ist um 30 Prozent dicker, sodass sie nicht so stark mit Knitterfältchen zu kämpfen hat. Sie ist aber auch um 15 Prozent ölhaltiger, hat größere Poren und sollte deshalb jeden Tag gründlich gereinigt werden. Weil männliche Haut nicht so schnell an Fett und Feuchtigkeit verliert wie weibliche, können Männer zur Pflege auf einfachere Mittel zurückgreifen. Must-haves sind eine Reinigungslotion ohne Alkohol, eine Feuchtigkeitscreme mit Lichtschutzfaktor sowie ein After-Shave-Gel oder ein Rasierwasser zur Erfrischung und Stimulierung der Durchblutung und Desinfizierung der Haut. Ich rate zusätzlich zu einem wöchentlichen Gesichtsdampfbad, einem Peeling und einer Gesichtsmaske mit Pflegewirkstoffen. Als oberstes Gebot gilt aber, die Pflege von außen durch Pflege von innen mit gesunder Ernährung, ausreichend Schlaf und Sport zu unterstützen, damit die Haut gut durchblutet wird und frisch aussieht.

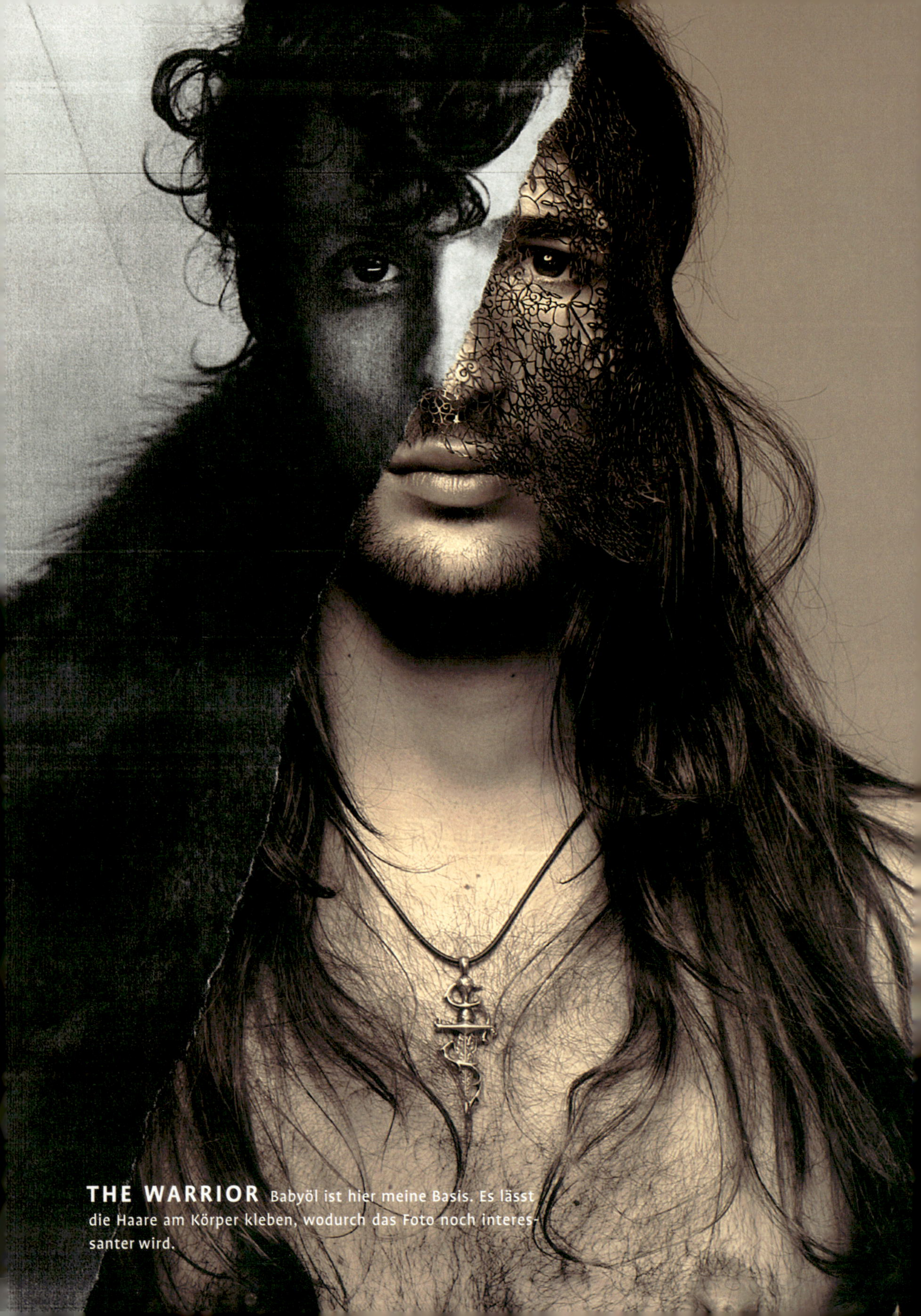

THE WARRIOR Babyöl ist hier meine Basis. Es lässt die Haare am Körper kleben, wodurch das Foto noch interessanter wird.

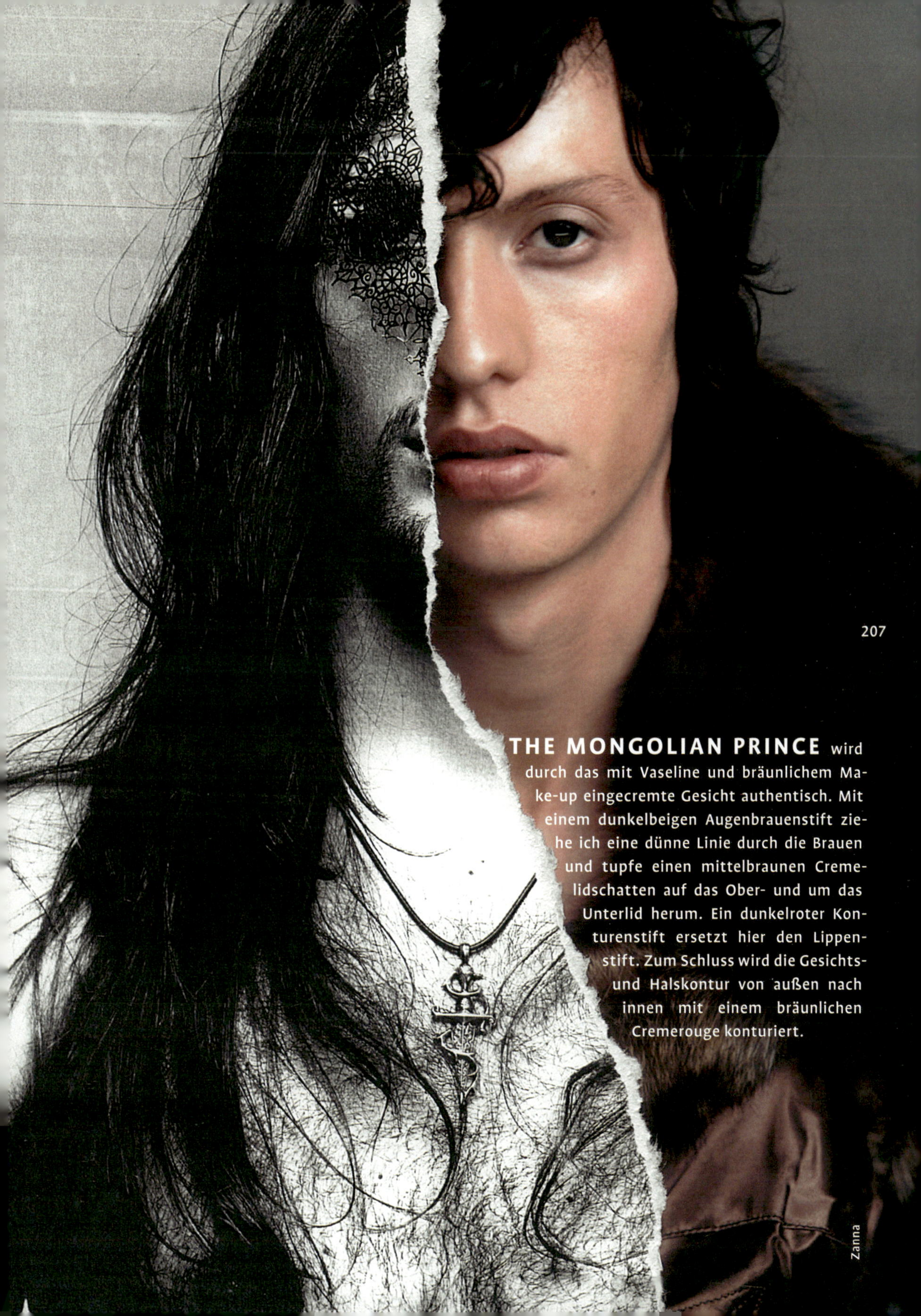

THE MONGOLIAN PRINCE wird durch das mit Vaseline und bräunlichem Make-up eingecremte Gesicht authentisch. Mit einem dunkelbeigen Augenbrauenstift ziehe ich eine dünne Linie durch die Brauen und tupfe einen mittelbraunen Cremelidschatten auf das Ober- und um das Unterlid herum. Ein dunkelroter Konturenstift ersetzt hier den Lippenstift. Zum Schluss wird die Gesichts- und Halskontur von außen nach innen mit einem bräunlichen Cremerouge konturiert.

Zanna

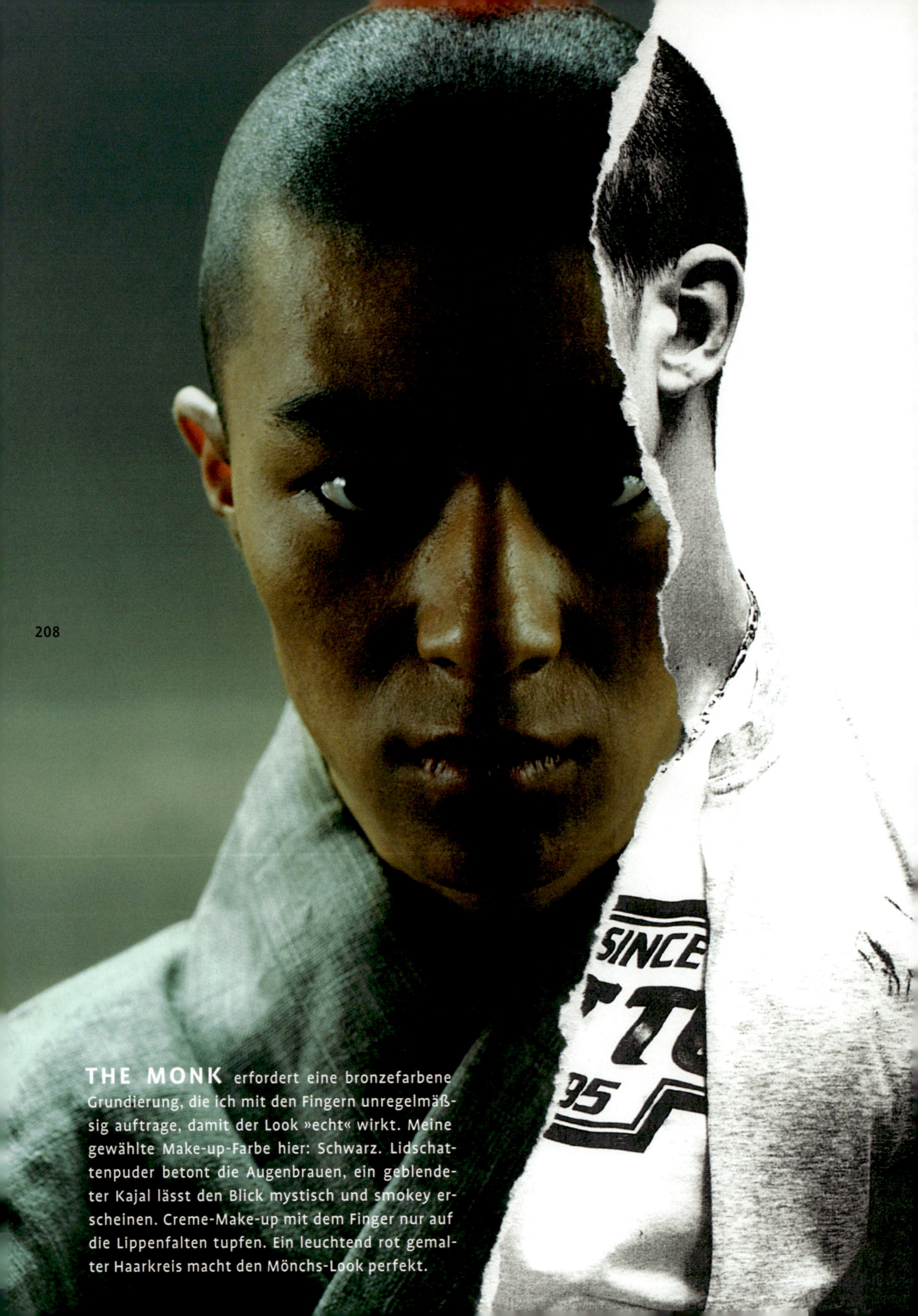

THE MONK erfordert eine bronzefarbene Grundierung, die ich mit den Fingern unregelmäßsig auftrage, damit der Look »echt« wirkt. Meine gewählte Make-up-Farbe hier: Schwarz. Lidschattenpuder betont die Augenbrauen, ein geblendeter Kajal lässt den Blick mystisch und smokey erscheinen. Creme-Make-up mit dem Finger nur auf die Lippenfalten tupfen. Ein leuchtend rot gemalter Haarkreis macht den Mönchs-Look perfekt.

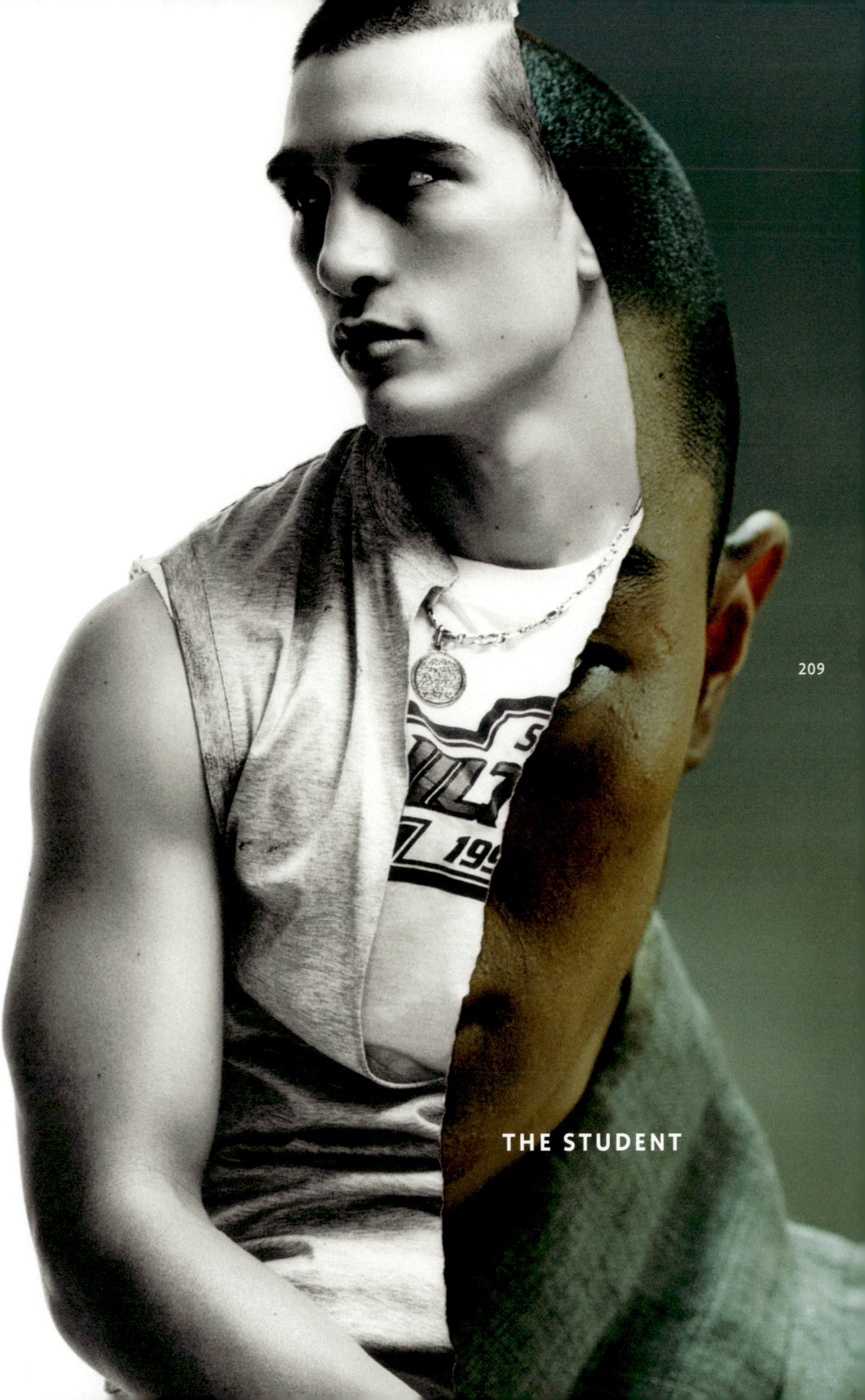
THE STUDENT

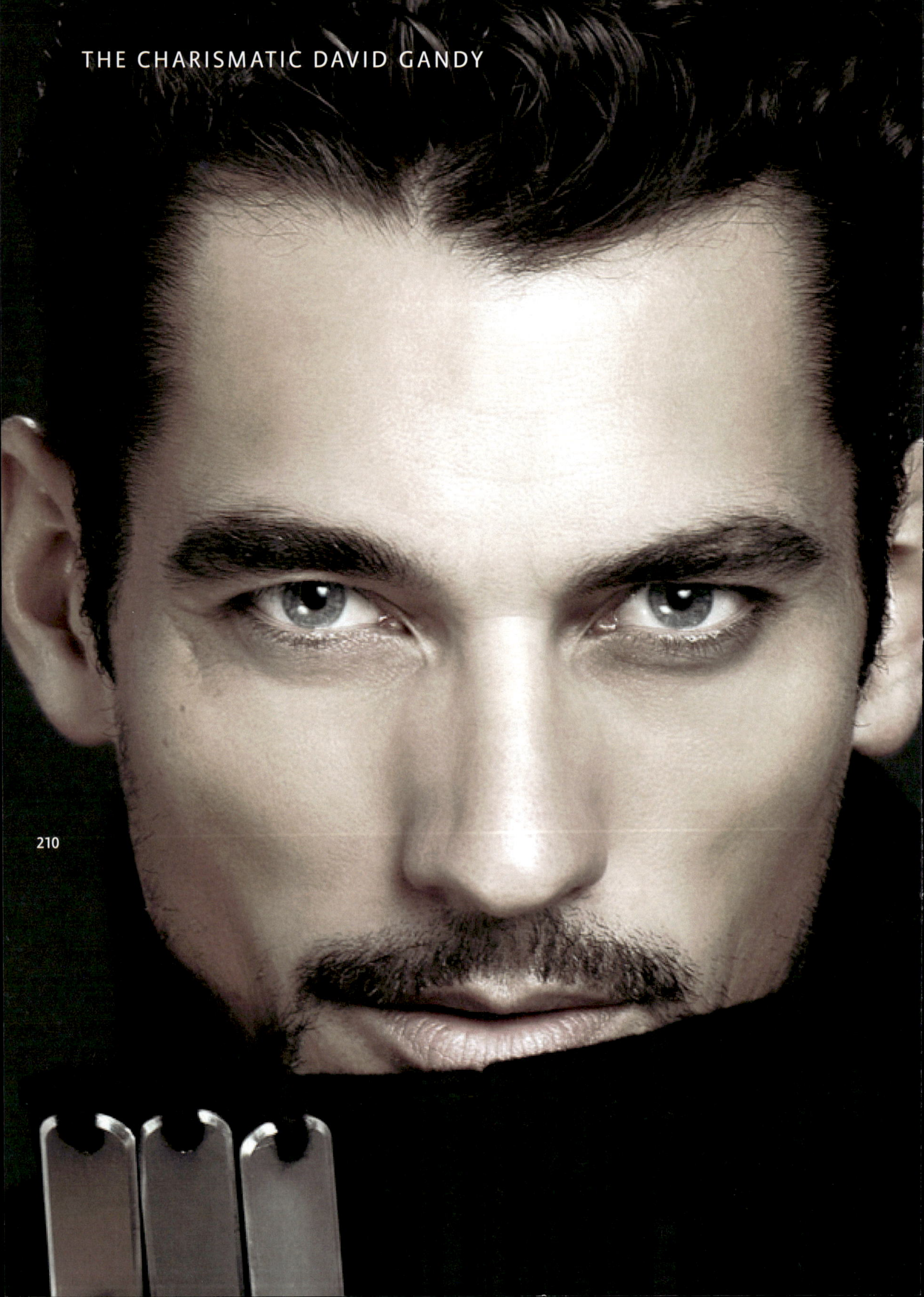

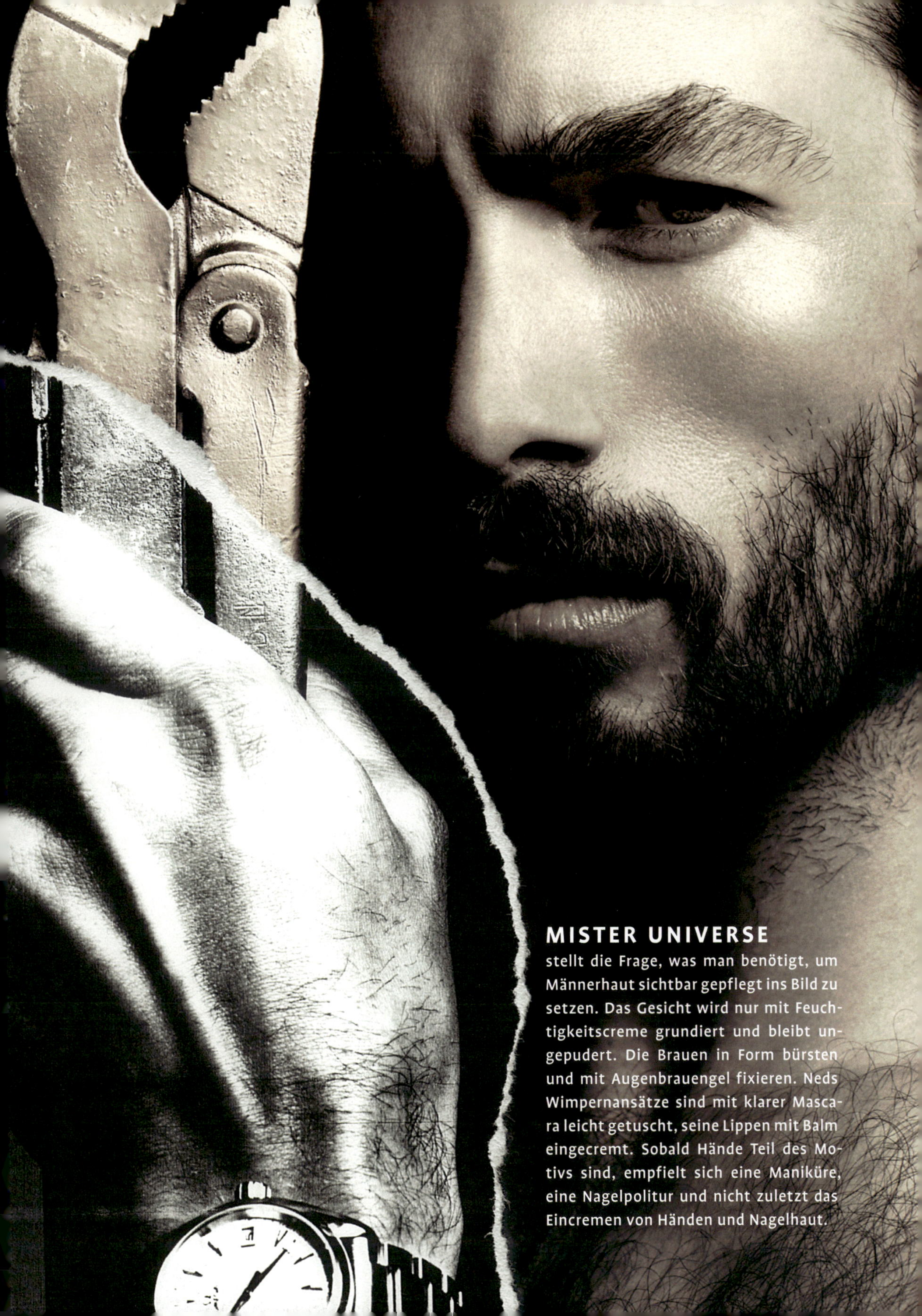

MISTER UNIVERSE

stellt die Frage, was man benötigt, um Männerhaut sichtbar gepflegt ins Bild zu setzen. Das Gesicht wird nur mit Feuchtigkeitscreme grundiert und bleibt ungepudert. Die Brauen in Form bürsten und mit Augenbrauengel fixieren. Neds Wimpernansätze sind mit klarer Mascara leicht getuscht, seine Lippen mit Balm eingecremt. Sobald Hände Teil des Motivs sind, empfielt sich eine Maniküre, eine Nagelpolitur und nicht zuletzt das Eincremen von Händen und Nagelhaut.

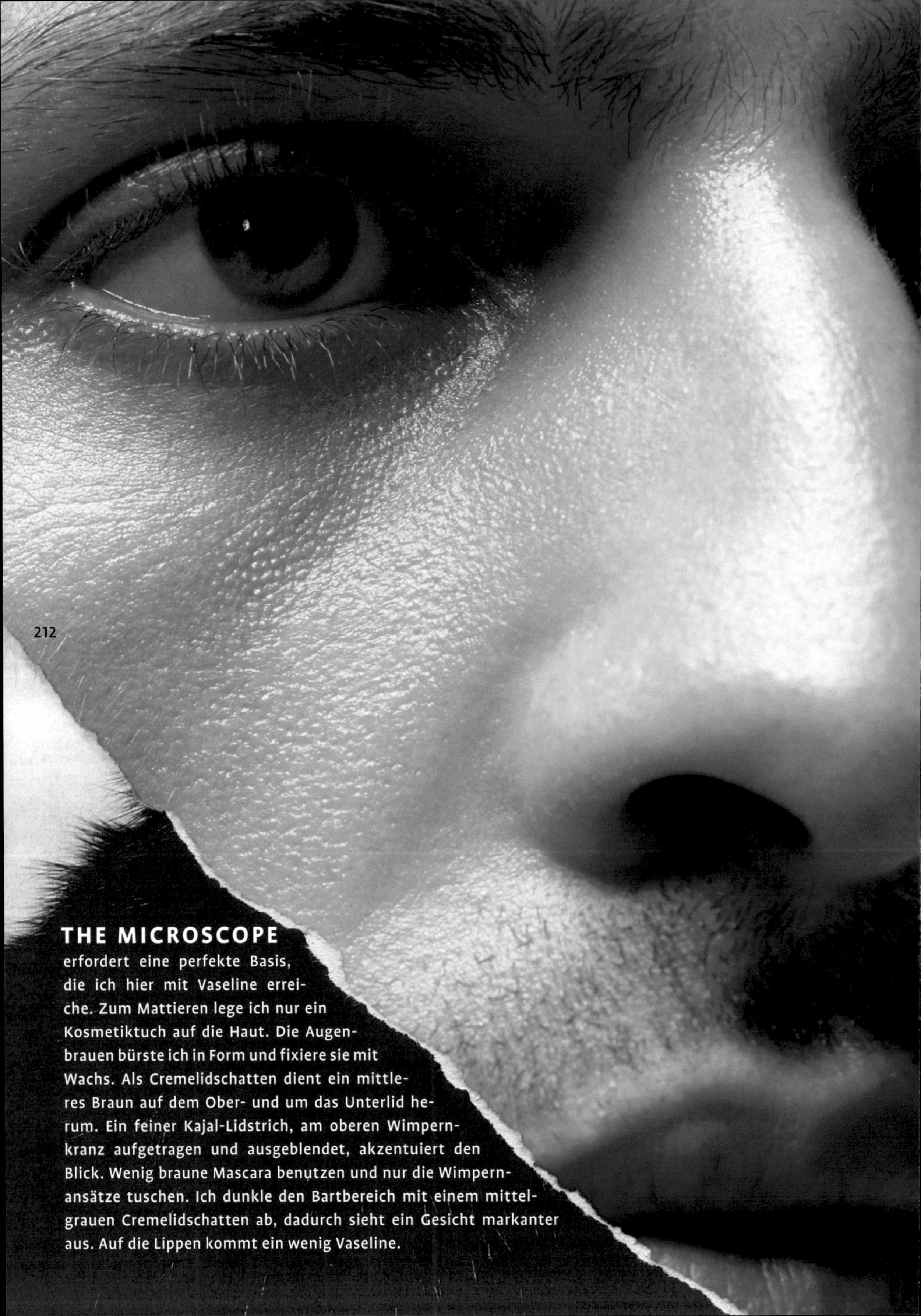

THE MICROSCOPE

erfordert eine perfekte Basis, die ich hier mit Vaseline erreiche. Zum Mattieren lege ich nur ein Kosmetiktuch auf die Haut. Die Augenbrauen bürste ich in Form und fixiere sie mit Wachs. Als Cremelidschatten dient ein mittleres Braun auf dem Ober- und um das Unterlid herum. Ein feiner Kajal-Lidstrich, am oberen Wimpernkranz aufgetragen und ausgeblendet, akzentuiert den Blick. Wenig braune Mascara benutzen und nur die Wimpernansätze tuschen. Ich dunkle den Bartbereich mit einem mittelgrauen Cremelidschatten ab, dadurch sieht ein Gesicht markanter aus. Auf die Lippen kommt ein wenig Vaseline.

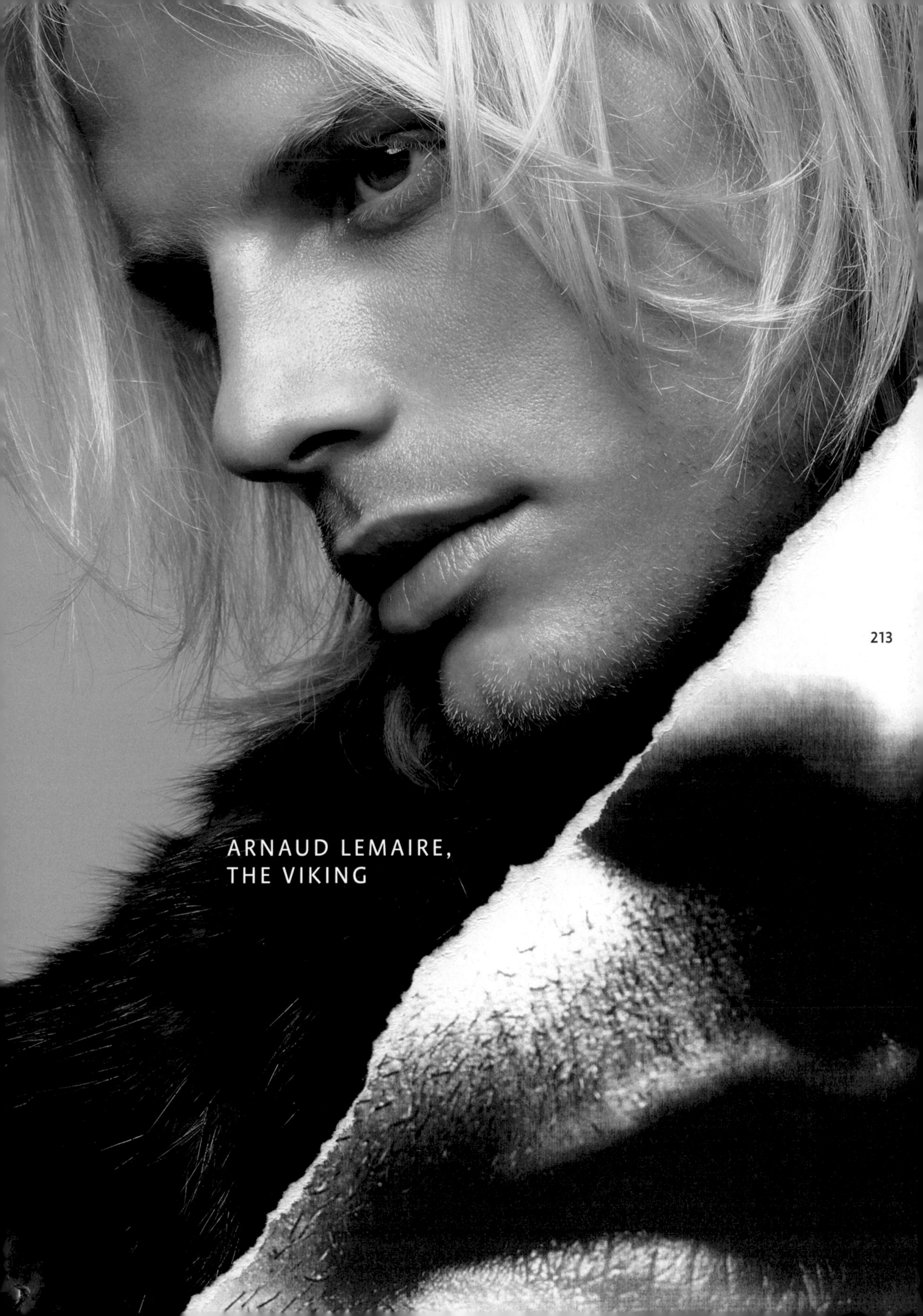

ARNAUD LEMAIRE,
THE VIKING

GROSSE TÄTOWIERUNGEN die auf den Körper gemalt werden, sind sehr zeitaufwendig und erfordern hohe Konzentration. Zunächst drucke ich das Motiv passend zur Körpergröße aus und pause es mithilfe eines Blaupapiers auf ein spezielles transparentes Stück Papier durch. Dieses Papier lege ich umgekehrt auf den Körperteil, auf dem die Tätowierung platziert werden soll. Ich drücke es auf die Haut, sodass sich das Motiv überträgt, und perfektionierte die Zeichnung mit flüssigem schwarzen Eyeliner.

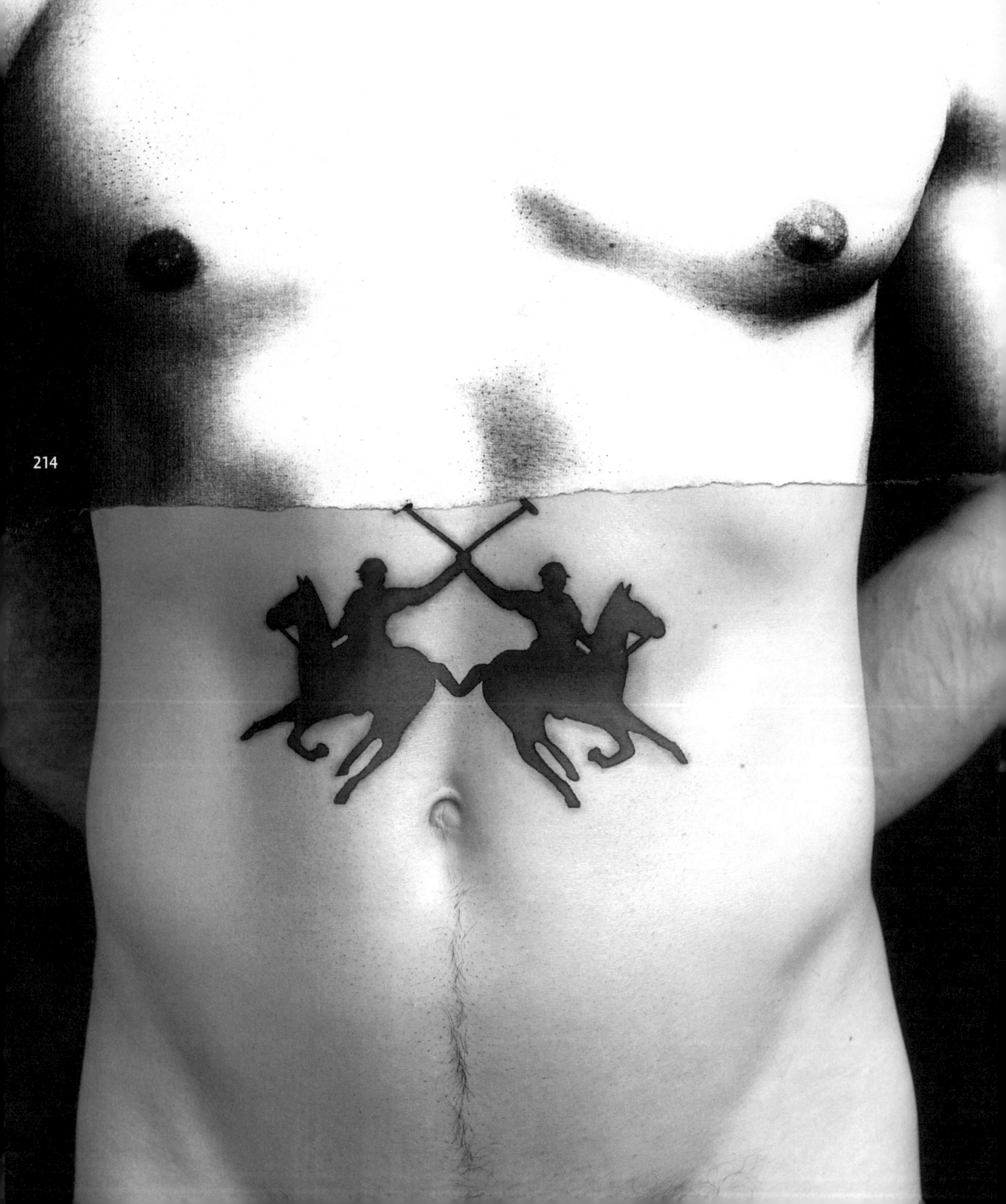

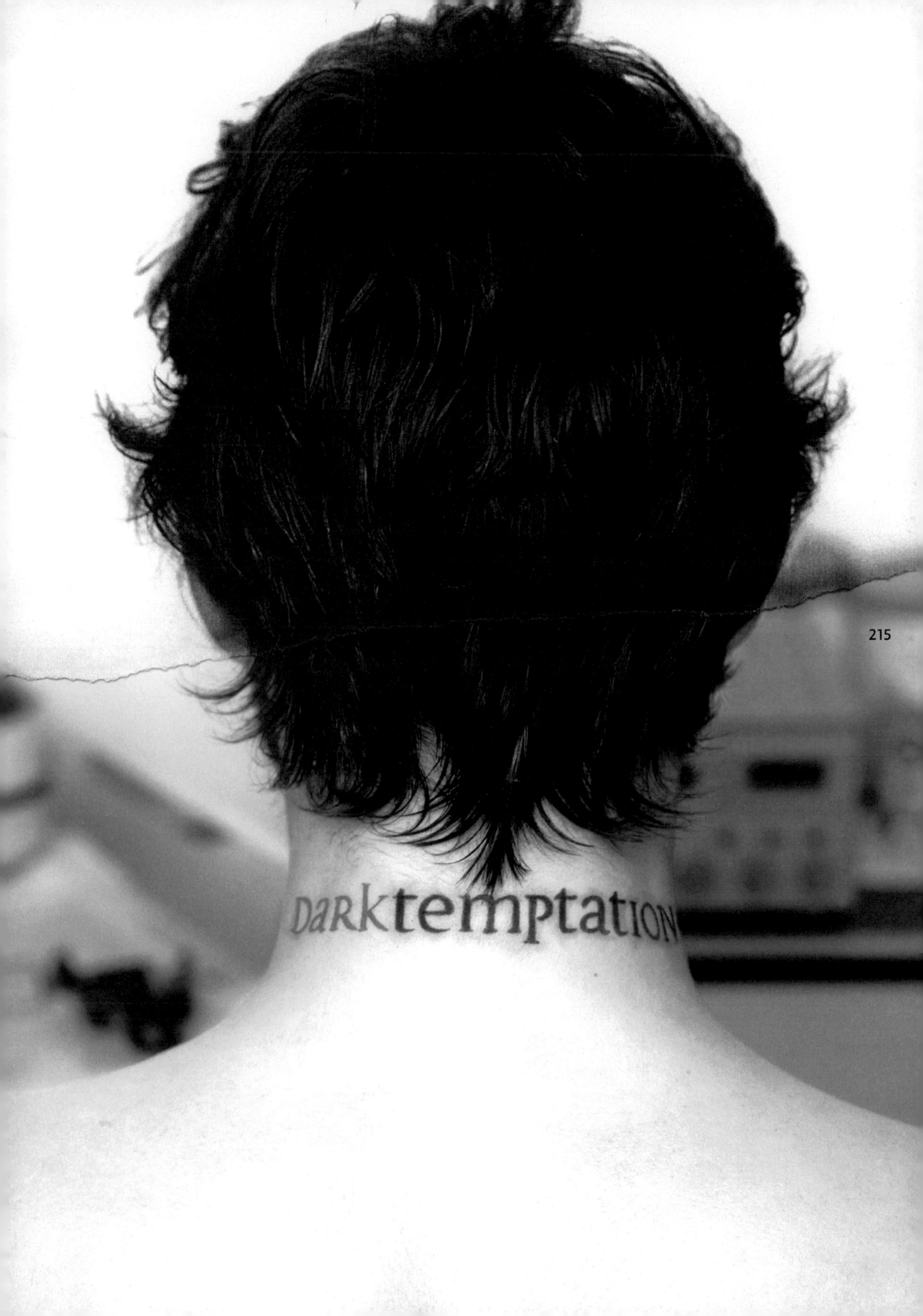
Darktemptation

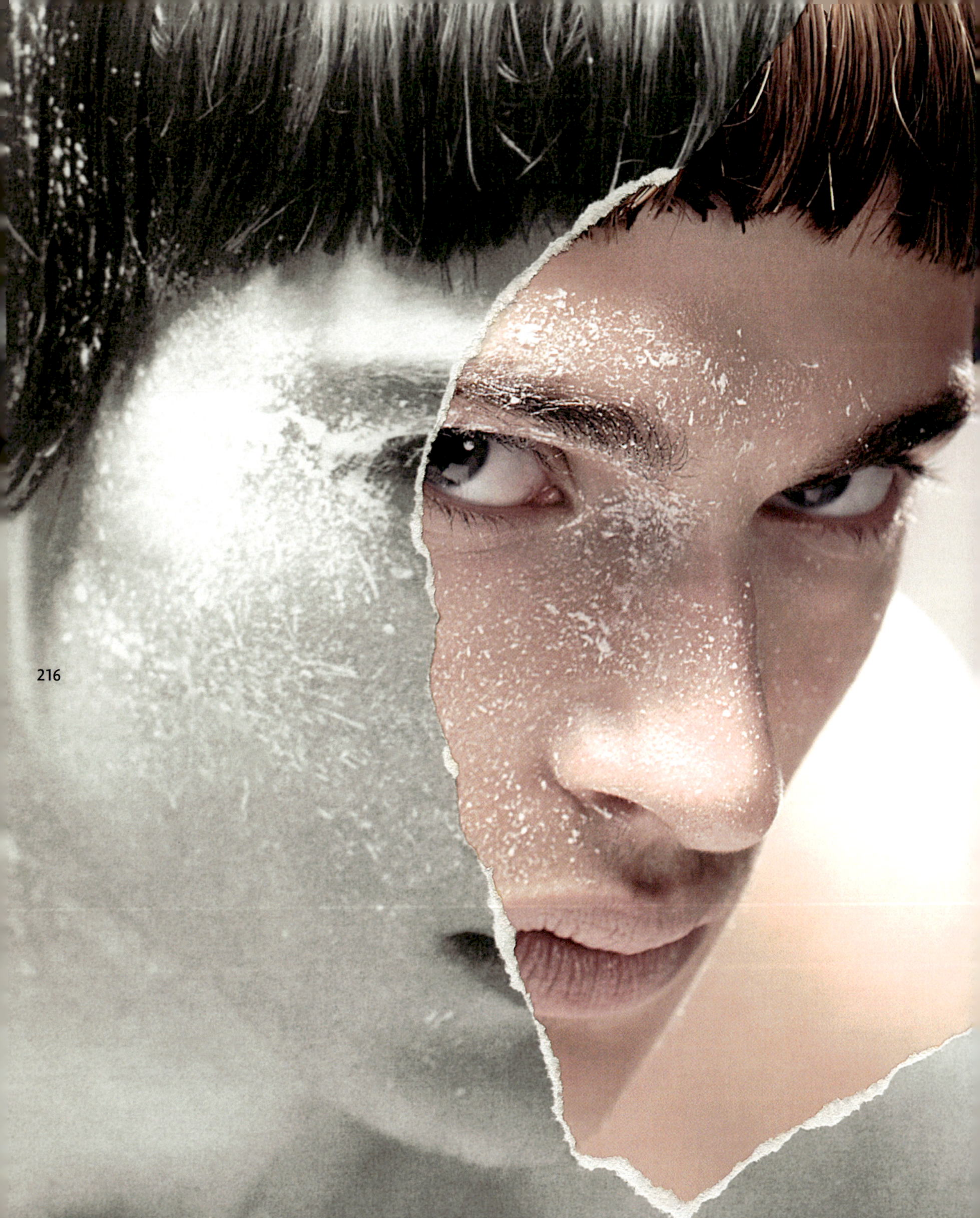

APOCALYPTO Mit Haushaltsmehl kann man tolle Make-up-Effekte erzielen: Man siebt es mithilfe eines kleinen Siebs großzügig auf die gut eingecremte Haut von Gesicht und Körper. Dabei ergibt sich eine interessante Struktur. Vermischt man Mehl mit Wasser, kann man es auch als Paste von Hand auftragen.

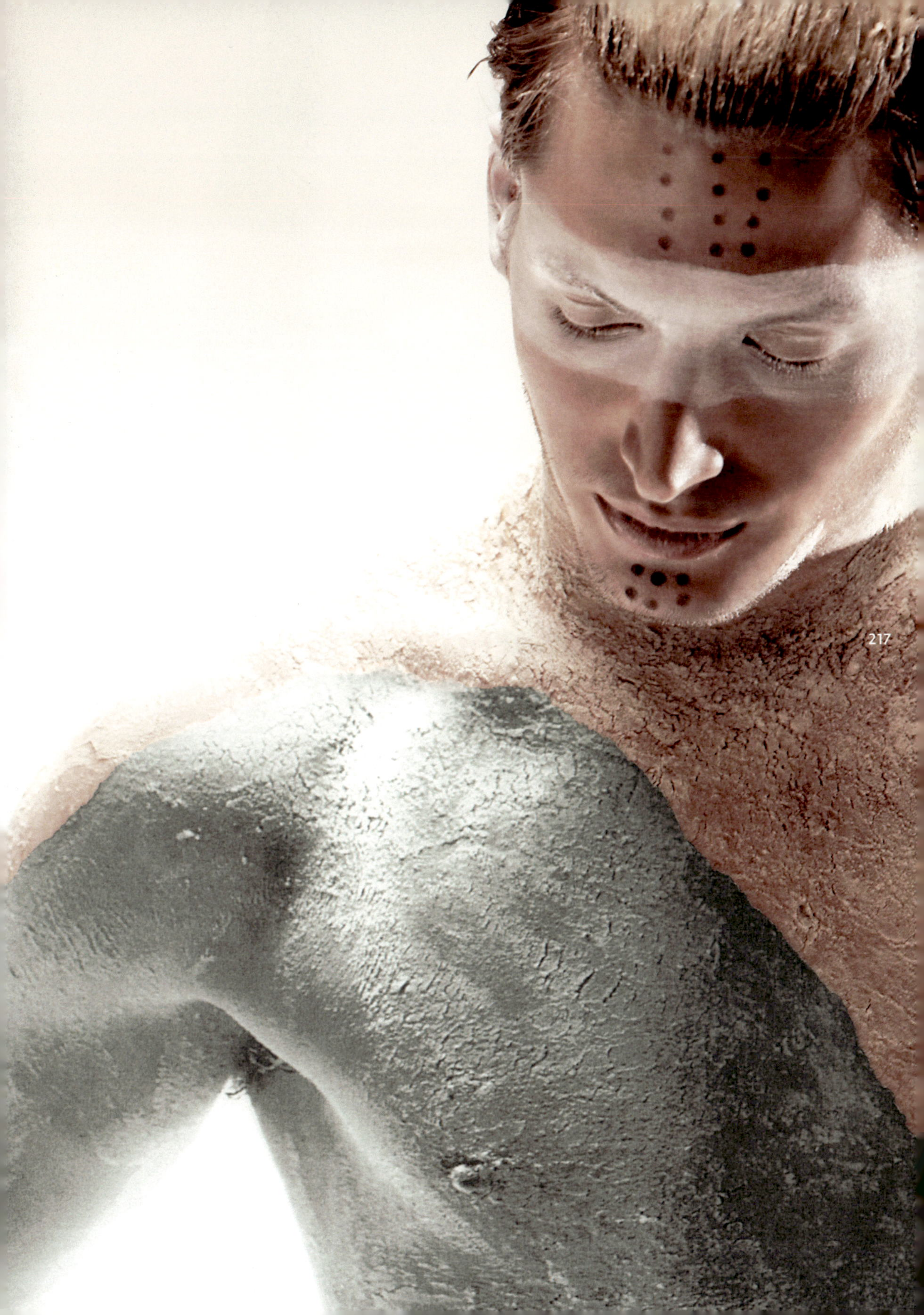

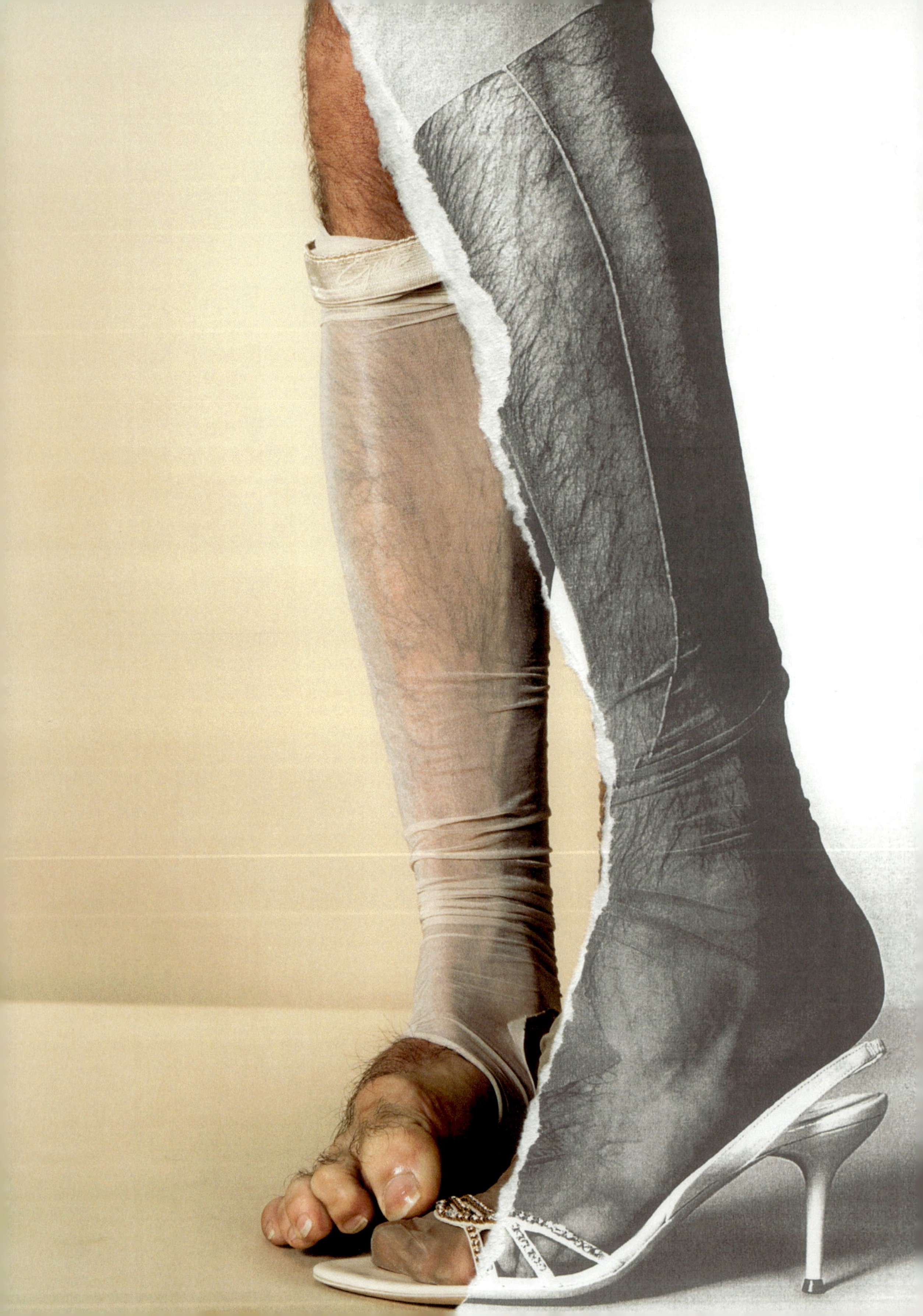

MAN FAN

Selbstverständlich tragen Männer Make-up

Vor und während des Schminkvorgangs sollte man das Folgende unbedingt beachten: Männer brauchen meist keine Grundierung. Der natürliche Teint sollte erhalten bleiben. Zuerst reinige ich die Haut und creme sie mit einer Feuchtigkeitscreme oder einem mattierenden Primer ein. Manchmal verwende ich dabei zusätzlich noch eine Augenpflege.

Männer vergessen beim Eincremen zu Hause meist den Hals und den Nacken. Da diese Hautpartien bei Männern mit Kurzhaarfrisuren oft durch am Hemdkragen scheuernde Härchen sensibilisiert sind, ist es aber sehr wichtig, sie ebenfalls einzucremen. Nachdem alles eingezogen ist, trage ich einen Concealer, der exakt zum Hautton passt, unter den Augen oder auf Unreinheiten auf. Mattiert wird mit einem Kosmetiktuch, gelegentlich auch mit einem Hauch losen Puders.

Möchte ich eine Männerhaut einmal grundieren, greife ich dafür meistens auf eine getönte Feuchtigkeitscreme, oder Bräunungsgel/-creme zurück, die die Haut frischer wirken lässt, aber keine starke Deckkraft hat. Im alltäglichen Gebrauch kann man selbstverständlich ein Kompaktpuder-Make-up benutzen, das Grundierung und Puder in einem ist. Im unteren Bereich des Gesichts und am Hals erscheint die Haut aufgrund der Bartstruktur oder nach einer Rasur oft sensibel und unregelmäßig. Ich decke hier trotzdem kaum ab, da zu dick aufgetragenener Concealer oder Grundierung die Porenstruktur der Haut zerstört und sie dadurch stumpf aussehen lässt.

Für einen natürlichen Look bürstet man die Augenbrauen mit einer Spiralbürste in Form, füllt sie mit etwas Brauenpuder aus und fixiert anschließend die Härchen mit klarer Mascara. Sollen Brauen glänzen, trage ich mit einer harten, angeschrägten Bürste vorsichtig etwas Haarpomade oder Vaseline auf.

Danach setze ich einen Tupfer Vaseline oder manchmal auch erdfarbenen Cremelidschatten auf die Lider. Bei Männern biege ich grundsätzlich die Wimpern mit einer Wimpernzange, die ich vorher mit einem Fön erhitze, nach oben, um den Blick klarer und offener erscheinen zu lassen.

Mit Mascara gehe ich sehr sparsam um: Transparente ergibt einen natürlichen Look, braune akzentuiert den Blick, schwarze wirkt ausdrucksvoll. Fast immer tusche ich nur die Wimpernansätze, nicht aber die ganze Länge, da sonst ein »angemalter« Look entstehen kann. Damit dabei nicht zu viel Farbe auf die Wimpern gelangt, verteile ich die Mascara vorsichtig und leicht mit dem Finger auf einer sauberen Spiralbürste und bürste damit die Ansätze durch. Nach dem Trocknen der Tusche kämme ich die Härchen noch einmal mit einer zweiten sauberen Spiralbürste durch, damit sie nicht verkleben. Abschließend biege ich die Wimpern oft noch einmal nach oben, da Mascara sie meist ein wenig nach unten zieht. Am besten sieht es allerdings aus, wenn Männer sich die Wimpern von einer Kosmetikerin oder einem Friseur färben lassen. In diesem Fall kann man auf Mascara meist komplett verzichten.

Graubrauner Cremelidschatten auf den Lidern lässt die Augen natürlich leuchtend aussehen. Im unteren inneren Lidrand kann man, je nach Arbeitsanforderung, für einen markanten Ausdruck einen Kajalstift auftragen: Neutrales Beige deckt Rötungen ab, Braun macht den Blick natürlich und weich, Schwarz wirkt stark und intensiv.

Um das Gesicht markanter erscheinen zu lassen, trage ich oft beige- oder mittelbraunen Konturenpuder vorsichtig auf die Schläfen, unterhalb der Wangenknochen, auf den Nasenrücken und auch im Bartbereich auf. Als Highlight kann man Eight-Hour-Creme vorsichtig auf die Schläfen und direkt über den Wangenknochen auftupfen, das lässt das Gesicht erstrahlen. Dabei nicht zu viel verwenden, damit das Model nicht aussieht, als würde es transpirieren.

Zum Schluss kontrolliere ich meistens noch die Hände und Füße. Manchmal sehen sie trocken oder ungepflegt aus. Dann sollte man sie ein wenig eincremen und eventuell mani- oder auch pediküren. Für natürlich gänzende Nägel genügt es oft, sie zu polieren und einen Basis- oder klaren Lack aufzutragen.

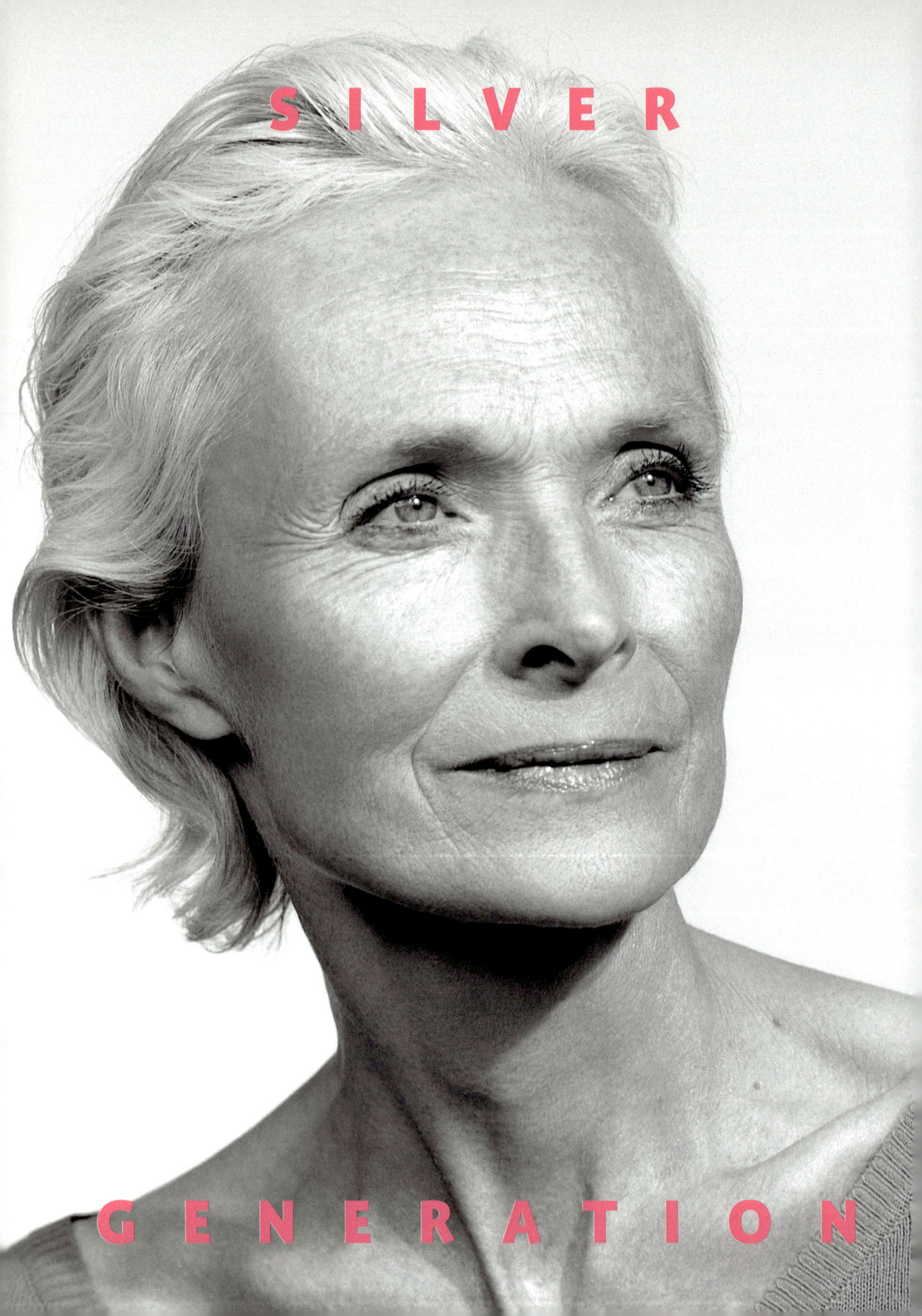
SILVER
GENERATION

Älter zu werden hat viele Vorzüge – zahlreiche wunderbare Erinnerungen, innere Reife und große Erfahrung sind nur einige davon. Man sagt zwar, jeder sei so jung, wie er sich fühlt – aber die sichtbaren Spuren des Alterungsprozesses lassen sich nicht verleugnen: Bereits ab Mitte 20 verlangsamt sich die Zellerneuerung der Haut von 30 Tagen in jungen Jahren auf 70 Tage im Alter. Gleichzeitig lichtet sich das Netz aus Kollagenfasern, die Haut kann nicht mehr so viel Feuchtigkeit speichern und schrumpft, wodurch sich Falten bilden. Da die Zahl der Blutgefäße ebenfalls abnimmt, wird die Haut zudem schlechter mit Nährstoffen versorgt und verliert dadurch an Vitalität und Spannkraft.

Die UV-Strahlen der Sonne beschleunigen diesen Prozess um bis zu 80 Prozent. Ich empfehle zur Vorbeugung dieser Lichtalterung daher, täglich eine Sonnenschutzlotion oder eine Tagescreme mit hohem Lichtschutzfaktor – am besten mindestens 30 – auf Gesicht und Hände aufzutragen.

Im Lauf der Jahre lässt durch hormonelle Prozesse die Produktion der Talgdrüsen nach, die Haut trocknet schneller aus und spannt. Bei Frauen wird sie durch die Einstellung der Produktion weiblicher Hormone in den Wechseljahren darüber hinaus dünner und empfindlicher. Dann ist eine sanfte Reinigung besonders wichtig, zum Beispiel mit alkoholfreiem Toner oder Mineralwasser. Außerdem braucht die Haut viel Feuchtigkeit und Fett, damit sie nicht austrocknet und Risse oder sogar Infektionen entstehen. Heute enthalten sehr viele Cremes Mikromoleküle, die tiefer in die Haut eindringen und daher lang anhaltend Feuchtigkeit spenden können.

Oft werde ich gefragt, was das Geheimnis meiner guten Haut ist. Meine Antwort: Ich pflege sie den ganzen Tag über. Viele Frauen tragen ihre Creme nur einmal morgens auf und halten dies für ausreichend. Ein Denkfehler: Ich habe meine Cremes immer dabei und verwende sie mehrmals täglich – immer dann, wenn die Haut spannt und sich trocken anfühlt. Dabei schichte ich gern, indem ich zuerst eine Feuchtigkeits- und danach eine Fettcreme auftrage. Empfehlenswert ist auch eine Augencreme, weil die Haut in diesem Bereich sehr dünn ist, so gut wie keine Talgdrüsen hat und viel Pflege braucht, damit nicht vorzeitig feine Linien entstehen.

Bei der Pflege ist es außerdem wichtig, den Rhythmus der Haut zu beachten, die sich tagsüber schützt und nachts repariert. Deshalb sollte man sich abends immer gut abschminken und das Gesicht danach mit einem Tonic und einer Nachtcreme behandeln.

Mein Tipp: Statt der üblichen Cremes einfach mal kalt gepresstes Olivenöl wie eine Maske auf Gesicht und Körper auftragen. Diesen Rat gab mir ein dunkelhäutiges Topmodel, die ich fragte, warum farbige ältere Menschen oft noch so eine wunderbare Haut hätten. Sie erzählte mir, dass man in ihrer Heimat fast ausschließlich Oliven- oder Avocadoöl für die Pflege verwendet – und dies funktioniert auch bei heller Haut fantastisch.

Ausreichend Schlaf beeinflusst das Hautbild ebenfalls, da sich eine zu kurze Ruhephase negativ auf die Hormonproduktion, das Immunsystem, den Stoffwechsel und damit auch auf die Zellteilung auswirkt.

Um ihre Spannkraft zu erhalten, braucht die Haut zudem genügend Feuchtigkeitsnachschub von innen – es ist wichtig, täglich mindestens zwei Liter Wasser, Fruchtsäfte oder grünen Tee zu trinken. Eine gesunde Ernährung mit viel Gemüse und Obst liefert der Haut die Vitamine und Spurenelemente, die sie braucht, um gesund und elastisch zu bleiben. Regelmäßiges Fitness-Training verbessert die Durchblutung und damit die Versorgung mit Nährstoffen. Mit Alkohol und Zigaretten sollte man vorsichtig umgehen, da diese viele Schadstoffe freisetzen, die das Bindegewebe schädigen.

Die Kosmetikindustrie spezialisiert sich zunehmend auf »reife Haut« und zeigt sie sehr häufig auch in der Werbung. Denn auch jenseits der 40 wollen Frauen sich wohlfühlen und legen dabei immer mehr Wert auf lang anhaltendes, gutes Aussehen.

Zum Schminken reifer Haut braucht man allerdings etwas Einfühlungsvermögen. Sie ist zwar feinporig, aber sehr dünn und neigt zu Rötungen und Pigmentflecken. Zur Vorbereitung trage ich oft eine reichhaltige Kollagencreme oder ein Produkt mit muskelentspannenden Wirkstoffen und eine Augencreme auf, welche die Haut sofort aufpolstern, sodass sie glatter und weicher erscheint.

Zum Grundieren verwende ich entweder ein flüssiges, feuchtigkeitsspendendes Produkt, eine getönte Tagescreme, ein Bronzinggel oder ein Mineral-Make-up. Dabei nicht vergessen, den Hals, das Dekolleté und die Hände mitzuschminken! Alle Produkte werden nur ganz leicht aufgetragen, damit die Grundierung sich nicht in den Falten absetzt und der natürliche Schimmer der Haut erhalten bleibt.

Zum Abdecken von Makeln und Unregelmäßigkeiten ist ein hautfarbener Korrekturstift mit dünner, feiner Textur und starker Deckkraft am besten geeignet. Mattiert wird nur mit ein wenig losem Puder oder einem Kosmetiktuch. Je älter eine Person ist, umso we-

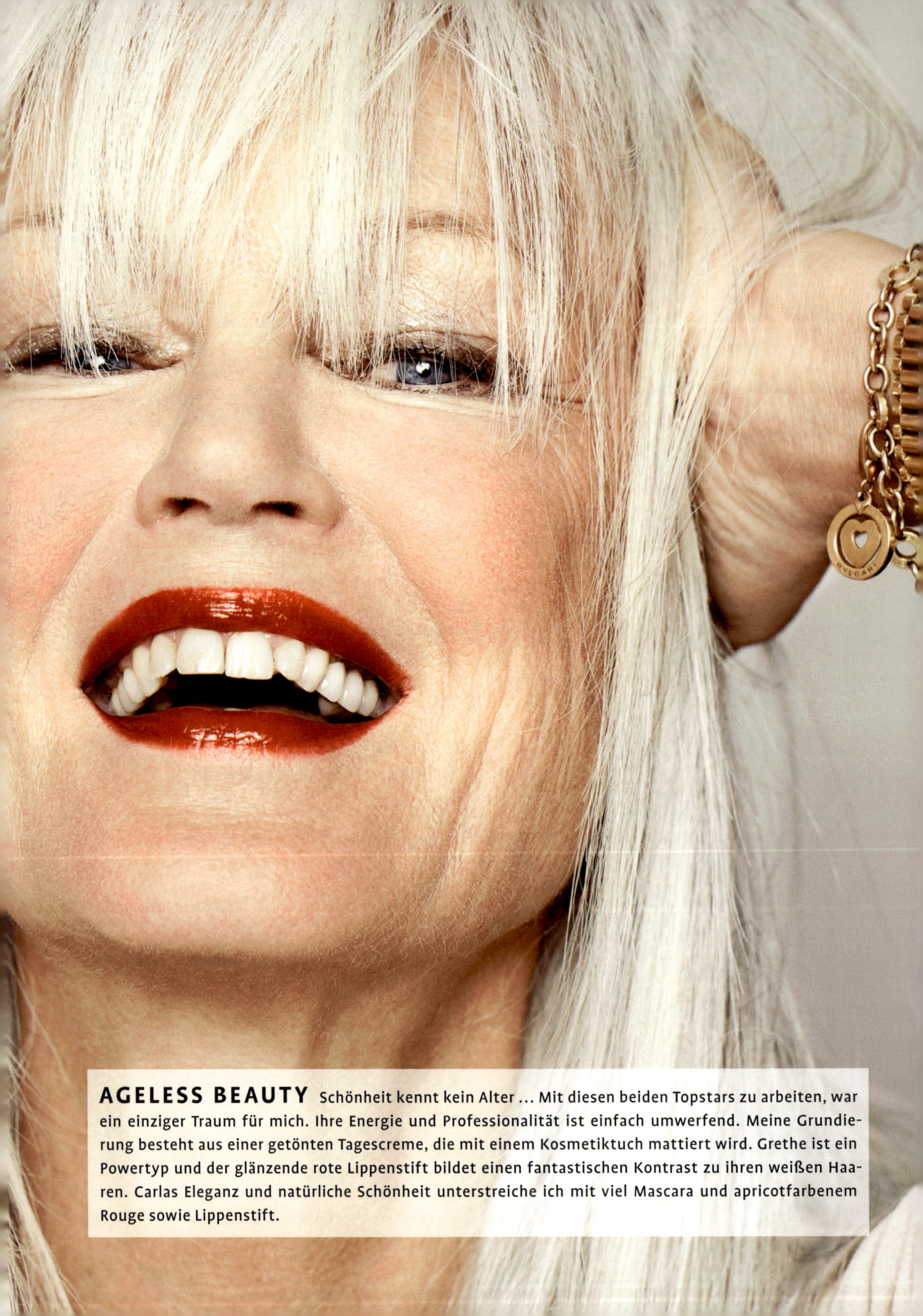

AGELESS BEAUTY Schönheit kennt kein Alter ... Mit diesen beiden Topstars zu arbeiten, war ein einziger Traum für mich. Ihre Energie und Professionalität ist einfach umwerfend. Meine Grundierung besteht aus einer getönten Tagescreme, die mit einem Kosmetiktuch mattiert wird. Grethe ist ein Powertyp und der glänzende rote Lippenstift bildet einen fantastischen Kontrast zu ihren weißen Haaren. Carlas Eleganz und natürliche Schönheit unterstreiche ich mit viel Mascara und apricotfarbenem Rouge sowie Lippenstift.

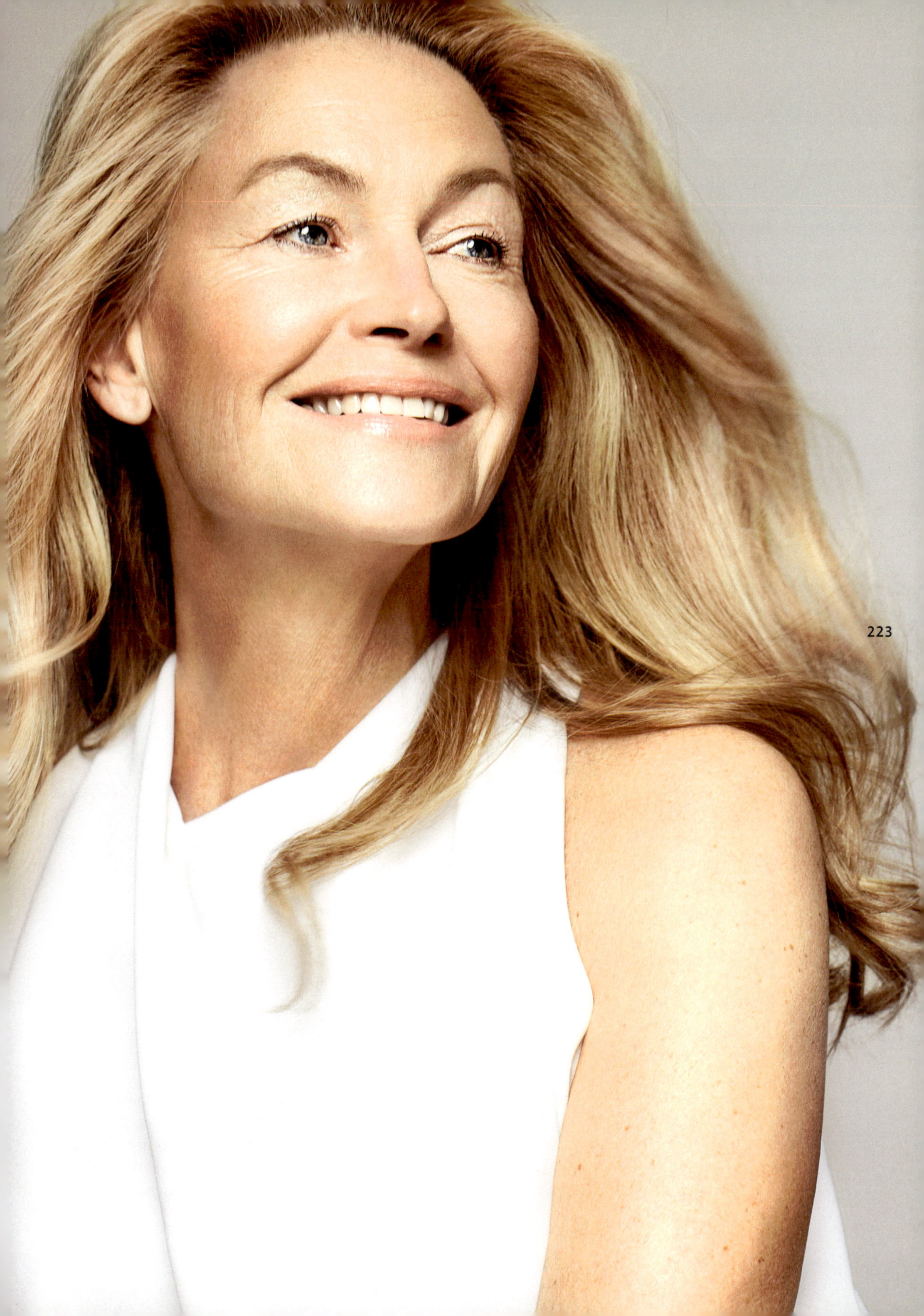

niger transpiriert oder glänzt die Haut und wirkt während des Tages oft matt und stumpf. Ist das der Fall, pinsele ich zur Auffrischung mit einem Kabuki-Pinsel, den ich vorher mit natriumarmem Mineralwasser oder MAC Fix+Spray besprühe, darüber.

Mit zunehmendem Alter wird die Asymmetrie des Gesichts deutlicher sichtbar, was man beim Schminken beachten und ausgleichen sollte. Andererseits haben reife Frauen gegenüber jüngeren den Vorteil, dass sie ihre Schokoladenseiten und auch ihre Schwachpunkte genau kennen.

Augenbrauen, die mit den Jahren dünner geworden sind, fülle ich mit Lidschatten- oder Augenbrauenpuder aus, damit sie voller aussehen. Vorsicht: Das Nachzeichnen mit einem Stift lässt Brauen meistens zu hart erscheinen!

Auf die Augen trage ich einen Lidschatten-Primer als Basis auf, sodass auch bei herabhängenden Lidern der Lidschatten nicht verschmiert. Meine bevorzugten Farben sind Naturtöne wie Beige, Braun oder helle bis mittlere graue Töne, aber auch Schwarz verwende ich gelegentlich. Ob matt oder glänzend, ist dabei egal – die Theorie, dass metallisch glänzende Töne die Falten stärker betonen, ist meiner Meinung nach überholt. Reife Frauen haben heute durch ihr gewachsenes Selbstvertrauen eine viel offenere Einstellung zu Make-up, und ich freue mich immer darüber, wie viel Spaß sie daran haben, neue Produkte auszuprobieren.

Als Eyeliner verwende ich einen leicht verwischbaren Stift auf dem gesamten Oberlid, jedoch nur im äußeren Drittel des Unterlides. So schafft man einen weichen »Katzenblick«. Es sieht vorteilhaft aus, den Lidstrich am hinteren Ende etwas nach oben verlaufen zu lassen, denn das hebt das Auge. Bei vielen Falten wirkt es allerdings besser, wenn man die Linie nach außen hin gerade gezogen verlängert.

Kajal in den Farben Weiß, Beige oder Braun auf dem Unterlid schafft einen intensiven Blick. Er sollte jedoch wasserfest sein, da die Augen mit zunehmendem Alter oft mehr Tränenflüssigkeit produzieren und zudem empfindlicher werden.

Mascara in Braun oder Schwarz ist ein absolutes Muss. Meist tusche ich nur die oberen Wimpern – es sei denn, es wird ein dramatischer Look verlangt.

Freude und Interesse an Make-up ist alterslos

Beim Auftragen von Rouge ist es am besten, nach Gefühl zu entscheiden, was ein Gesicht vertragen kann und was nicht – je älter es ist, umso mehr Vorsicht ist angebracht. Töne wie Apricot, Beigebraun oder Rosenholz empfinde ich meist als vorteilhaft. Ein Tupfer davon auf die Wangen reicht aus, um sie frisch aussehen zu lassen. Zum Modellieren setze ich einen Beige- oder Rosenholzton als Konturenfarbe auf die Schläfen und blende ihn nach oben hin weich aus, das hebt das Gesicht optisch. Wird die Farbe unter dem Kinn und entlang der Gesichtskontur aufgetragen, wirkt sie streckend.

Mit Glanzeffekten im Gesicht bin ich vorsichtiger, da sie Falten meistens noch stärker betonen. Wenn ich sie doch anwende, setze ich Highlights meist nur auf die Schläfen oder sehr vorsichtig direkt über den Wangenknochen, um den Teint erstrahlen zu lassen.

Zum Umranden der Lippen ist ein Konturenstift unverzichtbar. Er verhindert, dass die Farbe verschmiert, und lässt den Mund definierter und voller aussehen. Bei sehr reifen Frauen pudere ich zuerst mit einem kleinen, weichen Pinsel die Kontur über, umrande den Mund und verwende erst dann einen Lippenstift. Bei der Farbauswahl bin ich zurückhaltend. Mittlere Töne, wie halbmattes, mittleres Rosenholz oder Sandelholz, finde ich vorteilhafter als dunkle. Ein knallroter Mund kann aber auch super aussehen, das hängt immer davon ab, welchen Typ Frau man vor sich hat. Orange oder Kupfer verwende ich selten, es sei denn, es wird bei einem Shoot gefordert.

Generell bin ich mit Rosa- und Pinktönen vorsichtig, obwohl ich sie sehr mag. Aber auch hier bestätigen Ausnahmen die Regel: Ich habe immer noch ein Bild im Kopf, das entstand, als ich in Miami für Dreharbeiten am Strand arbeitete. Zwei Nebendarstellerinnen im besten Alter saßen mit den metallischsten, pinkfarben geschminkten Lippen, die ich bis dahin gesehen hatte, nebeneinander auf der Strandpromenade. Das war sehr faszinierend und hinterließ einen wirklich starken Eindruck. Also: Farbtöpfe herausholen und ausprobieren!

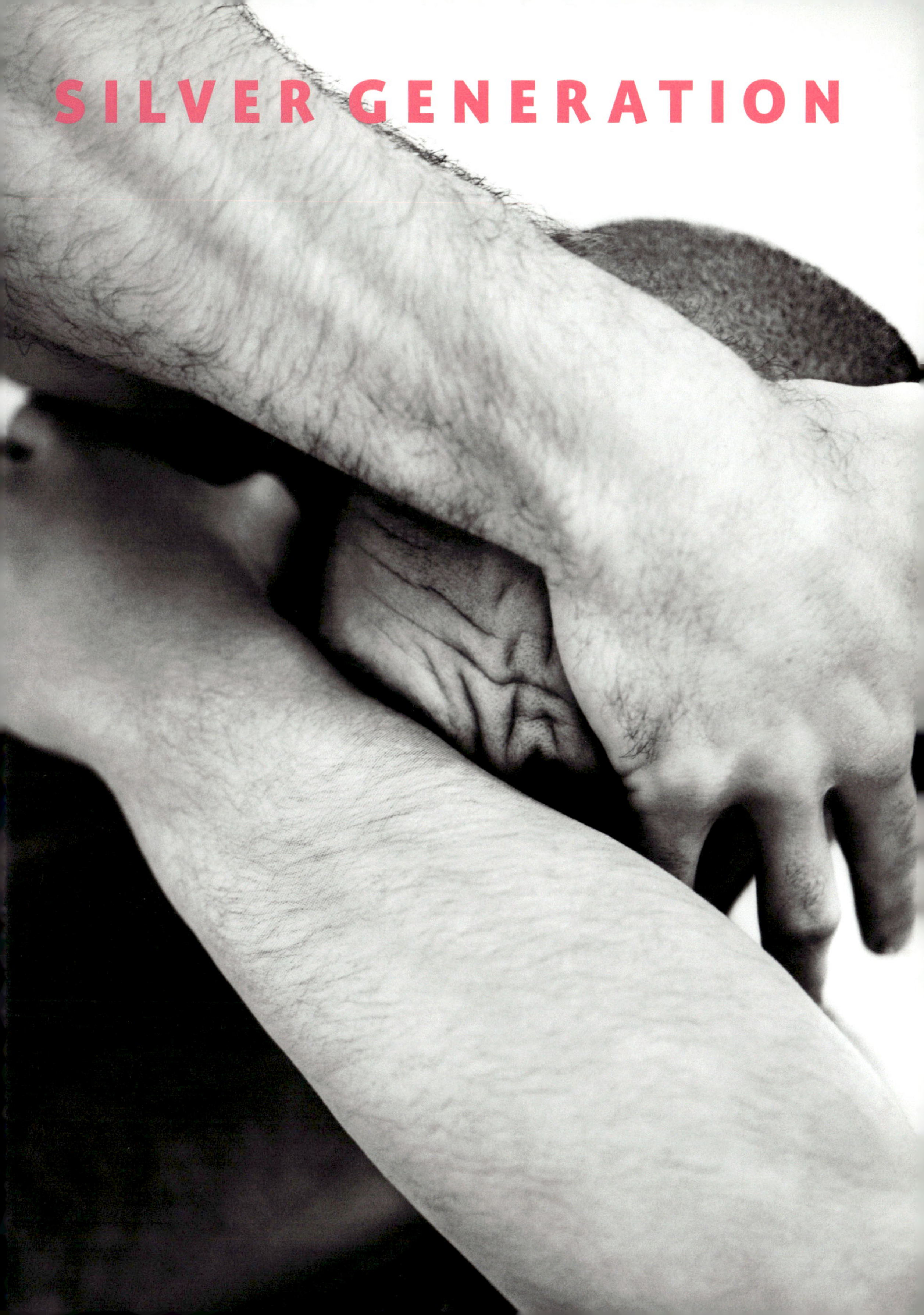
SILVER GENERATION

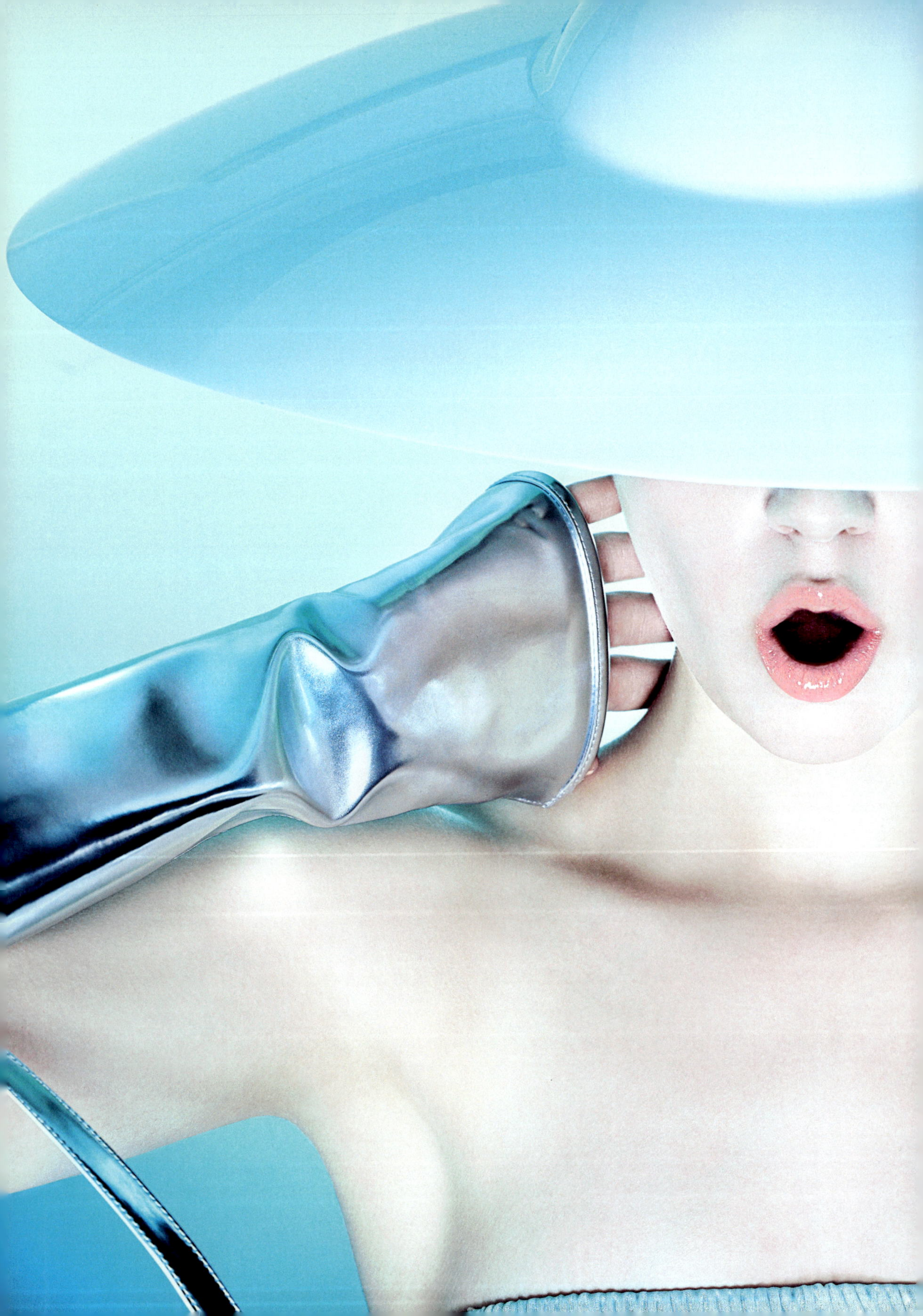

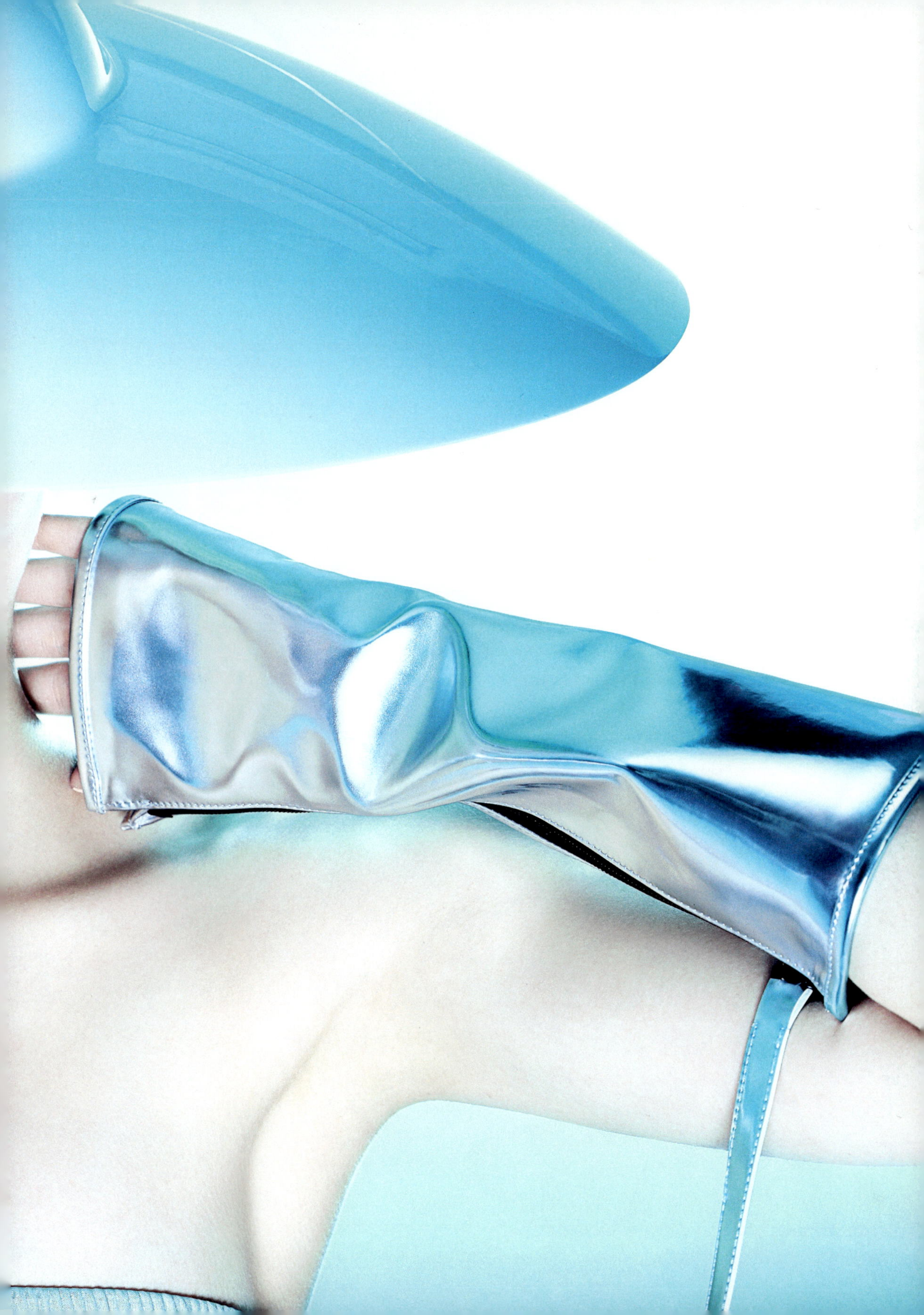

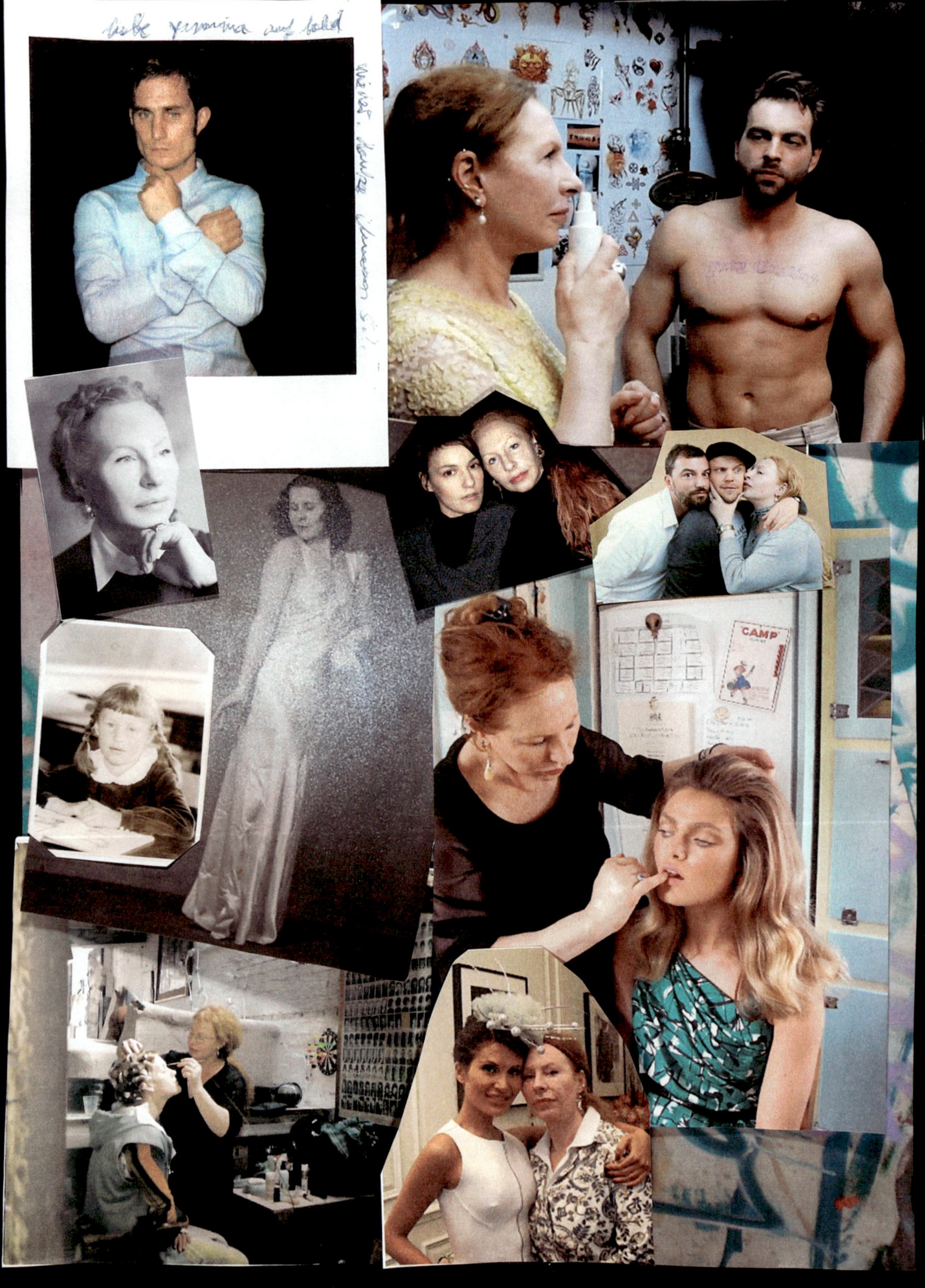
CAMP

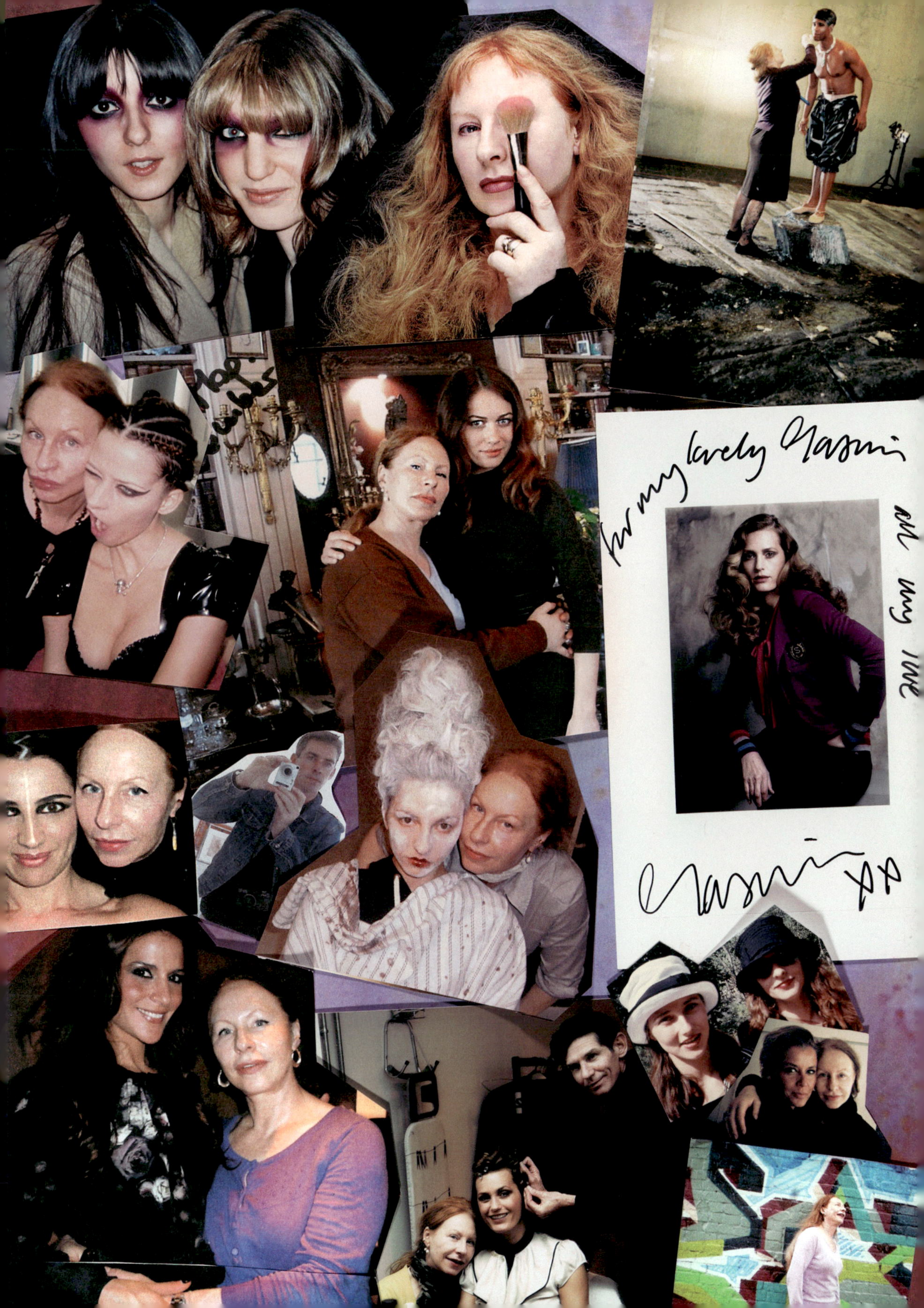
for my lovely Yasmin
all my love
Yasmin xx

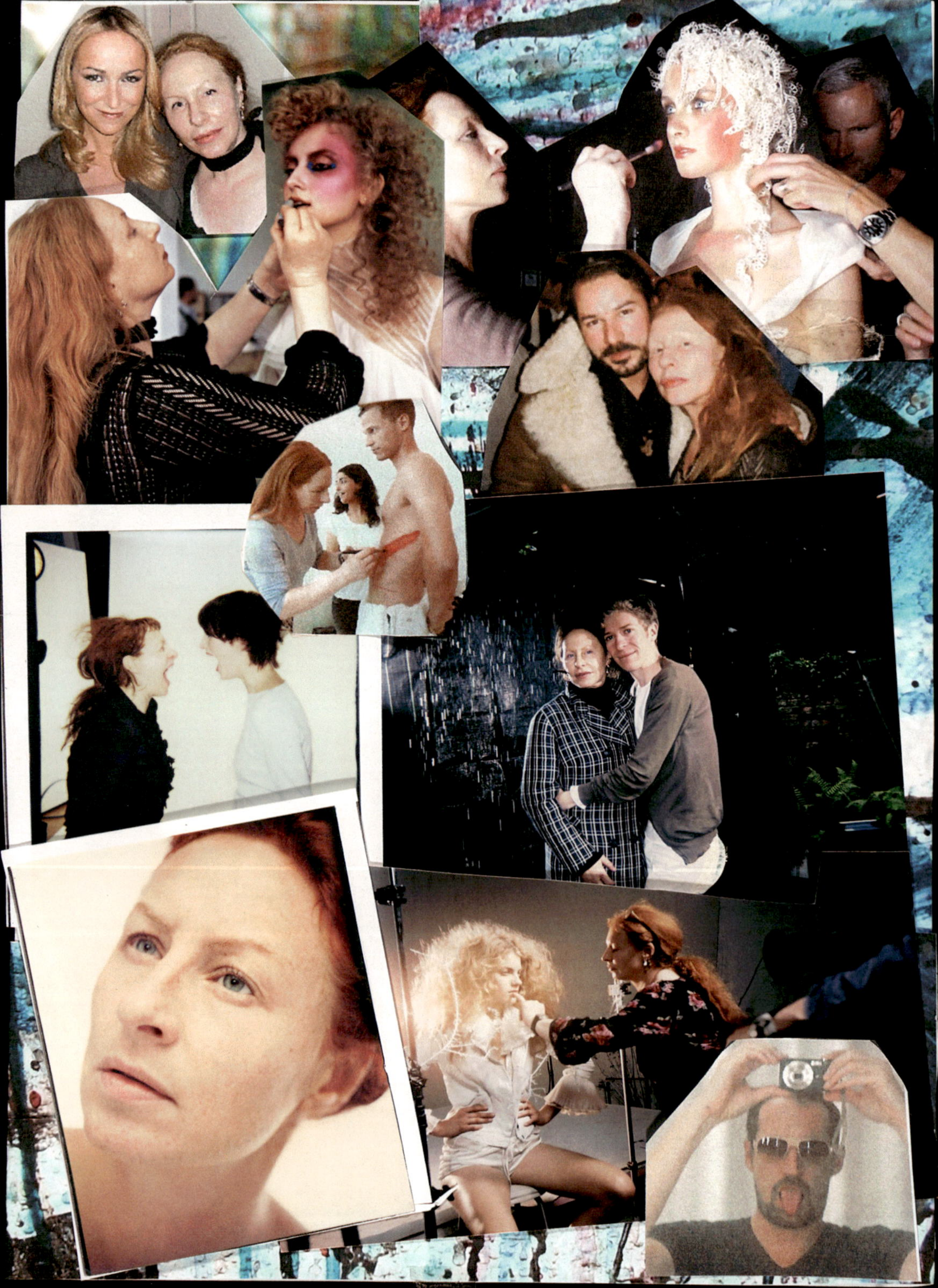

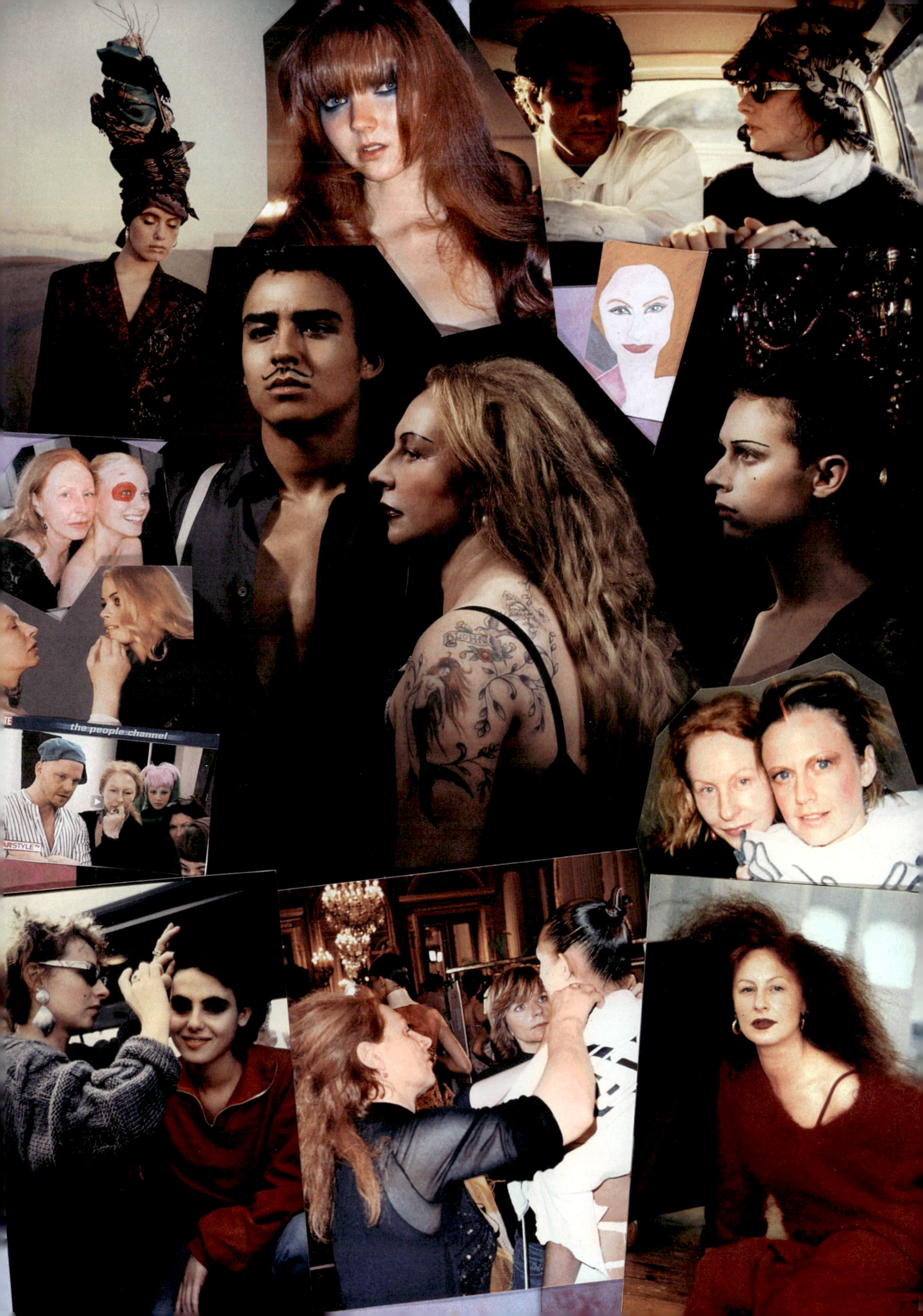
the people channel

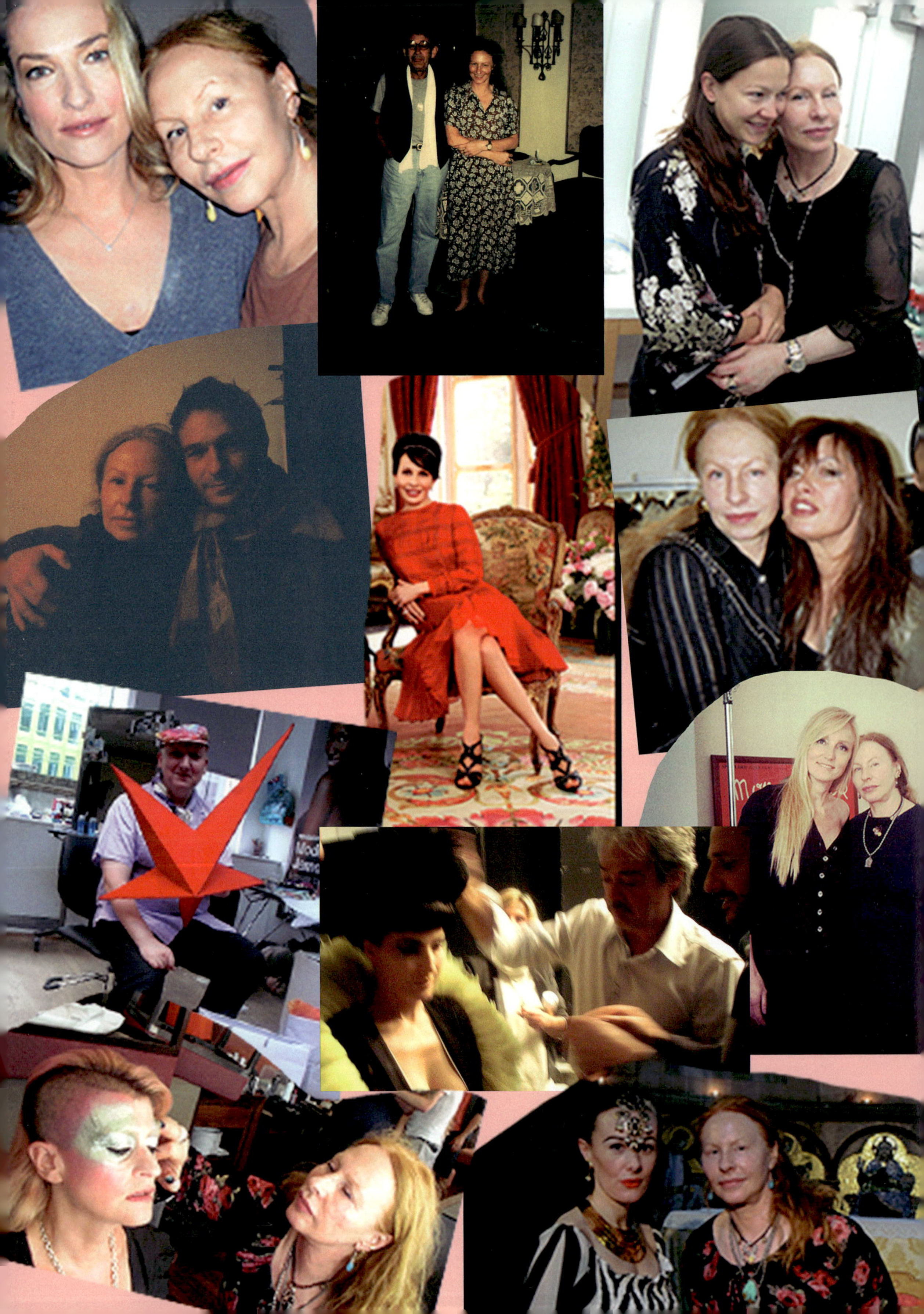

CREDITS

My Favorite Colors

S. 6–7 Artwork by Yasmin Heinz
S. 10 Foto: Deidi von Schaewen
S. 11–13 *Tush* Magazin, 04/08, Foto: Felix Lammers, Model: Toni Garrn/Mega Models, Styling: Darren Knight, Haare: Stéphan Delahaye/B-Agency
S. 14 *Yo Dona* Magazin (Italien), 10/10, Foto: Ruven Afanador/Trish South, Model: Vanessa Lorenzo/View Men, Stylist: Bernat Buscato, Haare: Wendy Iles/Art Department
S. 15 *Yo Dona* Magazin (Italien), 26/10, Foto: Ruven Afanador/Trish South, Fotoassistenz: Roy Beeson, Artist: Dita Von Teese/DMGLA, Haare: Valentin/Judy Casey, Set Designer: Anna Tavani, Manicurist: Eric/L'Atelier 68
S. 16 Collage: Penelope Heim & Marie Maud (Olwisheim)
S. 18–19 *Spirit* Magazin (UK), 09/98, Foto: Felix Lammers, Model: Prisca Ambonguilat, Stylist: Sara Ghazi-Tabatabei, Collage S. 19: Melanie Homann (www.callmemel.com)
S. 20 Buch: *SofaSoSexy*, 2002, Foto: Rankin, Model: Pheline Roggan
S. 21 Buch: *Breeding*, 2002, Foto: Rankin, Model: Emily McWilliam/Mikas
S. 22–23 Grosses Foto: *Glass* Magazin (UK), 01/10, Foto: Felix Lammers, Assistant: Nicole Heiniger, Model: A. S. Monrad/Modelwerk, Haare: Eamon Hugs/Premier, Redakteur: Darren Knight, Stylingassistenz: Karina Tanabe Jones, Set Design: Ute Bergk/Gems-Agency, Location: Elms Lesters Gallery London
Kleines Foto: *Tush* Magazin, 02/06, Foto: Felix Lammers, Model: Irina Funtikova/Elite, Styling: Spela Lenarcic/Jed Root, Haare: Wendy Iles/Artlist, Beauty AD: Elisabeth Barnett/London
S. 24 Personal Work, 1990: »Four Seasons«, Foto: Wolfgang Klein, Haare: Werner Soland
S. 25 Yasmins Lidschattenkasten, Foto: Carl Bengtsson/WIB
S. 26 Collage: Penelope Heim und Marie Maud (Olwisheim)
S. 28–29 *Vorn* Magazin, 11/07, Foto: Joachim Baldauf/K. Hohberg, Model: Christina Kruse/Mega, Fotoassistenz: Melanie Sturm, Stefan Vorbeck, Haare: Wendy Iles/Artlist, Make-up Assistenz: Isabel Eiler/Ballsaal, Styling: Friederike M./Ballsaal, Artwork: Bendix Bauer, Fotos von Yasmin & Christina: Melanie Sturm
S. 30–31 *Glamour* Magazin (Italien), 128/02, Foto: Felix Lammers, Model: Roos van Bosstraeten/ M4, Haare: Wendy Iles/Artlist, Red.: Raffaella Lavezzi
S. 32 *Tush* Magazin, 01/06, Foto: Felix Lammers, Model: Rianne Ten Haken/Women, Styling: Spela Lenarcic/Jed Root, Haare: Wendy Iles/Artlist
S. 33 Personal Work, 1990: »Four Seasons«, Foto: Wolfgang Klein, Haare: Werner Soland
S. 34–35 *Vanity Fair* Magazin (Italien), 1990, Foto: Lance Staedler/Jean Gardner&Ass
S. 36 Collage: Penelope Heim & Marie Maud (Olwisheim)
S. 38–39 *The Face* Magazin (UK), Special Sexissue, 46/2000, Foto: Felix Lammers, Models: Natalia Vodianova/Viva, David Gezels/Twitter, Haare: Wendy Iles/Artlist, Assistenz: Jean Luc Amarin/Airport, Styling: Shazzy Thomas, Styling-Assistenz: Néat Ben Isaac
S. 40 *Wig* Magazin (UK), 05/08, Foto: Felix Lammers, Models: Shane/Bookings, Marcus Parkin/Select, Styling: Darren Knight, Haare: Gow Tanaka/Kate Edmunds, Make-up-Assistenz: Enikö Huber, Prop Stylist: Lizzi Zita
S. 41 *Oyster* Magazin (Australien), 55/05, Foto: Felix Lammers, Model: Mey Bun/Nathalie, Styling: Jani Salvolainen/productionLAB, Stylingassistenz: Annouise Nylander, Haare: Wendy Iles/Artlist, Collage: Melanie Homann (www.callmemel.com)
S. 42–43 Video »Too Funky« (Paris), 1992 von George Michael, Realisation: Thierry Mugler, Artists: Zuleika, Rossy De Palma und Emma Sjöberg/Mikas, Collage: Melanie Homann (www.callmemel.com)
S. 44 *Tush* Magazin, 03/08, Foto: Felix Lammers, Model: Behati Prinslo/Storm, Styling: Darren Knight, Styling-Assistenz: Hannah Isaksson, Haare: Tracie Cant/Premier, Make-up-Assistenz: Megumi/Carole Hayes, Collage: Melanie Homann (www.callmemel.com)
S. 45 *Vorn* Magazin, 05/08, Foto: Felix Lammers, Artists: The Candoco Dance Company (Tänzer: Marc Brew, Jorge M Crecis, Frederick Opoku-Addaie, Bettina Carpi, Nadia Adame, Zoe Brown), Leiterin und Marketing Manager: Nadia Dias, Styling: Peter Breen, Haare: Stephen Glendinning/Carole Hayes, Make-up-Assistenz: Louise Dartford/Naked, Collage: Melanie Homann (www.callmemel.com)
S. 46 *Tush* Magazin, 03/09, Foto: Armin Morbach/M. Linke, Artist: Hannah Herzsprung/Agentur Contract, Assistenz: Felix Glasmeyer/K-Rep, Digital Operator: Neudeutsch, Haare: Stelli/Uschi Rabe, Styling: Kathrin Gerhardy und Rhea Leisbach/Ballsaal, Make-up-Assistenz: Manuela Schwozer/Ballsaal, Collage: Melanie Homann (www.callmemel.com)
S. 47 *Tush* Magazin, 02/06, Foto: Felix Lammers, Model: Donna McPhail/Next, Stylist: Spela Lenarcic/Jed Root, Haare: Wendy Iles/Artlist
S. 48 *So Chic* Magazin (Frankreich), 09/10, Foto: Armin Morbach/M. Linke, Model: Vanessa/Place, Haare: Tom Kroboth/Bigoudi, Stylist: Laurent Dombrowicz, Set Design: Friederike M./Ballsaal
S. 49 *Tush* Magazin, 02/08, Foto: Dan Smith/A&R, Model: Dioni Tabbers/Select, Haare: Keichiro Hirano/DWM, Stylist: Darren Knight

S. 50 *Spirit* Magazin (UK), 09/98, Foto: Felix Lammers, Model: Prisca Ambonguilat, Stylist: Sara Ghazi-Tabatabei
S. 51 *Max* Magazin, 04/2000, PETA Kampagne, Foto: Holger Scheibe, Artist: Nina Hagen/Berlin, Produktion: Silke Berenthal, David Baum, Andreas Wellnitz/Max und Loic Bréard/Bigoudi, Styling: Susanna Goonowardana, Haare: Agentur Bigoudi
S. 52 Collage: Penelope Heim & Marie Maud (Olwisheim)
S. 54 *Yo Dona* Magazin (Italien), 10/12, Foto: Ruven Afanador/Trish South, Model: Oona Chaplin/Troika Talent, Haare: Wendy Iles/Art Department, Styling: Bernat Buscat
S. 55 *Yo Dona* Magazin (Italien), 10/12, Foto: Ruven Afanador/Trish South, Models: Blanca Suarez/PJ Mangement & Jean Paul Gaultier, Haare: Wendy Iles/Art Department, Styling: Bernat Buscat
S. 56–57 *Financial Times* Magazin (UK), 08/07, Foto: Zanna, The London Royal Opera Ballet (Tänzer: Edward Watson & Roberta Marquez), Haare: Wendy Liles/Artlist, Stylist: Damian Foxe
S. 58–59 Masterclass »Color & Creme«, Hamburg 08/11, Foto: Alexander Knöll, Model: Wiebke/Promod

SKIN DEEP

S. 60–61 Foto: Carl Bengtsson/WIB, Model: Kajsa Mohammer/Stockholmsgruppen
S. 62–63 *Harper's Bazaar* Magazin (UK), 03/08, Foto: Felix Lammers, Model: Gertrud Hegelund Hansen/Model Management, Fotoassistenz: Nicole Heiniger, Haare: Gow Tanaka/Kate Edmunds, Maniküre: Liza Smith/Creative Nail Design
S. 64 *Tush* Magazin, 01/06, Foto: Felix Lammers, Model: Rianne Ten Haken/Women NY, Styling: Spela Lenarcic/Jed Root, Haare: Wendy Iles/Artlist
S. 65 *Tush* Magazin, 01/07, Foto: Felix Lammers, Model: Olya Ivanisevic/Women, Styling: Nathalie Croquet, Haare: Wendy Iles/Artlist
S. 66 *Tush* Magazin, 01/09, Foto: Armin Morbach/M. Linke, Model: Peer/Seeds, Set Design: Friederike M./Ballsaal, Styling: Marko Matysik, Haare: Wendy Iles/Artlist, Haar-Assistenz: Patrick Gorra/Ballsaal und Boris Rieker/Blossom Management, Make-up-Assistenz: Isabel Eiler/Ballsaal, Digital Operator: Felix Glasmeyer/K-Rep
S. 67 *Glass* Mag (UK) 02/10, Photographer: Felix Lammers, Photoassi: Nicole Heiniger, Digital Operator: Milo Reid, Model: Andrea/12+UK Models, Haare: Tracie Cant/Premier, Assistant: Brady Lea, Styling: Darren Knight
S. 68–69 *Harper's Bazaar* Magazin (UK), 04/05, Foto: Felix Lammers, Model: Margarita Babina/M4 Models, Haare: Eamonn Hugs/Premier
S. 70–71 *Tush* Magazin, 02/06, Foto: Felix Lammers, Model: Donna McPhail/Next, Styling: Spela Lenarcic/Jed Root, Haare: Wendy Iles/Artlist
S. 72 *Elle* Magazin (Frankreich), 02/02, Foto: Felix Lammers, Redaktion: Caroline de Fayet, Haare: Karim Mitha/Aurelien
S. 73 *Annabelle* Magazin, 24/01, Foto: Felix Lammers, Model: Anja Rubik/Modelwerk, Redaktion: Mel Sinha, Haare: Tomohiro Ohashi/MAO
S. 74 *Tush* Magazin, 03/06, Foto: Felix Lammers, Styling: Brylie Fowler, Haare: Wendy Iles/Artlist
S. 75 *Sunday Times* Magazin (UK), 09/06, Foto: Felix Lammers, Model: Rachel Kirby/Next, Stylist: Brylie Fowler, Haare: Gerardo De Maio
S. 76 *Tush* Magazin, 01/09, Foto: Armin Morbach/M. Linke, Model: Siri Tollerod/Modelwerk, Styling: Marko Matysik, Haare: Wendy Iles/Artlist, Haar-Assistenz: Patrick Gorra/Ballsaal und Boris Riekker/Ballsaal, Make-up-Assistenz: Isabel Eiler/Ballsaal, Digital Operator: Felix Glasmeyer/K-Rep
S. 77 *Tush* Magazin 03/09, Foto: Felix Lammers, Assistenz: Nicole Heiniger, Model: Alek A/Select, Styling: Marko Matysik, Assistenz: Flure Grossart, Set Design: Ute Bergk/Gem-Agency, Haare: Tracie Cant/K-Rep, Make-up-Assistenz: Carolyn Gallyer
S. 78 *Tush* Magazin, 02/06, Foto: Felix Lammers, Model: Donna McPhail/Next, Styling: Spela Lenarcic/Jed Root, Haare: Wendy Iles/Artlist, Beauty AD: Elisabeth Barnett
S. 79 *Vogue* Magazin (Deutschland), 04/07, Audi TT Roadster, Foto: Felix Lammers, Model: Eva Riccobono/Women, Redaktion: Renee Werner, Stylist: Nathalie Croquet, Haare: Stéphan Delahaye/Uschi Rabe
S. 80–81 *Glass* Magazin (UK), 02/10, Foto: Felix Lammers, Assistenz: Nicole Heiniger, Digital Operator: Milo Reid, Models Haley und Andrea/12+UK Models, Haare: Tracie Cant/Premier, Assistenz: Brady Lea, Styling: Darren Knight
S. 82 *Glass* Magazin (UK), 03/10, Foto: Felix Lammers, Assistant: Nicole Heiniger, Digital Operator: Milo Reid, Model: Bregje/Select, Stylist: Darren Knight, Set Design: Alrun Davies, Haare: Daniel Dyer/DWM, Make-up Assi: Julia Wilson
S. 83 Foto: Felix Lammers, Assi: Rob Parker und James Robjant, Model: Zuzanna/Women, Haare: Kota Suizu/Balcony Jump, Stylist: Marko Matysik
S. 84 *Tush* Magazin, 02/07, Foto: Felix Lammers, Model: Leona Axelsen-Ringstrom/Silent, Styling: Spela Lenarcic/Jed Root, Stylingassistenz: Carolina Martina, Haare: Wendy Iles/Artlist

POWER POWDER

S. 86–87 *Gloss* Magazin (Frankreich), 03/03, Foto: Felix Lammers, Model: Raquel Zimmermann/Viva, Redaktion: Nora Bordjah, Haare: Wendy Iles/Artlist
S. 88 *Vogue* Magazin (Deutschland), 04/07, Audi TT Roadster Promotion, Foto: Felix Lammers, Model: Eva Riccobono/Women, Redaktion: Renee Werner, Stylist: Nathalie Croquet, Haare: Stéphan Delahaye/Uschi Rabe

S. 89 *Gloss* Magazin (Frankreich), 03/03, Foto: Felix Lammers, Model: Raquel Zimmermann/Viva, Redaktion: Nora Bordjah, Haare: Wendy Iles/Artlist
S. 90–91 St. Emile Kampagne, 2006, Foto: Joachim Baldauf/K. Hohberg, Model: Alek Wek/Storm, Styling: Martina Riebeck, Make-up-Assistenz: Hauke Krause/Artist, Digital Operator: Melanie Sturm, Foto von Yasmin & Alek: Melanie Sturm
S. 92–93 *Madame* Magazin, 05/09, Foto: Graeme Montgomery/Pure Agency, Model: Hannah Stafford/Next, Digitale Bearbeitung: Elizabeth Derby, Redaktion: Susanne Stefranski, Stylingassistenz: Kirsten Dorner, Haare: Keiichiro Hirano/DWM, Collage: Melanie Homann (www.callmemel.com)
S. 94–95 *Happy* Magazin (UK), 01/07, Foto: Karin Berndl, Model: Josephine Rukkia/Storm und Trese San/Storm
S. 96–97 *Tush* Magazin, 04/10, Photographer: Markus Pritzi/Shotview, Assistenz: Frank Müller, Bildbearbeitung: PX1 Berlin, Model: Lena/AMM, Haare: Ben Mayer/Ballsaal, Make-up-Assistenz: Aysu Zielelioglu/Ballsaal
S. 98–99 Kodak Gold Kampagne, 1992, Foto: Werner Pawlok, Model: Julia Ortiz/Modelwerk
S. 100 *Tempo* Magazin, 06/88, Foto: Edmond Laufer, Haare: Hartmut Stüben, Styling: Birgit Szostak/OPTIX
S. 101 Artwork by Yasmin Heinz
S. 102 *Elle* Magazin (Deutschland), 04/11, Foto: Joshua Jordan/Jed Root, Modell: Sonja/Model Management, Haare: Stelli/Uschi Rabe, Styling: Kerstin Schneider

HIGH BROW

S. 104–105 *Quality* Magazin, 12/11, Foto: Felix Lammers, Assistenz: Christopher Wohlfahrt, Model: Svetlana/Oui Management, Haare: Tobias Sagner/Marie France, Styling: Nadja Rath/Ballsaal
S. 106 Paris, 1998, Foto: Chico Bialas/R. Gallois Montbrun, Artist: Inès de la Fressange/Marilyn, Haare: Katia Mordac
S. 107 *Elle* Magazin (Frankreich), 1998, Foto: Chico Bialas/R. Gallois Montbrun, Artist: Monica Bellucci
S. 108 *Annabelle* Magazin, 15/02, Foto: Felix Lammers, Model: Sian/Storm, Redaktion: Isolde Burtscher, Haare: Sascha Breuer/Starworks Artists
S. 109 *Tank* Magazin (UK), 11/2000, Foto Felix Lammers, Model: Raquel Brel/ABC Models, Styling: Carole Legrand, Haare: Wendy Iles/Artlist
S. 110 Kampagne Jaeger (UK), SS06, Foto: Zanna, Artist: Erin O'Connor/Tess Management, Styling: Damian Foxe, Haare: Wendy Iles/Artlist
S. 111 *Tush* Magazin, Nr. 04/07, Foto: Felix Lammers, Model: Inguna Butane/Women, Styling: Spela Lenarcic/Jed Root, Haare: Massimo Gamba/Green Apple, Maniküre: Christelle Andrieu/Aurelien Paris
S. 112–113 *Life and Style* Magazin, 07/2000, Foto: Felix Lammers, Model: Natasa Vojnovic/Elite Paris, Haare: Wendy Iles/Artlist, Styling: Mirsaine Lambert
S. 114 *Tank* Magazin (UK), 11/2000, Foto: Felix Lammers, Model: Valerie Zuban/Profile Models, Styling: Carole Legrand, Haare: Wendy Iles/Artlist
S. 115 Jill Jones/Peace Bisquit Records NY, Album »Jill Jones«, 1987, co-produced by Prince, Foto: Isabel Snyder, Haare: Timothy Downs/NY
S. 116 Otto Kern Kampagne, 1996, Foto: Werner Pawlok, Model: Boris Beynet/New Madison, Haare: Jérome Guioton, Styling: Marianne Wedekind, Collage: Melanie Homann (www.callmemel.com)
S. 117 *Tush* Magazin, 03/08, Foto & Produktion: Armin Morbach/ M. Linke, Model: Jacques Naude/Modelwerk, Bildbearbeitung: Sevengreen, Styling: Sascha Gaugel/Ballsaal, Haare: Aaron Lafrenz/Kathrin Hohberg, Haarschnitt: Jana Pätzold, Coloration: Daniel Züwerink/Artlist, Make-up-Assistenz: Boris Rieker/Blossom Management
S. 118 *Flaunt* Magazine (US) 02/11, Foto: Gitte Meldgaard, Model: Dasha/Storm, Haare: Efie Davis/TIGI, Make-up-Assistenz: Anu Personen
S. 119 *Amica* Magazin (Deutschland), 12/08, Foto: Joachim Baldauf/K. Hohberg, Artist: Natalia Avelon, Redaktion: Grit Stern und Olaf Borchard, Styling: Claudia Hofmann/Uschi Rabe, Assistenz: David Dörrast, Haare: Keiichiro Hirano/DWM, Haar-Assistenz: Patrick Gorra/Ballsaal und Andrea Sawatzki, Make-up-Assistenz: Miriam Jochims/Blossom
S. 120–121 Masterclass »Color & Creme«, Hamburg 08/11, Model: Wiebke/Promod

EYE FLY

S. 122–123 *Tush* Magazin, 03/08, Foto: Felix Lammers, Model: Behati Prinslo/Storm, Styling: Darren Knight, Styling-Assistenz: Hannah Isaksson, Haare: Tracie Cant/Premier, Make-up-Assistenz: Megumi/Carole Hayes
S. 124–125 *FHM Collections* Magazin (Deutschland), SS08, Fotograf: Joachim Baldauf/K. Hohberg, Assistenz: Jonas Lindström, Post-Production: Pudel und Zeuge, Model: Gerhard Freidl/Wiener Models, Styling: Markus Zietz/Uschi Rabe, Haare: Tanja Koch/B Agency, Collage S. 124: Melanie Homann (www.callmemel.com)
S. 126 Kabukimasken: Marco Almera
S. 127 *Tush* Magazin, 04/07 , Foto: Armin Morbach/M. Linke, Model: Alexandra Tretter/M4, Styling: Sascha Gaugel/Ballsaal, Haare: Wendy Iles/Artlist, Haar Assi: Aaron Lafrenz/Kathrin Hohberg/, Coloration: Daniel Züwerink/Artlist, Setbau und Design: Friederike M./Ballsaal, Make-up Assi: Isabel Eiler/Ballsaal, Bildbearbeitung: Sevengreen,
S. 128–129 *Flair* Magazin (Österreich), 09/10, Foto: Felix Lammers, Model: Katya Gaydukova/Marilyn, Stylist: Nathalie Croquet, Haare: Wendy Iles/Artlist
S. 130–131 BIPA Cosmetic Kampagne, 2008, Foto: Michael Leis, Assistenz: Piotr Kozuch, Digital Operator:

Isabella Femia; Model: Lisette van den Brand/Next, Haare: Oliver Szilagyi/Sternenfänger, Make-up-Assistenz: Andrea Grabher, Styling: Claudia Hofmann/Uschi Rabe, Collage S. 130: Melanie Homann (www.callmemel.com)
S. 132 *Annabelle* Magazin, 10/01, Foto: Felix Lammers, Redaktion: Mel Sinha, Haare: Wendy Iles/Artlist
S. 133 *Elle* Magazin (Deutschland), 05/10, Foto: Mierswa-Kluska, Model: Vala/M4 Models, Redaktion: Astrid Doil, Make-up-Assistenz: Aysu Zilelioglu/Ballsaal
S. 134–135 *Tush* Magazin, 03/09, Foto: Rafael Stahelin, Assistenz: Dominick Sheldon, Model: Jana Knauerova/Models 1, Haare: Tracey Cahoon/CLM, Styling: Karen Clarkson, Styling-Assistenz: Hatice Moran, Make-up-Assistenz: Caroline Sims/DWM
S. 136 *Amica* Magazin (Italien), 2011, Foto: Mierswa-Kluska

EYE LINE

S. 138–139 *Tush* Magazin, 04/10, Foto: Markus Pritzi/Shotview, Assistenz: Frank Müller, Bildbearbeitung: PX1 Berlin, Model: Lena/AMM, Haare: Ben Mayer/Ballsaal, Make-up-Assistenz: Aysu Zielelioglu/Ballsaal
S. 140–141 *Zeit Magazin*, 40/05 und *Deutsch Magazine* 05, Foto: Prof. F. C. Gundlach, Assistenz: Dirk Kugelmeier, Model: Jade Parfitt/Women, Styling: Olivia Pomp, Haare: Stelli/Uschi Rabe, Haar-Assistenz: Maiken, Make-up-Assistenz: Tobias Sagner/Marie France, Maniküre: Anke Spreeberg
S. 142 *Vogue* Magazin (Indien), 12/11, Foto: Luis Monteiro, Assistenz: Ben Ottewel and Bonny Sadr, Redaktion: Anaita Adajania, Model: Sara Sampaio/Central Models, Digitalbearbeiter: Guy Lowndes, Haare: Perrine Rougemont/Caren
S. 143 *Glass* Magazin (UK), 02/10, Foto: Felix Lammers, Assistenz: Nicole Heiniger, Digitalbearbeiter: Milo Reid, Model: Haley/12+ UK Models, Haare: Tracie Cant/Premier, Haar-Assistenz: Brady Lea, Styling: Darren Knight
S. 144 *Tush* Magazin, 03/09, Foto: Felix Lammers, Assistenz: Nicole Heiniger, Model: Alek A/Select, Styling: Marko Matysik, Styling-Assistenz: Flure Grossart, Set Design: Ute Bergk/Gem-Agency, Haare: Tracie Cant/K-Rep, Make-up-Assistenz: Carolyn Gallyer
S. 145 *Wig* Magazin (UK), 2007, Foto: Karin Berndl, Model: Charly/Select, Haare: Christopher Sweeney/DWM
S. 146 *Annabelle* Magazin, 24/01, Foto: Felix Lammers, Model: Anja Rubik/Modelwerk, Redaktion: Mel Sinha, Haare: Tomohiro/MAO
S. 147 *Tank* Magazin Cover (UK), 11/2000, Foto: Felix Lammers, Model: Natalia Vodianova/VIVA, Styling: Carole Legrand, Styling-Assistenz: Freda, Haare: Wendy Iles/Artlist
S. 148–149 *Tush* Magazin, 04/07, Foto: Armin Morbach/M. Linke, Model: Alexandra Tretter/M4, Styling: Sascha Gaugel/Ballsaal, Haare: Wendy Iles/Artlist, Haar-Assistenz: Aaron Lafrenz/Kathrin Hohberg, Coloration: Daniel Züwerink/Artlist, Setbau und Design: Friederike M./Ballsaal, Make-up-Assistenz: Isabel Eiler/Ballsaal, Bildbearbeitung: Sevengreen
S. 150 *Flair* Magazin (Österreich), 10/09, Foto: Felix Lammers, Model: Marine Vacth/Marilyn, Assistenz: Claire Dorn, Digital: IMAGIN, Styling: Nathalie Croquet, Haare: Gregory Kaoua/Aurelien

MASCARA I WONDER

S. 152–153 *Vogue* Magazin (Deutschland), 04/07, Audi TT Roadster Promotion, Foto: Felix Lammers, Model: Eva Riccobono/Women, Redaktion: Renee Werner, Stylist: Nathalie Croquet, Haare: Stéphan Delahaye/Uschi Rabe
S. 154 *Tush* Magazin, 03/09, Foto: Felix Lammers, Assistenz: Nicole Heiniger, Model: Alek A/Select, Styling: Marko Matysik, Styling-Assistenz: Flure Grossart, Set Design: Ute Bergk/Gem-Agency, Haare: Tracie Cant/K-Rep, Make-up-Assistenz: Carolyn Gallyer
S. 155 *Flair* Magazin (Österreich), 04/09, Foto: Felix Lammers, Model:Yulia Vasiltsova/City, Haare: Wendy Iles/Artlist
S. 156–157 *Above* Magazin (UK), 06/05, Foto: Felix Lammers, Model: Malin Martensson/Mikas, Stylist: David Thomas, Make-up-Assistenz: Caroline Sims/DWM, Haare: Wendy Iles/Artlist
S. 158 *Tush* Magazin, 04/10, Foto: Armin Morbach/M. Linke, Assistenz: Stefan Vorbeck und Alexander Knöll, Digitalbearbeitung: Mario Seyer, Artist: Karoline Herfurth/Limelight PR Agentur, Styling: Kathrin Gerhardy/Ballsaal, Set Design: Friederike M./Ballsaal, Haare: Erika Svedjevik/Link, Kontaktlinsen und Vampirzähne: Georg Korpacz/Wir sind die Nacht, Make-up-Assistenz: Miriam Jochims/Blossom
S. 159 *Financial Times* Magazin (UK), 10/09, Unterwasserfoto: Zena Holloway, Assistenz: Ela Wodarczyk, James Bandey, Luc Coiffait and Ness Shery, Tänzer: Cameron McMillan/Models 1, Stylist: Damian Foxe, Styling-Assistenz: Rebecca Conolly, Haare: India Miller/Charlie Miller, Make-up-Assistenz: Carolyn Gallyer
S. 160 *GQ* Magazin (Deutschland), 12/10, Foto: Roxanne Lowit/K. Hohberg, Artist: Nadja Michael/Rochlitzer PR, Haare: Nadine Bauer/Ballsaal, Stylist: Tobias Frericks
S. 161 *Detour* Magazin (US), 2000, Foto: Felix Lammers, Styling: Carmen Roman, Haare: Nicolas Jurnjack/MAO
S. 162 Lookbook Gregor Pirouzi/Austria, Black Continent A/W 02/03, Sponsor: Svarowski, Foto: Sasha Eisenman/Trish South, Model: Lizzy Jagger/Tess Management, Styling: Sara Ghazi-Tabatabei, Haare: Maxime Mace/Calliste, Produktion: Alrun/PPAP

CHEEKY

S. 164–165 *Gala* Magazin, 45/08, Foto: Lado Alexi/Kleinfotografen, Model: Anis/Modelwerk, Haare: Armin

Morbach für Schwarzkopf, Produktion: Daniela Kamps, Make-up-Assistenz: Boris Rieker/Blossom Management

S. 166 *Tush* Magazin, 01/09, Foto: Armin Morbach/M. Linke, Models: Eva Padberg/People & Brands und Peer/Seeds, Setbau und Design: Friederike M/Ballsaal, Styling: Marko Matysik/London, Haaare: Wendy Iles/Artlist, Haar-Assistenz: Patrick Gorra/Ballsaal und Boris Rieker/Blossom Management, Make-up-Assistenz: Isabel Eiler/Ballsaal, Digital Operator: Felix Glasmeyer/ K-Rep

S. 167 *Tank* Magazin (UK), 12/06, Foto: Sean and Seng, Model: Remy Holwick, Styling: Isabella Blow, Styling-Assistenz: Jessica Andrews, Haare: Tracey Cahoon/CLM, Make-up-Assistenz: Caroline Sims/DWM

S. 168 *Vogue* Magazin (Australien), 09/03, Victor & Rolf Special, Foto: Felix Lammers, Model: Zrinka/Talia Models, Redaktion: Charla Carter, Haare: Wendy Iles/Artlist

S. 169 *Tank* Magazin (UK), 03/02, Foto: Felix Lammers, Model: Zuzana /Modelwerk, Styling: Clarita Spindler, Haare: Sascha Breuer/Starworks Artists, Collage: Melanie Homann (www.callmemel.com)

S. 170 Artwork by Yasmin Heinz

S. 171 *Tush* Magazin, 01/08, Foto: Felix Lammers, Model: Eve/Storm, Haare und Coloration: Karin Bigler/Artlist, Styling: Spela Lenarcic/Jed Root

S. 172–173 *Financial Times* Magazin (UK), 03/09, Foto: Rafael Stahelin, Fotoassistenz: Dominick Sheldon und Mirren Rosie, Models: Dovile/M4 und Kiera Gormely/Storm, Redaktion: Damian Foxe, Styling-Assistenz: Rebecca Conolly, Haare: Mark Daniel Bailey/Artlist, Casting: Paul Isaac

S. 174 *Stern* Magazin, 03/10, Foto: Joachim Baldauf/K. Hohberg, Model: Diandra Forrest/Angels & Demons, Assistenz: Alex Scherer, Digitalbearbeitung: Stefan Vorbeck, Haare: Simone Prusso, Styling: Claudia Hofmann/Uschi Rabe, Make-up-Assistenz: Mo/Blossom

SECRET LIPS

S. 176–177 *Gloss* Magazin (Frankreich), 11/05, Foto: Felix Lammers, Model: Rosie Huntington/Models 1, Redaktion: Nora Bordjah, Haare: Karim Mitha/Aurelien, Maniküre: Christina Conrad/Calliste

S. 178 *Vogue* Magazin (Deutschland), 04/07, Audi TT Roadster, Foto: Felix Lammers, Model: Eva Riccobono/Women, Redaktion: Renee Werner, Stylist: Nathalie Croquet, Haare: Stéphan Delahaye/Uschi Rabe

S. 179 *Gloss* Magazin, 11/05, Foto: Felix Lammers, Model: Rosie Huntington/Models 1, Redaktion: Nora Bordjah, Haare: Karim Mitha/Aurelien, Maniküre: Christina Conrad/Calliste

S. 180 *Vogue* Magazin (Deutschland), 04/07, Audi TT Roadster Promotion, Foto: Felix Lammers, Model: Eva Riccobono/Women, Redaktion: Renee Werner, Stylist: Nathalie Croquet, Haare: Stéphan Delahaye/Uschi Rabe

S. 181 *Tush* Magazin, 2007, Foto: Karin Berndl, Assistenz: Nicole Heiniger, Model: Felicity/Storm

S. 182 *Glass* Magazin (UK), 02/10, Foto: Felix Lammers, Assistenz: Nicole Heiniger, Digitalbearbeiter: Milo Reid, Model: Angelica/Hughes Models, Haare: Tracie Cant/Premier, Assistenz: Brady Lea, Styling: Darren Knight

S. 183 *Tush* Magazin, 04 /10, Foto: David Bellemere, Model: Karolin Wolter/M4 Models, Styling: Claudia Scholtan/K Stiegemeyer, Make-up-Assistenz: Denise Grundmann/Ballsaal, Haare: Wendy Iles/Artlist

S. 184 *Flair* Magazin (Österreich), 04/09, Foto: Felix Lammers, Model: Yulia Vasiltsova/City, Haare: Wendy Iles/Artlist

S. 185 Personal Work, 2007, Foto: Karin Berndl, Model: Charly/Select,

S. 186–187 *Style and The Family Tunes* Magazin, 04/99, Foto: Felix Lammers, Model: Anna Claudia/Model Management, Haare: Wendy Iles/Artlist, Collage S. 187: Melanie Homann (www.callmemel.com)

S. 188 *Glass* Magazin (UK), 04/10, Foto: Felix Lammers, Assistenz: Nicole Heiniger, Model: Dioni/Select, Stylist: Darren Knight, Haare: Deborah Brider/Closeup

BODY LICIOUS

S. 190–191 *Glass* Magazin (UK), 02/10, Foto: Felix Lammers, Model: Andrea/12+UKModels, Assistenz: Nicole Heiniger, Digitalbearbeitung: Milo Reid, Stylist: Darren Knight, Haare: Tracie Cant/Premier, Haar-Assistenz: Brady Lea

S. 192–193 *Stern* Magazin, 03/10, Foto: Joachim Baldauf/K. Hohberg, Model: Diandra Forrest/Angels&Demons, Assistenz: Alex Scherer, Digital Operator: Stefan Vorbeck, Haare: Simone Prusso, Styling: Claudia Hofmann/Uschi Rabe, Make-up-Assistenz: Mo/Blosom

S. 194–195 *Tush* Magazin, 04/10, Foto: Markus Pritzi/Shotview, Assistenz: Frank Müller, Bildbearbeitung: PX1 Berlin, Model: Lena/AMM, Haare: Ben Mayer/Ballsaal, Make-up-Assistenz: Aysu Zielelioglu/Ballsaal

S. 196 *Madame* Magazin, Foto: Monika Robl

S. 197 Arbeit für ein französisches Magazin, Titel und Datum unbekannt

S. 198 *Madame* Magazin, Foto: Monika Robl

S. 199 *Wig* Magazin (UK), 05/08, Foto: Felix Lammers, Model: Shane/Bookings, Styling: Darren Knight, Haare: Gow Tanaka/Kate Edmunds, Make-up-Assistenz: Enikö Huber, Prop Stylist: Lizzi Zita

S. 200 *Elle* Magazin (Frankreich), 02/02, Foto: Felix Lammers, Redaktion: Caroline de Fayet

S. 201 *Elle Accessories* Magazin, 03/09, Foto: Michael Leis, Assistenz: Piotr Kozuch, Model: Ekaterina/Iconic, Digitalbearbeitung: Malkasten, Redaktion: Astrid Doil, Haare: Desmond van Staden Grundy

S. 202 *Stern* Magazin Cover, 05/90, Foto: Helmut Newton/Maconochie Photography, Haare: Sascha Kuschel/Salon Closeup, ©The Helmut Newton Estate

MAN FAN

S. 204–205 *Men's Health* Magazin, Best Fashion 01/10, Foto: Joachim Baldauf/K. Hohberg, Assistenz: Stefan Vorbeck, Digitalbearbeitung: Blink, Model: Thomas Schneider, Redaktion: Ferry Hansen, Haare: Miriam Jochims/Blossom, mit Dank an Charly/Tattoo Studio 44 Berlin!

S. 206 links + **S. 207** rechts: *Wonderland* Magazin (UK), 02/06, Foto: Zanna, Model: Henry, Haare: Wendy Iles/Artlist, Styling: Karl Plewka/D&V

S. 206 rechts + **S. 207** links: *Gloss* Magazin (Frankreich), 05/03, Foto: Felix Lammers, Stylist: Damian Foxe, Haare: Wendy Iles/Artlist, Redaktion: Nora Bordjah

S. 208 links + **S. 209** rechts: *View On Colour* Magazin (UK), 11/Faith, Foto: Felix Lammers, Model: Kim Shagoon, Styling: Sara Ghazi-Tabatabei

S. 208 rechts + **S. 209** links: FHM Collections (Deutschland), F/S 03, Foto: Felix Lammers, Redaktion: Markus Zietz/Schierke.com, Model: Cyril/Huillard D'Aignaux/Success, Haare: Tomohiro/MAO

S. 210 *Schön* Magazin (UK), 01/12, Foto: Dimitris Theocharis, Assistenz: Samuel Hearn and Jonnie Begood, Artist: David Gandy/Select, Haare: Daniel Dyer/DWM, Stylist: Eric Down

S. 211 *Tush* Magazin, 03/09, Foto: Armin Morbach/M. Linke, Assi: Felix Glasmeyer/K-Rep und Eike Schleef, Model: Ned Shatzer/Modelwerk, Styling: Katrin Gerhardy/Ballsaal, Haare: Nadine Bauer/Ballsaal, Make-up-Assistenz: Manuela Schwozer/Ballsaal

S. 212 links + **S. 213** links: *Gloss* Magazin (Frankreich), 05/03, Foto: Felix Lammers, Artist: Arnaud Lemaire/Success, Stylist: Damian Foxe, Haare: Wendy Iles/Artlist, Redaktion: Nora Bordja

S. 212 rechts + **S. 213** rechts: *Gloss* Magazin (Frankreich), 5/03, Foto: Felix Lammers, Model: David Kammenos/Success, Stylist: Damian Foxe, Haare: Wendy Iles/Artlist, Redaktion: Nora Bordjah

S. 214–215 *Men's Health* Magazin, Best Fashion, 01/10, Foto: Joachim Baldauf/K. Hohberg, Assistenz: Stefan Vorbeck, Digitalbearbeitung: Blink, Model: Thomas Schneider, Redaktion: Ferry Hansen, Haare: Miriam Jochims/Blossom, mit Dank an Charly/Tattoo Studio 44 Berlin!

S. 216–217 *Booklet* Magazin, 06/07, Foto: Anja Boxhammer, Model: Arthur Defays/Marilyn, Haare: Ivan C/Aurelien

S. 218 *Jalouse* Magazin (Frankreich), 10/2000, Foto: Felix Lammers, Styling: Carole Legrand

Alle Collagen im Kapitel: Melanie Homann (www.callmemel.com)

SILVER GENERATION

S. 220 *Gloss* Magazin (Frankreich), 04/04, Foto: Felix Lammers, Redaktion: Nora Bordjah, Model: Jane Schmitt/Nathalie, Haare: Wendy Iles/Artlist

S. 222 Douglas Magazin, 05/12, Fotograf: Felix Lammers, Models: Grethe/Model Management, Haare: Alexander Auschill/Ballsaal, Styling: Dennis Blys/Ballsaal, Redaktion: Veronika von Prittwitz

S. 223 Douglas Magazin, 05/12, Fotograf: Felix Lammers, Model: Carla von Bergmann/Model Team, Haare: Alexander Auschill/Ballsaal, Styling: Dennis Blys/Ballsaal, Redaktion: Veronika von Prittwitz

S. 225 *Vorn* Magazin, 05/08 Foto: Felix Lammers, Artist: The Candoco Dance Company, Leitung und Marketing Mangement: Nadia Dias, Styling: Peter Breen, Haare: Stephen Glendinning/Carole Hayes, Make-up-Assistenz: Louis Dartford/Naked

PERSO COLLAGEN

S. 228 von links nach rechts
Clemens Schick 08, Thomas Schneider, Yasmin von Nicole Heiniger 09, Gertraude Heinz/Balletttänzerin Dresden, Nicolette Krebitz, Joachim Baldauf & Armin Morbach, Yasmin in der Grundschule, Sophie Vlaming,
ID Shoot, Gaukhar Ashkenazi

S. 229 Irina Lazareanu & Rosie Huntington, Carlos Acosta/The Royal Opera Ballet, Eva Padberg, Olga Kurylenko, Yasmin Le Bon von Lionel Guyou/Bird-Prod., Luisa Ranieri, Felix Lammers, Katharina Schüttler, Amanda Byram, Greg Everingham und Yasmin Le Bon, Petra Bohne, Andrea von Lambsdorff, Yasmin von Keichiro Hirano

S. 230 Frida Giannini/GUCCI, Hanna S. and Damian Foxe, Aveda Show Milan, J. P. Schmidt/Men Designer Victor &Rolf, Wella Shoot/Paris, Lars Burmester, Marko Matysik/London, Yasmin von Felix Lammers, Anna J/Next, David Bellemere

S. 231 Annette Monheim, Lily Cole/Storm, Carlos Miranda, Franziska Knuppe, Oscar and Sam Bryant/*Wig* Magazin (UK) 07, Foto: Crena Watson, Yasmin von Penelope und Marie-Maud, Franziska Frank, Armin Morbach, Alexandra Tretter und Wendy Iles, Barbara Schöneberger, Carol Schwarz, Frederic Molenac Show, Yasmin von Margaretha Olschewski

S. 232 Tatjana Patitz, Cosma Shiva Hagen, Thomas Kretzschmann, Sylvia Bongo (First Lady von Gabon), Uschi Obermaier, Stephen Jones, Dita Von Teese, Valentin & Bernat Buscat, Tilla Lindig, Peaches, Alex Box

DISCLAIMER